U0397934

最适合中国人体质的日常饮食养生全方案
远离医药、远离疾病的中华饮食养生智慧

吃错会生病 吃对不吃药

一本教你吃对不生病、多活几十年的书

《中国家庭养生保健书库》编委会◎编

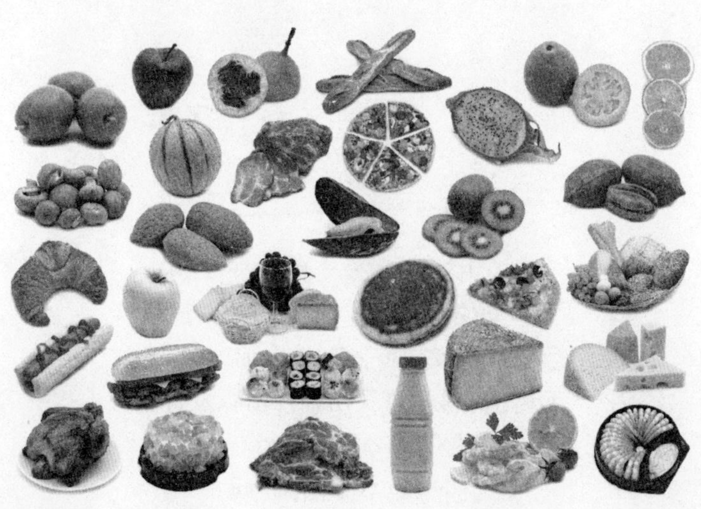

上海科学普及出版社

图书在版编目（CIP）数据

吃错会生病　吃对不吃药 /《中国家庭养生保健书库》编委会编. — 上海：上海科学普及出版社，2015.6

（中国家庭养生保健书库）

ISBN 978-7-5427-6431-7

Ⅰ. ①吃… Ⅱ. ①中… Ⅲ. ①食物养生 Ⅳ. ①R247.1

中国版本图书馆CIP数据核字（2015）第059112号

策　　划 胡名正
责任编辑 陈　韬
统　　筹 刘湘雯

中国家庭养生保健书库
吃错会生病　吃对不吃药
《中国家庭养生保健书库》编委会　编
上海科学普及出版社出版发行
（上海市中山北路832号　邮政编码 200070）
http://www.pspsh.com

各地新华书店经销　　北京中创彩色印刷有限公司印刷
开本 720mm×1040mm　1/16　印张 26　字数 640 000
2015年7月第1版　2015年7月第1次印刷

ISBN 978-7-5427-6431-7　　定价：59.00元

前 言

吃是我们每天必不可少的生活主题，是人类生存的基本需要，更是人类社会可持续发展的前提。而吃的对象——食物，是维持人体正常新陈代谢必不可少的物质基础，滋养着人体的五脏六腑、四肢百骸，是人体气血津液的来源，为我们的日常生命活动提供充足的能量。然而一枚硬币有两面，正如饮食这件事，吃错了就会生病，吃对了就可以防病治病。

东汉医学家张仲景在《金匮要略》中指出"凡饮食滋味，以养于身，食之有妨，反能为害……所食之味，有与病相宜，有与身为害，若以宜则益体，害则成疾……"明确说明了饮食不当会导致疾病或使疾病加重。其中饮食不当包括饮食不洁、饮食结构不当、饮食习惯不良、饮食方法不合理。例如，我们若吃了不干净的食物，容易引发痢疾、伤寒、甲型肝炎等传染性疾病；吃了大量油腻食物，容易患动脉硬化、高脂血症、冠心病、脑血栓等疾病；吃了正餐以后立即饮茶，容易患胃病等。与此同时，毒奶粉事件为我们敲响了食品安全的警钟，三聚氰胺含量的安全底线在商家道德底线一降再降之下最终达到了致病水平；加工食品考虑到外观、口感和保存时间而添加的色素、香精和防腐剂等食品添加剂以及它们与营养物质吸收利用之间的关系剪不断、理还乱；农产品中大量的化学农药残留通过富集作用在人体中累积因此导致中毒。凡此种种告诫我们，饮食不当为我们埋下了健康的隐患，潜藏在身体内的致病因子随时可能发作。

现如今所谓专家、不良商家和不负责任的媒体从自身利益出发，抓住人们追求健康长寿的心理，极力向人们灌输着各种各样的饮食理念，或缺乏丰富的实践经验、或体系混乱矛盾、或观点片面激进，这种状况进一步加剧了吃的风险。如何吃得健康，吃得放心成了一件需要花心思的事情。

医学研究表明，人体的每个细胞一刻不停地在进行着生理生化反应。当这些生理生化反应正常发生时，机体中的各个组织器官才能运转顺利，完成大脑发出的每一项指令，人体才能健康成长。反之，当机体中的某个组织器官出了问题，机体无法协调运转，于是人体就会产生疾病。为了维持这些细胞的正常功能，机体就要不断补充物质和能量，外在表现就是饥饿感，就像我们驾驶的汽车，行驶一段时间后，只有重新加足油，才能继续行驶。而这些物质和能量，也就是我们所说的营养物质，则需要从食物中获得。因此，在日常生活中，我们选择食物的时候就要注意摄入这些营养物质来滋养身体，只有选对食物，吃对食物，才能增进健康，少生病或不生病，从而摆脱对药品的依赖。

中医认为，不同季节的饮食有所不同，古人讲究春“生”、夏“长”、秋“收”和冬“藏”，主张“内养正气，外慎邪气”的养生原则；不同地方的人饮食习惯也不同，通常南方人喜食辛辣食物以抵御阴湿的气候，而北方人则少食这类食物。可见吃对食物对我们的健康具有重要的意义。

我国具有悠久的饮食文化，有关饮食的著述也是汗牛充栋。其中记载了大量利用食物来防治疾病和促进健康的方法，例如用动物肝脏预防夜盲症，用海带预防甲状腺肿大，用谷皮、麦麸预防脚气病等。如今则常用绿豆汤预防中暑，用荔枝预防口腔炎、胃炎引起的口臭症状，用大蒜预防癌症，用胡萝卜粥预防头晕，用鲜橄榄煎服预防白喉等。

食物除了滋养身体、预防疾病以外，还具有延缓衰老和治疗疾病的作用。我国自古以来就有药食同源的说法，古人在不断地尝试和选择过程中，逐渐发现有些“草”能够影响和干扰人体的内环境，于是就作为“药”，而那些能被人体有效消化和吸收的“草”就作为“食物”。西周时期官府开始设置“食医、疾医、疡医和兽医”，食医就是专司食物治疗的医官。唐朝药王孙思邈最早提出了“食疗”的概念。现在更有养生粥品、滋补汤品、保健茶饮广为流传。这些都说明了利用食物防病治病在我国具有悠久的历史。以食代药，利用食物调节和改善机体的生理功能，维持内环境的稳定，增强机体的抗病能力，减少或抑制致病因子对身体的伤害，达到防病治病的目的。在经济飞速发展、物质极大丰富的今天，我们要从人最原始的需求——“吃”开始把好健康关，远离那些价格不菲的特效药。

当您面对超市货架上陈列的五谷杂粮、应季蔬菜水果、天然美味的鸡鸭鱼肉、富含植物蛋白质的豆制品和风味独特的坚果脚步徘徊时，当您面对市场上琳琅满目名目繁多的保健品和补品思绪迟疑时，当您面对冰箱中码放的各色食材无所适从时，当您面对餐桌上满眼的美酒佳肴兴趣索然时，好了，停下来给自己泡杯茶，坐下来好好翻阅一下这本书吧。

本书共九篇，对“吃错会生病，吃对不吃药”进行了系统的阐述。一方面从五行五脏学说、中医阴阳学说、因时而食、因人而食的角度详细地论述了人体养生保健思想和食养食疗方法，告诉你吃什么、怎么吃、吃多少才能不得病。另一方面针对肥胖症、糖尿病、高血压、高血脂等当前困扰人们健康的慢性病和人体各大生理系统常见疾病进行了具体介绍，提出相应的饮食宜忌和建议，总结出相关的食养食疗良方，让大家对这些病有准确的认识，制订出适合自己的食养食疗方案。

本书是一本关于饮食养生保健知识的指南式的手册，可以帮助您方便快捷地检索到所需要的信息，希望能为您和您家人的健康保驾护航。

编者

目录

第二篇 从“买东西”而非“买南北”说起

——五行五脏相生克的饮食智慧

第三篇 一阴一阳谓之道，合乎阴阳才精到

——食物的阴阳属性决定身体的平衡

第五篇 食既能充饥，也能疗疾

——为自己和亲人嘘寒问暖

第六篇 吃对了是良药，吃多了是毒药

——把吃出来的脂肪吃回去

第七篇 糖尿病怎么吃

——适用于中国每一个糖尿病患者的保健法

第八篇　高处不胜寒

——高血压、高血脂患者的饮食与中医调养

第九篇　癌前革命

——防癌抗癌，食物披挂上阵

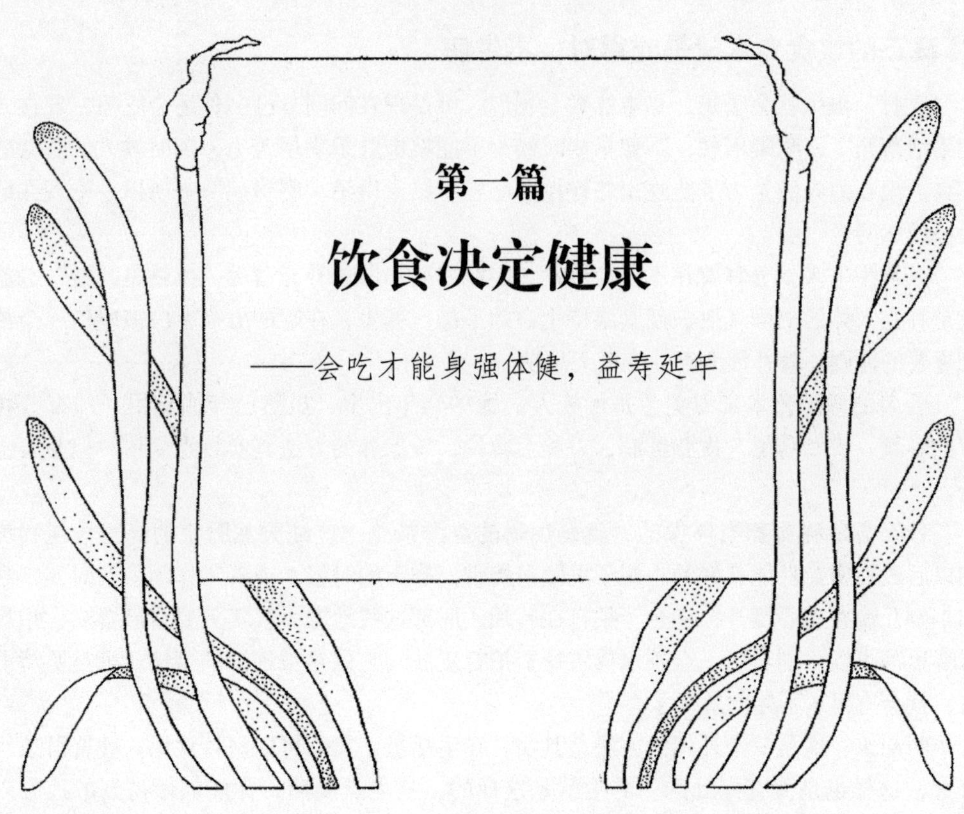

第一篇

饮食决定健康

——会吃才能身强体健，益寿延年

第一章
民以食为天——要想活得好，先要吃得对

真正的饮食专家就是吃得对，不生病

人打一出生就会吸奶，是本能教会我们。可是现在问问自己：你还会吃吗？现在人们生活富裕了，吃喝不愁，不像早些时候为了能填饱肚子卖尽苦力，那时候人们会营养不良。现在的人们是为了能吃出花样挖空心思，结果得了“富贵病”。所以，吃现在已是一门学问。

人从生下来，五脏就在不停地消耗，因此需要不停地补充营养，这就是“益”，益就是补充人体的阴阳气血，使其维持生命的平衡。养生，在吃的方面，应该坚信一个特别重要的原则：食补细无声，养命无尽功。

著名的舞蹈艺术家刀美兰是傣族人，她1944年出生，虽然已年逾花甲，却有着40岁的容颜，头发乌黑，皮肤红润，刀美兰曾说，她保养的方法其实特别简单，但是要坚持。

什么方法呢？相当环保的，就是用喝的普洱茶兑一些纯天然野生的蜂蜜，搅和均匀以后放在密封性能良好的小瓶子里随身携带，聊天的时候，或者工作闲暇的时候，拿出来倒几滴在手心揉开，搓热了拍打在脸颊、肘部这些地方，其实只要自己喜欢，拍打在哪里都可以。别看用一点茶水掺着蜂蜜拍打皮肤，它像是很细微的事情，可是坚持下来，就会有很了不起的效果了。

听起来，这是一个外用的方法，其实，在生活里，我们可以坚持饮用一些普洱茶、蜂蜜，这样也是大有好处的。养生就是这样的，从点点滴滴，你能够做得到的地方入手，长期坚持，就一定会有很大的功效。你不能把养生当投资一样，考虑我投入了多少，我就得有多少回报。你越是急切，往往越是不见成效。

每个人的健康与寿命60%取决于自己，无论从什么角度上来说，其实人完全可以是自身健康的规划者。养生是什么？养生不仅是一种文化，更是一种生活方式。养生是自己的一种生命理念，一种生命态度。它不是商业运作，不是精明计算。养生，养的不仅仅是身体，养生的至高境界还是养心，是很内在的东西。

现代人生活压力都挺大，谁都不想生病，生病了花钱是小事，耽误了时间也损伤了身体，那是相当令人痛苦的。其实很多疾病我们的祖先就已经帮助我们寻找到了解决的良方，而那些可怕的现代病，也一样能够预防，一样可以从我们的生活里赶走它们。方法在哪里？从吃开始!真的。吃已经不再是个低级的问题了，吃得好，这是基础；吃得对，这就是大智慧。因为，从吃这个方面，我们来讲养生，是非常根本的，是抓住最本

质的。甚至可以说，只要我们吃得对，我们就可以不生病!

均衡饮食，让健康的“木桶”无短板

在管理学上，有一个著名的“木桶定律”，其大致内容是说，一个木桶能放多少水，不是取决于木桶壁上最长的那一根，而是取决于木桶壁上最短的那一根木板。根据“木桶定律”的核心内容，还有两个推论：其一，只有桶壁上的所有木板都足够高，那木桶才能盛满水。其二，只要这个木桶里有一块不够高度，木桶里的水就不可能是满的。人的营养健康就好比这个木桶，各种食物就是木桶的木板，缺了哪一块都要降低健康水平。

人们经常说：“我能吃什么？不能吃什么？吃什么好？吃什么不好？”其实，我们什么都能吃，什么也别吃太多，也不能什么都不吃。

人天生就是杂食动物，看看你的牙就可以看出来，你这一口牙，有管磨的，有管切的，还有管撕扯的。磨牙用来磨碎谷物，切牙用来切断蔬菜，犬齿用来撕扯肉类，所以《黄帝内经》中说人要以“五谷为养，五果为助，五畜为益，五菜为充”，这里的“五”实际上是泛指各种蔬菜谷物，意思是让我们在饮食的品种上要多样化，不能偏食，这也是中国传统饮食膳食平衡的一个基本原则。所以饮食有偏废本身就是违反自然规律的。

但你吃什么也别过度，食物有食物的属性，有的食物寒凉，有的食物温热，均衡摄取各种食物就可以互相克制食物的偏性，而增益食物的补益。我们都喜欢吃螃蟹，但为什么吃的时候一定要加一点生姜汁呢？因为螃蟹是寒性的，而生姜汁是热性的，两者同食，不仅美味还能防止螃蟹的寒性伤人脾胃。如果因为口味喜好而过度，就会导致失衡。

从现代营养学的角度讲，各种食物提供给人体的营养素也不同。谷物主要提供人体所需的能量，家畜肉类主要提供动物蛋白和脂肪，果类、菜类主要提供人体必需的维生素、微量元素和膳食纤维。这些食物，缺了哪种都不利于身体健康。

而现代人在吃上容易走极端，认为好的、贵的就是有营养的，天天大鱼大肉，顿顿山珍海味，血脂高了不改，血糖高了还不改，真可谓是“吃”心不改。有一部分女孩子，则是为了追求苗条而顿顿不吃，弄得面如菜色。

所以，在饮食养生上，首先要避免极端，均衡的膳食是健康的基础。除了饮食的种类要多样化，在同一类食物中选择的品种也要多样化。

求医不如求己，健康长寿吃出来

老百姓常说“有啥千万别有病”，出于对生病的恐惧，很多人都药不离身，稍有不适便吃药，以预防并控制疾病的发展。但是，俗话说得好，“是药三分毒”，即便是副作用很小的药，日积月累，对人体的危害也是很大的。据世界卫生组织的统计，有近1/3的死亡患者，死因不是疾病本身，而是用药不合理造成的，特别是老年人，因为上了年纪，心、肺、肝、肾、脑等重要器官的功能显著减退，个体差异增大，一旦出现药物不良反应，常常会促使病情急转直下，造成无法挽回的后果。

其实，通过膳食就能吃出健康长寿，这当然也要有讲究。

下面就为大家介绍一下吃出健康长寿的七项原则：

第一，多喝水、喝汤，不喝或少喝含糖饮料、碳酸饮料和酒。

第二，不要节食，但也不要暴食。最好吃八成饱，要吃早餐，这是非常重要的。

第三，能生吃，不熟吃（番茄例外）；能蒸煮，不煎炒；能煎炒，不炸烤；少放盐和味精。

第四，多吃鱼类、海鲜、肉类、蛋类、坚果、种子、天然植物油、绿叶蔬菜和低糖水果等热量比较低的食品。

第五，少吃会让自己过敏的、含有害物质的食品，如油炸食品、氢化物食品或腌制食品等。

第六，严格控制糖和淀粉的摄入，不吃或少吃细粮，少吃血糖生成指数高的食物。要多吃粗粮（未进行精加工的食物）；吃饭时最好先吃含膳食纤维多、血糖生成指数低的食物，如绿叶蔬菜、坚果和肉类。

第七，增补多种营养素。增补抗氧化剂，包括维生素A、维生素C、维生素E以及原花青素含量高的食物，如可可和绿茶。增补微量元素，包括钙、镁、铁、锌、硒、铬等。

除此之外，还要牢记健康长寿八不贪：

1.不可贪肉：膳食中如果肉类脂肪过多，会引起营养平衡失调和新陈代谢紊乱，易患高胆固醇血症和高脂血症，不利于心脑血管疾病的防治。

2.不可贪精：如果长期食用精米、精面，体内摄入的纤维素少了，就会减弱肠蠕动，易患便秘等病症。

3.不可贪杯：长期贪杯饮酒，会使心肌变性，失去正常的弹力，加重心脏的负担。如果老年人多饮酒，还易导致肝硬化。

4.不可贪咸：摄入的钠盐量太多，会增加肾脏负担，容易引起高血压、中风、心脏病及肾脏衰弱。

5.不可贪甜：过多吃甜食，会造成机体功能紊乱，引起肥胖症、糖尿病等，不利于身心保健。

6.不可贪硬：胃肠消化吸收功能不好的人，如果贪吃坚硬或煮得不烂的食物，久而久之容易导致消化不良或胃病。

7.不可贪快：老年朋友要牢记，因牙齿脱落不全，饮食若贪快，食物没有得到充分的咀嚼，就会增加胃的消化负担。同时，还易发生鱼刺或骨头卡喉的意外事故。

8.不可贪饱：饮食宜七八分饱，如果长期贪多求饱，这样既增加胃肠的消化吸收负担，也会诱发或加重心脑血管疾病，发生猝死等意外。

人的自然寿限是120~150岁，我们中极少人能活到这个年纪，其实只要严格遵照上述的原则，你就能自然活到天年，像植物一样，自然地凋亡，走完生命的完美旅程。

膳食中暗藏科学的黄金分割法

所谓“黄金分割”最初是古希腊人毕达哥拉斯的重大发现，又称黄金比，是一种数学上的比例关系。黄金分割具有严格的比例性、艺术性、和谐性，蕴藏着丰富的美学价值。如今，黄金分割法被应用到了很多领域，如摄影、股票，还应用到了人们的膳食养生之中。

平衡膳食建议用0.618的黄金分割比例，也就是主食6，副食4；粗粮6，细粮4；植物性食物6，动物性食物4。这就告诉我们主食一定要吃，而且一定要比副食吃得多，要多吃粗粮，多吃蔬菜和水果，不要总是大鱼大肉。

主食6，副食4

在现代人的饮食观念里，很多人主食吃得很少，甚至几乎不吃主食，而是副食吃得多，膳食的重点都放在菜上，认为这样不但能控制体重，而且营养更加丰富。但从科学营养的角度来看，如果长期这样下去，对身体健康极为不利。

因为米饭以及面食的主要成分是碳水化合物，而碳水化合物是我们身体所需的主要“基础原料”。在合理的饮食中，人一天所需要的总热能的50%至60%来自于碳水化合物。如果我们每顿都少吃饭、多吃菜，那么就不能摄取足够的碳水化合物来满足人体的需求，长期下去，人就会营养不良，疾病也会不请自来。

粗粮6，细粮4

我们平时习惯把大米、白面称为“细粮”，玉米面、小米、高粱米等称为“杂粮”或“粗粮”。近年来，吃粗粮成了一种时尚。很多人喜欢吃粗粮，认为它营养高、口感好，而且对牙齿、面部肌肉等都比较有益。可是，粗粮虽好，也不宜多吃。因为其中含有过多的膳食纤维，会阻碍人体对其他营养物质的吸收。

“食粗吃杂”要视不同人群而定。以25~35岁的人群为例，过量食用粗粮的话，会影响人体功能对蛋白质、无机盐以及某些微量元素的吸收，甚至还会影响到人体的生殖能力。尤其对处于这一年龄段的男性来说，饮食中应含有丰富的锌、硒、B族维生素和维生素C，而长期进食过多的高纤维食物，会使人体的蛋白质补充受阻，脂肪摄入量大减，微量元素缺乏，以致造成心脏、骨骼等脏器功能以及造血功能的发展缓慢，降低人体的免疫能力。

目前，联合国粮农组织已经颁布了纤维食品指导大纲，给出了健康人常规饮食中应该每餐食用含有30~50克纤维食物的建议标准。研究发现，日常饮食以6分粗粮、4分细粮最为适宜。

植物性食物6，动物性食物4

植物性食物主要是指包括水果、蔬菜、粮食、豆类为主的食物，动物性食物是指主要包括鸡、鸭、鱼、肉、蛋、奶为主的食物。以植物性食物为主的膳食最有利健康，也最能有效预防和控制慢性疾病。这并不是说不能吃动物性食品，是要多吃粮食、蔬菜和水果，少吃鸡鸭鱼肉蛋奶，提倡以植物性食物为主、动物性食物为辅的膳食结构，搭配合理。

科学家对世界长寿之乡的饮食结构研究也显示了高度的一致性：以谷菜为中心。豆类、薯类、玉米、水果吃得多，动物食品吃得很少。其中，格鲁吉亚的谷菜食的比率为65%左右，新疆和田与广西巴马的谷菜食率高达80%。外高加索的长寿乡除谷菜食外，还摄取一些水果、坚果、乳制品、蛋等。除去其他条件（如遗传、环境、劳动等），谷菜食的偏重程度决定长寿的程度。

但是，如果长期单纯吃植物性食物，会使人体内掌管食物消化的酶系统功能逐渐遭到破坏，最后导致百病丛生，且人体所需脂肪、蛋白质、维生素、微量元素等无法全面供给。所以，只有植物性食物和动物性食物合理搭配，才能全面满足人体对各种营养物质的需要。植物性食物6，动物性食物4的比例就非常科学合理。

具体到每天的饮食标准，医学营养专家建议每人每天吃一个鸡蛋，一瓶250毫升牛奶，500克蔬菜，增加大豆摄入以及提高蛋白质含量。豆制品蛋白质含量高于牛奶，且易于消化吸收，除了含有脂肪、碳水化合物外，并含有一定量的B族维生素和微量元素。每星期餐桌上应有一顿鱼食，这样可以保证营养摄入的均衡。

自然什么时候给我们，我们就什么时候吃

按照中医的理论，一年四季的气候变化是春生、夏长、秋收、冬藏，人的身体也是如此。中医讲究天人合一，特别注重顺应自然。因此，顺时而“食”也是膳食养生的关键。孔子一生奔波劳碌，屡受困顿，但他在那个年代依然活了73岁，这就得益于他“不时，不食”的饮食原则。如今，我们有各种先进的栽培技术，一年四季都可以买到自己想吃的东西。现在再讲顺时而“食”似乎有点过时了，但这里还是要提醒你：尽量吃应季的东西。

因为，无论什么食物，只有到了它的时令才生长得最为饱满最有营养，虽然通过一些栽培技术在别的季节也能吃到，但是只有其形而没有神。就像我们很常见的甜瓜，一般是每年7月份才成熟，那时候的甜瓜经过了充分的阳光照射，味道很香甜，放在屋子里比空气清新剂还清香，但现在大棚里种的甜瓜，5月份就上市了，看上去也是甜瓜的样子，但是根本不好吃，有的甚至都是苦的，完全失去了应有的风味，营养功效自然也比不上自然成熟的。有些催熟的食物，不光味道不好，人吃了还会生病，就是因为它的生长过程中使用了很多化学药剂。所以，我们吃东西一定要吃应季的，不仅经济实惠而且对身体有好处，我们吃东西不能只为了尝鲜或者寻求一种心理上的满足，吃得放心吃得健康才是最重要的。

在关于什么季节该吃什么食物方面，很多民间习俗就是很好的答案：韭菜有“春菜第一美食”之称，“城中桃李愁风雨，春到溪头荠菜花”，荠菜也是很好的春菜，“门前一株椿，春菜常不断”……这些都是符合自然规律的；夏天有“君子菜”苦瓜，“夏天一碗绿豆汤，解毒祛暑赛仙方”，“夏季吃西瓜，药物不用抓”……夏天多吃这些食物可以解暑除烦，对身体是有好处的；秋天各种水果都上市了，“一天一苹果，医生远离我”、“新采嫩藕胜太医”，还有梨、柑橘等都是不错的选择；冬天最常吃的就是大白菜，此外冬季是进补的好时节，可以多吃些羊肉、狗肉等温补的食物，可以补中益气，来年有个好身体。

吃对“四气”“五味”能治百病

药物有“四气”和“五味”之分，食物同样也有“四气”和“五味”。饮食中要学着合理搭配食物的“四气”、“五味”，才能吃出强壮身体。

一、四气

所谓“四气”，即指饮食具有寒、热、温、凉四种性质。另有不寒不热、不温不凉的饮食，属于平性。

凡适用于热性体质和病症的食物，就属于凉性或寒性食物。如适用于发热、口渴、烦躁等症象的西瓜；适用于咳嗽、胸痛、痰多等症象的梨等就属于寒凉性质的食物。

温性或热性与凉性或寒性相反，凡适用于寒性体质和病症的食物，就属于温性或热性食物。如适用于风寒感冒、发热、恶寒、流涕、头痛等症象的生姜、葱白、香菜；适用于腹痛、呕吐、喜热饮等症象的干姜、红茶；适用于肢冷、畏寒、风湿性关节痛等症象的辣椒、酒等都属于温热性质的食物。

平性食物的性质介于寒凉和温热性质食物之间，适合于一般体质，寒凉、热性病症的人都可选用。平性食物多为一般营养保健品。如米、面、黄豆、山芋、萝卜、苹果、牛奶等。

从历代中医食疗书籍所记载的300多种常用食物分析，平性食物居多；温、热性次之；寒、凉性居后。一般来说，各种性质的食物除具有营养保健功效之外，寒凉性食物属于阴性，有清热、祛火、凉血、解毒等功效；温热性食物属于阳性，有散寒、温经、通络、助阳等功效。

夏天我们主张多吃一点平、寒、凉的食物，如常见的豆类、木耳等。凉性食物中豆腐比较常见，还有冬瓜、丝瓜。寒性食物就是苦瓜、番茄、西瓜等。

平性食物有：大米、黄豆、黑芝麻、花生、土豆、白菜、圆白菜、胡萝卜、洋葱、木耳、柠檬、猪肉、猪蹄、鸡蛋，鱼肉中的鲤鱼、鲫鱼、黄鱼、鲳鱼。另外，我们饮用的牛奶也属于平性食物。

凉性食物有：荞麦、玉米、白萝卜、冬瓜、蘑菇、芹菜、莴苣（莴笋）、油菜、橙子、苹果等。

二、五味

所谓“五味”，即指饮食所含的酸、苦、甘、辛、咸五种味道。另外，有淡与涩两种味道，古人认为“淡味从甘，涩味从酸”，故未单独列出来，统以“五味”称之。饮食的味道不同，其作用自有区别。

1.酸味的食物。具有收敛、固涩、安蛔等作用。例如，碧桃干（桃或山桃未成熟的果实）能收敛止汗，可以治疗自汗、盗汗；石榴皮能涩肠止泻，可以治疗慢性泄泻；酸醋、乌梅有安蛔之功，可治疗胆道蛔虫症等。

2.苦味的食物。具有清热、祛火等作用。例如，莲子心能清心祛火、安神，可治心火旺引起的失眠、烦躁之症；茶叶味苦，能清心提神、消食止泻、解渴、利尿、轻身明目，为饮品中之佳品。

3.甘味的食物。具有调养滋补、缓解痉挛等作用。例如，大枣能补血、养心神，配合甘草、小麦为甘麦大枣汤，可治疗悲伤欲哭、脏燥之症；蜂蜜、饴糖均为滋补之品，前者尤擅润肺、润肠，后者尤擅建中气、解痉挛，临症宜分别选用。

4.辛味的食物。具有发散风寒、行气止痛等作用。例如，葱、姜善散风寒、治感冒；芫荽（又名香菜）能透发麻疹；胡椒能祛寒止痛；茴香能理气、治疝痛；橘皮能化痰、和胃；金橘能疏肝、解郁等。

5.咸味的食物。具有软坚散结、滋阴潜降等作用。例如，海蜇能软坚化痰；海带、海藻能消瘿散结气，常用对治疗甲状腺肿大有良好功效。早晨喝一碗淡盐水，对治疗习惯性便秘有润降之功。

食补也要根据人体阴阳偏盛、偏衰的情况，依据“四性”、“五味”原则，有针对性地进补，以调整脏腑功能的平衡。只有这样的食补才能相宜，才能达到预期的效果。

别将食物最宝贵的部分扔掉

你家厨房里的垃圾桶，是不是每天都装满大堆垃圾？其中的一多半恐怕都是你丢掉的食物原料吧。

人类的食物原料归根到底是来自于自然界的各种生物，也就是植物、动物和微生物。植物有根、茎、叶、花、果实和种子几个部位，菌类也有菌伞、菌柄的部位之别，动物则有骨、软骨、肉、血、内脏、皮等不同组成部分。

对于一个活的生物体，这些部分当然都很重要，缺一不可。然而，人们把它们当成食物的时候，却习惯于留下一部分，扔掉一部分。留下来的部分给我们提供了营养，而扔掉的部分就成了污染环境的垃圾。

为什么要扔掉它们呢？理由很多，可能是因为口感差一点，或者是因为品相难看一点，或者干脆没什么理由，就是一种习惯而已。

可实际上，你到底扔掉了什么？扔掉的部分当中有没有宝贵的东西呢？

一、蔬菜水果类

不良传统一：切掉油菜和芹菜的鲜嫩绿叶，扔掉莴苣的叶子，扔掉白菜的老叶。

评点：蔬菜几乎每一个部分都有营养价值，其中的绿叶是植物合成营养成分的工厂，也是营养之精华所在，扔掉它会极大地降低蔬菜的营养价值。比如说，白菜外层绿叶中的胡萝卜素浓度要比中心白色叶子高十几倍，维生素C也要高好几倍。又比如说，莴苣叶子的胡萝卜素、维生素C和叶黄素含量都高于莴苣的茎。其实油麦菜就是叶用的莴苣，而莴苣叶子甚至比油麦菜味道还要香浓。

对策：即使觉得炒起来口感不好，也不要把叶子扔掉，而应该掰下来，另做一盘青菜，或用绿叶做汤、做馅。

不良传统二：削掉茄子皮，厚削萝卜、苹果、红薯等的皮，撕掉番茄的皮。

评点：这些做法也都去掉了蔬菜的营养精华。茄子最令人称道的强健血管的功效便来自于茄子皮，它集中了茄子中的绝大部分花青素抗氧化成分，也含有很高浓度的果胶和类黄酮，丢掉实在可惜。辛辣的萝卜皮中含有相当多的异硫氰酸酯类物质，它正是萝卜防癌作用的关键成分。苹果、红薯和番茄的皮富含抗氧化成分和膳食纤维，也有一定的防癌效果。若能多保留一些皮，其实更有利于健康。

对策：蔬果还是尽量吃完整的，纯天然的感觉最好。不要追求特别脆、特别白、特别甜之类“境界”。如果觉得它们在色彩上或口感上有碍，可以对烹调方法进行调整，或单独制成另一道菜。比如老北京风味的“炒茄子皮”和“拌萝卜皮”就别具特色，集健康和美食于一体。

不良传统三：掐掉豆芽的两头，扔掉青椒生子的白色海绵部分，扔掉冬瓜的白色芯部。

评点：豆芽中营养最丰富的部分并不是白嫩的芽柄，而是淡黄色的芽尖；根则是纤维素含量最高的地方。费时费力地掐菜，实在是得不偿失。青椒和冬瓜的白色芯部都是维生素C含量特别高的地方，丢掉也很可惜。

对策：如果习惯于把它们吃掉，会觉得口感其实还不错。就把它们洗干净扔进锅里好啦!

二、鱼肉蛋类

不良传统一：扔掉能吃的骨头和骨髓，扔掉软骨。

评点：动物的骨头是营养宝库。大家通常以为它能够补钙，其实它的钙很难溶出、被人体吸收，而其中的硫酸软骨素、骨胶原是对美容非常有益的东西，松质骨红骨髓中的铁和白骨髓中的长链多不饱和脂肪酸，也是有益健康的宝贵资源。

对策：把骨头多煮一煮，最好用高压锅煮软，然后能嚼的尽量嚼碎，咽下汁液，柔软的干脆吃掉。

不良传统二：扔掉鸡、鸭的皮，扔掉鱼鳞。

评点：皮里面富含胶原蛋白，对皮肤有益。虽然脂肪高一点，但其脂肪的饱和程度较低。鱼鳞当中则不仅含有很多胶原蛋白，而且含有大量的钙。

对策：用皮煮汤，使其中的胶原蛋白和香味物质溶出来，然后把油去掉，喝汤并吃掉已经去油的皮。鱼鳞则可以刮下来，放在炖鱼的锅中小火慢炖，然后连汤汁一起吃掉。

吃饭也要讲究“先来后到”

一日三餐，我们餐餐不落，可是又有多少人真正懂得三餐里的饮食禁忌呢？吃饭要讲究“先来后到”，这是一个很容易被忽略的问题。不知你是否注意过，不管我们去餐馆就餐还是在别人家做客，吃东西的顺序似乎已经约定俗成：先给孩子来点甜饮料，大人们则专注于鱼肉主菜和酒品；吃到半饱再上蔬菜，然后吃主食；主食后面是汤，最后还有甜点或水果。

但是，这种大众公认的进食顺序却是最不科学、最不营养的。先从甜饮料说起，这类饮料营养价值甚低，如果用它们给孩子填充小小的胃袋，后面的食量就会显著减少，容易造成孩子营养不良。

对于成年人来说，在饥肠辘辘的时候，如果先摄入鱼肉类菜肴，会把大量的脂肪和蛋白质纳入腹中。因为鱼肉当中的碳水化合物含量微乎其微，显然一部分蛋白质会作为能量被浪费。不过，浪费营养素还不是最重要的问题，摄入过多的脂肪才是麻烦。在空腹时，人们的食欲旺盛，进食速度很快，根本无法控制脂肪和蛋白质的摄入量。看看很多常年在饭店吃饭的中年男人，有几个不是大腹便便、脂肪堆积的呢?

就饮酒而言，也是空腹饮酒的危害最大。可是在餐馆当中，谁也不会吃完米饭再痛饮，多半是凉菜还未入口，酒杯已经斟满。等到蔬菜等清淡菜肴端上桌来，人们的胃口已经被大鱼大肉和烈酒饮料所填充，对蔬菜的兴趣十分有限。待到主食上桌，大部分人已经酒足菜饱，对主食不屑一顾，或者草草吃上几口。如此，一餐当中的能量来源显然只能依赖脂肪和蛋白质，膳食纤维也严重不足。天长日久，血脂升高的问题在所难免。

吃了大量咸味菜肴之后，难免感觉干渴。此时喝上两三碗汤，会觉得比较舒服。可是，餐馆中的汤也一样含有油盐，有增加血压、血脂上升的风险。等到胃里已经没有空闲之处，餐厅会端上一盘冰冷的水果或冰淇淋，而它们会让负担沉重的胃部血管收缩，消化功能减弱。对于一些肠胃虚弱的人来说，吃完油腻食物再吃冷食，更是雪上加霜，很容易造成胃肠不适，甚至引起胃痛和腹泻。

对商家来说，这种饮食安排会促进高价鱼肉菜肴的大量消费，增加利润丰厚的酒水消费，减少蔬菜粮食等低利润食品的比例，可以取得更好的经济效益。然而，对于食客来说，带来的却只有健康隐患。

如果把进餐顺序变一变，情况会怎么样呢？

不喝甜饮料，就座后先吃些清爽的新鲜水果，然后上一小碗开胃汤，再吃清淡的蔬菜类菜肴，把胃填充大半；然后上主食，最后上鱼肉类菜肴，此时可饮少许酒类。

如此一来，既不会油脂过量，也不会鱼肉过量，轻而易举地避免了肥胖的麻烦；同时保证足够多的膳食纤维，延缓了主食和脂肪的消化速度，也能帮助避免高血脂、高血糖的麻烦。从食物类别的比例来说，这样的顺序可以控制肉类等动物性食物的摄入量，保证蔬菜和水果的摄入量，提供大量的抗氧化成分，并维持呈酸性食物和呈碱性食物的平衡。对比“中国居民膳食宝塔”，每天最应当多摄入的是蔬菜和主食，而最应当少摄入的是动物性食品，把它们放在最后进食，当是合情合理的。

说起来，不过是用餐顺序的小变化；做起来，却是健康生活的大改善。

别人吃了治病，你吃了没准会致病

不知你有没有这样的经历：在一个地方住习惯后，突然到另一个地方居住，身体就会出现种种不适：长痘、腹泻、头晕、呕吐……这些都是水土不服的表现。

所谓“一方水土产一方物，一方水土养一方人”，你在什么地方住着，就要吃什么地方的食物，按照这个地方的基本环境和气候去调养身体。大家都知道，四川、湖南一带的人爱吃辣，那么他们为什么爱吃辣呢？其实这跟他们的生活环境有很大关系。我们知道四川、湖南一带多雨，气候比较潮湿，而寒、湿属于六淫，是致病的一个因素，所以得想办法把体内的寒湿排出来。辣椒味辛性热，能除寒湿、逐寒痹，为了适应多寒多湿这种自然环境，身体就会产生一种祛寒湿的欲望，于是人表现出来的就是爱吃辣椒。

由此可见，四川人、湖南人爱吃辣椒和他们所处的地理位置和环境有关。而北方气候寒冷，降水少，比较干燥，所以北方人就不如南方人那样爱吃辣，而且也不能吃太多的辣椒，否则就会上火长痘。虽然是这样，但是很多人还是没有辣椒吃不下饭，这在中医上是怎么解释的呢？一般有两个原因：一是人的脾胃功能越来越弱了，对味道的感觉越来越弱，所以要用浓的东西来调自己的肾经出来，用味道厚重的东西帮助自己调元气上来，来帮助运化。另外一个原因就是现在人压力太大，心情太郁闷了，因为厚重的东西有通窜力，而吃辣椒就能让人胸里的郁气散开一些。这也正说明了，只要特别想吃浓的东西，就说明你的身体虚了。

另外，每个地区因气候、地理位置的不同会生长不同的食物，最明显的就是炎热之地多盛产寒冷性质的水果，如香蕉、甘蔗等，而寒冷地区多生长洋葱、大蒜、大葱等性平温的食物，这是自然给人们准备的，是完全适合身体本身的东西，那么我们就要接受自然界给我们的这份礼物，因时、因地地选择食物，这样我们才能不生病或者少生病。

若要身体壮，饭菜嚼成浆

这一句民间谚语是讲吃饭时要细嚼慢咽，这是很细节的问题。细嚼慢咽只是一种单纯的口腔动作，但并不只是关系到口腔的问题，它对于人的健康与疾病的防治都有很大的影响。如果人们能在吃饭时养成细嚼慢咽的习惯，也是养生之妙道。

我国历代医学家和养生家都非常看重吃饭时的细嚼慢咽。唐代名医孙思邈在《每日自咏歌》云："美食须熟嚼，生食不粗吞。"明朝郑瑄的《昨非庵日纂》云："吃饭须细嚼慢咽，以津液送之，然后精味散于脾，华色充于肌。粗快则只为糟粕填塞肠胃耳。"清代医学家沈子复在其书《养病庸言》中说："不论粥、饭、点心、肴品，皆嚼得极细咽下，饭汤勿作牛饮，亦徐呷徐咽。"这些说的都是进食时应细嚼慢咽，狼吞虎咽不可取。

现代社会患口腔疾病的人越来越多，这与所吃的食品太精细以及"狼吞虎咽"不无关系。而细嚼慢咽则对人体的健康有着许多好处。

1.预防口腔疾病。反复咀嚼可让口腔有足够的时间分泌唾液，而唾液中含有多种消化酶及免疫球蛋白，不但有助于食物的消化，还有杀菌作用，可预防牙周病。

2.增进营养吸收。充分咀嚼让食物变得细小，使之与消化酶完全混合，被分解成更小的物质，便于人体吸收。

3.增强食欲。细嚼慢咽可让人的牙齿和舌头感受到食物的美好滋味，从而对中枢神经产生良好的刺激，产生食欲。

4.减少胃肠道疾病。通过细嚼慢咽的食物，因在口腔中已对食物作了精细的加工，所以可减少胃肠道加工的负担，有利于胃肠道的健康。

5.有利于减肥。狼吞虎咽者因血糖值上升较慢，只有在胃中充满食物时才有饱腹感，由于进食太多，必然促使肥胖。

6.促进血液循环。多咀嚼具有改善脑部血液循环的作用。咀嚼时，下颌肌肉牵拉该部位的血管，加速了太阳穴附近血液的流动，从而改善心脑血液循环。

7.有利于防癌。唾液中含有过氧化酶，可去除食物中某些致癌物的致癌毒性。经过实验发现，唾液腺的分泌物与食物中的黄曲霉毒素、亚硝胺、苯并芘等多种致癌物接触32秒钟以上就有分解其致癌毒性的作用。细嚼慢咽使口腔分泌更多的唾液，并与食物中的致癌物充分接触，可以减少致癌物对人体的危害。嚼的次数愈多，抗癌作用愈强。

那么，怎样才能达到慢食的要求呢？你可以饭前喝水或淡汤以增加饱腹感，或者多吃耐咀嚼的食品，如红薯条、鱼干、带骨鱼、带刺鱼、鱼头、鸭头、鸡头、螃蟹、牛肉干、甘蔗、五香豆、玉米等。

另外，吃饭的时候要专心，不要一边看电视、看书一边吃饭，或者边吃边说，这样就会忽略对食物的咀嚼，也会阻碍食物营养的摄入，甚至会营养不良。

第二章
日食而不知，很多病是吃出来的

❊ 病从口入，80% 以上的病都是吃出来的 ❊

我们都知道“病从口入”这句话，这就是说很多病都是由入口的食物引起的。我们每天都要摄取充足的食物以供生命活动所需，但如果这些食物中有很多不健康的、不干净的东西，长期下去，就会得病。

世界卫生报告指出，高血压、高胆固醇、体重过重或肥胖、水果和蔬菜摄入量不足，是引起慢性非传染性疾病最重要的危险因素，而这些疾病都和我们每天的“吃”关系密切。如：脂肪、胆固醇摄入量过高，而维生素、微量元素、纤维素等食入过少；各种营养素之间搭配比例不合理，偏重于肉食和高蛋白、高胆固醇、高脂肪食品，却罕见五谷杂粮；一日三餐的热量分配不合理，饮食不规律、无节制，大吃大喝、暴饮暴食、食盐摄入量过高。这些不良的膳食习惯都会在你的身体里埋下疾病的“根”。所以说，80%以上的病都是吃出来的，这并不夸张。

不健康的吃法之一：在外就餐

在外就餐过多，是威胁人们身体健康的一大问题。据统计，长期在外面就餐的人，身体内的脂肪含量比在家就餐的人高5%~10%，这是导致肥胖的直接原因。另外，餐馆重视饭菜的色、香、味，往往加很多盐、味精、香料，这都是引发心脑血管疾病、高血压、高血脂等慢性病的危险因素。

不健康的吃法之二：饮食结构不合理

目前人们在饮食方面几个最大的问题就是：过食猪肉、谷物量少、大豆和奶制品匮乏、碳酸饮料泛滥、不吃早餐等。

在我国，大约40%的居民不吃杂粮，16%的人不吃薯类；对健康无益的油炸面食，却占了居民食用率的54%；猪肉的脂肪含量最高，却占居民食用率的94%；奶及奶制品、大豆及其制品在贫困地区的消费依然较低；碳酸饮料导致发胖和骨质疏松，而青少年饮用饮料的比例高达34%，而且其中大部分是碳酸饮料；不吃早餐容易缺乏维生素，而有3.2%的人却基本不吃早餐。这种不合理的饮食习惯是导致各种疾病的罪魁祸首。

解决之道：回归传统饮食

相对于目前的饮食习惯，我们从前以谷物和蔬菜为主体的膳食结构是非常健康而科学的。但是，人们的生活水平提高以后，却在认识上产生了很多误区，认为每天大鱼大肉才是富裕的标志，其实这是不符合中国人体质的。

偏好重口味也是中国人饮食中的一大问题。统计资料显示中国人每天食盐摄入量达到8~20克，而高盐饮食是引致高血压的重大隐患，成人每天摄盐量不宜超过5克。

另外，从烹调方式上来讲，蒸、煮要远远好过煎、炒、炸等方式，烟熏、油炸、火烤的食物相对来说不易消化，而且在烹制过程中还会在高温下发生变异，形成一些有害物质，其中就包括很多致癌物。但是现在很多人为了满足口味的需要，往往喜欢高盐多油的食物，背离了传统的健康饮食习惯，出现了很多之前少见的富贵病、罕见病。所以，中国人的很多病就是吃出来的，我们迫切地需要一场膳食革命来改变现已形成的状况，回归自然，回归传统，找回健康与长寿。

治癌？致癌？1/3的癌症都与膳食有关

大多数的癌症都不是遗传的，发病原因多是不健康的生活方式，这其中，又有近1/3的癌症与饮食有关，特别是消化系统肿瘤，包括结直肠癌、食管癌、肝癌和胃癌等，与吃的关系更是密不可分。

结直肠癌

结直肠癌的发生与长期的高脂肪饮食及食物纤维的摄入不足密切相关。摄入食物纤维不足，容易引起便秘，便秘时粪便通过肠道时间延长，可使致癌物与肠道接触机会增加，也成为结直肠癌的危险因素之一。

随着人们生活水平日益提高，肉类食物、油炸类食物、脂肪多的食物成为我们饮食的主体，而新鲜水果和蔬菜，富含纤维素的食物占有的比例越来越少。这就使得肠腔内环境发生了改变。而胃酸浓度较高、小肠蠕动快，有害物质在胃中停留时间较短，就直接到了结肠内，食物残渣停留在结肠里，且结肠内细菌滋生较多，这都是致病的原因。

食管癌

在我国，食管癌仅次于胃癌、肝癌而位居消化系统恶性肿瘤第3位。食管癌的发生主要与食管炎症的发展有关，而不良饮食习惯及食物也是危险因素之一。食管是食物经口腔到达胃的通道，过于热烫、过于粗糙的食物在通过食管、接触食管黏膜上皮时，会烫伤或擦伤食管黏膜上皮，使黏膜上皮发生破损、溃烂、出血等。如果反复受到不良刺激，黏膜上皮就会在反复增生、修复的过程中出现形态、功能不正常的“异形性”细胞，构成食管癌的前期改变。营养缺乏、食用含黄曲霉毒素或亚硝胺类物质的食物，也会增加食管癌的发生率。

资料显示，在食管癌患者中，平时喜好热食、热饮者占90%以上。这些人的食物或饮料的温度平均为71℃~74℃，个别达88℃。据实验所得，进食75℃左右的食物或饮料，食管上皮会有反应；到了80℃左右，食管黏膜上皮会出现坏死、不典型性增生。如果每天进食高温度热食一次，连续25天，就会出现食管黏膜上皮不典型性增生。重度的增生就是癌前病变。

肝癌

慢性活动性肝炎、肝硬化是肝癌的常见诱因，食物中的黄曲霉素、亚硝胺也是不可忽视的致癌物。黄曲霉菌素是由粮食、花生米等发霉时长出的黄曲霉菌产生的，研究表明，食物被黄曲霉素污染后具有强烈的致癌作用，食用含亚硝胺多的食物也可诱发肝癌。因而要特别注意粮食的储存和保管，防止霉变。当粮食等的胚芽处变绿时，就绝对不能吃。避免吃腐败、变质、霉变食物，少吃腌制、煎炸食物，可减少肝癌的发生率。

胃癌

胃癌发生在胃，这很自然令人想到它与食物有关，事实上也的确如此。食物被人吃下后首先停留在胃，又在胃内消化，胃要经常受到物理、化学、生物学因素的刺激，而食物中存在的各种致癌物、促癌物也自然接触胃。食物霉变、贮藏时间过久，喜欢吃腌制、高温煎炸的食品等都可导致胃癌发病率增高。主要是由于这些食物中含有致癌危险的亚硝酸盐，可在胃酸及细菌作用下转化为亚硝胺而诱发癌变。

此外，烟酒损伤胃黏膜，极易引起胃部慢性炎症和溃疡，最终导致癌变。另外，职场上的竞争压力使得很多年轻人工作紧张，生活节奏快，心理压力大，生活缺乏规律，加班加点，夜生活过度，三餐无时，饥饱无度，这些都会很轻易地诱发胃病，自然会为胃癌的发生留下祸根。

世界癌症研究基金会出版的《膳食、营养与癌症的预防》一书中，提出的“防癌餐饮建议”，提醒人们注意合理饮食，也要注意营养要素的合理组合，该建议更强调食品的选择和搭配。日本的一项研究发现，苦味食物含有较高氨基酸，在30多种氨基酸中有苦味的就有20多种，某些苦味食物是对癌细胞有较强杀伤力的维生素B_{17}的重要来源，因此，癌症患者可以多吃苦瓜。

世界上30%的心脏病是由西餐引起的

现代很多人喜欢吃西餐，并将之当作一种时尚和生活品质的表现，但是西餐中的汉堡、乳酪、炸薯条、炸鸡块、可乐……特点是高脂肪、高盐、高糖、高蛋白质，这些都是不健康的食物，会对我们的身体造成伤害。

加拿大的研究人员发现：由红肉、油炸食品、奶制品以及咸味零食组成的西式饮食容易诱发心脏病，全球大约30%的心脏病例可能由这种饮食方式导致。多吃新鲜水果和蔬菜是最有益健康的一种饮食方式，它能将心脏病发病概率降低30%至40%；以豆腐和黄豆为主的饮食方式对心脏病发病没有明显影响；而西式饮食最容易诱发心脏病，能将心脏病发病概率提高35%。

我们来看典型的西式快餐是什么：牛肉汉堡、乳酪、炸薯条、可乐。牛肉馅中含有20%以上的脂肪，乳酪富含高脂，炸薯条含有很高的油脂和盐，可乐则含有过多的糖分。至于典型的西式正餐，则是一点加了调料的沙拉，一大块半生不熟的牛排或者炸鸡块，夹乳酪的三明治，一点加了肉汁的土豆泥或抹了黄油的面包，果汁、葡萄酒或碳酸饮料，最后再来一大块甜点或者冰淇淋。这些食物都是高脂高糖的代表，特别是饭后的甜点或者冰淇淋，更会促进脂肪或者糖分这些垃圾在体内的堆积。

如今，西方国家已经开始意识到这些垃圾食品对身体造成的伤害，并且从下一代着手，采取了一些措施进行改变，但在我们国家，这种饮食习惯却正在大行其道，甚至被当作生活品质的象征，真是非常可悲。

加拿大的一篇文章中提出了有利于心脏健康的饮食方案，例如：鱼肉中含有的脂肪酸能够让心脏跳动的节奏保持平稳，防治血液凝结；豆类（如鹰嘴豆、黑豆、菜豆、四季豆、芸豆等）不仅富含高质量的蛋白质，也是自然界中可溶性纤维素的极佳来源，可溶性纤维素可以把胆固醇清除出人体，保持血糖水平的平稳。但鱼肉、鸡肉、猪肉每天吃2~3份就可以，1份的分量大约为50~100克；6大汤匙豆类作为主食，或者3大汤匙豆类作为辅食再加两个鸡蛋；尽量不要食用黄油、含有反式脂肪酸的点心，而应选用橄榄油、菜籽油，每天吃1~3份橄榄油、菜籽油或坚果（30克）就可以了，一份油的分量是1~2大汤匙。只要坚持按照上面的膳食方案做下去，就能大大降低患心脏病的风险。

吃得激素失调，带来无尽烦恼

激素分布在身体每个角落，穿梭在几乎所有的细胞之中。没有激素，再好的营养也没办法进入到细胞里面去，细胞本身的生化反应无法进行，能量代谢无法实现，细胞与细胞之间的联系也无法建立。在美国广泛使用的那些激素在欧洲则被严令禁止。但是利益能毁掉很多商人的道德底线，他们为了加快牲畜的成长，为了提高奶牛产奶量，都在给这些动物的饲料里添加一些激素。迄今为止，我们已经从很多医学报告中看到，乳腺癌、纤维瘤、卵巢癌、宫颈癌、前列腺癌和睾丸癌、子宫内膜异位等都与饮食中摄入了过量的激素有关。

4：3：3饮食

我们大多数人，或吃错了食物，或者吃对了食物但搭配比例却错了。4：3：3其实描述的是一种保持机体正常或较高的代谢速率以及平衡激素的饮食方式。4：3：3是为每个人的不同需求而个体化的平衡营养计划。不论是正餐还是点心，都是以4：3：3的糖类、蛋白质和脂肪的比例来营养机体，从而保持激素平衡的。4：3：3并不是将焦点集中在热量摄取量的精确度上，而是聚焦在饮食平衡上，是对食物、血糖以及胰岛素的一种总体认识。

4：3：3饮食的核心是围绕着对修复及保护人体必需的六种营养素——糖类、蛋白质、脂肪、维生素、微量元素以及水的认识。每次，你若根据4：3：3食谱进食，食物中所包含的糖类就会为大脑提供葡萄糖；蛋白质则会提供必需的氨基酸来修复及重建机体，同时还促使胰高血糖素的释放（一种燃烧脂肪的激素）；而脂肪提供的脂肪酸，是控制血糖、激素的生成及运作的主要物质。

平衡激素的饮食

几乎所有的水果、蔬菜和谷物中都含有植物雌激素，但是，只有当植物雌激素以我们所说的异黄酮的形式存在时，对人体才最有益处。黄豆、小扁豆和鹰嘴豆等豆类食品中就富含大量异黄酮。豆类食品食用方便，是非常美味的佐餐食品。不过多数豆类在煮食前，需要浸泡一会儿，有时甚至需要浸泡一个晚上。当然，我们现在也可以从大多数超市中买到各种有机罐装的成品豆子，这对我们食用豆类食品增加了许多方便。

日本一项研究发现，黄豆至少含有五种抑制癌细胞的复合物。此项研究主要集中在乳腺癌方面，因为日本女性乳腺癌的发病率只占全部病例的1/6，但是，当她们来到西方国家生活后，其乳腺癌发病率将大幅度上升，基本达到和西方国家女性的发病率一样。究其原因，其重要的一个因素就是：日本人饮食中黄豆所占的比重较其他国家要大。

植物雌激素食品对雌激素的平衡起着极其重要的控制作用，科学研究表明，植物雌激素对激素能起到一种良好的平衡作用。所以，日常饮食中含有植物雌激素的这些食物是非常重要的——尤其是当你患有纤维瘤、子宫内膜异位症或乳房肿块等对雌激素偏高较敏感的病症时。植物雌激素还可以减缓经期症状，并帮助周期太短的女性延长月经周期。

当雌激素偏低时，人体所摄入的黄豆会增加人体雌激素水平；当雌激素偏高时，摄入的黄豆又会帮助降低人体雌激素水平。这就是为什么黄豆可以帮助更年期女性稳定情绪（一般认为，更年期雌激素分泌不足），并且还可以降低乳腺癌的发生率（乳腺癌往往是由于雌激素过多）的原因。

雄激素缺乏综合征

中年男性如果经常出现乏力、失眠、健忘、性欲降低等症状，可能是患上了男性更年期综合征（或称雄激素缺乏综合征），可适当多吃以下食物：

动物内脏。含有较多的胆固醇，胆固醇是合成性激素的重要成分。此外，还含有肾上腺素和性激素，能促进精原细胞的分裂和成熟。

含锌的食物。含锌量最高的食物是牡蛎，其他如牛肉、牛奶、鸡肉、鸡肝、蛋黄、贝类、花生、谷类、豆类、土豆、蔬菜、红糖等都含有一定量的锌。

含精氨酸的食物。富含精氨酸的食物有鳝鱼、鲇鱼、泥鳅、海参、墨鱼、章鱼、蚕蛹、鸡肉、冻豆腐、紫菜、豌豆等。

含钙食物。含钙丰富的食物有虾皮、咸蛋、蛋黄、乳制品、大豆、海带、芝麻酱等。

富含维生素的食物。维生素A、维生素E和维生素C都有助于延缓衰老和避免性功能衰退，它们大多存在于新鲜蔬菜、水果中。

导致衰老的神秘物质——过氧脂质

自古以来中餐讲究色香味俱全，中医也讲究食疗、食补、食养，重视以饮食来养生强身，但我们的烹调术却正好反其道而行之。我们中国很多的美味食品都经过煎炸，炸过鱼虾的油，就会氧化及轻微变质，产生过氧脂质；腊肉、腌肉、饼干及含油脂较多的食品都会因轻微变质而产生过氧脂质，这也都是我们喜欢吃的食品。

中国人喜欢用高温食用油来烹调菜肴，灶台温度比西方家庭的灶台温度高出约50%。通常食用油在高温的催化下，会释放出含有丁二烯成分的烟雾，而长期大量吸入这种物质不仅会改变人的遗传免疫功能，而且易患肺癌：研究报告表明，菜籽油比花生油的致癌危险性更大，因在高温下的菜籽油比花生油释放的丁二烯成分要高出22倍。为避免这种危害，制作菜肴时食油加热最好不超过油的沸点，以油热为宜，这样可避免烟熏火燎损害健康，使面部生成皱纹过早衰老。除了恶劣的生活环境、长期情绪不佳、缺少运动等原因外，饮食因素是使人未老先衰的重要原因。过氧脂质不仅能破坏油脂中的各种维生素，其他食物中的维生素在接触到逐渐变色的油脂时，也会遭到破坏：过氧脂质进入人体后还会对人体内重要的酶有所破坏。长期摄入过氧脂质的食品可直接导致人的衰老，据测过氧脂质也是致癌的物质。

因此了解日常食物中为什么会生成和保留过氧脂质以及如何减少食品中的过氧脂质防止未老先衰是十分重要的。过氧脂质是一种不饱和脂肪酸的过氧化物，例如炸过鱼、虾、肉等的食用油，放置久后即会生成过氧脂质；长期晒在阳光下的鱼干、腌肉等；长期存放的饼干、糕点、油茶面、油脂等，特别是容易产生哈喇味的油脂，油脂酸败后会产生过氧脂质。研究人员发现，过氧脂质进入人体后，会对人体内的酸系统以及维生素等产生极大的破坏作用，并加速人的衰老。

防止食品中产生过氧脂质的有效办法：

1.吃新鲜食品。

2.尽量少吃或不吃废油。

3.贮存的米、面、花生、大豆等放在风凉处，不能曝晒。

4.不吃过期食品。

吃得不对，免疫力就下降

你了解自己处于怎样的健康状态吗？你会对一些细微的变化给予关注吗？日常生活中经常反省下自己，这是对健康很必要的。你的免疫系统究竟要如何声嘶力竭地呼喊，你才能听到它的声音？发现症状越早，你就可以越快地采取措施。

下面就是詹妮弗·米克提出的免疫系统遭遇麻烦时的早期警告：

头发：脱发，质地或颜色发生变化、干枯或多油、生长缓慢。

头部：钝痛、活动时疼痛、脸红有烧灼感，眩晕，视物模糊，头昏眼花。

眼睛：眼白发黄、充血、痒、刺痛、暗淡无光、眼球转动时疼痛多泪、视力下降、疲劳。

耳朵：痒、疼痛、耳鸣、听觉失灵、分泌物异常。

鼻子：流鼻涕、痒、疼痛、鼻塞、呼吸困难、嗅觉减退、打喷嚏。

口腔：味觉异常、有异味、舌苔变厚，溃疡、味觉减退、牙龈出血、龋齿、咀嚼困难、唾液分泌异常。

脖子：活动时感觉僵硬或疼痛。

喉咙：疼痛、扁桃体肿大。

消化系统：消化不良、打嗝、烧心、胀气、疼痛、便秘、腹泻。

肌肉：无力、疼痛、麻木、松弛、紧张、容易受伤。

关节：僵硬、无力、震颤、红肿、疼痛。

皮肤：斑点、皮疹、颜色改变、干燥起皮、小脓疱、新生或改变了的痣或体毛、晦暗、紧绷、红肿，体臭。

指甲：变硬、白斑、灰色、易劈裂。

兴奋度：变低、间歇性改变、不稳定、极度活跃、对食品（如咖啡或其他刺激物）产生依赖。

睡眠：质量差、易惊醒，睡得过沉，睡不着、盗汗、多梦。

精神状态：注意力不集中，记忆力差，丧失兴趣、健忘。

食欲：贪吃、厌食、易饥饿。

情绪：抑郁、伤感、易波动、易怒，有挫折感、悲观绝望。

6大营养素保护免疫力

蛋白质：是构成白细胞和抗体的主要成分。体内只有获得足够的蛋白质，我们的免疫系统才有工作能力。实验证明，蛋白质严重缺乏的人会使免疫细胞中的淋巴球数目大减，造成免疫功能严重下降。

维生素A：与细胞的完整有关，可帮助细胞具有抗氧化作用，人体含有足够的维生素A，可以增进免疫细胞的活动，提高免疫细胞的数量。

维生素C：促进免疫系统的作用，增加吞噬细胞的能力及增强胸腺及淋巴球的能力。此外也是高抗氧化物之一，能抵抗破坏性分子的入侵。

维生素E：可以帮助消除自由基，也可促进抗体产生，以清除过滤性病毒、细菌和癌细胞，而且维生素E能维持白细胞的恒定，防止白细胞细胞膜产生过氧化反应。

B族维生素：B族维生素与体内抗体的产生有关，缺乏B族维生素会影响淋巴细胞的数量及抗体的产生。如B族维生素缺乏时，会引起免疫系统的退化。

微量元素：铁、锌、铜、镁、硒等微量元素。缺铁会降低体内吞噬细胞的能力及活力；缺锌会造成胸腺萎缩，降低消灭细胞的能力；缺铜会影响体内抗体的产生；镁可以改善体内T淋巴细胞和B淋巴细胞的功能；硒可减少病毒变形，防止病毒感染，以及提升免疫细胞的能力。

除了这最为重要的6大营养素，叶酸、烟酸、泛酸等都和免疫能力有关，若缺乏都会影响免疫功能，因此各类营养素的摄取必须十分充足，才能使我们的免疫系统强壮起来。

彩色食物，吃出你的免疫力

自然界中的天然抗癌物质，广泛存在于新鲜水果和蔬菜中，这些食物富含维生素及微量元素、多糖类和食用纤维，同时能供给机体一定量的粗纤维，以保持大便的通畅，对防止肠癌有积极意义。富含维生素的食品，可减少自由基对细胞的伤害。还可以降低毛细血管通透性，使之成为一个天然屏障，阻止病毒进入人体组织，保护机体器官。

“如果你想强化自己的免疫系统，那就请多吃胡萝卜、芒果、南瓜、红薯等橙色食品；如果想保护心脏，就多吃葡萄、红酒、李子、黑莓等紫红色的食品。”这是美国著名营养学家、康宝莱医学委员会主席大卫·赫柏向中国同行推荐的“七色防病食谱”的两项内容。

这样吃，势必增强你的免疫力

每天一碗鸡汤：鸡肉中含有人体所必需的多种氨基酸，营养丰富，特别是其中所含的半胱氨酸可以增强机体的免疫力。研究证明，喝鸡汤能够预防感冒和流感等上呼吸道感染性疾病。此外，喝鸡汤对感染后加速痊愈也有积极作用。

常吃大蒜、洋葱：大蒜和洋葱对改善体质有良好的作用。大蒜具有杀菌杀毒功能，能抗病毒、提高机体免疫力。不过，大蒜应生食，因为大蒜中所含具有增强免疫力功能的有效成分大蒜素，在加热的过程中会失去功效。洋葱也是一种天然的杀菌杀毒食物，可以有效地抵抗病毒和细菌。

饭前吃水果：据免疫学家观察，人在进餐后由于熟食的刺激，会使体内免疫系统造成“狼来了”的错觉，从而调动全身“健康卫士”加强戒备。经常如此，会损害免疫系统，降低免疫力。若在饭前1小时吃水果，可以消除熟食的这种不良刺激而保护免疫系统。

生吃蔬菜：蔬菜中含大量干扰素诱生剂，有防病抗癌之功效。但蔬菜的这种有益成分很娇嫩，不耐高温，在100毫升时即呈不稳定状态，故宜生吃蔬菜。

提升免疫力食谱

1.银耳香菇羹

材料：银耳10克，干香菇6克。

做法：先将香菇煎汁，再将汁以文火熬银耳至黏稠，加冰糖少许。

功效：滋阴润肺、补肾益精，增强免疫力。

2.奶油蘑菇汤

材料：蘑菇300克，猪瘦肉、牛奶、面粉各少许，猪油、盐、葱、料酒、鸡精各适量。

做法：将猪肉切成小丁，放到锅内煮，锅开撇去浮沫，加入葱、料酒，用微火煮烂；锅置火上，烧热放猪油，油热放入面粉用微火炒黄，炒出香味时，把煮烂的肉连汤分三次倒入锅内，搅拌成糊状；将蘑菇连汤和牛奶分2~3次倒入锅内，加盐、鸡精即可。

功效：此汤营养丰富，且易于吸收。

3.茯苓山药肚

材料：茯苓50克，山药20克，猪肚250克，调味品适量。

做法：将猪肚洗净，纳茯苓、山药于猪肚内，扎紧肚口，淋上料酒，撒上食盐，加水炖烂，去药渣，将猪肚切片，调味服食。

功效：可健脾益肾，适用于脾虚精亏，性交不射精、面色少华、倦怠乏力、头晕耳鸣等。

4.番木瓜粥

材料：番木瓜50克，大米100克，白糖适量。

做法：将木瓜洗净，切细备用。大米淘净，放入锅中，加清水适量煮粥，待熟时调入木瓜、白糖，再煮一二沸即成，每日1剂，连续3~5天。

功效：可利湿消肿，适用于水肿、腹泻、肥胖病等。

5.枸杞子肉丝

材料：枸杞子子100克，青笋150克，猪瘦肉250克，调料适量。

做法：将猪肉丝洗净、切丝、勾芡；青笋洗净、切丝；锅中放入大油烧热后，下肉丝、笋丝。烹入料酒，加白糖、食盐、味精炒匀，再下枸杞子，翻炒数次，淋入芝麻油，炒熟即成。

功效：可阴阳两补，适用于阴阳两虚之身，肢体乏力，视物模糊，头晕目眩等。

管不住自己的嘴，你只能越来越胖

走在街上，我们无意中会发现现在的胖人真是越来越多了，特别是那些中年的男女很多都是大腹便便，这难道只是因为生活水平提高了吗？其实，肥胖的最大原因就是管不住自己的嘴，吃了不该吃的、吃的时间不对、吃得太多……这些不健康的膳食习惯都会让你越来越胖。

恶习一：三餐不正常，有一顿没一顿

早晨赖床，11点钟才吃早餐，到了中午当然不饿，两三点再吃，或者一直到晚上才吃一天中的第二顿饭，晚上夜生活丰富，又狂吃夜宵。

对策：调整作息习惯，早睡早起，三餐规律进食，睡前3个小时不要吃东西，实在饿时可以吃个苹果或喝杯牛奶充饥。

恶习二：总是习惯在外面就餐

不喜欢自己下厨，觉得餐馆里做的东西更好吃，所以，几乎一天三顿都要在外面吃，实在不愿出去的时候就叫外卖。

对策：想想餐厅里的卫生状况吧，自己学做几个拿手的饭菜，享受一下制作美食的过程也不失为一种生活情趣啊。

恶习三：偏爱垃圾食物

明明知道鸡排、薯片、汉堡……这些是垃圾食物，但就是喜欢吃，戒不掉，还觉得是无上的美味。

对策：想象常吃这些高热量，营养价值低的食物，会变成像面包一样可怕。是不是觉得应该警惕自己一下，还是忍一“食”风平浪静的好。

恶习四：为了怕浪费食物，吃饱了还继续吃

节俭是一种美德，虽然已经吃得很饱了，但是剩下倒掉总是觉得过于浪费，还是勉强吃下去吧。

对策：大家都知道吃七八分饱对身体是最好的，所以做饭的时候尽量少做一些，就算是做得多剩下了，也不要硬塞到肚子里去。

恶习五：看到别人吃就会想吃

常常看到别人吃东西就会想吃，明明不饿但就是嘴馋，吃得多又动得少，无形中身材也就越来越宽。

对策：嘴馋绝对是破坏身材的最大杀手，实在想吃东西的时候就吃点水果吧，或者是高纤维素饼干，千万不要吃容易发胖的薯片和巧克力等。

恶习六：不论何时何地，对食物来者不拒

不论是看电视的时候，写作业的时候，看书的时候，还是无聊的时候，不开心的时候，感觉有压力的时候……总觉得手上一定要拿点东西吃心里才会踏实和平静。

对策：培养专心做事的习惯很重要，这样就不会总是惦记着吃东西，或者给自己设定一个目标，想着赶快完成手边的事就犒劳自己一下，这样时间不知不觉就会过去，想吃东西的感觉也就不那么强烈了。

恶习七：不爱喝水，渴了就想喝饮料

觉得白开水难以下咽，渴了就想喝饮料，吃饭的时候也要旁边放瓶饮料才能吃得有滋味。

对策：随身带一瓶水，慢慢培养自己喝水的习惯。实在想喝饮料的话，就以无糖绿茶、乌龙茶、牛奶或酸酪乳来取代可乐、珍珠奶茶等热量高的饮料。茶类饮料解渴之余还可抗癌，除口臭和去油腻，但前提必须是无糖的；喝牛奶可增加钙质摄取；而酸酪乳会给身体增加很多有益的菌群。

这些膳食的坏习惯，看看你有多少呢？如果有的话，赶快改正吧，这样你就不用担心自己的身材会变胖啦。

别拿主食不当事儿，吃不够就出麻烦

广告模特小于要拍摄一组时尚杂志照片，为了能达到更佳的上镜效果，本来就很瘦的她又开始突击减肥。除了每天一小时的强化运动以外，她把三餐改为两餐，并且只吃菜不吃主食，据说这是时尚达人最流行的减肥方法。结果一段时间以后，体重是下去了，但皮肤变得黯淡无光，气色也很差。如此憔悴的小于让杂志编辑和摄影师都大发脾气。

小于可不是特例，现在因为减肥而不吃主食的人不知有多少。实际上这种方法对健康的伤害是相当大的，最后带给我们的也不是美丽。为什么不吃主食的时髦赶不得？让我们首先从迎粮穴说起。

鼻子旁边有个穴位叫迎香穴，而在嘴巴两旁有个穴位叫迎粮穴。从名字上我们就可以看出，鼻子是用来闻香味的，而嘴巴是用来吃东西的。现在有很多素食主义者，他们觉得吃素就是吃蔬菜。还有些人认为菜是好东西，比饭好吃也比饭有营养，所以“少吃饭，多吃菜”的饮食观念也风行起来。

其实我们祖辈早就给我们指了条明道——“迎粮”，就是说人要多吃大米、玉米、高粱、红薯、胡萝卜、土豆等主食。

为什么这么说呢？我们知道蔬菜要做得可口需要大量的油，现在这不是什么问题，但过去的时候，人们缺衣少食，能吃饱就已经是最大的幸福了，想吃点有油水的东西并不容易。所以，蔬菜的制作一般都是用水煮加点盐，根本谈不上可口。而土豆、红薯等食物，不需要加油，煮熟后就香喷喷的，引起人的食欲，还容易饱腹，所以几千年来，我们的祖辈们都是用种子类的食物作为口粮，蔬菜只是辅助。

虽然饮食如此简单，那时人们的体质也相当不错，很少生病。现在那些以蔬菜摄入为主的素食者，动不动就上火、生病，体质弱得似乎一阵风就能吹倒。前面我们也提到主食的摄取量长期不足，会对身体健康极为不利。

另外，为了减肥，就尽量少吃主食多吃菜，甚至一点主食都不吃，这也是不可取的。肥胖的根本原因在于摄取热量过多而消耗过少造成热量在体内的过度蓄积，而产生热量最多的营养成分是脂肪，所以胖人往往在食量过大、吃肉过多而运动过少的人群中产生。单从饮食上讲，米、面等主食中含有的脂肪成分并不算多，而往往由副食中的油和肉类中获得。多吃蔬菜不是坏事，但大部分蔬菜要用油烹调才可口，这样不仅容易造成热量蓄积，达不到减肥的目的，而且吃下去容易得病。

按照中国人的体质状况，一个成人每天应当至少吃6两米饭，否则，如果长期吃含有高蛋白、高脂肪、低纤维的菜，极容易得高血压、心血管病和肥胖病。即便没有，亚健康也会悄悄袭向你的身体。所以，我们一定要抛弃“少吃饭，多吃菜”的观点，把主食与副食科学合理地搭配。

第三章
熟知膳食宝塔，做个营养健康人

构建健康饮食金字塔

健康饮食金字塔是新的健康饮食指南，也是一种新的饮食模式，在预防心血管疾病、矮小症等慢性疾病上具有重要的指导意义。

依健康饮食金字塔来合理搭配饮食，加上保持理想体重和每日做适量运动，便能有效减少患慢性疾病的机会。

饮食之道，最重要的是均衡和分量恰当。因为每样食物所含的营养各有不同，依从健康饮食金字塔进食各种食物，便可以吸收不同的营养，满足身体的需要。

多食五谷类食物

营养专家鼓励人们应多食五谷类食物，这是因为五谷类食物是我们热量的主要来源。选择五谷类食物如饭、粉、面时，要以白饭、汤粉、汤面为主，减少进食炒饭、炒粉、炒面或方便面等含高脂肪的食物，这有助避免因摄取过多脂肪而引致体重上升。全谷麦类如糙米、粗粮等比经打磨的白饭、白面包含更多纤维素和营养。

蔬菜水果要多吃

蔬菜和水果含丰富的纤维素、维生素和微量元素，如维生素A、C和钾。一些深色蔬菜和水果如菜心、菠菜、番茄和木瓜等，可帮助摄取更多维生素和微量元素。蔬菜不宜烹饪太久，这容易造成营养流失。咀嚼困难者可以把蔬菜切成小段，以帮助咀嚼。我们每天约需要6两蔬菜和2个水果。

适量摄入脂肪类食物

脂肪是人体必需的营养素，但人们要控制脂肪的摄入量，适量进食脂肪类食物。常见的脂肪类食物包括肉类、家禽、海产、蛋和干豆类等食物，其中瘦肉、去皮家禽、鱼肉和干豆含较低饱和脂肪，是脂肪类食物的较佳选择。我们每天都以摄入250~300克肉类、1~2杯奶类为佳，还可多吃深绿色蔬菜和文昌鱼等含较多钙质的食物。

高脂、高糖、高盐饮食要少吃

健康饮食宜清淡，为保持食物的原味和避免营养的流失，烹饪过程中尽量少用油、糖、盐及调味料与添加剂，多用天然的调味料如姜、蒜和胡椒粉等，减少进食含高脂肪、高糖分和盐分的食物，如蛋糕、腊肠、咸鱼、咸蛋等。

总之，合理的膳食，应以五谷类和蔬果类为主，配以适量瘦肉和低脂奶，才能均衡营养。烹饪时要采用低油量烹调方法，如蒸、炒、煮、炖，避免煎炸，有助保持食物的营养和原味。

❊你吃对“维生素”了吗❊

维生素家族永远对追求健康的人敞开大门，尽情地融入它们，和每种维生素交朋友，相信它们能给你带来健康和美丽。

维生素A，呵护你的眼睛

作用：具有抗氧化、防衰老和保护心脑血管的作用，还可以保持视力正常，预防夜盲症和干眼病。

摄入不足的坏处：皮肤干燥、有呼吸道感染迹象，或眼睛干涩、畏光、多泪、视物模糊等。

维生素A含量丰富的食物：动物肝脏、鱼肝油、奶制品、蛋、鱼卵、胡萝卜、菠菜、豌豆苗、青椒、红薯等。

经常在电脑前工作的人或经常开车的人应适量多服用维生素A；服用长效避孕药的女性应减少摄入维生素A；维生素A在体内不易排出，过量服用容易导致积聚，引起维生素A中毒。

维生素C，美丽健康之源

作用：促进伤口愈合，抗疲劳并提高抵抗力。

摄入不足的坏处：牙龈紫肿而且容易出血，皮肤易出血，伤口不易愈合；不能适应外界环境变化，容易感冒。

维生素C含量丰富的食物：新鲜蔬菜如青菜、韭菜、菠菜、辣椒等，新鲜水果如橙子、红枣、山楂、猕猴桃等。

人工合成的维生素补充剂，效果不如从天然食物中摄取的维生素C好。

维生素D，身体骨质保卫者

作用：调节人体内的钙平衡，促进钙和磷的吸收代谢，保持骨骼健康。

摄入不足的坏处：多汗、儿童软骨症、成人骨质软化症。

维生素D含量丰富的食物：鱼肝油，含油脂的鱼类如三文鱼、沙丁鱼等，以及全脂牛奶、人造奶油、蛋等。

日光浴是促进维生素D在体内合成的重要途径，在日常膳食条件下，只要经常接触阳光，一般不会产生维生素D缺乏症。

维生素E，留住美丽青春

作用：抗氧化作用，延缓衰老，保护心脑血管。

摄入不足的坏处：四肢乏力、易出汗、皮肤干燥、头发分叉、痛经。

维生素E含量丰富的食物：食用油如麦胚油、玉米油、花生油、芝麻油、豆类、粗粮等。

服用避孕药的妇女和怀孕、哺乳、更年期的妇女应适当增加维生素E的摄取。

维生素K，抗出血的专家

作用：止血、维持正常的凝血功能。

摄入不足的坏处：凝血功能不正常，导致鼻出血、尿血、皮肤黏膜淤血、胃出血等。

维生素K含量丰富的食物：绿色蔬菜、动物肝脏和谷类。外科手术以及外伤后应适当补充维生素K，但过量服用易伤害肝脏。

B族维生素，给你健康奇效

维生素B_1

作用：参与神经传导、能量代谢，可提高机体活力。

摄入不足的坏处：长时间消化不良、手脚发麻、多发性神经炎和脚气病等。

维生素B_1含量丰富的食物：粗粮、杂粮、谷物、坚果和豆类以及瘦肉和动物内脏。

尽管谷物里含有大量的维生素B_1，但维生素B_1主要存在于胚芽、米糠和麸皮中，精细加工容易被破坏，所以应多吃粗粮。

维生素B_2

作用：参与体内许多代谢和能量产生过程，对保护皮肤黏膜、肌肉和神经系统的功能有重要作用。

摄入不足的坏处：口臭、失眠、头痛、精神倦怠、皮肤和头发出油、头皮屑增加。

维生素B_2含量丰富的食物：肉、蛋、奶、鱼类等。

维生素B_2的天敌是紫外线、水、碱性物质、磺胺类药物和酒精。服用避孕药的女性应大量补充维生素B_2，长期精神紧张、压力大的人，应当增加用量。

维生素B_6

作用：维持免疫功能，防止器官衰老。

摄入不足的坏处：肌肉痉挛，外伤不易愈合，孕妇出现过度的恶心、呕吐。

维生素B_6含量丰富的食物：动物类食物如牛肉、鸡肉、鱼肉和动物内脏等，全谷物食物如燕麦、小麦麸、麦芽等，豆类如豌豆、大豆等，坚果类如花生、胡桃等。

服用抗结核药物、雌激素避孕药的人，长期在高温环境中工作的人应该增加维生素B_6的摄入量。

维生素B_{12}

作用：防止贫血，提高血液携氧能力，增强记忆力。

摄入不足的坏处：皮肤苍白、贫血、毛发稀少、食欲不振、呕吐、腹泻。

维生素B_{12}含量丰富的食物：动物类食物。

只有动物类食物含有维生素B_{12}，所以纯素食者最容易缺乏维生素B_{12}。

叶酸

作用：预防贫血、口腔溃疡。

摄入不足的坏处：贫血、口疮、身体虚弱、乏力、失眠、健忘、躁动不安。

叶酸含量丰富的食物：食物中都广泛含有叶酸。

叶酸对于预防人体血管硬化有非常重要的作用，妊娠、哺乳期应增加对叶酸的摄入。叶酸与维生素C同服，会抑制叶酸在胃肠中的吸收。

补好微量元素，生命健康无忧

微量元素是构成人体组织和维持正常生理功能所必需的各种元素的总称，是人体必需的七大营养素之一。虽然微量元素在人体内的总量不及体重的5%，也不能提供能量，可是它们在人体组织的生理作用中发挥着重要的功能。微量元素是构成机体组织的重要原料，如钙、磷、镁是构成骨骼、牙齿的主要原料。

在人体的新陈代谢过程中，每天都有一定数量的微量元素通过粪便、尿液、汗液等途径排出体外，因此必须通过饮食予以补充。但是由于某些微量元素在体内，其生理作用剂量与中毒剂量极其接近，因此过量摄入不但无益，反而有害。微量元素的功效很多，不同的微量元素能带给你不同的呵护，让你轻松惬意地享受健康。

钙元素，给你健康骨骼

钙是人们熟知的元素，对骨骼的生长发育有着重要作用。孕妇缺钙，可使胎儿骨骼发育畸形；婴儿缺钙，易患佝偻病；儿童缺钙，影响骨骼的发育等。中年女性由于对钙的吸收能力差，再加上钙的排出量增加，就容易缺乏钙质，进而容易发生骨质疏松，出现腰、背、腿痛或肌肉痉挛等症状。

存在于骨骼和牙齿中的钙，使机体具有坚硬的结构支架；钙还是多种酶的激活剂，并能调节人体的激素水平；钙对保持细胞膜的完整性、肌肉的兴奋及细胞的多种功能均有极为重要的作用；钙和磷一起作为构成牙齿的主要原料，牙齿会因缺钙变得疏松，容易被口腔中的细菌腐蚀而生成龋齿。

长期缺钙会造成人体钙代谢紊乱，引发甲状旁腺功能亢进。中年女性的许多不适症，诸如骨质疏松、食欲不振、情感淡漠、心律紊乱、记忆衰退、手足麻木、肌肉痉挛、多汗多尿、易疲劳、抽搐、瘙痒等，大多与长期钙供应不足有关。

补钙不一定非要服药，可以多喝些骨头汤、牛奶、豆浆，多吃些豆腐、豆制品、虾皮等含钙丰富的食物。绿色蔬菜如油菜、香菜、空心菜、芹菜、香椿、木耳的含钙量也很高，而且吸收与利用率也高，胆固醇含量也较少，多吃绿色蔬菜，同样能够补充钙质。

铁元素，注入新鲜血液

铁以两种不同的形式存在于我们的机体中，一种是“血红素”铁，它是血红蛋白的基本组成成分，而血红蛋白又是人体中红细胞的组成成分；另外一种是所谓的“非血红素”铁，储存于体内，主要在肝部。铁与蛋白质结合构成血红蛋白和肌红蛋白，维持机体的正常生长发育；参与体内氧气和二氧化碳的转运、交换和组织呼吸过程，是体内许多重要酶系的组成成分。

铁缺乏可引起缺铁性贫血，使人体质虚弱、皮肤苍白、易疲劳、头晕、对寒冷过敏、气促、甲状腺功能减退等。对女性而言，由于月经的原因，铁的损失要比男性多，因此女性更容易贫血，膳食中要注意补充富含铁的食物。但要注意，摄入过量的铁将产生慢性或急性铁中毒。

成年女子每日铁供给推荐量为18毫克。膳食中铁的良好来源主要有：肝脏、牛肾、甘蔗、鱼子酱、鸡内脏、可可粉、鱼类、马铃薯、精白米、黄豆、菠菜、莴苣、韭菜、糙米、大米、小米、麦麸、芝麻、海带、腰子、杏仁等。

锌元素，绽开生命之花

锌元素在人体中承担着重要的生理功能，是人体不可缺少的微量元素，对儿童的生长发育起着重要的促进作用。成人每天只需要13~15毫克的锌，但缺少了它，就会导致食欲减退、皮肤粗糙、发育迟缓，以及贫血等，长期缺锌还会造成性功能减退。

锌的主要生理功能包括参与蛋白质、碳水化合物、脂类、核酸的代谢，参与基因表达，维持细胞膜结构的完整性，促进机体的生长发育和组织再生，保护皮肤和骨骼的正常功能，促进智力发育，改善正常的味觉敏感性。缺锌最常见的病因是膳食不平衡。

锌主要是通过饮食补充，食物中含锌量多的食物有牡蛎、麦芽，其次是瘦肉、鲜虾、鱼类、牛奶、核桃、花生、大豆、芝麻、紫菜、动物肝脏等。

钾元素，保护你的心脏

钾是第19号元素，在人生命活动中的重要性是不可忽视的。钾对人体的贡献，主要是帮助肌肉和心脏保持正常功能。血钾过高或过低都会引起肌肉和心脏功能异常，严重者甚至危及生命。

钾是人体生长和发育所必需的元素，维持细胞内液的渗透压。钾和细胞外液钠合作，维持神经肌肉的应激性和正常功能，并维持细胞与体液间水分的平衡，使体内保持适当的酸碱度。

钾是细胞内糖、蛋白质代谢必不可少的成分，并参与了多种酶的功能活动。钾能有效利用蛋白质修复破坏的组织，还能刺激中枢神经发出肌肉收缩所需的神经冲动，通过肾脏清除潜在的有害废物，帮助细胞代谢。细胞内钾的缺乏，将直接影响其正常代谢，长期缺钾则引起细胞变性、萎缩。钾可以营养肌肉组织，尤其是心肌，它协同钙和镁维持心脏的正常功能。钾能对抗食盐引起的高血压，临床应用证明，低钠高钾的食品具有治疗和预防高血压的作用。

靠不吃主食减肥的人，失去的不仅是体重，体内的钾含量也会下降，这会造成体力减弱、反应迟钝。大量饮用咖啡、酒和爱吃甜食的人容易疲劳，这是缺钾造成的，所以这样的人应该补充钾。

钾广泛分布于食物中。肉类、家禽、鱼类、各种水果和蔬菜都是钾的良好来源。含钾比较丰富的食物主要有：脱水水果、糖浆、马铃薯粉、米糠、海草、大豆粉、香料、瓜子、麦麸和牛肉等。

铜元素，铁的最佳搭档

人体内30余种酶的活性成分，如抗坏血酸氧化酶、细胞色素氧化酶等都含有铜。铜是血浆铜蓝蛋白的重要组成部分，在保持循环完整性中，微量的铜也是必不可少的，如果缺铜，也会引起贫血。铜和铁一起参与造血过程，促进铁由“铁库”进入造血“机器”——骨髓之中，以加速血红蛋白和卟啉的合成。

铜还影响铁的代谢，缺铜使肠减少对铁的吸收，使肝、脾内的“铁库”储存的铁量减少，血清铁降低。含铜的超氧化物歧化酶存在于红细胞、肝脏及脑组织中。机体内的超氧化物具有毒性，而超氧化物歧化酶可使此物迅速分解，故铜对机体有解毒作用，而且对人体抗衰老、防止皮肤老化等也有重要作用。

铜广泛分布于食物之中，主要食物来源有：豆类、全麦、动物内脏、虾、杏仁、梨、甜菜、大蒜、蘑菇、坚果、燕麦、橘子、核桃、小萝卜、葡萄干和绿叶蔬菜。

磷元素，运转生命活动的齿轮

磷是人体遗传物质核酸的重要组分，也是人类能量转换的关键物质三磷酸腺苷

（ATP）的重要成分，还是多种酶及生物膜磷脂的组分，是构成骨骼、牙齿的重要成分，可谓运转人体生命活动的齿轮。

磷是机体极为重要的元素之一，因为它是所有细胞中的核糖核酸、脱氧核糖核酸的构成元素之一，在生物体的遗传代谢、生长发育、能量供应等方面都是不可缺少的。磷也是生物体所有细胞的必需元素，是维持细胞膜的完整性、发挥细胞功能所必需的。磷脂是细胞膜上的主要脂类组成成分，与膜的通透性有关，它促进脂肪和脂肪酸的分解，预防血中聚集太多的酸或碱。磷的功能也影响血浆及细胞中的酸碱平衡，促进物质吸收，刺激激素的分泌，有益于神经和精神活动。磷能刺激神经肌肉，使心脏和肌肉有规律地收缩。磷能帮助细胞分裂、增殖及蛋白的合成，将遗传特征从上一代传至下一代。

磷广泛分布于动植物性食物当中，芦笋、啤酒酵母、玉米、乳制品、蛋、鱼、干果、大蒜、豆类、芝麻、向日葵、南瓜子、肉类、禽类、糙米等都是富含磷的食物。

氟元素，牙齿的保护伞

许多人都知道氟是人体必不可少的微量元素，而且人体所需的氟，主要来源于饮水。氟是一种必需但敏感的元素，多了少了都会致病。缺氟可以引起龋齿。现在龋齿发病率越来越高，不仅在儿童中普遍存在，成年人中也屡见不鲜，被世界卫生组织列为当今世界除心脑血管病和肿瘤之后的第三种最重要的疾病。缺氟还能引起骨质疏松，中年女性患骨质疏松症和因骨质疏松而致骨折的较多，因此也应防止缺氟。成年人体内含氟约为29克，比锌略多，仅次于硅和铁。人体内的氟含量由于受铝、钙、镁等元素的影响而有所波动。从满足人体对氟的需要到由于过多而导致中毒的量之间相差不太多，因此，氟对人体的安全范围比其他微量元素要窄得多。

饮用水加氟的成本低，效率高，效果好。全世界已有30多个国家和地区的一亿多人口饮用加氟水，龋齿发病率下降。食用或饮用含氟的食物或饮料，也是弥补人体缺氟的一项措施。食品中，以鱼类、各种软体动物（如贝类、乌贼、海蜇等）和蔬菜含氟比较丰富，饮料、葡萄酒、茶叶中含氟量也较高。

膳食纤维：人体的“清道夫”

膳食纤维是人体的消化酶在消化食物时，其中难以消化部分的总体。简单地说，就是植物的细胞壁，其中包括纤维素、木质素、戊糖、果胶等。谷皮、麸皮、蔬菜和水果的根、茎、叶主要就是由纤维素组成的，因此这些食物为膳食纤维的主要来源。

纤维素虽然不能被人体吸收，但具有良好的清理肠道的作用，被人们称为“肠道清道夫”，并因此成为营养学家推荐的七大营养素之一，是有利于人体健康的食品。

食物纤维素包括粗纤维、半粗纤维和木质素。食物纤维素是一种不被消化吸收的物质，过去认为是“废物”，现在认为它在保障人类健康、延长生命方面有着重要作用。

膳食纤维对人体的作用主要有以下几种：

1.有助于肠内大肠杆菌合成多种维生素。

2.纤维素比重小、体积大，在胃肠中占据空间较大，使人有饱腹感，利于减肥。

3.纤维素体积大，进食后可刺激胃肠道，使消化液分泌增多和胃肠道蠕动增强，可防治糖尿病和便秘。

4.高纤维素饮食可通过胃排空延缓、肠转运时间改变、可溶性纤维在肠内形成凝胶等作用而使糖的吸收减慢，亦可通过减少肠激素如抑胃肽或胰升糖素分泌，减少对胰岛B细胞的刺激，减少胰岛素释放与增高周围胰岛素受体敏感性，使葡萄糖代谢增强。

5.糖尿病患者进食高纤维素饮食，不仅可改善高血糖，减少胰岛素和口服降糖药物的应用剂量，还有利于减肥，并可防治便秘、痔疮等疾病。

纤维素的主要生理作用是吸附大量水分，增加粪便量，促进肠蠕动，加快粪便的排泄，使致癌物质在肠道内的停留时间缩短，对肠道的不良刺激减少，从而预防肠癌。

生命的标志——蛋白质

蛋白质是人体的主要组成物质之一，占人体体重的16%~19%，是高分子化合物。蛋白质是生命活动的物质基础，没有蛋白质就没有生命。蛋白质在体内参与组成各种组织和器官，如皮肤、肌肉、骨骼、血液、内脏器官、毛发和指甲等。蛋白质还参与构成多种重要的生理活性物质，如催化生物化学反应的酶、调节代谢平衡的激素和抵御外来微生物的抗体等。

人体内的蛋白质不是固定不变的，而是处于不断更新的状态中。例如，一个成年人每天经由皮肤、毛发、黏膜脱落、月经和肠道菌体死亡等排出20多克蛋白质，因此人体每天必须摄入一定量的蛋白质，以弥补每天损失的量。

不论高等或低等生物，所有蛋白质都由20种氨基酸组成。其中成人有8种氨基酸、婴儿有9种氨基酸不能自己合成，必须从食物中摄取。因此，这9种氨基酸（异亮氨酸、苯丙氨酸、蛋氨酸、赖氨酸、苏氨酸、色氨酸、亮氨酸、缬氨酸、组氨酸）被称为人类的必需氨基酸。人体内数以万计的各种蛋白质因氨基酸组成的数量和排列顺序不同而不同，使人体中蛋白质多达10万种以上，它们的结构、功能也因此千差万别，形成了生命的多样性和复杂性。

日常生活中富含蛋白质的食物主要有：

1.牲畜的奶，如牛奶、羊奶、马奶等；

2.畜肉，如牛、羊、猪肉等；

3.禽肉，如鸡、鸭、鹅、鹌鹑、鸵鸟等；

4.蛋类，如鸡蛋、鸭蛋、鹌鹑蛋等及鱼、虾、蟹等；

5.大豆类，包括黄豆、大青豆和黑豆等，其中以黄豆的营养价值最高，它是婴幼儿食品中优质的蛋白质来源；此外像芝麻、瓜子、核桃、杏仁、松子等干果类的蛋白质的含量均较高。

蛋白质的摄入量要因人而异，普通健康成年男性或女性每公斤体重大约需要0.8克蛋白质。婴幼儿、青少年、怀孕期间的妇女、伤员和运动员通常每日可能需要摄入更多蛋白质。

人体最耐用的能源——脂肪

脂肪是人体必需的三大营养素之一。脂肪包括脂和油，常温下呈固态者称脂，呈液态者称油。脂肪也称三酰甘油，是由一个甘油分子和三个脂肪酸化合而成。

脂肪对我们的身体有很多作用：首先每1克脂肪可产生900卡热能，为蛋白质、碳水化合物的2倍多，是人体的浓缩能源，是食物中产生热能最高的一种营养素。它可以为我们提供身体必需的脂肪酸。同时它还是某些维生素的载体。有些维生素只有溶于脂肪中才能被人体吸收，脂肪是它们的最好载体。脂肪还能维持人体体温。作为膳食成分，脂肪能提高食品风味（味香好吃）及饱腹感（抗饿）。

脂肪是食物中的一个基本构成部分，如各种动物油和植物油、坚果和油炸食品等。

植物性油脂指花生油、豆油、芝麻油、向日葵油等以及谷类的油，包括玉米油。这些油类含有丰富的不饱和脂肪酸，亚油酸、亚麻酸在豆油和紫苏子油中较多。

动物脂肪包括陆地与海洋动物的体脂、奶脂和禽肉类的脂肪，含饱和脂肪酸和单不饱和脂肪酸相对较多，而多不饱和脂肪酸含量较少。含磷脂较多的食物有蛋黄、肝脏、大豆、麦胚和花生等；含胆固醇丰富的食物有动物脑、肝、肾等内脏和蛋类，肉类和奶类也含有一定量的胆固醇。

脂肪的摄入量上并没有统一的标准，不同地区由于经济发展水平和饮食习惯的差异，脂肪的实际摄入量有很大差异。我国营养学会建议膳食脂肪供给量不宜超过总能量的30%，其中饱和、单不饱和、多不饱和脂肪酸的比例应为1∶1∶1。亚油酸提供的能量能达到总能量的1%~2%即可满足人体对必需脂肪酸的需要。

人体热能最主要的来源——碳水化合物

碳水化合物亦称糖类化合物，是人体热能最主要的来源，人体所需热能的70%左右由糖供给。碳水化合物由碳、氢、氧三种元素组成，由于它所含氢氧的比例为2∶1，和水中所含氢氧的比例一样，故称为碳水化合物。碳水化合物是人体正常生理活动、生长发育和体力活动的主要热能来源，尤其是神经系统、心脏的主要能源以及肌肉活动的燃料。

糖是构成人体组织的重要成分，血液中的葡萄糖（血糖），乳汁中的乳糖，糖与其他物质结合而成的核糖蛋白、糖脂素等都是构成细胞和组织、调节生理功能不可缺少的物质。足够的碳水化合物供给可节约体内蛋白质消耗、减少脂肪过度分解中不完全代谢产物酮体的积蓄，还有保肝解毒作用。

碳水化合物的主要食物来源有：蔗糖、谷物（如水稻、小麦、玉米、大麦、燕麦、高粱等）、水果（如甘蔗、甜瓜、西瓜、香蕉、葡萄等）、坚果、蔬菜（如胡萝卜、红薯等）等。

一般说来，人对碳水化合物没有特定的饮食要求。主要是应该从碳水化合物中获得合理比例的热量摄入。另外，每天应至少摄入50~100克可消化的碳水化合物以预防碳水化合物缺乏症。

好水可提高你的生命质量

水，是生命的摇篮，和空气一样，是人类和一切动植物赖以生存的物质。可以说，在地球上，水是生命的源泉。一切生物都离不开水，水对人的健康起至关重要的作用。

水是维持人体的主要成分之一，约占体重的60%左右。人体器官、组织含水量一般都在70%以上，而血浆、脑脊液等则在90%以上，就连我们的骨头还含有16%~46%的水分。人体每时每刻不断地呼吸，从汗腺、小便或大便中排出水分，一般说来，每天小便量约1500毫升，从肺排出水约400毫升，皮肤汗腺蒸发约600毫升，大便中约100毫升，共计2600毫升，如果没有水的补充，必将发生失水。对成人来说，假如丧失15%~20%的水，生命就处于危险之中，这是因为新陈代谢的全过程，几乎每一环节都需要水，如果没有水，生命将停止。一般来说，我们每天从食物中摄入的水约1600毫升，机体在代谢过程中还会产生内生水约400毫升，其余必须靠外界水的补充而获得。盛夏天热出汗，体内缺水更多，补充也就更多，因此多多饮水有益健康。

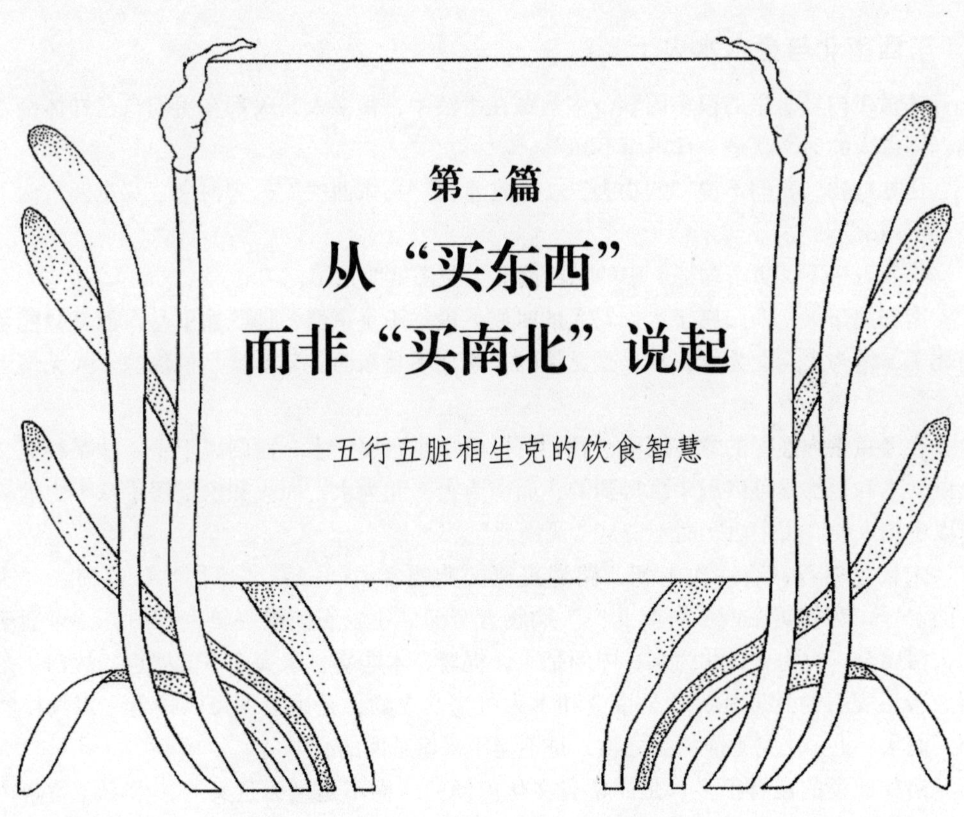

第二篇

从“买东西”而非“买南北”说起

——五行五脏相生克的饮食智慧

第一章
五行五脏相对应，和谐平衡才健康

东西南北与金木水火土

《黄帝内经》里的很多内容，多蕴藏在生活中，很多人每天都在用但自己却体会不到，用古人的话说就是“日用而不知”。

比如购物，我们不说“购物去”，而常常说“买东西去”，为何是“买东西”而不是“买南北”？

大家看一下《黄帝内经》中的东西南北方位图就明白了。

南归属于火，西归属于水，骂人的时候，说你不是东西，那既然不是东西就只能是南北了，南为火，北为水，水火是无情的，说你不是东西，其实就是说你这个人无情无义。

在《黄帝内经》的方位图里，我们可以看出东归属于木，西归属于金。从某种意义上说，木和金都是可以用手拿得到的，而南为火，北为水，而火和水是用手拿不走的，所以中国人说“买东西”而不说是“买南北”。

宋代王安石，有一次上朝，路遇提篮的购物者，问曰：“何往？”答曰：“买东西。”“为何买东西不买南北？”购物者哑然。王安石淡淡一笑，答曰：“东通于木，西属金，南为火，北为水，中间是土，提篮金木能盛，水火土不能盛也，故曰买东西。”王安石的意思其实就是说金和木为可盛受之物，是用手就可以拎着去以物换物的，而水、火、土是不能盛受之物，是不能用来盛东西的。

诸如此类的还有很多，是非常有文化内涵的，而不是毫无意义的，学习《黄帝内经》恰恰能让人领悟到这种文化的内涵。

《上古天真论》：五脏六腑本性最天真

《黄帝内经》的第一篇就是《上古天真论》。所谓天真，也就是指本性，就是本性最为天真。在我们的身体中五脏六腑的本性是天真的，它们处于一种非常和谐自足的状态当中。在前文中我们已经知道了，所谓“五脏”，即心、肝、脾、肺、肾，其共同特点是能贮藏人体生命活动所必需的各种精微物质，如精、气、血、津液等；所谓“六腑”，即胆、胃、小肠、大肠、膀胱、三焦，其共同特点是主管食物的受纳、传导、变化和排泄糟粕。

《黄帝内经》中对五脏六腑进行了明确的分工。其中，心为“君主之官”，肝为“将军之官”，肺为“相傅之官”，脾胃为“仓廪之官”，肾为“作强之官”，胆为

“中正之官”，大肠为“传道之官”，小肠为“受盛之官”，膀胱为“州都之官”，三焦为“决渎之官”。这里的五脏六腑已经超越了具体的组织器官，上升为一个国家的若干种官职，通过这几种官职把同类功能的组织器官整合在一起，没有提到名字的器官都归这些有名称的官员统帅，再通过经络把各个器官联系起来，就形成了身体这个“国家”了。只要五脏六腑各司其职，就能把身体这个“国家”治理得井井有条。

《老子》中有一句话非常适合来形容五脏六腑的关系：“故美其食，任其服，乐其俗，高下不相慕，其民故曰朴。”意思是，每个脏腑都只得自己该得到的东西，小肠该得到的是液，那它就只要那个液；每个脏腑也都有自己的本分，脾主运化、肝主生发等，谁也不羡慕谁的“工作”，可见它们的本性是非常朴实的。由此可见，我们保养五脏六腑，就是要顺应它们的本性，使它们的本性能够得到合乎自然的发挥，简而言之，也就是使五脏六腑能够各得其所、各司其职。

五行相生相克，五脏自成一体

在中医理论中有这样一种观点，就是人体各系统固有的功能活动是一个动态平衡，在此平衡下人体本身就存在着对外界环境的适应力、对损伤组织的修复力以及对各种疾病的抵抗和自愈能力。也就是说，人体本身就是一个最和谐的灵体，它不需要任何外在的东西，只依靠自身的能力就可以达到和谐。

那么，人体内部的这种和谐存在是靠什么来维持的呢？中医把这一切归结到脏器之间存在着相生相克的密切关系上。古代的中医学家将五行理论整理后，再依照各个脏器的特性对应到五行之中就得出了：心属火、肝属木、脾属土、肺属金、肾属水。

在五行学说中，存在着相生相克的关系，即：木生火，火生土，土生金，金生水，水生木，而木克土，土克水，水克火，火克金，金克木，传统中医理论正是根据五行学说来指导临床诊断和治疗的。如木克土，联系到五脏，肝属木，脾属土，那么肝就可以抑制脾，所以中医治疗脾脏方面的疾病往往是肝脾共治，这也是“扶土抑木”的原则。再比如，肝色属青，味属酸，如有面色发青、喜食酸味等症状，一般也可诊断为肝经受病。

五行生克的关系，也经常用于精神对五脏功能的影响。《黄帝内经·素问》说：“怒伤肝，悲胜怒”；“喜伤心，恐胜喜”；“思伤脾，怒胜思”；“忧伤肺，喜胜忧”；“恐伤肾，思胜恐”，也就是说，我们完全可以运用五行相克关系来调整情志，从而治疗精神性病症。

在五行关系中，讲究的是平衡，如果五脏中的任何一个脏器的能力较其他脏器强或弱，就会破坏这种平衡。例如，夏天天气炎热，自然容易产生心火太旺的症状，但是冬天肾气不足时，水克不住火，也会造成心火太旺的症状出现。所以心火旺的人冬季就应该早睡晚起，做一些力所能及的运动，多晒太阳，以保养肾阳。

从以上的论述中我们可以知道，人体本身其实就是最和谐的整体，五脏之间的关系是相互滋生、相互制约的，它们共同维持整体的内环境稳定状态，脏腑功能正常协调，化生精气血津液充足，脏腑形神得以充养，是身体健康的基本保障。五脏六腑间的协调，是通过相互依赖，相互制约，生克制化的关系来实现的。有生有制，就可以保持一种动态平衡，以保证生理活动顺利进行。

治未病：养护脏腑要遵照五行对应关系

《黄帝内经》有个最重要的医学理念：“是故圣人不治已病治未病，不治已乱治未乱。”对这句话通常有两种解释：一是，中医注重预防，在没生病前就要把致病因素弄清楚，从而将疾病消于未形成之前。另一种解释是，高明的中医不治已经生病的这个脏器，而是要治还没有生病的脏器。举个例子，如果得了肝病，就暂时把肝放在一边不治。首先我们要弄清楚，肝病是由什么造成的。中医认为水生木，水是肾，木是肝，肝病在很大程度上是由肾精不足造成的，所以我们要先把肾水固摄住，让肾精充足了，肝病自然就好了。还有一点就是木克土，如果患有肝病，可能还会伤及脾脏，因为脾是土。公司管理也是一样，这里出现问题了，就要查明到底是什么造成现在的糟糕状况，同时还得要能管得住下面的一个环节，不要让它去影响其他方面，这就是“不治已病治未病”的真正内涵。

中医认为，人是一个相互联系的不可分割的整体。人身体的各器官以及意识状态都不是孤立的，而是相互联系在一起的，所以在治疗疾病方面也要有整体的观念，不能只见局部，不见整体。中国人有句俗语叫“头痛医头、脚痛医脚”，这是来形容医术非常差的医生。当患者出现疾病的症状时，医术高明的中医会仔细观察患者，利用医术和长期积累的经验，找出疾病的真正根源。

而在这一寻找根源的过程中，我们所根据的就是五脏六腑与五行之间的对应关系。比如我们刚才举的例子当中，肾属水，肝属木，根据水生木的原则，相对应地去处理肾脏与肝脏之间的关系，从而正确运用了“不治已病治未病”的中医理念。

中医是讲究整体的，身体的某处发生病痛，不能简单就事论事，只关注疼痛的部位，而要对其他部位也要做相应的检查，因为此处的疾病可能是别的部位的病变引起的。肝脏发生病变，根源可能在肾脏上，这些就是五脏对应五行的关系在实践上的运用，也是中医讲究整体的力证。

天人合一：天地运作需要能量，脏腑健康先输营养

中国传统文化与中医学理念都讲“天人合一”，正所谓“人身小宇宙，宇宙大人身”。人体的运作与宇宙天地的运作是一样的道理，天地运作需要太阳的热量，需要地球磁场以及万有引力等提供能量，人体也一样，脏腑作为人体最重要的器官，它们的运作也需要有充足的营养。

脏腑的气血盛衰状况直接关乎人的生老病死，气血充足、五脏坚固的人的抗病能力强，一般很少生病。反之，如果一个人气血不足，那么首先影响到的就是五脏。气血就像五脏的“粮食”一样，气血不足就会使五脏闹饥荒，五脏不肯正常工作，各种疾病就会乘虚而入。

假如心脏没“吃饱”，就会心慌、气短、胸闷，特别想休息，心跳得越来越慢，开始痛。这些症状其实是在提醒你，它饿了、累了，需要血来补充。在这里需要特别注意的是，此时并非血液的流动受阻，而是要从增加血液的总量上入手。

肝脏“吃不饱”，它的工作量就会减少，以前吃一斤肉，它都能转化成人体所需要的能量，而在吃不饱的情况下，一斤肉它只能转化七两，余下的三两以脂肪的形式弃置在肝脏里，形成脂肪肝，或者堆积在血管里形成高血脂。

如果肾脏没吃饱，就不能保质保量地完成人体排毒工作，身体内的各种毒素就不能及时排出体外，从而引发尿酸、尿素过高。

如果胰脏“吃饱”了，就能奉献给人体充足的胰岛素。胰脏“吃不饱”，糖不能被正常代谢，多余的糖留在血管里，造成血糖升高。

因此，平时要注意合理饮食，做到营养丰富均衡。这样才能保证人体内血的质量和浓度。保证了胃肠的消化吸收能力，就能让人血量充足。

知道了血的重要，下面我们来看气。中医所说的气是由先天之精气、水谷之精气和吸入的自然界清气组成的。先天之精气其实代表的是先天之本的肾。肾为一身之阳，就像人体内的一团火，温煦、照耀着全身。

如果生命是一棵大树，那么肾脏就是树根。对于肾脏，中医里永远只存在着补，从没有泻的说法。不能给肾脏撤火，更不能灭火，只有通过不断地、适度地添加“燃料”，才能让肾火烧得长久而旺盛。

补气就是补肾、暖肾、保暖、驱寒，气血充足就是身体内血液的量足、质优、肾气足、基础体温偏高、各脏器功能正常、代谢旺盛、血脉畅通；气血两亏就是身体内血液的量少、质劣、肾气虚、基础体温低、各脏器功能低下、代谢缓慢、血脉运行不畅。因此，我们要特别注意身体血气的补充。

脏腑气血的盛衰从根本上决定了人能否长寿

“福如东海长流水，寿比南山不老松”常常是人们相互之间最美好的祝愿。从古代帝王的长生不老之梦到现代人对健康的孜孜以求，长寿堪称是一个久远的话题。虽然如今我们知道了长生不老是不可能的，但“尽天年而去”还是我们一直追寻的目标。那么是否长寿究竟是由什么来决定的呢?

《黄帝内经》中有“寿夭论”：“人之寿夭各不同，或夭或寿，寿者身心健康，年益寿延；夭者形神不保，病多寿折。”并且还提出，五脏六腑的气血盛衰是决定人之寿夭的根本因素，人体衰老的进程与脏腑强弱状况直接相关。脏腑居于体内是看不见的，但脏腑的活动状况却可以通过外部形体的特征表现出来。《黄帝内经》就是通过观察人的面部特征来测知脏腑功能的强弱，从而判断人之寿夭的。比如《黄帝内经》认为长寿的面部特征一般是“基墙高以方”、“三部三里起”、“骨高肉满”等，这是因为骨为肾所主，肾为先天之本；肉为脾所主，脾为后天之本，肉丰骨高表明脏腑先天和后天的精气都比较旺盛，因而人能够长寿。古人在审美上以“方面大耳”者为美，其实这也是从健康的角度出发，认为面部丰满、五官端正证明此人的五脏六腑发育良好，生命力旺盛。

五脏六腑的气血状况既然对人如此重要，那么它们的盛衰又是由什么决定的呢？中医认为主要受到先天和后天两个因素的影响。

首先是人的先天禀赋。它可以直接影响到脏腑的气血强弱。每个人都是由父母之精阴阳交感结合而生，要受到父母的精气强弱的影响。而且妊娠阶段是胎儿脏腑组织发育的时期，母体营养状况、情志状况、外感邪气等都可能通过气血影响胎儿。因此，女性在孕育胎儿的过程中一定要多加注意，饮食的平衡、心情的平舒等都要保证，以免给孩子的将来造成影响。

其次是后天的调养。后天调养适度一样能够长寿。中医讲养生就是一种健康的生活习惯，衣食住行等都要“法于阴阳、合于术数”，也就是要“饮食有节、起居有常、不妄作劳”等等，只要能够顺应自然规律去养护脏腑，就能够保证脏气安定、神气内守而不外泄，气血强盛终尽天年。

脏腑平衡才能充分激发人体自我修复潜能

在中医看来，人体是一个完整的小天地，它自成一套系统，有自己的硬件设施、故障诊断系统和自我修复系统等。如果把人体比喻成一部机器，当它的某些部位或者零件被破坏时，它可以自动调整各种功能对受到损害的部位或零件进行修复，这就是人体神奇的自愈力。

自愈力就是人体的自我修复能力。举一个最简单的例子，切菜的时候，不小心把手划了一个小口，运行到此处的血液就会溢出。由于血液运行出现局部中断，就有更多的血液运行于此，由此促使伤口附近细胞迅速增生，直至伤口愈合。增生的细胞会在伤口愈合处留下一个疤痕。整个过程不需要任何药物，这就是人体自愈能力的一个最直观的表现。

这也体现了中医的一个治病理念：“三分病、七分养”。中医不主张过分依赖药物，因为药物不过是依赖某一方面的偏性来调动人体的元气，来帮助身体恢复健康。但是，人体的元气是有限的，如果总是透支，总有一天会没有了。而我们要活下去，依靠的就是体内的元气，元气没有了，再好的药也没用了。所以，生病了不用慌张，人体有自愈的能力，我们可以充分地相信它，用自愈力把疾病打败。

但是，这并不意味着人体有了自愈力，我们就可以完全放心了，生病了不找医生、不吃药、不打针，而且冷饮照吃不误，常年熬夜不休，如果这样的话，病怕是永远都好不了。应该怎么做呢？我们应该配合人体自愈力开展工作，每天按时吃饭，早睡早起，适当地锻炼，保持愉悦的心情。使人体的五脏六腑、经络、气血的功能得到正常的发挥，这样才能保证体内的元气充足，只有元气充足了，病才能痊愈。

在决定元气的这几个方面里，协调五脏六腑的平衡尤为重要。脏腑之间具有互相支持和协同作战能力，从而使得全身阴阳协调，维持整体的健康状态。比如肝属木主升，肺属金主降，它们间的协调运用使人体气机有升有降，达到平衡。如果其中一个功能失调，人体气机的升降就会失去平衡，导致阴阳不调，清气不升、浊气不降，人体就会生病。因此，可以说五脏六腑的协调能力决定了人体自我修复潜能的大小。

那么我们应该如何来协调五脏六腑使它们达到平衡状态呢？可以从两方面入手，一是“扶正”，二是“纠偏”。“扶正”就是扶正固本，养成健康的生活习惯，饮食有度、起居有常，也就是中医所说的“饮食法地道，居处法天道”。顺应大自然的规律去生活，使邪气不内侵，维护脏腑的本性不受破坏。“纠偏”就是当脏腑间偶有失和，要及时予以调整，以纠其偏差。五脏六腑在运作中难免会出现一些小毛病，如果不及时调节，最终可能酿成大的疾病。人体是一个和谐的整体，内在脏腑的问题都会表现在身体表面，我们要时常关照自己的身体，以便及时发现问题，利用饮食调节或经络按摩等手段，把“开小差”的脏腑重新纳入正常的运作轨道上来。“邪去正自安”，只要在疾病的早期及时控制，祛除致病因素，就算脏腑稍受损伤，也可以依靠自愈能力重新达到平衡状态。

如果把人体比喻成一个国家，自愈力就好比这个国家的国防军。国家要强大，必须使自己的国防军先强大，如果单纯依靠外来军队（吃药、打针）来帮助你打败敌人（疾病），很可能会导致亡国的悲剧出现。要强大人体的自愈力，也要从人体内部着手，协调五脏六腑的功能，只有脏腑达到了平衡，人体才能释放真正意义的自愈潜能，从而达到祛病、治病的目的。

五行相生克，五脏有神明——养生要身心互动

我们都知道五行五脏的相对应关系，也知道了这种对应关系在中医养生上的运用价值。其实除了在各脏器间存在这种五行相生克的关系，在身心互动方面，这种五行关系同样具有运用价值。比如，木是肝，肝的神明是“魂”，火是心，心的神明是“神”。木生火，木如果强大的话，也就是肝气很旺的话，那么这个人头脑就很清楚，人就很有理智，所以一个人有没有理智跟他的肝好不好有关系。一个人有没有志向和智慧要看他的肾好不好，有些人没有远大的志向，实际上说明他的肾精不足。在中医里，“魄”是肺的神。精气足就是肾藏精，肾好的外在表现。而魄力就关系到肾。在中医看来，我们的力量都来源于腰、肾，所以有魄力指的是肺和肾两个脏器的精气都非常足，所以做事才能气壮山河，才能出大手笔。

脏腑顺安工程的核心部分就是中医学中的脏腑经络学说，因为人是一个有机的整体，五脏六腑之间各有专司，又互相依存、相互制约、相互协调。而且在五脏与形体外窍之间，五脏与情志活动之间都有密切的联系。所以五脏之健康与脏腑之间生理功能的平衡协调，是维持人体内外环境相对恒定的关键所在。同时保持良好的情志状态又能稳定五脏六腑的正常活动，不同的情志异常，会导致相应的脏器气血运行异常，最终引起病理反应。现代医学也证实了生气、暴怒这些情绪的变化，会引起人体内分泌的相应反应，进而给机体带来影响。

五行土居中，五脏以脾胃为本

近年来，由于人们生活水平的提高，食物过于精细、工作压力大、烟酒过度、环境恶化等，导致消化道疾病逐年上升。这都是不注意保护脾胃的结果。这里讲的脾胃，不是现代医学解剖学上的脾与胃，就生理和病理上而言，中医所讲的脾胃包括了整个消化系统，远远超出解剖学意义上的脾和胃范畴。

脾胃为后天之本，气血生化之源，关系到人体的健康，以及生命的存亡。元气虚弱是内伤疾病的主要成因，且脾胃气虚，元气不足，则阳气不能固护体表，故易感受外邪，不任风寒，说明不论外感内伤，皆与脾胃元气的充盛与否有关，“脾胃乃伤，百病

由生”由此而来。原因何在？这还要从五脏五行的对应关系说起。

中医认为：脾为后天之本，气血生化之源。人没有出生之前，是由先天之肾精为胎儿生长发育供应营养物质，出生后，所有的生命活动都有赖于后天的脾胃摄入营养物质所供给。先天不足的，可以通过后天调养补足，同样可以延年益寿；但就算是先天非常好，如果不重视后天脾胃的调养，那就会多病减寿。所以说脾为后天之本，是当之无愧的生命之源。脾主运化，脾的运化水谷精微功能旺盛，则机体的消化吸收功能才能健全，才能为化生精、气、血、津液提供足够原料，才能使脏腑、经络、四肢百骸，以及筋肉皮毛等组织得到充分的营养，进行正常的生理活动。反之，若脾胃的运化水谷精微的功能减退，则机体的消化吸收功能亦因此而失常，故说脾为气血生化之源。

脾胃居中土，是脏腑的中心，与其他脏腑关系很密切，脾胃有病很容易影响其他脏腑，而且根据五行关系，很容易出现相生相克的疾病传变现象。正如《慎斋遗书》所说：“脾胃一伤，四脏皆无生气”。例如：脾生血，心主血，脾气足则生化气血功能旺盛，心血充盈；脾气虚则化源不足，心血亏虚。脾为后天之本，肾为先天之本，先天与后天相互滋生，相互促进，肾阳可以温煦脾气，以发挥其运化功能；脾所运化的水谷精微，又可资助肾的藏精。故在治疗上，应该考虑到疾病的传变规律。

“四季脾旺不受邪”，说明了在一年四季中，如果脾胃的功能旺盛，则不容易受到病邪的侵袭，强调了调理脾胃在疾病治疗和养生方面的重要性。另外，对一些西医、中医治疗都十分棘手的疑难危重患者，调理脾胃虽不能挽救生命，但可改善症状，提高生命质量，延长患者寿命。如恶性肿瘤晚期的恶病质，中医认为是严重的气血不足。此时注意调理脾胃，使脾胃健运，气血化生有源，则可补其不足。正所谓：“得胃气者生，失胃气者亡”，认识到脾胃的重要性，才能做到“不治已病治未病”，及早预防，这样“尽终其天年，度百岁乃去”就离我们不远了。

第二章
金生水，相应肺——肺主皮毛

肺为相傅之官，脏腑情况它全知道

肺在五脏六腑的地位很高，《黄帝内经》中说：“肺者，相傅之官，治节出焉。”也就是说肺相当于一个王朝的宰相，一人之下，万人之上。宰相的职责是什么？他了解百官、协调百官，事无巨细都要管。肺是人体内的宰相，它必须了解五脏六腑的情况，所以《黄帝内经》中有“肺朝百脉”，就是说全身各部的血脉都直接或间接地会聚于肺，然后敷布全身。所以，各脏腑的盛衰情况，必然在肺经上有所反应，中医通过观察肺经上的“寸口”就能了解全身的状况。寸口在两手桡骨内侧，手太阴肺经的经渠、太渊二穴就处在这个位置，是桡动脉的搏动处，中医号脉其实就是在观察肺经。

肺主要有以下三大功能，即肺主气，主肃降，主皮毛。

肺的第一大功能是主气，主全身之气

肺不仅是呼吸器官，还可以把呼吸之气转化为全身的一种正气、清气而输布到全身。《黄帝内经》提到“肺朝百脉，主治节”。百脉都朝向于肺，因为肺是皇帝之下，万人之上，它是通过气来调节治理全身的。

举一个例子，“驼背”。人为什么驼背呢？大家可以试试，咱们靠墙站着，要求昂首挺胸，我们叫“拔军姿”。站一会儿是不是觉得气就上不来了？呼吸声是不是就越来越大了？这就证明，肺出现问题了!如果肺出现问题了，再挺胸昂头，这个气就不够用了!怎么办？把身体蜷一点儿，这时候气就觉得够用了。如果久而久之老这样，这个人就慢慢形成了驼背，也就是俗语说的“罗锅儿”。

肺的第二大功能是主肃降

肺居在西边，就像秋天。秋风扫落叶，落叶簌簌而下。因此肺在人身当中，起到肃降的作用，即可以肃降人的气机。肺是肺循环的重要场所，它可以把人的气机肃降到全身，也可以把人体内的体液肃降和宣发到全身各处，肺气的肃降是跟它的宣发功能结合在一起的，所以它又能通调水道，起到肺循环的作用。我们来个简单的想象，就是把肺看作是通水道，调水的，我们喝的水，吃的水该去哪儿都是肺调出来的，就像是个“水管”。

肺的第三大功能是主皮毛

人全身表皮都有毛孔，毛孔又叫气门，是气出入的地方，都由肺直接来主管。呼吸主要是通过鼻子，所以肺又开窍于鼻。肺不好的人，皮肤也不会好的。人们形容小姑娘皮肤好怎么说？都会说水灵灵的，水在身体里头是哪儿吸收上来的？大肠。大家知道，大肠是吸水的，肺跟大肠又相互表里，如果肺热大肠就热，大肠热，是不是水分就少？那么大肠水分要少，肺这个水官的工作是不是不好干？反应在皮肤上，就会出现干燥、瘙痒等症状。

肺，除了上面对人体健康有影响的作用外，它还有一个能影响我们性格的功能。很多中医书中都提到肺是主魄的，那肺是怎样主魄的呢？

我们大家都知道，一个人要想成点事，有很多因素，比如机遇、能力、知识等，更重要的是能在关键时刻有破釜沉舟的魄力!那这魄力从何而来，是性格还是什么？从中医的角度看，这魄力主要是来自我们的肺!这魄力怎么跟肺联系在一起呢？在中医里，魄是肺的神，神是一个人精气足了以后外在的表现。这就是我们常说的，一个人“看上去很精神”，而有的人看起来跟睡不醒一样。在中医看来，一个人的魄力是学不来的，如果说一个人的魄力不够，只能说明你的肺气先天不足。

为什么有的人有魄力，有的人没魄力？从位置上来讲，肺和心是不是在一块儿啊？那么心主什么？心在情智里是“神”。如果心火大，这个人的神情就不定，心烦意乱。

一个心烦意乱的人，凡事都烦恼的人，他能有魄力工作好吗？要想心神安定，每天晚上我们一定要记住不吃那些肥甘的东西，包括辣椒。肥甘是什么，就是肉和过甜的东西，晚上一定要吃各式各样的清淡的食物。最好的食物就是生拌菜，晚上一定要多吃这个，把内热降下来，把心肝热降下来。

如果心肝热降下来，肺气就上来了；肺气上来了，人的精神就足了；人的精神足了，再遇到困难，他就有能力去对抗了，完全有可能做出成功的事情。所以只要把肺养好人就容易成功。换个角度，人在烦乱的时候和清醒的时候，分析问题的能力是不一样的。如果他身体好了，他分析问题就比较客观，就能找到成功的路径。一个事情成功了，在总结经验的同时，又促进他去对比分析和改变错误观念和行为方式，这样就形成了良性循环，离他真正的成功就越来越近了。

因此，肺的功能决定了它在身体中的地位是宰相。那么日常该如何养护我们的肺呢？

中医提出“笑能清肺”，笑能使胸廓扩张，肺活量增大，胸肌伸展，能宣发肺气、调节人体气机的升降、消除疲劳、驱除抑郁、解除胸闷、恢复体力，使肺气下降、与肾气相通，并增加食欲。清晨锻炼，若能开怀大笑，可使肺吸入足量的大自然中的“清气”，呼出废气，加快血液循环，从而达到心肺气血调和，保持人的情绪稳定。

要养护肺，应注重饮食，多吃蒜。中医认为大蒜味辛、性温，可健胃、杀菌、散寒，适合于肺病患者食用。有这样一个例子：

有一个人得了很严重的肺病。医生跟他讲，他的寿命只有3个月，叫家里人和他隔离。他想吃什么东西，尽量给他吃。家人就把他送到菜园，菜园里有个菜寮，叫他住在那边，三餐给他送饭。他在菜园里很无聊，菜园种了很多大蒜，他每天吃大蒜，就像吃水果一样。他吃得很舒服，过了半年没死，身体愈来愈健康。家里人认为医生诊断不可靠，再把他送到医院。医生看到这个人，非常惊讶，马上成立一个专家小组研究，查饮食、生活起居，都查不到。最后问他还吃了什么，他说，吃大蒜！后来经化验发现，大蒜里含有治肺病的元素。

饮食养肺还应多吃玉米、黄豆、黑豆、冬瓜、番茄、藕、红薯、猪皮、贝、梨等，但要按照个人体质、肠胃功能酌量选用。此外，养肺要少抽烟，注意作息，保持洁净的居室环境等。

每天坚持跑步、散步、打太极拳、做健身操等运动，以增强体质，提高肺脏的抗病能力。同时，应注意保持周围空气的清新，因为肺的主要生理功能是进行体内外气体交换，吸清呼浊，即吸入氧气，呼出二氧化碳，保证机体对氧的需求，所以日常生活中肺的养生保健最重要的是周围空气的清新。不管是家里还是单位，多开窗通风，保持干净，不要让垃圾长时间在屋里滞留。

养肺要谨防：风、寒、暑、湿、燥、火

《黄帝内经》中有一句话说：“风雨寒热不得虚，邪不能独伤人。”外来之邪指的是：风、寒、暑、湿、燥、火。

实际上，就是四季变化、气候变化、天气变化所产生的这种特殊的属性，比如说夏天中暑了，冬天受风寒了，这些外界的因素，会导致我们生病。这些外感类的疾病，一类是没有传染性的，一类是有传染性的，比如普通感冒、普通肺炎，这些是没有传染性的，这类没有传染性的外感疾病，中医上认为它是通过我们的身体表面，比如皮毛，入侵我们的身体的。比如，刚洗了个热水澡，没擦干净就进入到冷气的房间，风寒就从皮肤入侵了，抵抗力差的话，就会生病了。

具有传染性的外感疾病，就不是从皮毛而入的，是从口鼻入侵人体的，比如说吃了不干净的东西、变质的东西，一些传染性的病菌就会从口中进入。

五味五色入五脏：肺喜白，耐辣

食物有五色五味之分，食物的味道与颜色不同，其作用也各有区别。

中医认为五脏各有所喜。《灵枢》有云：“酸走筋，辛走气，苦走血，咸走骨，甘走肉。”又有：“酸先走肝，苦先走心，甘先走脾，辛先走肺，咸先走骨。”中医认为，“酸、甜、苦、辣、咸”五味各不相同，均衡进食各种味道的食物对健康十分有利。

辣入肺：辣有发汗、理气之功效，人们常吃的葱、姜、蒜、辣椒、胡椒等食物所含的“辣素”既能保护血管，又可调理气血、流通经络，经常食用可预防风寒感冒，例如葱姜善散风寒、治感冒，胡椒能祛寒止痛，茴香能理气。但患有便秘、痔疮和神经衰弱者不宜常食。辛类的食物是走气的。肺主气，如果肺出现了问题，就不能吃辛味食物。

下面为大家介绍两种食物中养肺的高手：

秋梨枇杷膏，生津润肺好榜样

枇杷，又称腊兄、金丸、卢橘等，因外形似琵琶而得名。李时珍在《本草纲目》中说：枇杷“止渴下气，利肺气，止吐逆，主上焦热，润五脏”。这是因为枇杷中含有苦杏仁苷，能够润肺止咳、祛痰，治疗各种咳嗽。此外，枇杷中所含的有机酸，能刺激消化腺分泌，对增进食欲、帮助消化吸收、止渴解暑有一定的作用；枇杷果实及叶有抑制流感病毒作用，常吃可以预防四时感冒；枇杷叶可晾干制成茶叶，有泄热下气、和胃降

逆之功效，为止呕之良品，可治疗各种呕吐呃逆。

需要注意的是：脾虚泄泻者忌食；枇杷含糖量高，因此糖尿病患者也要忌食。另外，枇杷仁有毒，不可食用。

秋梨枇杷膏

材料：雪梨6个，枇杷叶5片，蜜糖5汤匙，南杏10粒，蜜枣2粒，砂纸1张。

做法：先将5个雪梨切去1/5做盖，再把梨肉和梨芯挖去；然后把枇杷叶、南杏和蜜枣洗净，放进梨内；再将余下的1个梨削皮、去心、切小块，将所有梨肉和蜜糖拌匀，分放入每个雪梨内，盖上雪梨盖，放在炖盅里，封上砂纸，以小火炖2小时，即成。

功效：生津润肺、止咳祛痰，调和五脏。

肺色是白色，属秋天。白色的食品有补肺的作用。银耳、百合、莲子有温肺止咳、益气滋阴的功效。白色的牛奶、豆浆富含蛋白质和钙，是营养型食品，宜每天进食。大米和小麦是人类的主食，含淀粉和蛋白质，亦需每天食用。但冬瓜相比于南瓜，银耳相比于木耳，白萝卜相比于胡萝卜，白薯相比于红薯，蛋清相比于蛋黄，则多少显示出白色食物在营养上略显单薄。因此，白色食物最好作为配料与其他有色食物搭配食用，以求取长补短。

杏仁补肺、润肠又养颜

中国人称名中医，就叫他“杏林高手”，此语出于三国。当时名医董奉常为人免费治病，患者家里为酬谢他，就在其宅旁种杏树一株，数年后，蔚成杏林，号称“董仙杏林”。从此，杏林即成为中医界的誉称。

而杏的种子杏仁，又名苦杏仁。《本草纲目》记载，杏仁味苦、性温、有小毒，入肺、大肠经，有止咳定喘、生津止渴、润肠通便之功效。李时珍说：“杏仁能散能降，故解肌、散风、降气、润燥、消积，治伤损药中用之。治疮杀虫，用其毒也。治风寒肺病药中，亦有连皮尖用者，取其发散也。”

古代医圣孙思邈在《千金方》中，建议老年人逢到寒来暑往的季节，应多吃杏仁。这个方子，对头晕者也有奇效。

杏仁分苦杏仁和甜杏仁两种，临床应用多以苦杏仁为主。苦杏仁能止咳平喘，润肠通便，可治疗肺病、咳嗽等疾病；甜杏仁和日常吃的干果大杏仁偏于滋润，有一定的补肺作用；杏仁还有美容功效，能促进皮肤微循环，起到润泽面容，减少面部皱纹形成和延缓皮肤衰老的作用，另外用其制成粉霜乳膏涂于面部，可在皮肤表面形成一层皮脂膜，既能滋润皮肤，保持皮肤弹性，又能治疗色素痣等各种皮肤病。

我们平时如果偶感风寒，咳嗽不止，也可以试试喝这杯杏仁茶和百合杏仁粥。

1.杏仁茶

材料：甜杏仁、糯米面、白糖各适量。

做法：将甜杏仁磨细备用，锅中加清水适量煮沸后，放入甜杏仁及糯米面调匀，再下白糖，煮至熟即可服食。

2.百合杏仁粥

材料：新鲜百合球根100克，杏仁粉20克，米100克，白胡椒粉，盐适量。

做法：百合球根洗净，剥成小瓣，加在米中与适量的水熬煮成粥。起锅前，再加入杏仁粉及调味料，拌匀即可。

功效：百合可润肺，调经活血，润滑皮肤，杏仁可排毒。皮肤粗糙干皱的人多多食用，可使肌肤丰满，肌肤润泽白皙。风寒咳嗽，聚痰，腹泻者忌食。

补肺要多吃蔬菜、水果、花、叶类食物

现代都市人，经常会发现自己没做什么重体力活或者剧烈运动，就会变得气喘吁吁，比如才爬了两层楼，或者给饮水机换了桶水，都要大口地喘上几下。还有就是偶尔咳嗽，咳了几下又好了，过上一段时间又咳，这些小毛病都是肺的问题，所以，现代人更应该秉承饮食疗法的理念，把营养丰富的滋补食物融入到日常的饮食当中去，在不知不觉中养就一个健康强壮的肺。秋冬时节，天气干燥寒冷，是肺部特别容易受到侵袭的时候。此时更应该选用一些补肺润燥的食谱，给自己的肺穿上滋润温暖的“外套”。

平时养肺我们可以多吃一些瓜类的蔬菜水果。比如丝瓜和冬瓜，水肿的人就可以长期吃，这两种瓜都有渗湿利窍的作用，可以将一身的湿气都给化掉，肺就会正常工作。另外可以吃一些河头和蛤蚧类的食品。食补的话，可以吃一些枸杞子、山药、桑椹、生薏苡仁（薏仁）等。

下面再给大家推荐几款养肺的食谱：

1.南杏猪肺汤

材料：杏仁有甜杏仁（南杏）和苦杏仁（北杏）两种。南杏是杏树种子的一种，性味甘、平、无毒。含有苦杏仁苷、脂肪油、糖分、蛋白质、树脂、扁豆苷和杏仁油等，是滋养缓和润肺止咳之物。因为含脂肪油较丰富（约50%以上），所以润燥之功较好。

做法：把一只猪肺反复冲水洗净。将猪肺切成片状，用手挤，洗去猪肺气管中的泡沫。再选15~20克南杏（注意要选用南杏，不能用北杏），一起放入瓦煲内加水煲煮，调味即可。

功用：猪肺，味甘，性平，能治肺虚咳嗽，咯血，有补肺的功用。可用于一般人因秋冬气候干燥引起的燥热咳嗽。秋冬时节，肺气不开，干咳无痰，大便燥结，喉咙干燥等食用此汤都有一定功效。

2.沙参玉竹老鸭汤

材料：沙参，一般指北沙参，味甘、性微寒，归肺、胃经。含生物碱、淀粉、沙参素等。能够滋阴清肺，养胃生津以及除虚热，治燥咳。

玉竹，性味甘、微寒，归肺、胃经。玉竹质润多液，含铃兰苦苷、铃兰苷、山柰酚苷、槲皮醇苷、维生素A、淀粉和黏液质等。能养阴润燥，润肠通便。

做法：选用老鸭一只（注意，一定要选用老鸭），去毛脏，洗净。再选用沙参和玉竹各30到50克，一起放入瓦锅内，文火煲1小时以上，调味即可。

功能：老鸭，味甘、性温、无毒，归脾、胃、肺、肾经。能滋阴补血。能够治疗肺燥、干咳等，对病后体虚，津亏肠燥等引起的便秘等亦有效。是一道非常具有滋补性的食谱。

3.莲子百合煲瘦肉

材料：百合，味甘微苦，性平。归心、肺经。含秋水仙碱等多种生物碱和淀粉、蛋

白质、脂肪、多种维生素等。具有润肺止咳，养阴清热，清心安神，益气调中等功效。

莲子，《本草经》说它有“主补中，养神益气力”。《本草纲目》还认为莲子有“交心肾，厚肠胃，固精气，强筋骨，补虚损，利耳目，除寒湿”等功能。

做法：挑选猪瘦肉半斤左右，再加入莲子和百合各30克，适量水，隔水炖熟，调味即可。（特别注明：隔水炖的意思是给盛食物的碗等容器盖上盖子，在蒸锅里面蒸。）

功用：猪瘦肉，中医学认为，猪的主要部分均有益效。猪瘦肉有丰富的动物性蛋白，与百合和莲子搭配协调，能产生更好的效果。莲子百合煲瘦肉其实是一个富有营养的搭配，除了润燥养肺之外，还可以治疗神经衰弱，心悸，失眠等，也可以作为病后体弱的滋养强壮之食补品。总之是一份常吃不坏的良菜。

中医认为肺为娇贵的脏器，不耐寒热，最喜清气熏蒸，最恶燥气炎逼。而香烟为热毒燥邪，长期吸烟，最易伤肺，燥热侵袭肺脏，致肺气郁闭，火毒上熏，灼液成痰，最终引起多种症状。

在这里，我们介绍两种食疗方法，以期能通过食疗来预防烟源性疾病，减少吸烟的危害。

1.川贝母雪梨猪肺汤

取猪肺120克，洗净切片，放开水中煮5分钟，再用冷水洗净。将川贝母母9克洗净打碎；雪梨连皮洗净，去蒂和梨心，梨肉连皮切小块。各物料全部放入沸水锅内，文火煮2小时，调味后随量饮用。

2.杏仁雪梨山药糊

取杏仁10克，雪梨1个，山药、白糖适量。先将杏仁用开水浸，去衣，洗净；雪梨去皮，洗净，取肉切粒。然后把杏仁、雪梨粒放搅拌机内，搅拌成泥状。用清水适量，把杏仁泥、梨泥、山药、白糖调成糊状，倒入沸水锅内（沸水约100毫升），不断搅拌，煮熟即可。随量食用。

秋养肺，饮食应以“少辛增酸”为原则

秋季的三个月，是万物收获的季节。此时秋风劲急、秋高气爽，收敛过于生发，天气下降，地气内敛，外现清明，人们也应该早睡早起，收敛精神而不外散，以缓和秋季肃杀的伤伐，使神气安定。这是秋季养生的法则，如果违背了这个法则，就会损伤五脏六腑，到了冬季便会出现顽固不化的泄泻，供给冬季收藏的就减少了。

那么秋天我们应该如何进行“养肺”呢?

饮食上进行调养

秋天秋高气爽，气候干燥，应防“秋燥”。秋季的膳食应贯彻“少辛增酸”原则，尽可能少食葱、姜、蒜、韭菜等辛味之品，多食酸味果蔬，如雪梨、鸭梨，生食可清火，煮熟可滋阴、润肺而防燥。

秋季易伤津液，故饮食还要以防燥护阴、滋阴润肺为基本准则，多食芝麻、核桃、糯米、蜂蜜、乳品等可以起到滋阴润肺、养血的作用。对年老胃弱的人，可采用晨起食粥法以益胃生津，如百合莲子粥、银耳冰糖粥、红枣糯米粥等都是益阴养胃佳品。初秋，又属长夏季节，此时湿热交蒸，人体脾胃内虚，抵抗力下降，而气候渐冷，这时饮

食还要适当多食些温食，少食塞痛之物。

生活习惯和精神调养

1.早睡早起

秋季，自然界的阳气由疏泄趋向收敛、闭藏，在起居方面要合理安排睡眠时间，早卧早起。晚上10点就睡觉，11点就能养肝胆之气，不然你的肝胆是养不起来的，尤其是嗜酒的男人一般肝胆都不好，再加上晚上睡觉晚，易导致肝病惹上身。

在这里要特别提醒老年朋友，随着年龄的增加，老年人的气血阴阳俱亏，会出现昼不精、夜不眠的少寐现象。古代养生专家说，老年人宜“遇有睡意则就枕”，也就是说什么时候困了什么时候就睡，这是符合养生原则的。

2.使志安宁

肾藏志，顺应了秋收之气，就能使肾经不妄动。所以秋季人们的性生活要有所收敛。动物交媾都是春天和夏天最疯狂，秋天和冬天就非常少见，有些动物甚至干脆冬眠了。动物是最遵守自然法则的，要不是因为外来伤害送命的话，绝对是尽享天年的。而现在的人又怎么样呢？从来不遵守自然之法则而行事，所以耗损了身体的精气，从而导致疾病的发生。

3.内心宁静

秋季日照减少，花木开始凋谢，特别是霜降之后。“无边落木萧萧下”，常使人触景生情，产生凄凉、忧郁、烦躁等情绪变化。中医认为，“喜怒思忧恐”五志之中，肺在志为忧，忧的情绪很容易伤肺。《红楼梦》中的林黛玉经常咳嗽，还患有肺病，这与她忧郁的性格是分不开的。因此秋季养肺就要注意精神情志方面的养生，培养乐观情绪，可以参加登山赏红叶等有意义的活动。我国古代民间就有重阳节登高赏景的习俗，登高远眺，饱览奇景，有心旷神怡之感，可使一切忧郁、惆怅顿然消失，又可调剂生活，实为人间乐事。

肺是秋季人体最脆弱的脏器，秋季如果燥邪入侵，容易伤肺。为保护肺气，此时建议“少言”。因为说话过多会伤气，其中最易伤害肺气和心气，在秋燥季节中常常滔滔不绝、口若悬河地讲话，不利于养生保健。秋季养肺要多喝水、豆浆，多吃粥，还可适当多吃些萝卜、莲藕、荸荠、梨和蜂蜜等润肺生津、养阴清燥的食物。同时，秋燥天气需要补充大量的水分，饮水量因人而异，一般每天2000毫升为宜。另外中医认为“形寒饮冷则伤肺”，所以要忌冷饮，以水温热为宜。

肺经当令在寅时，养好肺气可安眠

寅时就是早上3点到5点这段时间，在中医里此时被认为是肺经当令，也就是肺经值班。寅时是阳气的开端，是人体由静变为动的开始。而有些人经常会在这段时间莫名其妙地醒来，然后很长一段时间翻来覆去睡不着，一直要过了5点才能疲惫地入眠。如果你长期有这样的经历，可能是你的肺有了问题。因为肺经当令的时刻受到了邪气的侵扰，人就会自然地被惊醒。

如果再加上晚上燥热出汗，白天畏寒怕冷，根源就是肺气不足，无力助心火以驱散风寒，所以身体必须结束寅时肺气盛才能发汗解表，所以这段时间如果你除了惊醒还发现自己流汗，那就是肺部有问题了。建议你去医院检查。

另外，肺外合皮毛，皮毛是肺的外延。皮肤是由肺经的气机来充养的，如果肺经气机太足，血液循环就会加快，导致皮肤发红、怕热、容易过敏；如果肺经气机长期虚弱，皮肤血液循环不足，就会失去光泽，肤色比较暗淡。这时，只用化妆品不能达到美容目的，首先要将肺经的气机养起来，这样内外兼修，效果才会好。

该如何养护我们的肺呢？

一、以食养肺

《本草纲目》中记载：甘蔗、秋梨、百合、蜂蜜、萝卜、黑芝麻、豆浆、豆腐、核桃、松子等食物，都有滋养润肺的功能，因此可以通过食疗来养肺。口鼻皮肤干燥的朋友，秋季可以多吃上述食物，也可以根据喜好做成药膳使用。《本草纲目》中提出了这样的方子："烦闷咳嗽，用新百合四两，加蜜蒸软，时时含一片吞津。"此方润肺止咳，润肠通便。另外，《本草纲目》记载：百合也可以消"肺脏热"，温润补肺。用百合与蜂蜜或者与小米合煮，都可以养肺。

1.百合蜂蜜汤

材料：新鲜百合50克，蜂蜜30克。

做法：将百合泡洗干净，与蜂蜜一起煎汤，每日一次服用。

2.百合小米粥

材料：百合5克，小米100克。

做法：煮粥食用，一日一次。

二、以药养肺

《本草纲目》记载南沙参、北沙参、麦冬、五味子、冬虫夏草、燕窝等，都有养肺的功能，可以在医生指导下选用。肺阴虚的朋友，在秋冬季节用中药膏方进补，也是不错的选择。

三、以气养肺

肺主气，司呼吸。清气和浊气在肺内进行交换，吸入气体的质量对肺的功能有很大影响。要想使你的肺保持清灵，首先要戒烟，并避免二手烟的危害，不要在空气污浊的地方长期逗留。闻到有异常气味时，要迅速用手绢或纸巾把鼻子保护起来。有条件的朋友，可以经常到草木茂盛、空气新鲜的地方，做做运动，做做深呼吸，并通过着意的深长呼气，将体内的浊气排出。定期到森林、草原、海边散散步、吹吹风，更有利于肺的调养。

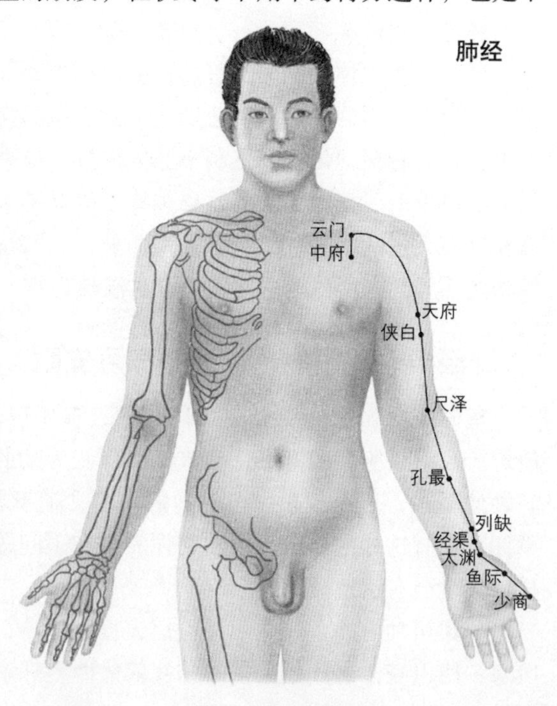

四、以水养肺

肺是一个开放的系统，从鼻腔到气

管再到肺，构成了气的通路。肺部的水分可以随着气的排出而散失，特别是秋冬干燥的空气，更容易带走水分，造成肺黏膜和呼吸道的损伤。这就是中医所说的，燥邪容易伤肺。因此，及时补充水分，是肺保养的重要措施。一般而言，一个健康的成年人，每天至少要喝1500毫升的水，而在秋天，喝水2000毫升以上才能保证肺和呼吸道的润滑。因此，建议朋友们每天最好在清晨和晚上临睡之前各饮200毫升水，白天两餐之间再各饮水800毫升左右。肺润泽了，皮肤也会光鲜润滑。这可是不花钱的美肤秘方。

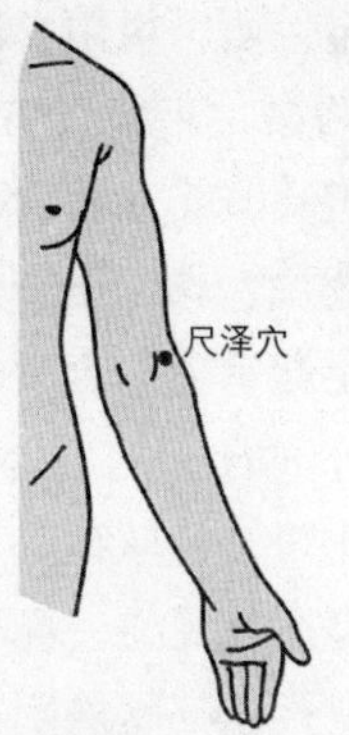

尺泽穴

除了以上养肺方法，我们平常保持愉快、积极的心情也对肺有好处。因为肺主悲，悲伤忧愁的情绪容易损伤肺，肺病的人也容易悲伤忧愁。另外适当运动，可以增进肺的功能。大家可以根据自身条件，选择合适的运动，如慢跑、爬山、踢毽、跳绳、练功、舞剑等。

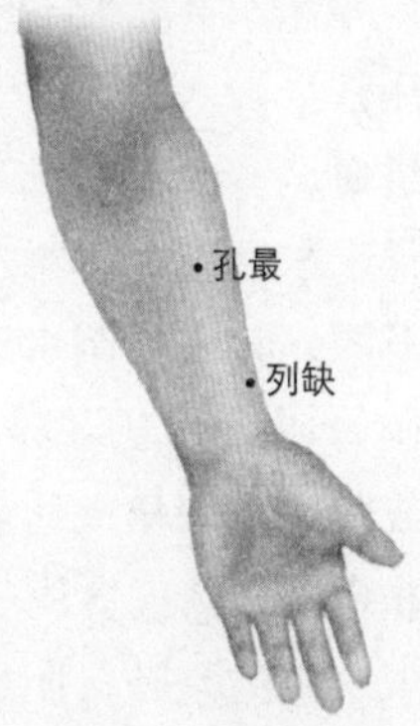

孔最穴、列缺穴

虽然我们前面介绍了许多补肺气的方法，但事实上补肺气最好的方法莫过于按摩肺经。肺经是人体非常重要的一条经脉，它起始于胃部，向下络于大肠，然后沿着胃上走，穿过膈肌，属于肺脏。再从肺系横出腋下，沿着上臂内侧下行，走在手少阴、手厥阴经之前，下向肘中，沿前臂内侧桡骨边缘进入寸口，上向大鱼际部，沿边际，出大指末端。

肺经上分布着三个很重要的穴位，分别是尺泽穴、孔最穴和太渊穴。

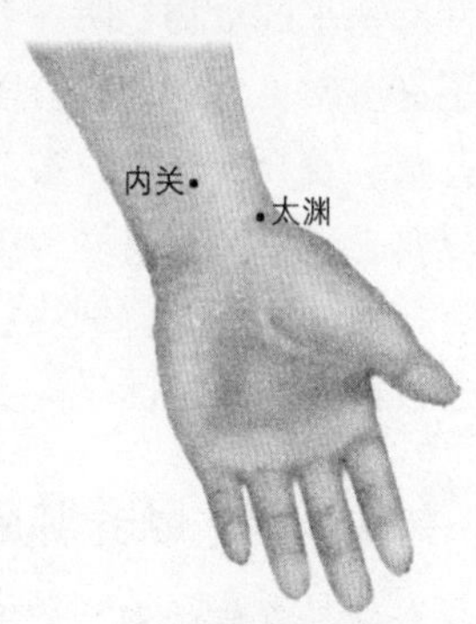

内关穴、太渊穴

尺泽穴位于肘横纹上肱二头肌肌腱桡侧的凹陷处，是最好的补肾穴。通过降肺气而补肾，最适合上实下虚的人，高血压患者多是这种体质，另外按压尺泽穴对于肺经引起的咳嗽、气喘、咯血、潮热、胸部胀满等很有效。

孔最穴在前臂掌面桡侧（大拇指方向），在尺泽穴与太渊穴（腕部动脉搏动处）连线上，腕横纹上七寸（手腕至肘共十二寸，按比例取穴）。孔最穴对风寒感冒引起的咳嗽和扁桃体炎效果不错，还能治疗痔疮。

有人总觉得气不够用，有吸不上气的感觉，这个时候就可以点揉太渊穴（仰掌、腕横纹之桡侧凹陷处）。此穴为肺经原穴，补气效果尤佳。

肺经在寅时当令，也就是凌晨3~5时。这个时候，是按摩肺经的最佳时间。但这个时候应该是人睡得最沉的时候，怎么办呢？在同名经上找，也就是足太阴脾经（上午9~11时当令）。也就是说在上午9~11时脾经旺时进行按摩，也能取得同样的效果。

林妹妹面若桃花实则是病：肺阴虚者该吃什么

黛玉是红楼美人中的“病西施”，三天两头药不离口。《红楼梦》第四十五回“金兰契互剖金兰语，风雨夕闷制风雨词”一回中又提到：秋分前后，黛玉遇着贾母高兴，多游玩了两次，未免过劳了神，又犯了老毛病嗽疾。这日宝钗来望他，因说起这病症来。宝钗道：“昨儿我看你那药方上，人参、肉桂觉得太多了。虽说益气补神，也不宜太热。依我说，先以平肝健胃为要，肝火一平，不能克土，胃气无病，饮食就可以养人了。每日早起拿上等燕窝一两，冰糖五钱，用银铫子熬出粥来，若吃惯了，比药还强，最是滋阴补气的。”

由书中可知，咳嗽是林黛玉的老毛病，每年的春分、秋分必犯病。从中医辨证角度看，春天是阳气受盛，而秋天是燥气主令，燥邪易伤肺阴，阳盛可致阴伤。薛宝钗建议她服用燕窝粥，嘱她滋阴补气。由此可推断，黛玉属于气阴两虚型的咳嗽。所以，黛玉每年在春分和立秋以前服用一些养阴益气的药物，就有可能减轻或避免发病。

宝钗是个见识广博的人，她给黛玉的建议也非常符合中医养生之道。中医认为，燕窝性味甘平，入肺、胃、肾三经，能够养阴滋燥，益气补中。后来，黛玉痰带血丝，有时还咯血，“面若桃花”，身体消瘦，可见其病情已经是由肺及肾了。中医认为，肺属金，肾主水，肺金与肾水为母子关系，生理、病理均相互影响。如肺为水之上源，肾为水之下源，肺主通调水道，肾为水脏，主津液。正常时肺津输布以滋肾，肾精上承以养肺，肺肾阴液相互滋养，称为“金水相生”。病理情况下，肺虚，则肾失去了资生之源；或肾虚，则相火灼金，上耗母气，从而出现肺肾阴虚症。燕窝化痰止嗽，药性平和，故非常适合黛玉食用。

黛玉所患的是肺肾阴虚症，进补关键在于补阴，要遵循滋阴清热、滋养肝、肾的养生原则。五脏之中肝藏血，肾藏精，同居下焦，所以，以滋养肝、肾二脏为要。味甘、性凉寒平的食物是阴虚者的好伴侣，除了刚才提到的燕窝之外，《本草纲目》中还记载了许多常见食物，适合阴虚者选用，如醋、绿豆、豌豆、菠菜、竹笋、空心菜、冬瓜、莲藕、百合、丝瓜、番茄、胡瓜、苦瓜、紫菜、梨、橙、柚子、西瓜、白萝卜、椰子、豆腐、豆浆、大白菜、茭白、笋等。

此外，还要特别注意的是，阴虚体质的人不要吃大蒜、辣椒、胡椒、咖啡、榴莲、荔枝、桂圆、樱桃、核桃、红豆、韭菜、生姜等食物。

虫草鹅，颐养肺腑的宝物

鹅是食草动物，从生物学价值上来看，鹅肉是优质蛋白质，含有人体生长发育所必需的各种氨基酸，其组成接近人体所需氨基酸的比例，鹅肉中的脂肪含量较低，仅比鸡肉高一点，比其他肉要低得多。每100克鹅肉含蛋白质10.8克，钙13毫克，磷37毫克，热量602千焦，还含有钾、钠等十多种微量元素。鹅肉不仅脂肪含量低，而且品质好，不饱和脂肪酸的含量高达66.3%，特别是亚麻酸含量高达4%，均超过其他肉类，对人体健康有利：鹅肉脂肪的熔点亦很低，质地柔软，容易被人体消化吸收。

中医养生学“秋冬养阴”，鹅肉味甘性平、鲜嫩松软、清香不腻，秋冬吃鹅肉符合这样的养生观念。鹅肉具有养胃止渴、补气之功效，能解五脏之热，用鹅血、鹅胆、鹅肫等制成的鹅血片、鹅血清、胆红素、去氧鹅胆酸药品，可用于癌症、胆结石等疾病的治疗。

中医认为，“五脏六腑皆令人咳，非独肺也”。意思是说，咳嗽不仅是人体肺的病变，而且与人体的五脏六腑都有关。即心肝脾肺肾五脏功能失常，都能引起咳嗽。《随息居饮食谱》记载，鹅肉补虚益气，暖胃生津，尤适宜于气津不足之人，凡时常口渴、气短、乏力、食欲不振者，可常食鹅肉；此外，用鹅肉炖萝卜还可大利肺气，止咳化痰平喘。有的人秋冬容易感冒，经常吃一点鹅肉，对治疗感冒和急慢性气管炎有良效。

《本草纲目》中记载：“鹅肉利五脏，解五脏热，止消渴。”正因为鹅肉能补益五脏，常食鹅肉汤，对于老年糖尿病患者还有控制病情发展和补充营养的作用。因为据中医理论，糖尿病是由于中焦火旺而致。综上观之，鹅肉蛋白质含量高，富含“好脂肪”，营养也更均衡，因此和鸡鸭比起来“占了上风”。

下面就给大家介绍几款虫草鹅的做法：

1.黄芪山药鹅肉煲

主料：鹅700克。

辅料：黄芪30克，党参15克，山药30克，枣（干）10克。

制作：

（1）将鹅宰杀，去毛及内脏，洗净。

（2）黄芪、党参、山药、红枣洗净，塞入鹅肚内，用线缝合，放入砂锅中，加清水适量，用旺火煮沸。

（3）转小火慢炖至鹅肉熟烂，加精盐调味，去掉鹅肚内的药材即可。

2.特色焖鹅：热气腾腾浓香溢

顺德人喜欢在秋冬季节吃焖鹅，营养又滋补；而焖鹅又是各种鹅肉制法中最吸引人的。特制的铁锅内，用酱料腌过的鹅肉与姜、蒜、烧肉同煮，锅内热气腾腾，整个房间浓香四溢，这就是顺德有名的特色农家焖鹅。

特色焖鹅选用五六斤重的黑鬃鹅，不能过大，不然肉质过肥：宰杀后切块，用特制的酱料将肉块腌好，焖成五六分熟；然后装入炆锅，加入姜、蒜、烧肉和汁料。用电炆锅15分钟左右就能吃了。炆锅内热汁翻滚，夹起一块鹅肉，蘸点腐乳等调料，入口浓香，丝毫不觉肥腻。腌制鹅肉时已经把一些皮下脂肪去除了，吃起来不会觉得肥腻。一般一只焖鹅，适宜四五人同吃，家人一起或者叫上三五好友，围着热气腾腾的锅大快朵颐，别有一番情趣。肉吃得厌了，可以加入青菜、萝卜、马蹄等火锅料，用焖鹅汁煮出来的青菜特别有味道。

3.鹅肉炖宽粉

主料：鹅肉500克，宽粉条250克。

调料：酱油20克，盐10克，大葱25克，姜25克，味精3克，料酒6克，八角2克，花椒2克，香油30克，植物油50克。

做法：

（1）将带骨鹅肉剁成块，放入沸水锅中焯透，捞出备用。

（2）宽粉条切成段；香菜洗净切段。

（3）在锅内放入植物油烧热，放入鹅肉块煸炒，见鹅肉紧缩，边缘似有离骨时放葱段、姜片炒出香味。

（4）添入高汤1000克，加酱油、料酒、精盐、大料、花椒，盖上锅盖，用大火烧开。

（5）用小火保持沸腾状，大约10分钟，然后停火焐锅。

黛蛤散，小方轻松为你镇咳

平时，我们觉得喉咙不舒服，咳嗽两声；或者鼻腔发痒，打两个喷嚏，看似平淡无奇的一点小事，其实是肺在给你传输信号。

“肺如钟，撞则鸣”，意思是说，肺就好像是铜钟一样，只要受到了刺激和侵害，就会以声音的形式来提醒你：打喷嚏、咳嗽，就是肺在提醒你，它受刺激了。

那么饮食上吃点什么能镇咳呢?

一个是我们常吃的蛤蜊，吃剩下那个壳，用火烧焦，中医上管它叫煅化，然后打碎成面；还有一种中药就是青黛，也碾成面。按10：1的比例混合，水冲代茶饮。或把粉末放在嘴里就水吃下。

这其中青黛是清肺热的，海蛤粉是补肾阴的，我们管这粉末叫黛蛤散。

另外还有一个运动的方法可以养肺，就是太极拳中的腹式呼吸，这个动作很简单，随时随地都可以做，一种是顺式腹式呼吸，就是吸气的时候肚子尽可能凸一点，呼气的时候肚子尽可能凹一点；还有一种是逆腹式呼吸，吸气的时候故意把腹部凹进去，呼气的时候腹部故意凸出来。其中逆腹式呼吸的养肺效果更好一些。

除了饮食上注意外呢，养肺还要注意平时的呼吸。

人的呼吸形式分为胸式呼吸和腹式呼吸两种。平时我们所做的呼吸就是胸式呼吸，但是胸式呼吸不利于肺部的健康，这是因为在胸式呼吸时只有肺的上半部肺泡在工作，占全肺4/5的中下肺叶的肺泡却在“休息”。这样长年累月地下去，中下肺叶得不到锻炼，长期废用，易使肺叶老化，进而引发疾病。

腹式深呼吸却可以弥补胸式呼吸的缺陷，是健肺的好方法。所谓腹式呼吸法是指吸气时让腹部凸起，吐气时压缩腹部使之凹入的呼吸法。常做腹式深呼吸运动，可使机体获得充足的氧气，也能满足大脑对氧的需求，使人精力充沛。

需要注意的是，在锻炼腹式深呼吸的初期，切忌急于求成地去追求呼吸的深长细缓，不要过于注意自己的呼吸，以防止出现胸闷气短、呼吸不畅、憋气等不良反应。

不能机械地去任意延长呼气时间而缩短吸气时间，防止因为肺换气过度而出现头昏、头痛、疲乏等症状，甚至发生呼吸性碱中毒或酸中毒。

养护肺部，中医还推荐用刮痧方法。

刮拭方法

（1）用单角刮法从上而下刮拭胸部正中器官的投影区，然后用平刮法沿着胸部肋骨的走向，从体正中线向两侧刮拭，再用平刮法从上向下刮拭肚脐周围大肠投影区。

（2）用面刮法自上而下刮拭背部以肺俞为中心的脊椎对应区、腰骶部脊椎大肠对应区。重点刮拭膀胱经肺俞穴（位于背部，第3胸椎棘突下，左右旁开2横指处）、魄户穴、大肠俞穴（穴位于腰部，第4腰椎棘突下，左右旁开2横指处）。

（3）用面刮法刮拭太渊（位于腕掌横纹桡侧端，桡动脉搏动处）、列缺（位于前臂掌面桡侧缘，桡骨茎突上方，腕横纹上2横指处，能感觉到脉搏跳动之处）、偏历穴。

（4）用面刮法或用平面按揉法刮拭手掌和足底肺和大肠的全息穴区。

刮痧对肺的保健作用：

（1）能够改善呼吸系统的环境，可预防流感、咳嗽等呼吸系统性疾患。

（2）维持和促进肺的生理功能，益气养肺，延迟呼吸系统的衰老。

（3）清洁肠道，维持和改善肠道的生理功能，预防腹泻、腹胀、便秘等疾病。

肺病食茼蒿，润肺消痰避浊秽

湖北有一道“杜甫菜”，用茼蒿、菠菜、腊肉、糯米粉等制成。为什么要叫作杜甫菜呢？这其中还有这样一个传说：杜甫一生颠沛流离，疾病相袭，他在四川夔州时，肺病严重，生活无着。年迈的杜甫抱病离开夔州，到湖北公安，当地人做了一种菜给心力交瘁的杜甫食用。杜甫食后赞不绝口，肺病也减轻了很多。后人便称此菜为“杜甫菜”，以此纪念这位伟大的诗人。

杜甫菜能有这种食疗效果，是因为它其中含有茼蒿。据《本草纲目》记载，茼蒿性温，味甘、涩，归肝、肾经，能够平补肝肾，宽中理气。主治痰多咳嗽、心悸、失眠多梦、心烦不安、腹泻、脘胀、夜尿频繁、腹痛寒疝等病症。

现代医学也证明茼蒿的各种医疗作用：

促进消化。茼蒿中含有有特殊香味的挥发油，有助于宽中理气、消食开胃、增加食欲，并且其所含粗纤维有助肠道蠕动，促进排便，达到通腑利肠的目的。

润肺化痰。茼蒿内含丰富的维生素、胡萝卜素及多种氨基酸，性平、味甘，可以养心安神、润肺补肝、稳定情绪，防止记忆力减退；气味芬芳，可以消痰开郁，避秽化浊。

降血压。茼蒿含有一种挥发性的精油，以及胆碱等物质，具有降血压、补脑的作用。

需要注意的是，茼蒿辛香滑利，胃虚泄泻者不宜多食。

下面介绍几种源自《本草纲目》的茼蒿贴心食疗方：

1.茼蒿蛋白饮

材料：鲜茼蒿250克，鸡蛋3个。

做法：将鲜茼蒿洗净备用，鸡蛋取蛋清备用；茼蒿加适量水煎煮，快熟时，加入鸡蛋清煮片刻，调入油、盐即可。

功效：对咳嗽咳痰、睡眠不安者，有辅助治疗作用。

2.茼蒿炒猪心

材料：茼蒿350克，猪心250克，葱花适量。

做法：将茼蒿去梗洗净切段，猪心洗净切片备用；锅中放油烧热，放葱花煸香，投入猪心片煸炒至水干，加入精盐、料酒、白糖，煸炒至熟，加入茼蒿继续煸炒至猪心片熟，茼蒿入味，加入味精即可。

功效：开胃健脾，降压补脑。适用于心悸、烦躁不安、头昏失眠、神经衰弱等病症。

治疗便秘，润肺生津少不了

便秘是困扰现代人的一个常见问题，关于防治之策，五花八门，有食疗的，有用药的，有按摩的，但是办法多，出路少，最后能彻底解决问题的却是少之又少。

有过育儿经验的家长都知道，小孩子容易腹泻、咳嗽，而很少患便秘，从这个意义上说，便秘可谓是成年人的“专利”。为什么会有这种现象呢?

这和大肠经有关。中医认为大肠经有个很重要的功能是“津”，所谓津一是指水液，二就是往外渗透的力量。如果这种力量过强，把里面的水液都渗透出去了，就会形成便秘；而如果这种力量特别弱时，就会拉稀、腹泻。

那么又是什么在控制这一力量的呢？是肺气。中医认为，肺主气，与大肠相表里，也就是说肺与大肠是紧密联系在一起的，肺气过实，津的渗透力量就会很强，反之则弱。而小孩子，尤其是刚出生不久的婴幼儿，肺气是弱的，所以他们容易咳嗽、腹泻。随着年龄的增长，肺气越来越强，超过了一定的限度，过强的时候，就会出现便秘，这也是为什么成人多便秘的原因。

由此可见，要解决便秘问题就要调理肺气，使其处于平衡和谐的状态，具体怎么做呢？调适呼吸，尽量用腹式呼吸法吸气呼气；肺喜润恶燥，调摄肺气就要多吃些梨、莲藕等润肺生津的食物；另外，吞咽口水也可生津防便秘。食物进入身体后，经过胃的消化，小肠的吸收后，食物残渣进入到大肠，最后由肛门排出体内，而平时有意识地咽咽口水，可以补充津液，增强排便动力，使大便顺畅地滑出肠道。

对于已经患了便秘的人而言，可以试试摩腹法，这可以暂时帮你解决排便不畅之苦：双手对搓摩热，然后以肚脐眼为中心，用右手按顺指针方向按摩腹部，记住每次按揉到肚脐下方时，手要向下捋一下，这可以很好的帮助大便下行。

此外，值得一提的是痔疮，它多伴随着便秘而发生。痔疮最主要的症状是便血和脱出，大便时反复多次的出血，会使体内丢失大量的铁，引起缺铁性贫血。而用脚尖走路可以减轻痔疮的困扰，让身体进入健康的“良性轨道”。具体做法如下：走路时，双脚后跟抬起，只用双脚尖走路。在家中早晚2次，每次各走100米左右。长期坚持下去有利于提肛收气，又能让肛门静脉淤血难以形成痔疮。

另外，冷敷也是个不错的方法。具体操作方法是：每天大便后，用毛巾或手指，蘸冷水敷或清洗肛门。因为冷水洗不但能清洁肛门，还能使肛门收缩，防止由于大便引起的肛门发胀和下垂。只要坚持这一种简单的方法，就能不得痔疮，得了痔疮的人坚持这个方法也能减轻痛苦。

药食疗法助你狙击肺结核

肺结核是结核病的一种，是由结核杆菌引起的慢性传染病。临床上多呈慢性过程，因身体抵抗力弱，感染结核杆菌后发病。肺结核一般有疲乏、消瘦、盗汗、胃口不好、下午发热、面颊潮红等全身症状，可伴有咳嗽、咳痰、咯血、胸痛、气急等。近年来，我国结核病疫情虽有下降，但由于人口众多，控制病情不均衡，有的地区结核病仍为当前危害人民健康的主要疾病之一。因此，我们仍然要提高警惕，以防这个过气的病魔死灰复燃。

肺结核的临床表现多种多样，病灶范围小，可无明显症状，常在X线健康检查时始被发现。病变范围广，机体对结核菌敏感性高，则毒性症状显著。

全身毒性症状表现为午后低热、乏力、食欲减退、体重减轻和盗汗等，当肺部病灶急剧进展或播散时，可有高热。妇女可有月经失调或闭经。

另外，还会有一些呼吸系统症状：

（1）咳嗽、咳痰。早期咳嗽或有微咳，无痰或有少量黏液痰。肺组织发生干酪样坏死或并发感染时，痰量增加并成脓性。并发支气管结核时，可有剧烈的刺激性咳嗽。

（2）咯血。约1/3患者有不同程度的咯血。痰中带血为炎性病灶的毛细血管扩张引起，中量以上咯血常为小血管损伤或空洞内血管瘤破裂所致。

（3）胸痛。当炎症波及壁层胸膜时，患侧胸壁有胸痛，随咳嗽和呼吸而加重。

（4）呼吸困难。慢性重症肺结核时，由于肺组织广泛破坏，或并发肺不张、肺气肿、广泛胸膜增厚、气胸或大量胸腔积液等，可引起呼吸功能障碍而出现呼吸困难。

除此之外，胸部体征也就随着病情变化而变化。早期病变范围小或位于肺组织深部，多无异常体征。若病变范围较大，则患侧呼吸运动减弱，叩诊呈浊音，听诊呼吸音减弱或有病理性支气管肺泡呼吸音。如在锁骨上下、肩胛间区于咳嗽后闻及湿啰音时，对诊断有重要意义。当肺部病变发生广泛纤维化或胸膜增厚粘连时，则患侧胸廓下陷、肋间变窄、气管向患侧移位、叩诊变浊，而健侧可有代偿性肺气肿征。

另外，药食疗法也是治疗肺结核的一种常用方法，下面就介绍给大家一些常用的方法：

（1）蛤什蟆油10克、银耳1朵、粳米100克。将蛤什蟆油及银耳以冷开水浸泡2小时，文火煎煮半小时，再入粳米，煮熬成粥。放冰糖适量调味，分顿随量食用。以上为1日量，连服半个月为一个疗程。

（2）天冬30克，粳米100克。先煎天冬取浓汁，去渣，入粳米为粥，沸后加冰糖适量，再煮一二沸。分作1~2次用完，每天2次，连服半个月为1疗程。

消气解肿，肺气肿的食疗王道

严格地讲，肺气肿不是一种病，而是慢性气管炎、支气管哮喘等的并发症。肺气肿是因肺脏充气过度，细支气管末端、肺泡管、肺泡囊和肺泡膨胀或破裂的一种病理状态。主要因为慢性气管炎、支气管哮喘、空洞型肺结核、矽肺、支气管扩张等长期反复发作，使肺泡壁损坏、弹性减弱，甚至多个肺泡融合成一个大肺泡，使肺泡内压力增大，血液供应减少而出现营养障碍，最终形成肺气肿。按病因，肺气肿可分成老年性肺气肿、代偿性肺气肿、间质性肺气肿、阻塞性肺气肿等。而异阻塞性肺气肿最常见。

我们平时预防肺气肿要戒烟，注意保暖，严防感冒入侵。还要多吃富含维生素A、维生素C及钙质的食物。含维生素A的食物如红薯、猪肝、蛋黄、鱼肝油、胡萝卜、韭菜、南瓜、杏等，有润肺、保护气管之功效；含维生素C的食物有抗炎、抗癌、防感冒的功能，如大枣、柚、番茄、青椒等；含钙食物能增强气管抗过敏能力，如猪骨、青菜、豆腐、芝麻酱等。香菇、蘑菇含香菇多糖、蘑菇多糖，可以增强人体抵抗力，减少支气管哮喘的发作，预防肺气肿。

肺气肿患者要多吃蛋白质类食品，有助于修复因病变损伤的组织，提高机体防御疾病的能力。因患者血液偏酸性，应增加食用含碱性的食物，如蔬菜和水果。供给充足的蛋白质和铁，饮食中应多吃瘦肉、动物肝脏、豆腐、豆浆等，提高抗病力，促进损伤组织的修复。还要多饮水，利于痰液稀释，保持气管通畅；每天饮水量至少2000毫升（其中包括食物中的水分）。

同时肺气肿患者还要禁食一些食物：如避免吃容易引起过敏的食品，如鱼、虾、蛋等；急性发作期，应禁饮酒和浓茶，忌食油腻辛辣之物；还要予以低盐饮食；每顿饭不宜过饱，以免增加心脏负担；还要限制牛奶及其制品的摄入，奶制品可使痰液变稠，不易排出，从而加重感染。

另外，再为大家推荐几款健康食谱：

1.虫草炖老鸭

材料：老鸭1只，冬虫夏草15克。

做法：将老鸭去毛及杂肠，再将冬虫夏草置于鸭腹内，加水适量，隔水炖烂，加佐料食用，每周1次，连服1个月。

功效：适用于肺虚症。

2.核桃仁糖

材料：核桃仁30克，萝卜籽6克，冰糖适量。

做法：先将冰糖熔化，掺入研成末的核桃仁和萝卜籽，制成糖块，每日嚼食。

功效：适用于上盛下虚，气逆喘咳症。

3.蘑菇炒肉片

材料：蘑菇（鲜蘑）250克，猪肉（瘦）120克，花生油25克，料酒10克，盐3克，大葱5克，姜3克，胡椒粉1克。

做法：

（1）将猪瘦肉洗净，切成长3厘米、厚0.5厘米的薄片。

（2）姜、葱洗净，姜切片，葱切段。

（3）将鲜蘑菇切片。

（4）鲜蘑菇放入热油锅中煸炒。

（5）加入料酒、盐、胡椒粉、味精，调好口味炒熟食用。

功效：本品具有温肺化痰、理气消食之功效；适用于肺阻塞、痰饮留于肺胃、气喘、咳逆、胸肋疼痛等症。

4.黄芪山药羹

材料：山药（干）150克，黄芪30克，白砂糖20克。

做法：

（1）黄芪洗净，鲜山药切成薄片。

（2）将黄芪放锅中，加水适量，煎煮半小时，滤去药渣，再放入鲜山药片，再煎煮半小时，加糖或盐调味即成。

功效：黄芪补气生血，能增强机体代谢和免疫功能，有很好的保肝作用。山药健脾益肾补肺，含有蛋白质、脂肪、淀粉、维生素等多种营养成分，且易被消化吸收，慢性肝炎精神疲乏、气短懒言、面色苍白、大便溏薄者宜于食用。

5.猪腰核桃

材料：猪腰子180克，杜仲30克，核桃30克。

做法：将猪腰与杜仲、核桃肉同煮熟。

功效：益肾助阳，强腰益气。适用于肾虚不固的遗精盗汗。

以食养肺益气，让支气管炎知难而退

支气管炎是由炎症所致的呼吸系统疾病，分为急性和慢性两种类型。急性支气管炎通常发生在感冒或流感之后，可有咽痛、鼻塞、低热、咳嗽及背部肌痛。慢性支气管炎往往因长期吸烟所致，可有呼吸困难、喘鸣、阵发性咳嗽和黏痰。

预防支气管炎主要依靠食物建构坚固的人体免疫系统。在感冒高发季节多吃些富含锌的食品有助于机体抵抗感冒病毒，如肉类、海产品和家禽含锌最为丰富。此外，各种豆类、硬果类以及各种种子亦是较好的含锌食品，可以取得很好的治疗效果。各类新鲜绿叶蔬菜和各种水果都是补充维生素C的好食品。还包括富含铁质的食物，如动物血、奶类、蛋类、菠菜、肉类等等都有很好的预防效果。

支气管炎患者要依据病情的寒热选择不同的食物。如属寒者用生姜、芥末等；属热者用茼蒿、萝卜、竹笋、柿子、梨等。体虚者可用枇杷、百合、胡桃仁、蜂蜜、猪肺等。饮食宜清淡，低钠，能起到止咳平喘、化痰的功效。常见的食品有梨、莲子、柑橘、百合、核桃、蜂蜜、菠萝、白果、鲜藕、大白菜、小白菜、菠菜、油菜、胡萝卜、番茄、白萝卜、枇杷等。要补充维生素，多吃一些新鲜蔬菜和水果。多补充蛋白质，瘦肉、豆制品、山药、鸡蛋、动物肝脏、绿叶蔬菜等食物中含优质的蛋白质，应多吃。

支气管炎患者要忌食腥发及肥腻之物。腥发之物，特别是海腥类，如带鱼、黄鱼、角皮鱼、虾、蟹等。油炸排骨、烤羊肉串、肥肉、动物内脏、动物油等，多食损伤脾胃，易助湿生痰。

下面为支气管炎患者推荐几款食谱：

1.南瓜大枣粥

材料：南瓜300克，大枣15枚，大米150克，蜂蜜60克。

做法：将南瓜洗净，切成小块，大枣、大米洗净备用。锅内加水适量，放入大枣、大米煮粥，五成熟时，加入南瓜，再煮至粥熟，调入蜂蜜即成。

功效：南瓜有消炎止痛、补中益气、解毒杀虫等功效，适用于慢性支气管炎咳嗽痰喘。

2.大葱糯米粥

材料：大葱白5段（长3厘米），糯米60克，生姜5片。

做法：共煮粥，粥成后加米醋5毫升，趁热食用。

功效：适用于急性支气管炎。

3.绿茶杏仁汤

材料：绿茶2克，甜杏仁9克，蜂蜜25克

做法：将甜杏仁入锅，加适量水煎汤；煮沸片刻后，加入绿茶、蜂蜜再煎沸数分钟即可。

功效：清热润肺，解毒祛痰，抗癌；适用于鼻咽癌、肺癌、乳癌等的辅助治疗；苦杏仁有毒，切忌食用。

4.糖醋蜇头

材料：海蜇头300克，姜4克，白砂糖5克，醋5克，盐3克，香油5克。

做法：将蜇头用清水浸泡24小时，（中间多次换水），捞出切成片，放入开水锅中烫一下，捞出放盘中。炒锅注油烧热，下姜末烹锅，加入醋、糖、盐、适量清水烧开拌匀，倒入碗内凉透，浇在蜇头上即成。

功效：海蜇具有清热、化痰、消积、通便之功效，用于阴虚肺燥、高血压、痰热咳嗽、哮喘、瘰疬痰核、食积痞胀、大便燥结等症。

5.蜜枣猪肺汤

材料：猪肺500克，杏仁20克，百合（干）10克，蜜枣30克，盐3克

做法：猪肺洗净，切片。洗净杏仁、百合、蜜枣。把适量清水以高火6分钟烧滚，放入猪肺、杏仁、百合、蜜枣，中火40分钟，下盐调味即可。

功效：滋阴润肺、止咳化痰、干燥天气最适宜。

以食理虚润肺，拒绝哮喘来访

哮喘属于一种慢性非特异炎症性疾病。每当发病时，患者会感到发作性胸闷、喘息、气促或咳嗽，常于夜间和清晨发作。

春季是哮喘的高发季节，老年人是哮喘的高发人群，要有效预防哮喘的滋生，要多进食红枣，饮枣茶，喝枣粥，补脾润肺，尤其适用于体弱多病及脾胃虚弱的人。还要多吃核桃，核桃油润燥化痰、温肺润肠，有效预防哮喘。全谷类和鱼类食物也能有效预防哮喘。

年老体弱者，宜食补肺益肾、降气平喘的食物，如老母鸡、乌骨鸡、猪肺、甲鱼、菠菜、南瓜、栗子、白果、枇杷等。平时亦可用冬虫夏草蒸肉，白果炖猪肺，或山药、萝卜煮粥，都可减轻症状，增强体质。

哮喘患者饮食忌过甜、过咸，甜食、咸食能生痰热，可以引发哮喘病；不喝冷饮及含气饮料，雪糕、冰棒、可乐等冷饮及含气饮料易诱发哮喘；忌吃刺激性食物，如辣椒、花椒、茴香、芥末、咖喱粉、咖啡、浓茶等；忌吃产气食物，如红薯、芋头、土豆、韭菜、黄豆、面食等；过敏性哮喘者，应忌食引起过敏的食物，如鱼、虾、鸡蛋、羊肉、巧克力等。

下面为哮喘患者推荐两款食谱：

1.薏米煮猪肺

材料：猪肺1个，薏米150克，萝卜150克。

做法：将猪肺洗净切块，萝卜洗净切块，和薏米一起放入砂锅，加水文火炖煮1小时，加调料即可食用。

功效：理虚润肺，止咳平喘，适用于支气管哮喘、慢性支气管炎。

2.核桃杏仁蜜

材料：核桃仁250克，甜杏仁250克，蜂蜜500克。

做法：先将杏仁放入锅中煮1小时，再将核桃仁放入收汁，将开时，加蜂蜜500克，搅匀至沸即可。每天取适量食用。

功效：适用于老年肺肾不足，咳嗽痰多，肠枯便燥之症。

清凉素淡食物，轻轻松松为肺“消炎”

肺炎是由多种病源菌引起的肺充血，水肿，炎性细胞浸润和渗出性病变。症状表现为发热，咳嗽，胸痛，呼吸困难等。肺炎的成病原因很多。刺激性的物质，如食物、汽油等吸入下呼吸道后易引发吸入性肺炎。维生素A是呼吸道健康的必需物质，缺乏时可导致呼吸道易感染性增强，引发肺炎。

预防肺炎要注意调养饮食，补充足量优质蛋白、维生素、微量元素食物，适当多吃些滋阴润肺的食物，如梨、百合、木耳、芝麻、萝卜等。尽量多喝水，吃易消化的食物，以利湿化痰液，及时排痰。当痰多时应停进肉类、油脂，俗话说“鸡生火，肉生痰”。忌烟酒以避免过度的咳嗽。

肺炎患者饮食上应注意补充微量元素，多吃新鲜蔬菜或水果，同时有助于纠正水和电解质的失调。多吃含铁丰富的食物，如动物肝脏、蛋黄等。多吃含铜量高的食物，如牛肝、麻酱、猪肉等，也可吃虾皮、奶制品等高钙食品。

高热患者宜进食清凉素淡、水分多、易吸收的食物，如果汁、米汤、绿豆汤等。退热后，体质虚弱，但无呕吐、腹泻的患者，可给予流质饮食，同时增加瘦肉、猪肝、新鲜蔬菜、水果，以加强营养；食欲渐好者，可给予半流质饮食，如粥、软面、菜泥等。

肺炎患者要戒除吸烟，避免吸入粉尘和一切有毒或刺激性气体；肺炎高热期，患者应忌食坚硬、高纤维素的食物，以免引起消化道出血；禁食生葱、大蒜、洋葱等刺激性食品，防止咳嗽、气喘等病症的加重。

肺炎急性期的食疗方

1.风寒闭肺型：咳嗽、痰稀白、不渴、舌色淡。

葱姜粥：葱白3根，生姜3片，粳米50克。以上共煮粥，趁热服。

功效：有祛寒宣肺作用。

杏仁粥：杏仁10克，粳米50克。将杏仁加水煮15分钟，去渣留汁，加粳米煮粥食用。

功效：有宣肺化痰的作用。

2.风热闭肺型：咳嗽、痰黄稠、口渴、面赤唇红、舌红、尿黄。

鱼腥草芦根汤：鱼腥草30克，芦根30克，红枣12克。以上加水煮30分钟饮用。

功效：有清热化痰作用。

糖杏梨：梨1个，杏仁10克，冰糖12克。将梨去皮、核，加杏仁及冰糖，隔水蒸20分钟食用。

功效：有清热宣肺作用。

肺炎恢复期食疗方

1.脾气虚型：面色黄，食欲不好，消化不良，大便不调，舌淡。

参枣粥：党参12克，红枣15克，粳米50克。以上加水煮粥食用。

功效：有益气健脾作用。

鸭肫山药粥：鸭肫1个，山药15克，芡实15克，粳米50克。将鸭肫洗净、切碎，再将山药、芡实、粳米加水煮粥食用。

功效：有健脾收敛作用。

麻黄根鱼粥：麻黄根15克，鲫鱼1条，粳米50克。将麻黄根加水煮20分钟，去渣留汁。把鱼去鳞及内脏，洗净，同粳米一起放入汁中煮粥食用。

功效：有健脾止汗作用。

2.肺阴虚型：干咳无痰，口渴欲饮，午后低热，舌红苔少。

银耳冰糖梨：银耳12克，梨1个，冰糖12克。将梨去皮及核，切成块。银耳用清水洗净，与梨同放入锅中，小火煮30分钟，加入冰糖溶化后食用。

功效：有润肺止咳作用。

罗汉果猪肺汤：罗汉果1个，杏仁10克，猪肺250克。用清水将猪肺洗净，切成块状并挤出泡沫。杏仁用水浸洗去皮。将以上食物与罗汉果加水煲汤，加盐后食用。

功效：有补肺止咳化痰的作用。

3.肾虚型：久咳，肢体欠暖，发育不良，舌淡胖。

核桃粥：核桃肉15克，大枣12克，桂圆肉10克，粳米50克。将核桃肉打碎，大枣去核，以上加水煮粥食用。

功效：有补肾健脾作用。

杞子黄精粥：枸杞子15克，黄精20克，粳米50克，糖少许。将以上加水煮粥食用。

功效：有益气补肾作用。

肺炎患者通用食谱

1.绿豆荸荠粥

材料：绿豆60克，荸荠100克，大米100克。

做法：将荸荠洗净去皮，切成小块；绿豆、大米均去杂，洗净，备用。锅内加水适量，放入绿豆、大米煮粥，六成熟时加入荸荠块，再煮至粥熟即成。每日1~2次，可长期服食。

功效：绿豆有清热解毒、利尿消肿、润肤解暑等功效，荸荠有清热解毒、祛风化痰、利湿止渴等功效，适用于急、慢性肺炎。

2.雪梨汁饮

材料：雪梨250克。

做法：将雪梨洗净，去皮，切薄片，用凉开水浸泡2小时，然后用洁净的纱布包裹绞汁即成。一次饮完，每日1~3次。

功效：生津润燥，清热化痰，对肺炎咳嗽、消渴、便秘有一定作用。

给肺癌患者的中医药膳方

肺癌发生于支气管黏膜上皮亦称支气管肺癌。肺癌一般指的是肺实质部的癌症。肺癌目前是全世界癌症死因的第一名，每年人数都在上升。而女性肺癌的发生率尤其有上升的趋势。

肺癌患者的饮食应是比较好解决的。牛奶、鸡蛋、瘦肉、动物肝脏、豆制品、新鲜的蔬菜水果等都是不错的选择。不过要注意的是，肺癌患者应忌荤腥油腻食物，禁忌辛辣和烟、酒等刺激性食物。此外要尽量增加患者的进食量和进食次数。

对于肺癌的饮食治疗，中医里有几款药膳很不错，我们可以参考一下：

1.荸荠无花果汁

材料：新鲜荸荠500克，无花果150克。

做法：先将新鲜荸荠放入清水中浸泡片刻，将外表皮刷洗干净，转入温开水冲一下，切去荸荠头、尾，连皮切成片或小块，盛入碗中备用。再将无花果洗净，切成片或小块，与荸荠同放入家用搅拌机中，视需要可酌加冷开水适量，搅打成浆汁，用洁净纱布过滤（滤渣勿弃），收取滤汁即成。早晚2次分服，或当饮料分数次饮用，当日吃完；鲜荸荠、无花果滤渣也可同时嚼食咽下。

功效：清热养阴，化痰抗癌。通治各型肺癌，对咳痰困难者尤为适宜。

2.鸭粥

材料：青头雄鸭1只，葱白三茎，粳米适量。

做法：青头鸭去毛及内脏后，切细煮至极烂，再加米、葱白煮粥。或先煮鸭，用鸭汤直接煮粥。

功效：滋阴补血，利水消肿。适用于肺癌胸腹水者。鸭肉味甘微咸，性偏凉，能入脾、胃、肺、肾经，是治疗一切水肿病的首选食疗品。鸭粥，主虚劳肺热咳嗽，肺痈肺痿等症，又消水肿。其特点是扶正而利水，不妨正气，且兼滋补。

3.黄芪粳米粥

材料：炙黄芪50克，人参5克，粳米150克，白糖少许，清水适量。

做法：炙黄芪、人参切成薄片，用冷水浸泡半小时，入砂锅煎沸，再改用小火煎取浓汁，再把粳米和汁液、清水加在一起，文火煮至粥熟。粥成后，入白糖少许，稍煮一下即可食用。

功效：补气扶虚，健脾益胃。适用于肺癌正气不足，食欲不振者。黄芪、人参和粳米同煮为粥，不仅起到协同作用，还有助于参、芪有效成分在肠胃的消化吸收。

4.首乌牛肉汤

材料：制何首乌30克，牛肉250克，黑豆150克，桂圆肉30克，红枣10枚，熟竹笋50克，生姜片、精盐、味精、猪油各适量。

做法：将黑豆浸泡一夜，用水煮开，水滚后把水倒去，再加6杯水煮。牛肉清水洗净，用刀切成小块，竹笋和生姜片也要切细，一起放进煲内与黑豆同煮；水滚时，去除泡沫。再加入洗净的何首乌、桂圆肉和红枣（去核），待煮软之后，加植物油、猪油和味精调味即成。佐餐当菜，吃肉饮汤。

功效：滋补肝肾，补气养血。主治肺癌等癌症化疗后引起头发及眉毛脱落、头昏目眩等症。

5.太子鸡

材料：太子参15克，鸡（鸭、猪）肉适量。

做法：将太子参洗净，与洗净的鸡肉同入锅内，用小火炖煮至鸡肉熟烂，加入调料再煮两沸即成。佐餐当菜，吃鸡肉、饮汤，太子参可同时嚼食。

功效：益气健脾，补精填髓。主治肺癌术后身体虚弱，气血不足。

忧伤肺——10种快乐的食物，让你远离“心理感冒”

随着来自生活、工作压力的不断加大，“忧郁”变成了一个时尚词汇，一种流行习惯。作为现代人的“精神杀手”，世界卫生组织将忧郁症与癌症并列为21世纪最需要预防的疾病之一。

忧郁症是一种都市高发的情绪障碍，有人称其为心灵感冒，是每个人都可能面对的情绪风暴。

忧郁症是以情绪低落、悲伤、失望、活动能力减退及思维、认知功能迟缓为主要特征的一类情绪障碍。它是一种“全身性”疾病，可能威胁到患者的生命，尤其在病情严重时，其死亡率可高达30%。目前，全球每年用于忧郁症的医疗费约为600亿美元。

一些常见的忧郁指征：

（1）情绪低落和沮丧，甚至无法忍受多一刻这种感觉，每天早晨及上午最明显。

（2）悲观、失望、愧疚、无助感、无望感、感觉自我无一是处。憎恨自己、责备自己，甚至脑海中不断涌现出想处罚及伤害自己的冲动念头。

（3）哭泣、易怒、烦躁不安、犹豫不决、无法集中心思做事、头脑不清，对平常能引起快乐的事物全变得提不起劲来。

（4）无法一觉安眠到天亮，整天疲累在床、睡眠过多、噩梦连连。

（5）食欲改变，不是降低就是极端怕饿，体重下降，胃肠不适或便秘、头痛、头晕、胸闷、心悸、频冒冷汗、肢体沉重，加上失去性欲或是月经失调。

（6）强迫性地一再想到“死亡”，自杀或活不下去的念头挥之不去。

若以上描述的答案是“是”，项目愈多则忧郁指数愈高，且若症状持续的时间愈长，愈有可能患有忧郁症。

当你的忧郁反复发作时，应该检讨一下你的生活和人生目标，然后听从自己的内心做出调整。不要讳疾忌医，及时、坦率地和心理医生谈论自己的病情。如果被医生确诊为忧郁症，随后就应该在医生指导下进行心理治疗或者开始服用抗忧郁剂。

愉快的心情来自饮食。科学研究证明，心情愉快与大脑分泌某些激素的多少有关，而这些激素的分泌可以通过饮食控制，这样就可以达到使人快乐的目的。经研究发现以下食物有这种作用。

1.鱼油

哈佛大学的研究报告指出，鱼油中的ω-3脂肪酸，与常用的抗忧郁药有类似作用，即阻断神经传导路径，增加血清素的分泌量。这项研究将解开精神病患者在消化脂肪酸的酵素上，是否有生理的先天缺陷。

2.香蕉

香蕉含有一种称为生物碱的物质，生物碱可以振奋精神和提高信心，而且香蕉是色胺素和维生素B_6的超级来源，这些都可以帮助大脑制造血清素。

3.葡萄柚

葡萄柚有强烈的香味，可以净化繁杂思绪，也可以提神，此外，葡萄柚里高量的维生素C，不仅可以维持红细胞的浓度，使身体有抵抗力，而且维生素C也可以抗压。

最重要的是，在制造多巴胺、肾上腺素时，维生素C是重要成分之一。一项有趣的研究发现，吃维生素C，可以平均提高学童智力5分。

4.全麦面包

碳水化合物可以帮助血清素增加，麻省理工学院的渥特曼博士就说：“有些人把面食、点心这类食物当作一种可以吃的抗忧郁剂。”但吃复合性的碳水化合物，如全麦面包、苏打饼干，虽然效果慢一点，更合乎健康原则。

更令人欣喜的是，近来发现微量元素硒能提振情绪，全谷类也富含硒。而且别忘了全麦面包的嚼劲、口感，也是为它得分的因素之一。

5.菠菜

卡通片中大力水手吃了菠菜后会大力无穷，但你可知道吃了菠菜也会心情大好？医学文献一致指出，缺乏叶酸也会导致精神疾病，包括忧郁症及早发性的失智等。

麦克吉尔大学的研究发现，那些被控制无法摄取足够叶酸的人，在5个月后，都出现无法入睡、健忘、焦虑等症状，研究人员推论，缺乏叶酸，会导致脑中的血清素减少，导致忧郁症。

什么是富含叶酸的食物？菠菜最多，几乎所有的绿色蔬菜、水果也都有。

6.樱桃

鲜艳欲滴的樱桃可以让你放松心情。下次你痛经时，可以试试樱桃。美国密西根大学的研究发现，樱桃中有一种叫作花青素的物质，可以降低发炎，科学家们认为，吃20粒樱桃比吃阿司匹林有效。

7.大蒜

大蒜虽然会带来不好的口气，却会带来好心情。德国一项针对大蒜对胆固醇的功效研究，从患者回答的问卷发现，他们吃了大蒜制剂之后，感觉比较不疲倦、不焦虑、不容易发怒，研究人员万万没想到，大蒜竟有这种特别的“副作用”。

8.南瓜

南瓜之所以和好心情有关，是因为它们富含维生素B_6和铁，这两种营养素都能帮助身体所储存的血糖转变成葡萄糖，葡萄糖正是脑部唯一的燃料。

南瓜派也被认为是菜单上“最聪明”的甜点。因为每吃一口南瓜派，就会同时摄取3种类胡萝卜素，这对预防心脏病、抗老化都十分有用。而南瓜既可中式调理，也可吃西式的南瓜汤、南瓜派。

9.低脂牛奶

纽约的西奈山医药中心研究发现，让有经前期紧张综合征的妇女，吃了1000毫克的钙片3个月之后，3/4的人都比较不紧张、暴躁或焦虑。

日常生活中，钙的最佳来源是牛奶、乳酪和酸乳酪。幸运的是，低脂或脱脂的牛奶拥有最多的钙。

10.鸡肉

英国心理学家班顿和库克给受试者吃了100微克的硒之后，受试者普遍反应精神状况很好、更为协调，美国农业部也发表过类似的报告。硒的丰富来源有鸡肉、海鲜、全谷类等。

除了饮食，我们也可经常安排聚会来调节不良情绪，一周至少3天与朋友共餐。学唱歌或上舞蹈课。亲近大自然，尽量外出，不要待在家里。森林浴、海边漫步、爬山或踏青，都能使你放松心情。与陌生人对话，多去热闹的地方，在闹市中感受人潮的涌动。

第三章
木生火，相应肝——肝主疏泄

肝为“将军之官”，藏血疏泄都靠它

肝脏相当于一个国家的将军，将军主管军队，是力量的象征。清代医学家周学海在《读医随笔》中说：医者善于调肝，乃善治百病。由此，我们可以看出肝对人体健康具有统领全局的重要意义。

肝脏的生理特征和功能归纳起来主要有以下三方面：

一、肝主疏泄

疏泄，即传输、疏通、发泄。肝脏属木，主生发。它把人体内部的气机生发、疏泄出来，使气息畅通无阻。气机如果得不到疏泄，就是“气闭”，气闭就会引起很多的病理变化。如出现水肿、淤血、女子闭经等。肝就是起到疏泄气机的功能。如果肝气郁结，就要疏肝理气。此外，肝还有疏泄情志的功能。人都有七情六欲、七情五志，也就是喜、怒、哀、乐这些情绪。这些情志的抒发也靠肝脏。肝还疏泄“水谷精微”，就是人们吃进去的食物变成营养物质，肝把它们传输到全身。

二、肝藏血

肝脏有贮藏、调节全身血量的作用。当人体活动的时候，机体的血流量增加，肝脏就排出贮藏的血液，以供机体活动的需要；当人体在休息和睡眠时，机体需要血液量减少，多余的血液则贮藏于肝脏。故《黄帝内经》有“人卧血归于肝”之说。肝藏血还表现在调整月经方面，血液除了供应机体营养的需要外，其余部分，在女子则下注血海成为月经，因此女子月经正常与否，与肝藏血、司血海的功能密切相关，肝有血海之称，妇科有“女子以肝为先天”之说。若肝血不足，血液不溶筋则肢体麻木；血虚生风则头摇震颤；若藏血障碍，还可出现衄血、呕血、月经量过多等症。

三、肝主筋膜

筋膜，就是人体上的韧带、肌腱、筋膜和关节。筋性坚韧刚劲，对骨节肌肉等运动器官有约束和保护作用。筋膜正常的屈伸运动，需要肝血的濡养。肝血充足则筋力劲强，使肢体的筋和筋膜得到充分的濡养，肢体关节才能运动灵活，强健有力；肝血虚衰亏损，不能供给筋和筋膜以充足的营养，那么筋的活动能力就会减退，筋力疲惫，屈伸困难。肝体阴而用阳，所以筋的功能与肝阴肝血的关系尤为密切。年老体衰的人，动作迟钝、运动失灵，就是因为肝血衰少，筋膜失其所养。许多筋的病变都与肝的功能有关。如肝血不足，血不养筋，或者热邪炽盛烧伤了肝的阴血，就会引起肝风内动，发生肢体麻木、屈伸不利、筋脉拘急，严重者会出现四肢搐搦、牙关紧闭、手足震颤、角弓反张等症状。

正是由于肝脏具有如此重要的作用，因此一旦出现问题，便严重影响人体其他器官的健康。我们发现，人体的许多常见疾病都与肝脏的功能失常有关：

“肝开窍于目”。肝的精气充足，就会眼睛明亮，黑白清晰，炯炯有神，七八十岁目不眩花。如果肝火上炎，可见双目肿赤；肝虚，则双目干涩、视物不清，重则患青光眼、白内障、视网膜脱落等症。

“肝主筋，其华在爪”。肝的精气充足，方能养筋，筋壮，肢体灵活自如，指甲丰满、光洁、透明，呈粉色；肝虚，筋气不舒，活动迟钝，指甲脆弱，凹陷，不透明，缺少血色。

“肝气条达，心平气和”。肝气条达顺畅，人的精力旺盛，心平气和，与人交往亲和友善。如果肝淤气滞，则会易生怒火，目光凶灼，脸呈绛色，体内臭气鼓胀，不愿听人讲话。

“肝阴足，血气旺”。肝阴，包括血液和全身筋与肌肉运动时所需要的润滑液。肝阴足，身体轻松，内心自信，不温不火；肝阴虚，则会头晕眼花，迎风流泪，腰膝酸软，筋张弛不利，失眠多梦，惊恐不安，烦躁、委屈爱哭，在女性则会表现为过早闭经或经血不止。

肝脏统领健康全局，肝脏出了问题其他器官就会跟着“倒霉”，所以我们必须加强对肝脏的护养。养护好肝脏最重要的就是饮食调养多吃些韭菜等温补阳气的食物。韭菜又叫阳草，含有丰富的营养物质，春天常食韭菜，可增强人体脾、胃之气。此外，葱、蒜也是益肝养阳的佳品。大枣性平味甘，养肝健脾，还可适当吃些荞麦、荠菜、菠菜、芹菜、莴苣、茄子、马蹄、黄瓜、蘑菇等，这些食物均性凉味甘，可润肝明目。适时服用银耳之类的滋补品，能润肺生津、益阴柔肝。常饮菊花茶，可以平肝火、祛肝热。少吃酸味、多吃甘味的食物以滋养肝脾两脏，对防病保健大有裨益。

除此之外，还有一个绝妙的方法就是每天按揉两侧太冲、鱼际和太溪三个穴位，每穴3分钟。具体步骤是：早晨起床后先按揉肝经上的太冲穴，肺经上的鱼际穴和肾经上的太溪穴3分钟；晚上临睡前用热水泡脚，然后依次按揉鱼际、太冲和太溪穴，每次每穴3分钟，再加按肺经上的尺泽穴。

养好肝还要注意时辰养生法。凌晨1~3时是肝经值班的时间，这个时段是肝脏修复的最佳时间，我们的思维和行动都要靠肝血的支持，废旧的血液需要淘汰，新鲜血液需要产生，这种代谢通常在肝脏气血最旺的丑时完成，而且这个时候人体的阴气下降，阳气上升，所以我们一定要配合肝经的工作，好好地休息，让自己进入深度睡眠的状态，只有这样才能够使肝气畅通，让人体气机生发起来。另外，虚火旺盛的人在这个时候熟睡，还能够起到降虚火的作用。

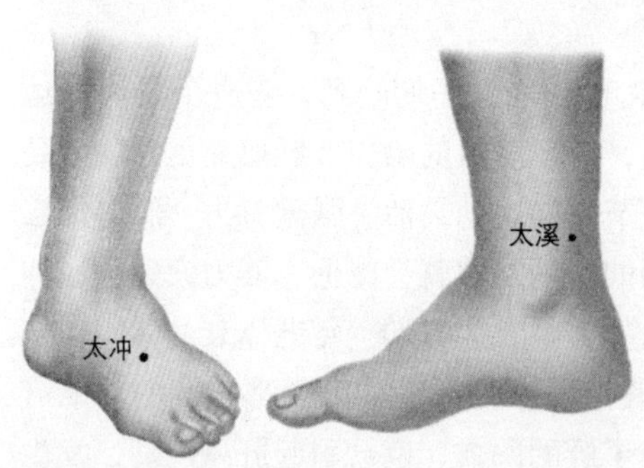

太冲穴、太溪穴

在十二生肖中，丑对应的是牛，牛是一种很有力量、很有韧性的动物，我们开玩笑时就经常说一个人“很牛气”，但牛也很温和谦虚，这就是丑时的特征。这个时段体内的阳气比子时更加壮大，但并不会一味地生发上去，此时当令的肝经有主藏血的功能，能起到收敛的作用。这也是中国文化的精妙所在，所谓一物降一物，有生发就要有收敛，有生长就要有收藏，不会出现过犹不及的情况。同样的道理，人在丑时也一定要休息好，最好处于熟睡状态，这样才能好好养肝血。

虽然睡觉养肝是再简单不过的事，但是对于很多经常应酬的人来说，这个时候可能正在兴头上，一笔生意就要谈成了，精神正处于很兴奋的状态，根本不可能睡觉，这就使得肝脏不得不继续输出能量来支持人的思维和行动，导致新陈代谢无法完成，这是非常伤肝的。所以丑时不睡觉的人通常面色黄灰，神情倦怠并且急躁。现在有很多得乙肝、脂肪肝的人，就是因为在丑时不注意养肝造成的。

因此，无论如何，我们一定要在丑时进入深度睡眠，否则就会影响肝净化血的功能。

中医解释的肝胆相照总有时

“肝胆相照”这一成语，比喻以真心相见。其实这在中医里也很有讲究，《黄帝内经》中说：“肝者，将军之官，谋虑出焉。胆者，中正之官，决断出焉。”足厥阴肝经在里，负责谋虑；足少阳胆经在表，负责决断。只有肝经和胆经相表里，肝胆相照，一个人的健康才有保证。打个比方，一个民族要想兴旺发达，也需要“肝”（谋略之才）和“胆”（决断之才）相表里，肝胆相照。历史上“房谋杜断”的故事就证明了这一点，房玄龄好比是大唐的肝，他善谋略，精于管理日常政务；杜如晦好比是大唐的胆，他临危有方，善于决断。正是房、杜二人的肝胆相照，才成就了“贞观之治”。

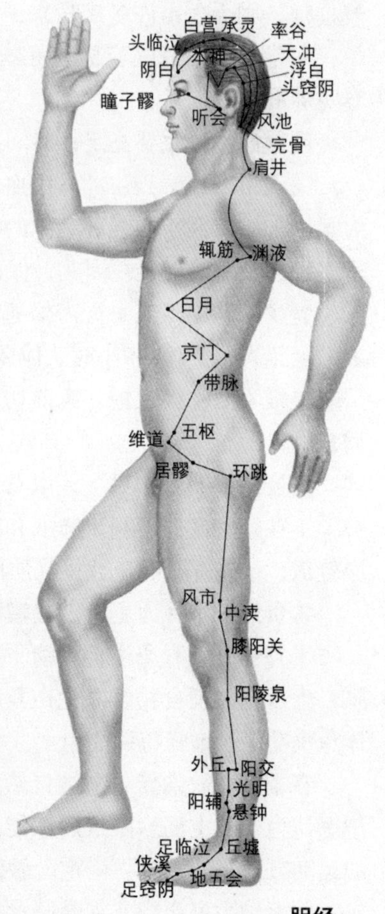

胆经

虽然负责谋略和决断的是心，但心是“君主之官”，负责全局，具体的工作则交给肝和胆。肝和胆的谋虑和决断又不同于心。中医的心包括心和脑，心和脑的谋虑和决断主要在思维和意识之中，它是理性的；而肝与胆的谋虑和决断主要在潜意识中，它是感性的，是本能的。一个人胆小就是胆小，你很难让他通过理性思考变得胆大起来。但如果你让他的肝和胆发生一点变化，他的胆子就会本能地大起来。

常言道“酒壮人胆”，酒精进入人体之后，首先影响的是肝，肝与胆相表里，肝又影响到胆，肝与胆发生了变化，人的谋虑和决断自然会发生变化。

改变肝胆会影响人的谋虑和决断；反之，人的谋虑和决断也会对肝和胆造成影响。一个人长期谋虑不决，就会使肝胆受损，这也成为某些疾病的诱因。

胆经，是排解忧虑的先锋官。人们越来越意识到足少阳胆经的伟大功用，敲胆经几乎成了“万金油”。足少阳胆经从人的外眼角开始，沿着头部两侧，顺着人体的侧面向下，到达脚的第四、五趾，几乎贯穿全身。每天敲胆经300下，胆经顺畅了，人所有的忧虑、恐惧、犹豫不决等都随着胆经的通畅排解出去了，该谋虑时谋虑，该决断时决断，那么，我们的肝胆必定会日益强壮而没有无谓的损耗，身心也会健康快乐。

另外，胆经上有很多特效穴位：阳陵泉治两肋疼痛，光明穴可治老花眼，悬钟治落枕，风市可治各种皮肤痒疹。胆经上的穴位都气感明显而强烈，如能善加利用，都有极好的效果。

养肝三要：心情好，睡眠好，饮食好

春季人体新陈代谢与肝脏关系极大，春季养生宜顺应阳气生发的特点，以养肝为第一要务。中医认为，春季肝气旺盛而生发，但是如果肝气生发太过或是肝气郁结，都容易损伤肝脏，到夏季就会发生寒性病变。

心情好：慎激动，少争执，莫惊乱

中医认为，肝属木，与春季生发之阳气相应；如果不学会自我调控和驾驭情绪，肝气抑郁，则会生出许多疾病来，肝主惊，惊则气乱。春季养肝要减少与他人不愉快的纷争，尽量避免七情过于激动而影响情绪。要培养乐观开朗的性格，多培养兴趣爱好，对春季养肝颇有裨益。

睡眠好：睡眠要充足，时间要规律，环境要安静

《黄帝内经》云：“人卧血归于肝。”现代医学研究证实睡眠时进入肝脏的血流量大量增加，有利于增强肝细胞的功能，提高解毒能力，并加快营养物质的代谢，抵御春季多种传染病的侵袭。因此，保证充足的睡眠和提高睡眠质量有助于春季养肝。

青少年和中年人每天需保证8小时的睡眠，60岁以上老年人应在7小时左右，80岁以上的老年人则要睡8~9小时。体弱多病者可适当增加睡眠时间。

晚饭不要吃得过饱，睡前切勿饮浓茶及咖啡，睡前应用热水洗脚，以帮助提高睡眠质量。

睡姿讲究“卧如弓”，以右侧卧位为宜。保证安静的睡眠环境，卧室内空气保持新鲜，不在卧室摆放不利于睡眠和夜间耗氧量大的花草，温度、湿度适宜，床铺、被褥干净舒适，这些都有利于获得优质的睡眠。

饮食好：平补为主，少酸增甘，少油腻，忌生冷

平补养肝，春季滋补以清平为主，适当多吃些温补阳气的食物，少酸增甜，忌吃油腻、生冷、黏硬食物，以免伤及肝脾。注意摄取足够的维生素和微量元素，从而提高人体免疫功能，增强抗病能力。

春季是吐故纳新，采纳自然阳气养肝的好时机，而适当运动则是最好的方法之一。中医认为，肝主筋，坚持锻炼能舒筋活络，有益肝脏。可根据自身体质状况，选择适宜的运动方式，如散步、慢跑、做体操、打太极拳、舞剑、打球、郊游和爬山等。

下面给大家介绍几款养肝食谱：

1.胡萝卜粥

材料：胡萝卜5根，粳米125克。

做法：将胡萝卜洗净后切丝，与淘洗干净的粳米同入锅中，加清水适量，用大火烧开后再用小火熬煮30分钟左右，直至煮成稀粥。

功效：养肝明目，补脾健胃。

2.枸杞子红枣羊肝汤

材料：羊肝100克，枸杞子子30克，红枣10枚，桂圆肉15克，姜片、精盐各适量。

做法：将枸杞子子、红枣、桂圆肉去杂，洗净。羊肝洗净，切成片。瓦煲内加清水适量，先用大火煲至水滚后，放入枸杞子、红枣、桂圆肉和姜片，改用中火继续煲30分钟，再加入羊肝片继续煲至熟透，加入精盐调味即成。

功效：补肝明目，养颜强身。

3.栗子炖猪肉

材料：栗子肉250克，猪瘦肉500克，精盐、料酒、味精、白糖、葱段、生姜片各适量。

做法：先将栗子去壳取肉，洗净备用。猪肉洗净切成块，放入砂锅内，加清水适量，先用武火烧开；加入料酒、葱段、生姜片，再用文火炖煮30分钟，加入栗子肉、精盐，继续炖煮1小时左右。注意添加开水，以防止烧干，待猪肉和栗子肉烂后加味精调味即成。

功效：鲜香味美，益气养肝，补肾益肺。

4.黄豆排骨汤

材料：黄豆500克，猪排骨1000克，精盐、料酒、葱白、植物油各适量。

做法：先将黄豆洗净，用水浸泡1小时，沥干备用，猪排骨洗净切成小块。炒锅上火，放油烧热，先放入葱白，再倒入排骨，翻炒5分钟后加料酒和精盐，焖烧8分钟，至出香味时盛入大砂锅内，再加入黄豆和清水适量，水以浸没为度，先用武火烧开，加入料酒，然后改用文火慢炖3小时，至黄豆排骨均已酥烂，离火即成。

功效：酥烂适口，补益肝肾，养血壮骨，利水消肿。

5.佛手菊花饮

材料：佛手10克，菊花10克，白糖适量。

做法：水煮佛手、菊花，去渣取汁。

功效：疏肝清热。

6.香菇煲瘦肉

材料：香菇20克，猪瘦肉100克，调料适量。

做法：香菇洗净，用温水泡发，去菇蒂，放入砂锅内，加水适量，用文火熬汤，至香菇熟烂，再加瘦肉，肉熟调味即成。

功效：补肝肾，健脾胃。

五味五色入五脏：肝喜绿，耐酸

我们来看看五色五味食物是如何养护我们的将军之官的。

酸味食物有促进消化和保护肝脏的作用，常吃不仅可杀灭胃肠道内的病菌，还有防感冒、降血压和软化血管的功效。以酸味为主的番茄、山楂、橙子等食物均富含维生素C，可防癌抗衰老，防止动脉硬化，也具有美容增白的作用。

养肝美食

1.橙子草莓果汁

材料：橙子一个，草莓250克，蜂蜜、葡萄适量。

做法：橙子切成两半榨汁，取汁液备用。草莓洗净后去蒂，然后与橙子汁一起放入果汁机里榨汁，最后放入蜂蜜、葡萄搅拌均匀即可。

功效：增强抵抗力，提神养颜。

五色食物中肝喜欢绿色，肝的颜色是青色，属春天。青色食品多补肝。在春天应适当多吃青笋、青菜、青豆、菠菜等青色食品。

2.香油拌菠菜

材料：菠菜、香油适量。

做法：将新鲜菠菜洗净，放入煮沸的水内，焯2分钟，捞出，控干水后，放入凉开水中浸2分钟，捞出后，用手挤去水，切段，加入香油，拌匀即可食用。

功效：防治妇女面部蝴蝶斑。

除了在食物选择上脏腑各有喜好外，在一些日常锻炼中各个脏腑器官也会有自己的选择。六字诀也是锻炼脏腑的好方法。首先做好预备功：头顶如悬，双目凝神，舌抵上腭，沉肩垂肘，含胸拔背，松腰坐胯，双膝微屈，双脚分开，周身放松，大脑入静，顺其自然，切忌用力。

保肝润肺还是离不开中草药膳

中医认为，肝为五脏之一，位于胁下，主藏血和主疏泄。肝主升主动，体阴而用阳。肝与形体志窍的关系表现在：肝藏魂，主谋虑，肝在体合筋，其华在爪，在志为怒，在液为泪，开窍于目。《黄帝内经·素问》中说："肝者，罢极之本，魂之居也。其华在爪，其充在筋，以生血气。"肝与胆互为表里。肝在五行属木，通于春气。

肺居胸腔，在诸脏腑中，其位最高，故称"华盖"。肺叶娇嫩，不耐寒热，易被邪侵，故又称"娇藏"。肺与大肠相为表里。肺主气、司呼吸，肺主宣发和肃降，肺主通调水道。肺开窍于鼻，鼻是肺之门户，如肺气调和，则鼻窍通畅。

下面，我们就为大家推荐几款保肝润肺的药膳：

1.沙参心肺汤

材料：沙参15克，玉竹15克，猪心、猪肺各一个，葱、食盐适量。

做法：将沙参、玉竹洗净后用纱布袋装好，扎上袋口备用。

将猪心、肺用水冲洗干净，挤尽血水与药袋一起放入砂锅内，再将洗净的葱段放入锅内，加入适量水，置武火上煮沸捞去浮沫，改文火炖至肉烂，加适量食盐即成。

用法：每月两次，佐餐，食肉喝汤。

功效：此汤可养阴润肺。用于气阴不足的咳嗽、肺结核，口干舌燥，便秘等。

2.元宫荔枝膏

材料：乌梅取肉（半斤），桂圆10两（去皮，锉），砂糖2斤6两，麝香半钱

（研），生姜汁5两，熟蜜1斤4两。

做法：用水1.5升，熬至一半，滤去滓，下砂糖、生姜汁，再熬去滓，澄定少时，入麝香搅匀，澄清如常，任意服。

用法：每日1~3服，每服酌量。

功效：润肺，生津止渴，去烦。

3.宫廷玉银蛋膜

材料：玉竹、银耳、红枣、蛋白各适量。

做法：取玉竹三钱，红枣、银耳各适量微洗，浸泡于水中数时。再以慢火炖煮至汤汁浓稠即可。加上适量冰糖即为食羹，冰过将更美味。取适量羹汁待冷，再加少许蛋白拌匀，抹面部可美容。

用法：每日适量食用。

功效：玉竹、红枣与银耳三者具有养阴润燥、滋润养颜等作用。经常食用本羹可滋养肺阴、外布津液、提升免疫、养容悦色。

4.宫廷冰糖银耳羹

材料：银耳6钱，樱桃脯4钱，冰糖适量。

做法：将银耳用温水浸泡，待银耳发开后取出，去掉耳根，洗净放入碗中，上笼蒸片刻取出。

将汤锅洗净，置微火上，加清水放入冰糖，溶化后，放入樱桃脯，再移置旺火上烧沸，起锅倒入银耳碗内即成。

用法：每日早晚各1碗，可多食。

功效：银耳具有强精补肾、滋肠益胃、补气和血、强心壮志、补脑提神、美容嫩肤、延年益寿之功。樱桃味甘、酸，性温，有滋养肝肾、益脾养胃、美颜之功效。

5.西施舌

材料：净西施舌（即蛤蜊）1斤，净冬笋、芥菜叶柄、水发香菇、葱白、白酱油、白糖、绍酒、湿淀粉、鸡汤、芝麻油、熟猪油各适量。

做法：将西施舌破开洗净。芥菜叶柄洗净，切成菱角形片。每个香菇切成3片。冬笋切成薄片。葱白切马蹄片。将白酱油、绍酒、鸡汤、湿淀粉拌匀，调成卤汁。

将西施舌肉放入六成热的湿水锅中氽一下，捞起沥干，炒锅在旺火上舀入熟猪油烧热，放入冬笋片、葱片、芥菜片，颠炒几下，装进盘中垫底。

炒锅放在中火上，下熟猪油烧热，倒入卤汁烧黏，放进氽好的西施舌肉，颠炒几下，迅速起锅装在冬笋等料上，淋上芝麻油少许即成。

用法：每日适量食用。

功效：汤汁醇厚，品质爽滑，营养丰富，可润肺、化痰、益精、滋阴明目。

春季阳气萌，养肝要先行

公司同事大李，最近一段时间不知道怎么回事，春天万象更新的勃勃生机似乎一点儿也没影响到他，一上班就想跟别人吵架，心里老像憋着一团火，搞得大家都避而远之。周末去父母家也是脸色沉郁，被当中医的老爸一问，才知道他最近在公司负责了一个大项目，一个多月来每天都要加班到11点，单位离家又远，每天睡眠不足5个小时。老爸一听就明白了，他这是长期睡眠不足，肝失所养，加上春天又是四季中肝火最旺的时候，就导致了肝气不疏、肝郁气滞，老是想发火。

像大李这种状况可能是肝出了问题，春季应该多吃养肝温补阳气的食物。李时珍在《本草纲目》中引《风土记》主张“以葱、蒜、韭、蓼、蒿、芥等辛嫩之菜，杂和而食”。除了蓼、蒿等野菜现已较少食用外，葱、蒜、韭可谓是养阳的佳蔬良药。

吃甜少酸

春季肝气旺，会影响到脾，容易出现脾胃虚弱病症。多吃些甜食，能加强脾的功能。如果摄入过多的酸味食物，会使肝功能偏亢。可适当食用大枣、红糖、胡萝卜、洋葱、芹菜和韭菜等。

多吃新鲜蔬菜

冬季普遍摄入维生素和微量元素不足，会引发口腔炎、口角炎、舌炎、夜盲症和某些皮肤病等。因此进入春季要多吃新鲜蔬菜，如菠菜、荠菜、芹菜和油菜等。注意水果不能代替蔬菜。

补充热量抗春寒

春寒料峭，人体要消耗一定的能量来维持体温，所以早春时节饮食应以高热量、高蛋白的食物为主。除了谷类外，应选用黄豆、芝麻、花生、核桃和杏仁等食物，鸡蛋、鱼、虾、兔肉和豆制品等食物能增强人体耐寒力。

抗病毒食物防感染

春季，细菌、病毒开始繁殖，应选择有抗病毒功效的食物。油菜、辣椒、小白菜、菠菜、胡萝卜、南瓜、豆类、蛋黄和水果等可提高人体免疫力。

肝在中医五行当中属木，它的功能就像树木生长时的情形，春天草木萌发，焕发生机，正是肝气最足、肝火最旺的时候。这时候人最容易生气发火。如果再不注意休息，就成了大李那种情况，严重影响了自己的健康。另外，肝胆是相表里的，肝脏的火气要借助胆经的通道才能往外发，所以很多人会莫名其妙地感到嘴苦、肩膀酸痛、偏头痛、乳房及两肋胀痛、臀部及大腿外侧疼痛。这时你按摩一下肝经上的太冲穴，就可以达到止痛的效果。

此外，春天阳气萌生，肝火旺盛，人体的阳气开始不断地往外宣发，皮肤毛孔也舒展开，这时便很容易感染风寒，因此很多人都会染上咳嗽病，尤其是夜里咳嗽不止。这是因为肺属金，正好可抑制肝火（肝属木）的宣发（金克木），但春天是木旺之时，肝气最强大，任谁也抑制不了，于是就出现了“木火刑金”的情形。此时肺脏外有风寒束表，宣发功能受阻，内有肝火相逼，火气难发，于是只有借咳嗽来排解内火和外寒。所以春天千万不要少穿，以免着凉，导致久咳不止。老百姓常说要“春捂秋冻”就是这个原因。

春天时，还容易有其他症状产生。有人经常会腿抽筋，有人经常会腹泻，有人经常困倦，这又是一种情形，就是“肝旺脾虚”。五行中肝属木，脾属土，二者是相克的关系。肝气过旺，气血过多地流注于肝经，脾经就会相对显得虚弱，脾主血，负责运送血液灌溉到周身，脾虚必生血不足，运血无力，造成以上诸般症状。这时可以服用红枣、山药薏米粥以健脾养血，脾血一足，肝脾之间就平和无偏了，这些症状也就能得到缓解。

柴胡疏肝解郁效果好

《红楼梦》第八十三回：“省宫闱贾元妃染恙，闹闺阃薛宝钗吞声”中写到一贯娇弱的黛玉又病了，王太医给黛玉诊过脉后说道：“六脉皆弦，因平日郁结所致。”又说：“这病时常应得头晕，减饮食，多梦，每到五更，必醒个几次。即日间听见不干自己的事，也必要动气，且多疑多惧。不知者疑为性情乖诞，其实因肝阴亏损，心气衰耗，都是这个病在那里作怪。不知是否？”紫鹃点点头，向贾琏道：“说的很是。”……王太医吃了茶，因提笔先写道：……姑拟黑逍遥以开其先，复用归肺固金以继其后。不揣固陋，俟高明裁服。又将七味药与引子写了。贾琏拿来看时，问道：“血势上冲，柴胡使得么？”王大夫笑道：“二爷但知柴胡是升提之品，为吐衄所忌。岂知用鳖血拌炒，非柴胡不足宣少阳甲胆之气。以鳖血制之，使其不致升提，且能培养肝阴，制遏邪火。所以，《内经》说：‘通因通用，塞因塞用。’柴胡用鳖血拌炒，正是‘假周勃以安刘’的法子。”

王太医方中的柴胡，又名北柴胡、南柴胡、软柴胡、醋柴胡，是伞形科植物北柴胡和狭叶柴胡的根。始载于《神农本草经》，被列为上品。历代本草对柴胡的植物形态多有记述。如《本草图经》记载：“（柴胡）今关、陕、江湖间，近道皆有之，以银州者为胜。二月生苗，甚香，茎青紫，叶似竹叶稍紫……七月开黄花……根赤色，似前胡而强。芦头有赤毛如鼠尾，独窠长者好。二月八月采根。”

其中，北柴胡又名硬柴胡，药材质较坚韧，不易折断，断面为木质纤维性，主要产于辽宁、甘肃、河北、河南等省。狭叶柴胡的根又名南柴胡、软柴胡、香柴胡，药材质脆，易折断，断面平坦，气微香，主要产于湖北、江苏、四川等省。炮制时需切短节，生用、酒炒或醋炒。

关于“柴胡”名称的由来，还有个民间传说。从前，一地主家有两个长工，一姓柴，一姓胡。有一天，姓胡的病了，发热后又发冷。地主把姓胡的赶出家，姓柴的一气之下也出走了。他扶了姓胡的逃荒，到了一山中，姓胡的躺在地上走不动了。姓柴的去找吃的。姓胡的肚子饿了，无意中拔了身边的一种叶似竹叶子的草的根入口咀嚼，不久感到身体轻松些了。待姓柴的回来，他便以实相告。姓柴的认为此草肯定有治病效能，于是又拔了一些让胡食之，胡居然好了。他们二人便用此草为人治病，并给此草起名“柴胡”。

中医认为，柴胡性凉、味苦，微寒，归肝、胆二经，具有和解退热、疏肝解郁、升举阳气的作用，常用以治疗肝经郁火、内伤胁痛、疟疾、寒热往来、口苦目眩、月经不调、子宫脱垂、脱肛等症。《本草纲目》记载其“治阳气下陷，平肝胆三焦包络相火”。《神农本草经》则说其“去肠胃结气，饮食积聚，寒热邪气，推陈致新”。黛玉平日肝气郁结，脾胃不健，故用黑逍遥，用鳖制柴胡，养肝阴，疏肝郁，抑制柴胡升提之性，可谓用药精当。

值得一提的是，柴胡对肝炎有特殊疗效。目前，中医治疗传染性肝炎的肝气郁滞型，就是用的柴胡疏肝散，其中主药就是柴胡。

另外，柴胡还组成许多复方，如小柴胡汤为和解少阳之要药；逍遥散能治疗肝气郁结所致的胸胁胀痛、头晕目眩、耳鸣及月经不调；补中益气汤的主药有柴胡、天麻、党参、黄芪等，能治疗气虚下陷所致的气短、倦怠、脱肛等症；柴胡疏肝散还能治疗乳腺小叶增生症。

但肝阳上亢、肝风内动、阴虚火旺及气机上逆者忌用或慎用。

下面这款柴胡粥大家可尝试一下，以疏肝解郁：

材料：柴胡10克，大米100克，白糖适量。

做法：将柴胡择净，放入锅中，加清水适量，水煎取汁，加大米煮粥，待熟时调入白糖，再煮一二沸即成，每日1~2剂，连续3~5天。

功效：和解退热，疏肝解郁，升举阳气。适用于外感发热、少阳寒热往来、肝郁气滞所致的胸胁乳房胀痛、月经不调、痛经、脏器下垂等。

当然，除了在饮食上调整肝气外，还可以运用我们自身的大药——经络。太冲穴是肝经上最重要的穴位，是治疗各类肝病的特效穴位。太冲穴能够降血压、平肝清热、清利头目，和菊花的功效非常相似，而且对女性的月经不调也很有效。所以刺激它可以疏肝解郁，还可以使偏旺的肝火下降。

太冲穴很好找，在足背上第一、二脚趾缝向上找，大约有两指宽的地方，在两个骨头之间，按下去有很强的酸胀或胀疼感。刺激太冲穴的最佳时间是春季，因为在五行中，肝属木，而木与春季对应，春季是万物生发的季节，肝木之气上升，这个时候多揉两侧太冲，泻肝火，可以有效预防脑血管疾病。当然，在夏、秋、冬三季按揉太冲穴也有不错的效果。

具体操作方法：21~23时是肝经经气运行最旺的时辰，每天这个时候先用热水泡脚，然后按揉两侧太冲，每穴5分钟，以出现酸胀或者胀疼为度。按揉时右脚顺时针旋转，左脚逆时针旋转。坚持一段时间，肝气郁结的症状就会慢慢消失。

大蒜是保护肝脏的上佳选择

说起大蒜，有人爱，有人恨。很多人，尤其是小孩子是非常讨厌大蒜的，吃过蒜后人的口腔内会有一股强烈刺鼻的味道，很多人说是“臭味”。这并不能成为我们拒绝大蒜的理由，相反，大蒜有很好的保健作用，尤其是对肝脏有很好的保护作用。

大蒜能诱导肝细胞脱毒酶的活性，可以阻断亚硝胺致癌物质的合成，从而预防癌症的发生。同时大蒜中的锗和硒等元素还有良好的抑制癌瘤或抗癌作用；大蒜有效成分具有明显的降血脂及预防冠心病和动脉硬化的作用，并可防止血栓的形成。

紫皮大蒜挥发油中所含的大蒜辣素等具有明显的抗炎灭菌作用，尤其对上呼吸道和消化道感染、霉菌性角膜炎、隐孢子菌感染有显著的功效。另据研究表明，大蒜中含有一种叫硫化丙烯的辣素，其杀菌能力可达到青霉素的1/10，对病原菌和寄生虫都有良好的杀灭作用，可以起到预防流感、防止伤口感染、治疗感染性疾病和驱虫的功效。

从大蒜的诸多功效可以看出，长期食用大蒜对身体的保健有很多益处。所以，民间才会有“四季不离蒜，不用去医院”的说法。当然大蒜也不是没有坏处，《本草纲目》

里记载：大蒜味辛性温，“辛能散气，热能助火，伤肺、损目、昏神、伐性”。《本草经疏》告诫人们：“凡脾胃有热，肝肾有火，气虚血虚之人，切勿沾唇。”

总之，大蒜对人体健康的利远远大于害。春天吃蒜祛风寒，夏季食蒜解暑气，秋天吃蒜避时疫，冬天食蒜可以暖胃肠，长期坚持食蒜就会增强人体免疫力，减少生病机会，自然就可以少去医院了。

养肝气另外的方法就是按摩肝经，但是我们又不可能在凌晨1点到3点的时候起来按摩肝经，怎么办呢？我们可以在晚上19点到21点的时候按摩心包经，因为心包经和肝经属于同名经，所以在19点到21点时按摩心包经也能起到刺激肝经的作用。

每天一杯三七花，保肝护肝全靠它

三七花具有保肝明目，降血压，降血脂，生津止渴，提神补气之功效。食用方法简便，可用开水泡饮，或同茶共同泡饮，每次4~6朵；每天一杯三七花，不仅保肝，而且可治疗多种疾病。

1.高血压病：将三七花、槐花、菊花各10克混匀，分3~5次放入瓷杯中，用沸水冲泡，温浸片刻，代茶饮用。

2.急性咽喉炎：将三七花3克与青果5克，盛入瓷杯中，冲入沸水泡至微冷时，可代茶饮；每日按此比例泡3次饮用。

3.清热、平肝、降压：将三七花10克揉碎，用开水冲泡，代茶饮。

4.眩晕：将三七花10克与鸡蛋2个同煮至熟，捞出蛋敲碎壳，再次放入煮至30分钟，食蛋饮汤，可分两次食饮。

5.耳鸣：将三七花5~10克与酒50克混匀，入锅中放水煮沸，待冷食用；连服1周为1个疗程。

三七花不仅可代茶饮，而且还能做成美味的食物：

1.三七花茄汁香蕉

材料：香蕉500克，干三七花末5克，番茄汁150克，全蛋淀粉、白糖、油、精盐、苏打粉、湿淀粉各适量。

做法：香蕉去皮，切成裹刀块，加全蛋淀粉、苏打粉、精盐蘸裹均匀；干三七花末泡软备用。净锅加油，烧至六成热时，投入粘裹均匀的香蕉块，炸至外皮酥脆、色泽呈金黄时捞起，滗去余油。锅内留底油，下入番茄酱、白糖、泡软的三七花末翻炒，待白糖熔化后，用湿淀粉勾芡，然后投入炸好的香蕉块，推匀起锅即可。

功效：清热平肝，消炎降压，润肺止咳，开胃滑肠。

2.三七花煮鹅肝汤

材料：三七花10克，鹅肝150克，绿菜心50克，姜葱汁30克，湿淀粉25克，高汤、香油、鸡精、胡椒粉、精盐各适量。

做法：鹅肝切成片，加精盐、胡椒粉、湿淀粉拌匀入味；绿菜心洗净备用。汤烧沸，下姜葱汁、精盐、三七花、鹅肝片，至鹅肝片断生时，下绿菜心、鸡精推匀，起锅盛入汤碗内，淋香油即可。

功效：补肝平肝、清热明目、降压降脂。

日食荔枝三五颗，补脾益肝效果佳

荔枝因为四大美人之一的杨贵妃的喜爱而声名煊赫。也许大家应该想想，杨贵妃吃荔枝，究竟是喜爱它清甜的味道，还是压根儿就把它当作美容必需品而食用的呢？从中医的理论上看，荔枝确实具有让面部皮肤红润、头发乌黑的效果。

荔枝，从它的产地来说，得离火之气较多，所以能补益人体内的离火。

《本草纲目》记载，它能“补脾益肝、生津止渴、益心养血、理气止痛”。主治烦渴、顽固性呃逆、胃寒疼痛、肿瘤、疮疡、恶肿、牙痛、崩漏、贫血、外伤出血等病症。还能明显改善失眠、健忘、慢性疲劳等症状。更能增强人体免疫力，降血糖，有糖尿病的朋友可以多吃。

老年人五更泻或有口臭者吃3~5天的荔枝粥就可以得到改善。做法：干荔枝5~7枚去壳，粳米或糯米50克同入锅，加适量水煮成稀粥，晚餐食用，具有温阳益气、生津养血的功效。

普通人每次食用荔枝不要过量，少吃一点儿，觉得身体舒服就好。

荔枝很甜，但仍有人吃后会出现血糖低的症状，所以，高血糖的患者不要对甜食过于紧张，像荔枝这样的美味水果，偶尔吃些，对身体是没有伤害的。

荔枝除了生吃之外，还有很多风味的吃法，如把荔枝做成美味的菜肴：

1.百合荔枝

材料：鲜荔枝400克，红百合花、白百合花各一朵，冰糖。

做法：荔枝去皮，红、白色百合花用清水洗净。将白色百合花和去皮荔枝投入冰糖同烧至汁浓。再下人红百合花即可。

功效：百合性微寒、味甘，与荔枝一起烹制具有养颜、安神、润肺、止咳的功效。

2.荔枝红枣汤

主料：荔枝干7只，红枣7只，红糖适量。

做法：将荔枝去壳，与红枣一起放入小锅内，加水上火，焖煮成汤，再加红糖稍煮即成，饮汤食果。

功效：荔枝有补脾益肝、悦色、生血养心的功效；红枣有安中益气作用。二者同煮成汤，相辅相成，每日食1次，连食数日，有补血作用。

玉米是清湿热、理肝胆的宝石

玉米原产于南美洲，明代时传入我国，而后大面积种植，如今已经成为人们餐桌上非常熟悉的食物了，看见它，就像看见久违的朋友一样亲切。

中医认为，玉米味甘性平，具有调中开胃、益肺宁心、清湿热、利肝胆、延缓衰老等功能。玉米须对肾病、糖尿病有很好的治疗效果。

新鲜玉米的前端，总是垂着一绺长长的须，通常被称作玉米须。玉米须是中医常用的一味药材。有医家说，慢性肾炎患者每天用60克玉米须煎汤服用，早晚两次，持续半年，有很好的疗效。从玉米须的属性来看，它性平微温，利尿、泻热、平肝、利胆，曾多次被用于治疗肝方面的疾病，所以，这个方子对患有慢性肾炎的朋友应该有不错的辅助疗效。

用玉米须煮汤，有一种淡淡的清甜味道，可滋养身心。另外，《岭南采药录》中还记载了一个方子，即用玉米须和猪肉一起炖汤服用，可以防治糖尿病。

玉米的品种很多，就颜色而言，有黄色、白色、紫色和红色的。其中紫色和红色的玉米得离卦之气更多，对一般人的保健作用最好，黄色的次之，白色的最差。平时在市场上紫色的玉米相对少见，不过黄色的倒是很多，也很便宜。

下面给大家推荐几款玉米的做法：

1.玉米排骨汤

材料：玉米、猪肉排、葱、姜。

做法：选择猪肉排是因为既可以喝汤，又可以吃肉，而且不需要花太多的时间炖汤，将排骨剁成块状，长短随意。玉米去皮、去丝，切成小段。姜块切出一两片，葱打结。肉排入锅，加水煮开，滚一滚，煮出血污浮沫，倒掉水。砂锅内重新放清水，将排骨放入锅内，姜、葱一起放入锅中，滴入少许白酒，点火，待砂锅内水煮开后，转小火煲约30分钟，再放入玉米，一同煲制约10~15分钟。煲好后去掉姜片、葱结，加入适量的盐调味即可。

2.豌豆烩玉米

材料：豌豆、玉米、草鱼、鸡肉、胡萝卜、盐、料酒、胡椒粉、淀粉、葱姜蒜、香油。

做法：将豌豆粒、玉米粒解冻，分别用沸水焯一下备用；胡萝卜洗净去皮切小丁；鱼肉洗净切小丁，加盐、料酒、胡椒粉，淀粉上浆；鸡肉切小丁备用；葱姜蒜切末。炒锅倒油烧至三成热，下入上好浆的鱼肉滑熟捞出；再把鸡肉用同样的方法滑散捞出。锅内注入油，下入葱姜蒜末炒香，烹料酒，放入胡萝卜丁、玉米粒、豌豆粒炒熟，再放入鸡肉、鱼肉、清汤，加盐调味，用水淀粉勾芡，淋入香油，即可出锅。

3.玉米鸡蛋牛肉羹

材料：甜玉米、胡萝卜、鸡蛋、牛肉、酱油、料酒、盐、鸡粉、水淀粉。

做法：牛肉洗净，切成小丁，或者切片；胡萝卜洗净去皮，切小丁；鸡蛋打散备用。炒锅放油烧热，将牛肉滑入稍加煸炒，加酱油、料酒调色调味，至熟盛出待用。胡萝卜也放入油锅中煸炒一下，然后取出备用。烧开一锅水，将胡萝卜粒和玉米粒下入锅中同煮，然后将蛋液均匀地倒入，边倒边搅动使其散开成蛋花。待汤再次滚开后加水淀粉使汤汁浓稠，加盐、鸡粉调味，这时将炒好的牛肉放入汤中即成。最后也可加入少许葱花做点缀。

海参、鲍鱼壳滋补肝肾的效果不逊鲍鱼

鲍鱼具有滋补肝肾的作用，如果肝肾功能偏弱，精血亏耗的人，可以吃一些。但鲍鱼比较昂贵，对于普通家庭来说常吃可能有些负担不了。

海参和鲍鱼的功效相似，我们也可以通过吃海参来滋补肝肾，不用买那种特别好特别贵的海参，一般的就可以。

这两种食物用作尝新的食物的话很容易做，一般加热几分钟就可以吃了。可是我们

用它来滋补肝肾时，取的是它的营养，所以熬的时间越长越好。

中医上有一句话，叫："形不足者，温之以气，精不足者，补之以味。"精不足，就是精血不足，我们用海参和鲍鱼来滋补肝、肾，就是补养精血，要取其内在精华，而不是取其滋味，所以熬的时间长，可以让它的营养留下来，同时去掉它的滋味。

肾在中医上讲属于下焦，下焦补养的原则是："下焦如渎，非权不沉。"意思是，我们的下焦就好像是身体的水沟，除非用像秤砣那样的东西，否则就不能沉下来。

而鲍鱼、海参都属于这种味浓、质重的东西，所以它可以用于肝肾，可以用于下焦。

不止鲍鱼海参这些比较贵的东西能滋补肝肾，凡是蛤蚧类的食物，都有滋补肝肾的效果。不仅是鲍鱼肉，鲍鱼壳也有滋补肝肾的作用，同时它还可以治疗失眠。鲍鱼壳就是我们平时说的中药——石决明。

关于鲍鱼的用处，还有一个民间验方：眼睛干涩或自觉眼睛疲劳时，可用鲍鱼壳清水洗洗，然后扣在眼睛上5分钟，会感觉很舒服的，因为鲍鱼壳不仅滋补肝肾，还能清热明目。

还有，我们平时在饮食中经常吃一些蛤蜊，要带壳煮，煮的时间要长一些，这样也可以起到滋补肝肾的作用。

肝肾阴虚吃什么来补补

阴虚最常见的就是肝肾阴虚，肝阴虚常表现为眼花、目干、易疲劳、肢麻、胁隐痛等症状；肾阴虚则有腰膝酸痛、遗精、耳鸣等症状。

肝肾阴虚在饮食上需要吃一些滋阴的食物，我们在这里介绍几种特别适合肝肾阴虚者吃的食谱。

1.山药大枣粥

材料：糯米250克，山药40克，干大枣4~6枚。

做法：山药去皮切碎，大枣用清水浸泡半小时后去核洗干净，糯米洗净后用清水浸泡20分钟；将洗净的糯米连水一起入锅大火烧开，然后调小火，用文火煮15分钟；加入红枣，再把山药放入锅中，搅拌均匀后继续熬15分钟即可。

功效：山药味甘，性平，能补脾胃、益肺肾，是一种滋阴效果很好的食物，大枣有补气养血的作用。此粥适合阴虚老年人进补，也适合病后食补。

2.蛤蜊汤

材料：蛤蜊（花蛤、白蛤、青蛤、海瓜子均可，最好不要用毛蛤，因为清洗起来麻烦）250克，葱姜蒜等调味品若干，豆腐、白萝卜、白菜或其他青菜选数样。

做法：先将蛤蜊清水浸泡一晚上，泡尽沙土。用油将葱姜蒜等调味品爆香，加入蛤蜊2~3分钟过一遍油。撇去油，加水烧开，可以放一点料酒，至少熬一个小时以上。出锅前10分钟，放豆腐青菜，出锅前放少一点盐，吃菜喝汤。

功效：水里生产的东西都有滋阴的功效，特别是蛤蜊壳。所以，在做的时候汤要熬的时间长一些，充分发挥蛤蜊壳的滋阴功效。适合任何肝肾阴虚体质的人。

坐骨神经痛，食疗加疏通胆经才是根本

现在很多白领的工作都是不需要东奔西跑的，端坐终日者越来越多。坐骨神经痛也成了一种常见病。坐骨神经痛在体内各种神经痛中居于首位，往往表现在右腿疼痛，从大腿外侧到脚部，疼得厉害的时候一秒钟都坐不下去。

坐骨神经痛属于中医痹证范畴，即筋脉痹。中医学认为，本病的发生，以肝肾不足、气血两虚为内在因素，以风寒湿热之邪入侵为外在因素。病机为下肢腰腿痛经络阻滞，气血运行不畅。同时本病的发生还与体质强弱、生活环境、气候条件等密切相关。

坐骨神经痛的饮食调补，也要辨证施之，实证以祛邪为主，虚证以补益为主。以下饮食药方可供使用。

1.乌头汤

材料：香米50克，生川乌10克，薏苡仁6克，姜汁、蜜少许。

做法：将香米、生川乌、薏苡仁放入锅中，加水500毫升，水沸后取微火煮，并下姜汁、蜜3勺，煮至米烂为度。

功效：此方具有温经散寒、除痹止痛之功效，可用于寒痹邪实之筋骨剧痛、不得屈者。此方疗效较好，但乌头不宜多食，故不宜长期食用。

2.薏苡仁醪糟

材料：生薏苡仁100克，糯米500克，酒曲适量。

做法：先将薏苡仁加水煮至米稠，再将糯米烧煮成干米饭。然后，将两者拌匀，待冷加酒曲适量，发酵成酒酿。每日随量佐餐。

功能：利湿通络，对湿痹关节肿胀、麻木不利适宜。

3.蜜汁木瓜

材料：木瓜1个，蜂蜜适量，生姜2克。

做法：将木瓜洗净，去皮切片，放入锅中，加水调适量蜂蜜至300毫升，放生姜煮开，微火煮约10分钟即可。喝汤食木瓜，量自酌。

功效：可祛风利湿，舒筋止痛，湿痹痉挛、手足关节疼痛者常服。

4.木瓜苡仁粥

材料：木瓜10克，生薏苡仁30克，白糖适量。

做法：将木瓜、生薏苡仁洗净后放入锅中，加水200毫升，用文火炖至薏苡仁熟烂，加白糖一匙，稍炖即可。

功效：祛风利湿，舒筋利湿止痛，用于手足痉挛、活动不利、不得屈伸之风湿痹证。

5.桑枝鸡

材料：鸡肉250克，桑枝60克，绿豆30克。

做法：将鸡肉、桑枝、绿豆洗净，并将桑枝切断，同放入锅内，加水适量，清炖至肉烂，以盐、姜等调叶，饮汤食肉，量自酌。

功效：清热通痹，益气补血，用于湿热痹证，热不甚而正已虚者。

另外，传统中医认为，坐骨神经痛是由经络不通造成的。大腿外侧只有胆经一条经

络，胆经络不通是造成坐骨神经痛的直接原因。

那么坐骨神经痛患者该如何缓解和调养呢？

当胆经发生疼痛时，按摩肺经的尺泽穴会感觉非常痛，压住正确的穴位后，停留在穴位1分钟可以立即止住疼痛。为减少发病的概率，平时可以经常按摩尺泽穴。每日睡前用热毛巾或布包的热盐热敷腰部或臀部，温度不可太高，以舒适为宜。

坐骨神经痛是身体排除寒气时的症状之一。当肺排除寒气时，会使胆的功能受阻，当胆经受阻的情形严重时，就造成了胆经疼痛，也就是坐骨神经痛。由于疼痛是由肺热引起的，因此，按摩肺经可以疏解肺热，肺热消除了，胆经也就不痛了。

如果疼痛发生于季节变化时，由于春季肝的升发或夏季心火的旺盛，都会因为脏腑平衡的原因，造成肺热的症状，因此，保健时春天需先祛除肝热，夏天则先祛除心火，再祛除肝热，如果还不能祛除疼痛的话，再按摩肺经卸除肺热。秋天时则直接按摩肺经，多数都能缓解疼痛。冬天肝气会由于肾气下降而相对上升，因此，必须先按摩肾经，再按摩肝经和肺经。由于肺和胆的问题通常都不是短时间形成的，当发生胆经疼痛症状时，问题必定已经相当严重了。因此，不可能在短期内完全祛除疾病，必须先培养血气，血气能力达到相当充足的水平，人体才有能力逐渐祛除肺中的寒气。寒气祛除了，胆功能才能逐渐恢复。

此外，还要注意以下事项：工作时坐硬板凳，休息时睡硬板床。要劳逸结合，生活有规律，适当参加各种体育活动。

运动后要注意保护腰部和右腿，内衣湿后要及时换洗，防止潮湿的衣服在身上被焐干。出汗后也不宜立即洗澡，待落汗后再洗，以防受凉、受风。

对付脂肪肝，三分治加七分养

近年来，随着人们生活水平的不断提高，脂肪肝发病率呈上升趋势，我们应认识到脂肪肝的危害。饮食会导致脂肪肝，同样，脂肪肝也可以通过平衡膳食来预防和控制。

李时珍在《本草纲目》中介绍了许多舒肝和气的食物，下面，我们来看看脂肪肝患者吃些什么才能有效去脂护肝。

1.玉米须冬葵子赤豆汤

材料：玉米须60克，冬葵子15克，赤小豆100克，白糖适量。

做法：将玉米须、冬葵子煎水取汁，入赤小豆煮成汤，加白糖调味。分2次饮服，吃豆，饮汤。

功效：有舒和肝气、消痰化浊之功。

2.山楂茶

材料：生山楂30克。

做法：将山楂加水煎汤，代茶饮用。每日2剂。

功效：散淤、消积化滞。

3.蘑菇豆腐汤

材料：蘑菇250克，豆腐200克，调料适量。

做法：按常法煮汤服食。每日1剂。

功效：清热润燥、益气解毒。

4.大枣芹菜茶

材料：大枣10枚，芹菜（连根）120克。

做法：将材料加水煎汤，代茶饮用。每日1剂。

功效：补中益气、舒肝清热、祛风利湿。

5.荷叶粥

材料：鲜荷叶1大张，粳米50克，冰糖适量。

做法：将荷叶洗净切丝，加水煎汤，去渣，放入洗净的粳米煮为稀粥，调入冰糖服食。每日1剂。

功效：清热解暑、升助脾阳、散淤止血。

6.乌龙茶

材料：乌龙茶3克，冬瓜皮10克，山楂10克。

做法：将山楂和冬瓜皮煎汤，去渣，用汤冲泡乌龙茶饮用。

功效：此茶能去脂减肥，对肥胖型脂肪肝患者有良效。

除了上面介绍的食疗方，民间流传的几个方子对防治脂肪肝也十分有效，附在这里，可作为参考：

（1）白萝卜200克，切丝；鲜蒿子秆100克，切段。植物油80毫升，烧热后放花椒20粒，待炸焦后捞出，加白萝卜煸炒，烹入鸡汤少许，炒至七成熟时加蒿子秆、食盐、味精，出锅前用淀粉勾芡，淋香油少许，即可食用。适用于脂肪肝或肝病兼有胸腹胀满、痰多的患者。

（2）西瓜皮200克，刮去腊质外皮，洗净；冬瓜皮300克，刮去绒毛外皮，洗净；黄瓜400克，去瓤心，洗净。均切成条块或细丝，用盐腌12小时后，取出三皮加味精、香油食用。对脂肪肝或肝病口臭、小便不利有功效。

（3）紫菜蛋汤：紫菜10克，鸡蛋1只，按常法煮汤。

（4）冬瓜皮、西瓜皮、黄瓜皮洗净一同入锅，加入适量水，熬煮取汁当茶饮。有利水消肿之功效。

（5）金钱草砂仁鱼：金钱草、车前草各60克，砂仁10克，鲤鱼1尾，盐、姜各适量。将鲤鱼去鳞、鳃及内脏，同其他三味加水同煮，鱼熟后加盐、姜调味。

（6）黄芝泽香饮：黄精、灵芝各15克，陈皮、香附各10克，泽泻6克。将以上各味加水煎煮，取汁。分2~3次饮服。

（7）当归郁金楂橘饮：当归、郁金各12克，山楂、橘饼各25克。将上述4味同加水煎煮取汁。分2~3次饮服。

（8）红花山楂橘皮饮：红花10克，山楂50克，橘皮12克。将上述三味加水煎煮，取汁分2~3次饮服。

最后，大家还要注意一下脂肪肝的饮食禁忌。

食疗很重要，但是脂肪肝患者还应注意，不要因为疏忽而吃错了食物，这样不仅让食疗的功效大打折扣，还会加重病情。那么，脂肪肝患者应该少吃或者不吃哪些食物呢？

（1）少食刺激性食物，如葱、姜、蒜、辣椒、胡椒等；严禁喝酒、咖啡和含酒精的饮料。

（2）少用油煎、炸等烹饪方法，多用蒸、煮、炖、熬、烩等方法。

（3）不宜食用蔗糖、果糖等纯糖食品。

（4）不宜食蛋黄、甲鱼、葵花子。

（5）低脂低糖低盐饮食：选用脱脂牛奶，烹调时尽量选用植物油，少食动物内脏、肥肉、鱼子、脑髓等高脂肪、高胆固醇的食物，少食煎炸食物，少吃甜食，每天盐的摄入量控制在5克之内。

（6）晚餐不宜吃得过饱，睡前不要加餐。

（7）忌用动物油；植物油的总量也不能超过20克。忌食煎炸食品。

除了食疗，我们还可以用经络来治疗脂肪肝，三焦经当令之时，按揉肝俞穴和期门穴各5~10分钟。坚持三个月的食疗加按揉穴位，配合每天练习脊柱调息法，脂肪肝会明显改善。

肝就像我们家里的抽油烟机，是帮助人体排除毒素的，如果抽油烟机里布满油垢，肯定就不能再抽油烟了。您只要像擦洗抽烟机一样，使其干净无污物。

最后给大家总结一首去脂歌。

每天餐后一苹果，
肝部脂肪远离我。
玉米大麦燕麦片，
早晚冲服最养肝。
洋葱海带炒蒜茸，
红薯米饭肝脂清。
按揉肝俞和期门，
肝部脂肪去无存。

肝硬化患者要做到从细节爱惜自己

肝硬化是指由一种或多种原因长期或反复损害肝脏，导致广泛的肝实质损害，肝细胞坏死，纤维组织增生，肝正常结构紊乱，肝质变硬的一种疾病。肝硬化患者如果不重视自己所患的疾病，那么就可能引发肝癌。“逆水行舟，不进则退”是对肝病最恰如其分的比喻。所以我们要关注肝脏，从生活的一点一滴做起，达到预防的目的。那么肝硬化患者平时该注意些什么呢?

肝硬化患者不宜长期服化学药物

病理解剖发现，肝硬化的肝脏发生了弥漫性的肝细胞变性、坏死、再生、炎症细胞浸润和间质增生。因此，肝脏的解毒以及合成肝糖原和血浆蛋白的功能下降了，患者就会出现疲乏、食欲不振、饭后困倦、厌油、肝区疼痛、腹泻、腹水等一系列不适症状。尤其是食醉，就是吃完饭以后，立即想睡觉，这是肝脏有毛病的特征。肝脏失去了解毒功能，而如果患者还口服化学药物，那么肝细胞变性、坏死、再生、炎症细胞浸润和间质增生的过程就要加速。这就是许多肝硬化患者越治越坏的原因。

肝硬化患者不能吃硬食

食管镜可以发现，食管壁上趴着许多像蚯蚓一样的东西，这就是曲张的静脉。这些曲张的静脉一碰就破，破了就要大出血，这是肝硬化患者最危险的并发症。避免大出血的唯一办法就是不吃硬东西，比如油条、饼干、烙饼等。

肝硬化患者不宜动怒

快乐可以增加肝血流量，活化肝细胞。而怒气不仅伤肝，也是古代养生家最忌讳的一种情绪：“怒气一发，则气逆而不顺。”动不动就想发脾气的人，在中医里被归类为“肝火上升”，意指肝管辖范围的自律神经出了问题。在治疗上，一般会用龙胆泻肝汤来平肝熄火。通过发泄和转移，也可使怒气消除，保持精神愉快。

肝硬化需要食疗

伴随肝硬化疼痛的时常还有全身虚弱、厌食、倦怠和体重减轻症状，这些主要通过饮食来调节。以低脂肪、高蛋白质、多量维生素和易于消化饮食为宜。做到定时、定量、有节制。早期可多吃豆制品、水果、新鲜蔬菜，适当进食糖类、鸡蛋、鱼类、瘦肉；当肝功能显著减退并有肝昏迷先兆时，应对蛋白质摄入适当控制，提倡低盐饮食或忌盐饮食。食盐每日摄入量不超过1~1.5克，饮水量在2000毫升内，严重腹水时，食盐摄入量应控制在500毫克以内，水摄入量在1000毫升以内。

忌吃食物

禁忌进食酒、坚硬生冷和刺激性食物，也不宜进食过热食物以防并发出血；

胆汁性肝硬化应禁食肥腻、多脂和高胆固醇食物；

有腹水时应忌盐或低盐饮食；

肝昏迷时，应禁蛋白质；

食管静脉曲张时应忌硬食，给流质或半流质；

消化道出血时应暂时禁食，以静脉补充营养。

下面两道食谱对肝硬化有很好的治疗作用。

1.软肝药鳖

材料：鳖一只，枸杞子子50克，淮山药50克，女贞子15克，熟地黄15克，陈皮15克。

做法：将众多食材一并放入锅中，加水煎汤，鳖熟后去药渣，加调料食用即可。

2.牛肉小豆汤

材料：牛肉250克，赤小豆200克，花生仁50克，大蒜100克。

做法：混合加水煮烂，空腹温服，分两天服完，连服20~30天。

功效：滋养、利水、除湿、消肿解毒，治疗早期肝硬化。

清肝饮食，让肝炎乖乖投降

肝炎是最常见的严重传染病，它通常被分为5种类型：甲、乙、丙、丁、戊型肝炎。其中，甲型肝炎和乙型肝炎是最常见的肝炎种类。

休息和营养是肝病患者的治疗手段。俗语说：“三分治七分养。”因为药物所起的作用是有限的，只有保证休息、营养的基础上才可能发挥作用。

防治肝炎，我们在平时的饮食方面要做的工作有：

（1）采用高蛋白低脂肪的饮食。

（2）合理补充蛋白质。多吃鱼、虾、鸭、去皮鸡肉、牛奶、黄豆、玉米、糯米、菜花；少吃带皮鸡肉、瘦肉、高脂纯牛奶、牛肉、羊肉、兔肉等。植物性蛋白质对人体非常有益，如豆制品、豆角、花生、芝麻、干果、玉米、谷类、瓜果等。

（3）常服蜂产品。蜂蜜具有滋补强壮作用、兴奋造血功能、调节心血管功能，此外还有抗菌、降血糖、抗癌作用、抗溃疡作用，能促进损伤组织的再生，有利于创伤组织的愈合。

（4）喝酸奶。酸奶成分中的乳酸杆菌进入人体肠道内，可繁殖生长，抵制和杀灭肠道内的腐败菌。

（5）多吃西瓜。西瓜，性寒，具有清热解暑、除烦止渴、利尿降压的作用，所含的蛋白酶，可把不溶性蛋白质转化为可溶性蛋白质，因此对肝炎患者非常适合，是天然的治肝炎的食疗“良药”。

（6）适当饮茶。中医认为茶叶具有生津止渴、清热解毒、祛湿利尿、消食止泻、静心提神的功能。现在研究表明，茶叶中含有400多种化学物质，可以治疗放射性损伤，对保护造血机制，提高白细胞数量有一定功效。并用以治疗痢疾、急性胃肠炎、急性传染性肝炎等病。

（7）补充营养：维生素C，每天3000~5000毫克。维生素B_{12}及叶酸。研究表明，维生素B_{12}及叶酸，可以缩短疾病的恢复时间。钙及镁，每天500~1000毫克。

下面再给大家推荐几款调理肝炎的食谱：

1.田鸡煲鸡蛋

材料：田鸡30~60克，鸡蛋2个。

做法：将二者一起入锅同煲，饮汤吃蛋。

功效：具有清热利湿、退黄疸、滋阴润燥、扶正化邪等功效。

2.枸杞子蒸鸡

材料：枸杞子子15克，母鸡1只（约重1250克）。

做法：将母鸡在鸡肛门部开膛，挖去内脏，去毛洗净。枸杞子洗去浮灰，装入鸡腹内，然后放入钵内（腹部向上），摆上姜、葱，注入清汤，加盐、料酒、胡椒面，隔水蒸2小时取出，拣去姜、葱，调好口味即成。食用枸杞子子和肉，多喝鸡汤。每日2次，分4~6次吃完。

功效：补脾益肾，养肝明目。主治慢性肝炎肝肾阴虚、脾失健运、肝区隐痛、头晕目眩、视物昏花、食欲不振、腿膝酸软无力。

拔开胆囊炎的层层迷雾

生活中有些人会偶尔感觉右上腹隐隐作痛，就怀疑是肝出了问题。于是去医院花了上百元做乙肝5项、肝功能、肝B超检查，结果却显示他的肝没有任何问题。回到家之后，他的疼痛还是没有任何好转，有的甚至更加厉害。这是怎么回事呢？这样的情况，大多数是因为得了胆囊炎，却误认为是肝有问题。下面我们就来拔开胆囊炎的重重迷雾，让这些患者不再迷茫。

胆石症发病年龄的高峰为40~50岁，40岁左右的妇女更多。我国胆囊炎的发病率呈逐年上升趋势，但大多数胆囊炎都与胆囊结石密切相关，它们犹如一对孪生兄弟，常常并存。

胆囊炎可分为急性和慢性。它为细菌性感染或化学性刺激引起的胆囊炎性病变，与胆石症常常共同存在。胆囊炎患者应该注意饮食，食物以清淡为宜，少食油腻和炸、烤食物。保持大便畅通。多走动，多运动。并且要做到心胸宽阔，心情舒畅。如果能按照以上要求去做，并进行适当的饮食治疗，对胆囊炎能起到良好的防治作用，饮食治疗的目的是要清除促进胆囊炎发病的因素和保持胆汁排泄的通畅。

胆囊炎营养饮食治疗

（1）补充维生素A。维生素A能保持胆囊上皮细胞组织的健全，防止细胞脱落。含维生素A的食品很多，如番茄、胡萝卜、玉米、鱼肝油等。特别是胡萝卜，既能利胆又能帮助脂肪的消化吸收。

（2）饮食原则。急性胆囊炎：禁食，静脉输液维持营养。疼痛减轻时给低脂、低胆固醇、高糖流食。

慢性胆囊炎：应选用低脂、低胆固醇半流食。全日脂肪限量在20~30克，并将脂肪分散在各餐中，不可集中于一餐。食物以炖、烩、蒸、煮为主，忌用油煎、油炸食物。

（3）控制高脂肪饮食。胆道疾病的发作常发生在饱餐（尤其是油腻食物）后的晚上或清晨，这是因为消化脂肪需要大量的胆汁，而患本病者由于胆囊的炎症及胆结石的存在，在胆囊急速收缩时会产生疼痛，如遇结石梗阻，则绞痛更为剧烈，并伴有恶心、呕吐。慢性胆囊炎患者在过食脂肪后，会出现隐痛，并有消化不良的表现，如嗳气、腹胀、厌食油腻等症。故患本病者每日脂肪量应限制在40~50克之间，应禁食肥肉、猪油、黄油、奶油等，最好用植物油。

另外，胆囊炎患者也可以用民间的拔罐疗法来疗养，这是一种天然的治疗方法，无毒副作用。

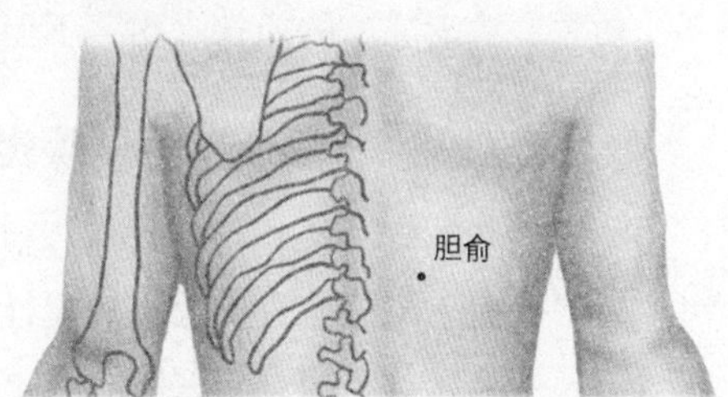

胆俞穴的位置

按摩拔罐法

取穴：胆俞

治疗方法：先在胆俞穴上拔罐，留罐10~15分钟。起罐后，用右手拇指在胆俞上用力按摩15分钟。

疗程：每天1次，6次为1个疗程。

清胆利湿，食物是胆结石最佳的“溶解剂”

“胆绞痛，要人命”，这是对胆结石发作起来的苦痛的最佳写照。胆囊内胆固醇或胆红素结晶形成的一粒粒小团块就是胆结石，这主要是因为人体内胆固醇和血脂过高造成的。胆结石平时可能无明显症状，但当结石异位或嵌顿在胆管时开始发作，主要于晚餐后胆绞痛、胀痛，一般在中上腹或右上腹，向右肩放射，并伴有恶心呕吐、发热、黄疸等症状。

预防胆结石应注意饮食调节，膳食要多样。此外，富含维生素A和维生素C的蔬菜和水果、鱼类及海产类食物则有助于清胆利湿、溶解结石，应该多吃。每晚喝一杯牛奶或早餐进食一个煎鸡蛋，可以使胆囊定时收缩，排空，减少胆汁在胆囊中的停留时间，有效预防胆结石。坚果类食物也是预防胆结石的绝佳选择。

胆结石患者在饮食上要注意降低胆固醇和血脂，逐步溶解或引导排除结石。多补充维生素E、维生素A、维生素C和高纤维素，多吃粗粮、水果蔬菜和动物内脏等食物。

胆结石患者绝对不能吃内脏、蛋黄等富含胆固醇的食物；禁食如土豆、红薯、豆类、洋葱等容易产生气体的食物；脂肪含量多的高汤也在禁忌之列；少吃生冷、油腻、高蛋白、刺激性食物及烈酒等易助湿生热，使胆汁淤积的食物；加工食品和高糖分的食物也要避免进食。

下面为胆结石患者推荐两款食谱：

1.清蒸鲑鱼

材料：鲑鱼1片（300克），葱60克，姜蒜、辣椒各20克，酒、生粉各1大匙，盐1/2小匙、蚝油、胡椒粉、糖各1小匙，酒、水各1大匙。

做法：鲑鱼洗净用调味料腌15分钟。葱切丝、蒜切片、辣椒切丝，取一半的量铺盘底，再把腌好的鱼放上。鱼表面淋上调匀的蚝油、胡椒粉、糖、酒、水等调味料，将剩余的葱丝等铺上，送入蒸笼大火蒸10分钟，用筷子刺鱼肉，不沾筷即可食用。

功效：清蒸鲑鱼能降低胆固醇、预防胆结石，滋味也十分鲜美。

2.豆薯拌番茄

材料：豆薯（又称凉薯）200克，大番茄100克，金橘酱3大匙，黑芝麻少许。

做法：将番茄、豆薯洗净切条状，放入容器内。加入金橘酱、黑芝麻拌匀，2小时后即可食用。

功效：清清凉凉的凉拌食谱，不但消暑，还能预防胆结石、减少胆固醇。

低脂肪饮食，带你走出胰腺炎的包围圈

胰腺炎是胰腺消化酶被激活后，对自身及周围脏器产生消化作用而引起的炎症性疾病。根据发病不同分急性胰腺炎和慢性胰腺炎，表现为胰腺及周围组织水肿、细胞浸润和脂肪坏死。饮食不慎是引起胰腺炎发作的重要原因。主要症状表现之一的腹痛大多为饱餐、酗酒后突然发病，呈持续性刀割样，以上腹部为主，向背部放射，患者常蜷曲身体来缓解疼痛。腹痛的原因主要是胰腺充血、水肿、渗出和局限性腹膜炎。也可能持续2~3天的发热，可能发展为胰腺脓肿。也伴有恶心、呕吐剧烈、呕吐后疼痛反加重、黄疸等症状。此病一般都有低血压、休克、消化道出血、心功能衰竭、肾功能衰竭等并发症。

暴饮暴食是胰腺炎的高发因素，饮食上要荤素搭配，营养均衡，多吃新鲜蔬菜和水果，同时饮食上不能酗酒，饮酒要适量。不能吃得太饱，不能吃得太油腻，尽量做到少食多餐，每天吃4~6顿为宜。

饮食不慎是引起胰腺炎发作的重要原因。胰腺炎急性期禁止经口摄食，通过静脉补

充营养素。恢复期可经口给予完全不含脂肪和高碳水化合物的清流质食物，如果汁、杏仁茶、浓米汤、番茄汁，以免消化不良。病情稳定后给予低脂肪半流质饮食，开始用脂肪含量很低的易消化食物。蛋白质不宜过多，应供给充足的碳水化合物。

胰腺炎患者忌食油煎、炸、烤等食物；易产气使腹胀的食物不宜吃，如炒黄豆、蚕豆、豌豆、红薯等；调味品不宜太酸、太辣；禁酒。

下面为胰腺炎患者推荐两款食谱：

1.党参兔肉汤

材料：党参15克，延胡索12克，茯苓10克，鸡内金10克，兔肉20克。

做法：将延胡索、茯苓、鸡内金用纱布包好，兔肉洗净切块，与药袋、党参一起放入砂锅中，加水文火炖煮至肉熟烂，去药袋，加调料即成。饮汤吃肉。

功效：健脾益气，消积化淤，对慢性胰腺炎有效果。

2.春砂鱼

材料：鲫鱼 1 条（约200~300克），春砂仁 5 克，陈皮10克，姜粒、葱白、醋、食盐适量。

做法：将鲫鱼洗净，去内脏；将春砂仁、陈皮填入鱼腹，加水一大碗，煮至鱼熟；放姜粒、葱白、醋、食盐少许调味，吃鱼肉喝汤。

功效：主治老年人体弱者患慢性胰腺炎所出现的食少腹胀，胃口不开。本方有健脾补虚，醒脾开胃，行气消胀的作用。

怒伤肝，生气无异于慢性自杀

现代人都知道气大会伤身，而且我们的老祖宗很早就明白生气是最原始的疾病根源之一，不但浪费身体的血气能量，更是人体患各种疾病的原因所在。在《黄帝内经·灵枢》篇中，就有相关记载：“夫百病之所始生者，必起于燥湿寒暑风雨，阴阳喜怒，饮食起居。”

长期生气会在人的身上留下痕迹，从外表就能看出来，比如一个人长期脾气火暴，经常处于发怒状态，那他多数会秃顶。头顶中线拱起形成尖顶的头形者是生气比较严重的，而额头两侧形成双尖的M字形的微秃者，也是脾气急躁的典型。

生气为什么会造成秃顶呢？中医认为，人发脾气时，气会往上冲，直冲头顶，所以会造成头顶发热，久而久之就会形成秃顶。严重的暴怒，有时会造成肝内出血，更严重的还有可能会吐血，吐出来的是肝里的血，程度轻一点的，则出血留在肝内，一段时间就形成血瘤。这些听起来虽然可怕，但千真万确。

有些人经常生闷气，这会使得气在胸腹腔中形成中医所谓“横逆”的气滞。生闷气的妇女会增加患乳腺小叶增生和乳腺癌的概率。

还有一种人经常处于内心憋着一股窝囊气的状态，他们外表修养很好，在别人眼里从来都是好脾气的人，但心里经常处于生气或着急的状态。这容易造成十二指肠溃疡或胃溃疡，严重的会造成胃出血。这样的人，额头特别高，而且额头上方往往呈半圆形的前秃。

有些人经常感觉腹部胀痛，很多情况下以为是肠胃的原因，其实是因为气血较差，一生气，气就会往下沉造成的。

怒伤肝，肝伤了更容易生气，而生气会造成肝热，肝热又会让人很容易生气。两者会互为因果而形成恶性循环。因此，不要长期透支体力，要注意调养血气，这样才能使人的脾气变得比较平和。

医院中身体虚弱的患者，有时候一生气就会有生命危险。例如，痰比较多的患者，一生气就会使痰上涌，造成严重的气喘，很容易窒息死亡。

由此可见，生气会使身体出现许多问题，因此，日常生活中一定不要生气。所谓的不生气并不是把气闷住，而是修养身心，开阔心胸，使得面对人生不如意时，能有更宽广的心胸包容他人的过错，根本没有生气的念头。如果生活或工作的环境让人无法不生气，那么可以考虑换个环境。

如果实在无法控制生气，那么如何在生气后将伤害降到最低呢？最简单的方法，就是生了气后，立刻按摩脚背上的太冲穴（在足背第一、二跖趾关节后方凹陷中），可以让上升的肝气往下疏泄，这时这个穴位会很痛，必须反复按摩，直到这个穴位不再疼痛为止。或者吃些可以疏泄肝气的食物，如陈皮、山药等，也很有帮助。最简单的消气办法则是用热水泡脚，水温控制在40℃~42℃左右，泡的时间则因人而异，最好泡到肩背出汗。

第四章

水生木，相应肾——肾主生发

肾为先天之本，藏经纳气为身体提供原动力

肾，俗称“腰子”，作为人体一个重要的器官，是人体赖以调节有关神经、内分泌免役等系统的物质基础。肾是人体调节中心，人体的生命之源，主管着生长发育、衰老死亡的全过程。

《黄帝内经》说：“肾者，作强之官，技巧出焉。”这就是在肯定肾的创造力。“作强之官”，“强”，从弓，就是弓箭，要拉弓箭首先要有力气。“强”就是特别有力，也就是肾气足的表现，其实我们的力量都是从肾来，肾气足是人体力量的来源。“技巧出焉”是什么意思呢？技巧，就是父精母血运化胎儿，这个技巧是你无法想象的，是由父精母血来决定的，是天地造化而来的。

肾的功能主要有四个方面：主藏精，主水液代谢，主纳气，主骨生髓。

一、肾藏精，主生长发育和生殖

肾的第一大功能是藏精。精分为先天之精和后天之精。肾主要是藏先天的精气。精是什么？精是维持生命的最基本的物质。这种物质基本上是呈液态的，所以精为水，肾精又叫肾水。肾还主管一个人的生殖之精，是主生殖能力和生育能力的，肾气的强盛可以决定生殖能力的强弱。

《内经·上古天真论》云：“女子……七七，任脉虚，太冲脉衰少，天癸竭，地道不通，故形坏而无子也。丈夫八岁，肾气实，发长齿更……五八，肾气衰，发堕齿槁……而天地之精气皆竭矣。”在整个生命过程中的生、长、壮、老的各个阶段，其生理状态的不同，决定于肾中精气的盛衰。故《素问》说：“肾者主蛰，封藏之本，精之处也。”平素应注意维护肾中精气的充盛，维护机体的健康状态。

中医学认为，当生殖器官发育渐趋成熟时，肾中精气充盛，它可以促进人体生殖器官发育成熟和维持人体生殖功能。

二、肾主管水液代谢

《素问·逆调论》：“肾者水脏，主津液。”这里的津液主要指水液。《医宗必读·水肿胀满论》说：“肾水主五液，凡五气所化之液，悉属于肾。”中医学认为人体水液代谢主要与肺、脾、肾有关，其中肾为最关键。肾虚，气化作用失常，可发生遗尿、小便失禁、夜尿增多、尿少、水肿等。尤其是慢性肾脏病的发生发展与肾密切相关。

三、肾主纳气

肾的第二大功能是纳气，也就是接收气。《医碥》中记载：“气根于肾，亦归于

肾，故曰肾纳气，其息深深。”《类证治裁·喘证》中说：“肺为气之主，肾为气之根。肺主出气，肾主纳气，阴阳相交，呼吸乃和。若出纳升降失常，斯喘作矣。”气是从口鼻吸入到肺，所以肺主气。肺主的是呼气，肾主的是纳气，肺所接收的气最后都要下达到肾。临床上出现呼吸浅表，或呼多吸少，动则气短等病理表现时，称为“肾不纳气”。

四、肾主骨生髓

《素问·痿论》说：“肾主身之骨髓。”《病机沙篆》指出：“血之源在于肾。”《侣山堂类辨》认为：“肾为水脏，主藏精而化血。”这里髓包括骨髓、脊髓、脑髓。老年人常发生骨质疏松，就与肾虚、骨骼失养有关。中医认为血液的生成，其物质基础是“精”和“气”，精包括水谷精微和肾精，气是指自然之清气。慢性肾衰患者常出现肾性贫血，就与肾虚密切相关。

中医学认为，肾是先天之本，也就是一个人生命的本钱，人体肾中精气是构成人体的基本物质，与人体生命过程有着密切的关系。人体每时每刻都在进行新陈代谢。肾脏将这些有害物质通过尿排出体外，以调节机体水、电解质和酸碱平衡，保持生命活动的正常进行。所以要保持健康、延缓衰老，应保护好肾脏功能。

五味五色入五脏：肾喜黑，耐咸

我们来看看五色五味食物如何养护我们的肾脏。

肾色为黑色，属冬天。黑色的食品有益肾、抗衰老的作用。冬季适宜养肾。因此，冬天应适当多吃黑桑椹、黑芝麻、黑米、黑豆、何首乌、熟地黄等黑色食品，它们都有补内益气、固肾延年的作用，特别对机体渐渐出现衰退现象的中老年人，应该多选食黑色食物。吃的食物越黑越健康，对于补肾尤其重要。中医理论也认为黑色食物滋养肾脏。黑色食物一般含有丰富的微量元素和维生素，包括黑米、黑豆、黑芝麻、黑枣、黑荞麦，就是最典型的代表。

“黑色食品”个个都是养肾的“好手”。这五种食物一起熬粥，更是难得的养肾佳品。

1.黑米

也被称为“黑珍珠”，含有丰富的蛋白质、氨基酸以及铁、钙、锰、锌等微量元素，有开胃益中、滑涩补精、健脾暖肝、舒筋活血等功效，其维生素B_1和铁的含量是普通大米的7倍。冬季食用对补充人体微量元素大有帮助，用它煮八宝粥时不要放糖。

2.黑荞麦

可药用，具有消食、化积滞、止汗之功效。除富含油酸、亚油酸外，还含叶绿素、芦丁以及烟酸，有降低体内胆固醇、降血脂和血压、保护血管功能的作用。它在人体内形成血糖的峰值比较延后，适宜糖尿患者、代谢综合征患者食用。

3.黑枣

有“营养仓库”之称的黑枣性温味甘，有补中益气、补肾养胃补血的功能；含有蛋白质、糖类、有机酸、维生素和磷、钙、铁等营养成分。

4.黑豆

黑豆被古人誉为“肾之谷”，黑豆味甘性平，不仅形状像肾，还有补肾强身、活血利水、解毒、润肤的功效，特别适合肾虚患者。黑豆还含有核黄素、黑色素，对防老抗衰、增强活力、美容养颜有帮助。

5.黑芝麻

黑芝麻性平味甘，有补肝肾、润五脏的作用，对因肝肾精血不足引起的眩晕、白发、脱发、腰膝酸软、肠燥便秘等有较好的食疗保健作用。它富含对人体有益的不饱和脂肪酸，其维生素E含量为植物食品之冠，可清除体内自由基，抗氧化效果显著。对延缓衰老、治疗消化不良和治疗白发都有一定作用。

此外，李子、乌鸡、乌梅、紫菜、板栗、海参、香菇、海带、黑葡萄等，都是营养十分丰富的食物。肾不好的人，可以每周吃一次葱烧海参，将黑木耳和香菇配合在一起炒，或炖肉时放点板栗，都是补肾的好方法。

五味之中，咸味入肾。咸为五味之冠，百吃不厌。咸有调节人体细胞和血液渗透、保持正常代谢的功效。因此，呕吐、腹泻、大汗之后宜喝适量淡盐水。咸类食物是走骨的，走骨就是走肾。如果病在骨上，就要少吃咸，这样才能把骨养好，把肾养好。

除了在饮食上调理肾脏外，还有一些其他的养护肾脏的小秘诀。在六字诀练习中肾脏最喜欢“吹”字。

冬养肾，藏阳气保精气

冬季的主气为寒，寒为阴邪，易伤人体阳气，阴邪伤阳后，人体阳气虚弱，生理功能受到抑制，就会产生一派寒象，常见情况有恶寒、脘腹冷痛等。另外，冬季是自然界万物闭藏的季节，人体的阳气也要潜藏于内，由于阳气的闭藏，人体新陈代谢水平相应降低，因而需要生命的原动力“肾”来发挥作用，以保证生命活动适应自然界的变化，人体能量和热量的总来源是肾，也就是人们常说的“火力”，“火力”旺说明肾脏功能强，生命力也强，反之生命力就弱。冬天，肾脏功能正常则可调节机体适应严冬的变化，否则将会导致心脏代谢失调而发病。因此，冬季养生的重点就是“防寒固肾”。

《灵枢·天年》中，黄帝问岐伯，有人不能寿终而死的原因。岐伯回答：“脉少血，其肉不石，数中风寒……故中寿而尽也。”其中“数中风寒”便是早亡的一个重要原因。所以我们要健康、要长寿，就要防寒。现在很多人，尤其是时尚女性，冬天的时候，上身穿得厚厚的，下面却只穿条裙子。这样的装束，虽然美丽，但对身体的伤害是无穷的。俗话说“风从颈后入，寒从脚下起”。虽然血总是热的，但很多人气血虚弱，或阳气不足，新鲜血液很难循环到脚上去，没有热血的抵挡，寒气便会乘虚从脚下侵入，所以为了你的健康，请穿上棉鞋、厚袜子和暖裤吧。

冬三月，这个季节寒水结冰，地表干裂，一派生机闭塞之象。人在此时千万不要扰动阳气的收藏，起居应该早睡晚起，早睡以养阳气，保持温热的身体。一定要等太阳出来了才起来活动，这时人体阳气迅速上升，血中肾上腺皮质激素的含量也逐渐升高，此时起床，则头脑清醒、机智灵敏，而且早晨空气中负离子浓度高，对人体也非常有益。

冬季属阴属水，要藏得住才能保证春季的生发。因此，冬季一定要养好肾阴，要收敛，澡都要少洗，每周一到两次，但可以每天用热水泡脚。这样才能养住体内已经收敛的阳气，所谓“无扰乎阳”。

衣服要穿暖，多晒太阳，冬天不宜洗冷水澡，也不提倡冬泳，以免阳气耗损太大；多吃温补性食物，这些食物能温暖人身，驱除寒邪。温热性食物主要指温热及养阳性食物，如羊肉、牛肉、鸡肉、狗肉、鹿茸等，冬天以炖食最好。其中，羊肉和鸡是冬天温补的主要肉食品，羊肉的膻味可用花椒、料酒及大蒜去除。鸡是中国传统的补品，俗话说："逢九一只鸡，来年好身体。"就是说要多吃鸡，冬天喝鸡汤最好。多吃益肾食品，如腰果、芡实、山药熬粥、栗子炖肉、白果炖鸡、大骨头汤、核桃等；多吃黑色食品，因黑色入肾，如黑木耳、黑芝麻、黑豆、黑米、乌骨鸡等"黑色食品"都可补肾；多吃冬令节气菜，如萝卜，萝卜可顺气，还有抗癌作用；多吃养阴食物，如龟、鳖、鱼、海参、甲鱼等。

另外，中医认为肾藏精，是人的生命之本。房事不节，会损伤肾精，久而久之，便会使肾气亏损，产生精神委靡、耳目失聪、面容憔悴、皮肤干枯等未老先衰的症状。冬季与肾脏相应，因此这个季节应节制性生活，以保肾固精。

中医认为，肾有藏精、主生长、发育、生殖、主水液代谢等功能，被称为"先天之本"。肾亏精损是引起脏腑功能失调、产生疾病的重要因素之一。故许多养生家把养肾作为抗衰防老的重要措施。

可以说，人体衰老与寿命的长和短在很大程度上取决于肾气的强弱。《黄帝内经》指出："精者，生之本也"。《寿世保元》云："精乃肾之主，冬季养生，应适当节制性生活，不能恣其情欲，伤其肾精。"

在此，我们为大家推荐几款可以补肾壮阳的食谱。

1.杞鞭壮阳汤

材料：黄牛鞭1000克，枸杞子15克，肉苁蓉50克，肥母鸡肉500克，花椒6克，猪油30克，黄酒20克，食盐、生姜适量。

做法：先将牛鞭用热水发涨，然后顺尿道对剖成两块，刮洗干净，以冷水漂30分钟，待用。枸杞子、肉苁蓉洗净后用纱布袋装好扎上口。将牛鞭、鸡肉放入砂锅中置武火上煮沸，撇去浮沫，加入生姜、花椒、黄酒，用武火煮沸后改用文火炖，炖至六成熟时，用干净纱布滤去汤中的姜、花椒，加入装有枸杞子、肉苁蓉的纱布袋，用文火炖至八成熟时，取出牛鞭，切成长3厘米的指条形，仍放入锅内，直到炖烂为止。鸡肉取出作别用，药包取出不用，再加食盐、猪油等即成。

用法：每周一次，佐餐，食牛鞭喝汤。

功效：本汤可滋补肝肾，壮阳益精。用于肝肾虚损伤而致的阳痿，遗精，腰膝酸软，头昏耳鸣等。

2.虫草乌鸡

材料：冬虫夏草10克，乌鸡一只，枸杞子30克，姜、葱、食盐适量。

做法：将乌鸡宰杀后，除去毛桩、内脏，洗净后备用。冬虫夏草、枸杞子洗净。将冬虫夏草、枸杞子、适量食盐、姜、葱段放入鸡腹中缝合，放入蒸锅中蒸至鸡肉烂即可。

用法：佐餐，肉、药同食。

功效：虫草乌鸡最大的特点就是益气补肾。用于肾气亏虚而致的头昏乏力，气短喘促，腰膝酸软，心慌汗多，久咳不愈等。

3.首乌龟肉汤

材料：乌龟一只，制首乌30克，桑椹15克，墨旱莲15克，女贞子15克，适量葱、姜、食盐。

做法：将乌龟活剖，去肠杂洗净，放入沸水中脱去血水，去里皮，斩成2厘米见方的块状备用。将首乌、桑椹、墨旱莲、女贞子洗净后装入纱布袋中扎紧口。将龟肉及龟壳、药袋、葱段、姜丝适量一齐放入锅中，加清水适量，武火煮沸捞去浮沫，文火煮2小时即可。

用法：食肉喝汤。

功效：常喝此汤可滋阴补肾。用于肾阳不足而致的黄褐斑、肥胖及头昏耳鸣，腰腿酸软，心烦易怒等。

4.羊肾韭菜粥

材料：羊肾1对，羊肉100克，韭菜、枸杞子、粳米各适量。

做法：将羊肾对半切开，切成丁状；羊肉、韭菜洗净切碎。先将羊肾、羊肉、枸杞子子、粳米放锅内，加水适量，文火煮粥，待快熟时放入韭菜，再煮二三沸，每日食用。

用法：每日1~2次，温热食。

功效：补肾气，益精髓。主治肾虚劳损，腰脊疼痛，足膝痿弱，耳聋，消渴，阳痿，尿频，遗溺。《本草纲目》说：“《千金》、《外台》，《深师》诸方治肾虚劳损，消渴，脚气，有肾沥汤方甚多，皆用羊肾煮汤煎药，盖用为引向，各从其类是也。”

5.元宫生地黄黄鸡

材料：雌乌鸡1只，生地黄黄250克，饴糖250克。

做法：鸡去毛剖开鸡腹，除去肠、胆等内脏，洗净备用。细切生地黄黄，与饴糖相合调匀，放入鸡腹中，缝合切口。然后将鸡装入盆中，切口朝上，放蒸锅内蒸熟。

用法：空腹食肉后饮汁。不用盐、醋。

功效：滋阴补肾，益气养血。可用于多种气血亏虚、阴阳失调的虚损之证，症见腰背酸困、体倦乏力、盗汗食少、心悸气短、面色少华、唇燥咽干、双目干涩等。

肾脏好不好，看看眉毛早知道

眉毛长在眼睛的上方，是眼睛的一道天然屏障，对眼睛有很好的保护作用。当脸上出汗或被雨淋了之后，它能把汗水和雨水挡住，防止流入眼睛刺激它，也能防止眼睛上方落下来的尘土和异物。另外，眉毛与健康有着密切的关系。中医学认为，眉毛属于足太阳膀胱经，它依靠足太阳经的血气而盛衰。因此，眉毛浓密，说明肾气充沛，身强力壮；而眉毛稀淡，说明肾气虚亏，体弱多病。

从眉毛的外形上，还可以看出很多疾病的征兆。《黄帝内经》中就指出：“美眉者，足太阳之脉血气多；恶眉者，血气少也。”所谓恶眉，古人解释为“眉毛无华彩而枯瘁”。所以，眉毛长粗、浓密、润泽，表明人体血气旺盛；反之，眉毛稀短、细淡、枯脱，则反映气血不足。

例如，甲状腺功能减退症、垂体前叶功能减退症患者，眉毛往往脱落，并以眉的外侧最为明显；而神经麻痹症患者，麻痹一侧的眉毛较低，单侧上睑下垂时，病变一侧的眉毛显得较高；麻风病患者早期可出现眉毛脱落；斑秃患者，也有眉毛脱落症状；眉毛冲竖而起，则是危急的征兆；眉毛不时紧蹙，是疼痛疾病的表现。假如眉毛直而毫毛上翘生长，多为膀胱疾病的征兆；眉毛末梢直且干燥者，在男性可能患有神经系统疾病，在女性则可能出现月经失调。总之，眉毛与健康也是息息相关的，如果你的眉毛出现了上面所说的情况，那你可要对自己的身体多加注意了。

肾为坎卦，卦应水——补肾当属水中之物

按照易理，坎卦对应为水，所以在水中生长的动植物都较多地得了坎水之气，补益人体坎水（肾脏）的效果较好。在这里，为大家简单地列举几种补益人体坎水之肾的动物类食品。

一、鱼类

坎为水，鱼类生活在水中，得了坎水之气，可以直接补益人体之肾，所以，鱼补肾首当其冲。鱼有多种烹饪方法，你平时可以依据自己的口味烹制，如果是作为保健，还是用鱼炖汤喝，滋补效果最好。

1.番茄鱼片

材料：草鱼肉200克，洋葱50克，豌豆30克，番茄酱50克。

调料：油、料酒、白糖、盐、鸡精、淀粉、清水各适量。

做法：将洋葱切片；草鱼肉切成厚片，加上料酒、淀粉上浆，放开水锅中汆熟，备用。锅内加适量油烧热，放洋葱煸香，倒入豌豆，加清水焖至八成熟。

功效：番茄可补充维生素C，增强免疫力，鱼肉可提供优质蛋白质、维生素、微量元素等多种营养素。

2.核桃鳕鱼

材料：鳕鱼400克，核桃2个。

调料：葱丝、姜丝、盐、红辣椒丝、料酒各适量。

做法：鳕鱼洗净，将核桃仁取出，切成碎末。鳕鱼放入盘内，上铺葱丝、姜丝、红辣椒丝，再撒上核桃末，放入锅中隔水大火蒸约10分钟。把盐和料酒加在蒸好的鳕鱼上，再用大火蒸4分钟，取出即可。

功效：核桃仁和鳕鱼组合，给孩子脑力成长提供所需的营养，能改善注意力不集中的毛病，对便秘也有一定的改善作用。

二、贝类

较鱼类而言，贝壳类物种得坎水之气更多，补益效果更好。只是贝类一般性寒，鱼类一般性热，我们可以根据自己的体质来选择食用，若是体质偏寒，不妨平时多吃些鱼，体质偏热，可以适当吃些贝类。

1.干贝酱虾仁

材料：虾仁300克，新鲜百合半个，青椒半个，鸡蛋1个。

调料：盐、胡椒粉、淀粉、干贝酱、料酒各适量。

做法：把虾仁洗净后沥干水分，再拌入盐、胡椒粉、淀粉、料酒腌10分钟。鲜百合一片片剥下，洗净；青椒去籽，切条。先将虾仁过油，捞出沥干。另用2大匙油炒百合和青椒，接着放入虾仁同炒，再放入盐和干贝酱，炒匀即可。

功效：干贝含丰富的钙质，有壮骨的功效，适合成长中的儿童。

2.蛤蜊鸡汤

材料：鸡腿1只，蛤蜊250克，麦冬、天冬各少许。

调料：盐、味精、姜片各少许。

做法：把麦冬、天冬放锅内，加水煮开，小火熬20分钟左右，取汤汁备用。把鸡腿洗净切成块，蛤蜊洗净。把鸡块、蛤蜊都放锅内，倒入熬好的麦冬汤，加姜片和适量水，入电锅蒸熟，取出后加盐、味精调味即可。

功效：麦冬、天冬具有益气生津的功效，蛤蜊滋阴清热，能促进人体对蛋白质的吸收。

三、鸭

乡下人家喂养的鸭通常生活在池塘和小河里，以浅水中的螺蛳为主要食物，所以，鸭也得坎水之气，最适合体质偏热的人作为保健食品。

吃鸭最好用清蒸或煮汤的方法。不要经常吃烤鸭。烤鸭虽然味道好，但它经过多种香料的腌制与烘焙，营养功效丧失很多，甚至可能引离火入坎水，过量食用的话会给大家的健康带来损害。

1.核桃鸭子

材料：核桃仁200克，荸荠150克，老鸭1只，蛋清、玉米粉各少许。

调料：味精、料酒、盐、食油、葱、生姜、油菜末各适量。

做法：将老鸭宰杀后用开水氽一遍，装入盆内，加入葱、生姜、食盐、料酒少许，上笼蒸至熟透取出晾凉，去骨，把肉切成两块。把蛋清、玉米粉、味精、料酒、盐调成糊。把核桃仁、荸荠剁碎，加入糊内，淋在鸭子内膛肉上。将鸭子放入油锅内，用温油炸酥，沥去余油，用刀切成长条块，放在盘内，四周撒些油菜末即可。

功效：此菜有补肾固精、温肺定喘、润肠壮腰的作用。

2.清炒鸭片

材料：鸭脯肉200克，鸡蛋清1个，青椒150克。

调料：绍酒、精盐、味精、白糖、白汤、葱末、湿淀粉、猪油各适量。

做法：鸭脯肉切成块，用清水漂洗干净沥去水，加精盐、蛋清、湿淀粉上浆。青椒去蒂、去子，切菱形片，入沸水锅氽一下，捞出沥去水。将锅置旺火上烧热，滑锅后，加油烧至四成热，投入鸭片滑至嫩熟沥出。锅内留油少许，下葱末、青椒炒透，烹绍酒，加精盐、白糖、味精、白汤，用湿淀粉勾芡，倒入鸭片，淋油炒匀，装盘即可。

中医还认为，养肾除了在饮食上下工夫，适宜的运动也能改善体质，强壮筋骨，活跃思维，有利于营养物质的消化和吸收，从而使肾气得到巩固。因此，保护肾气就要适当地运动。以下专为肾虚患者介绍几种运动：

1.缩肛功

平卧或直立，全身放松，自然呼吸。呼气时，做排便时的缩肛动作，吸气时放松，反复进行30次左右。早晚均可进行。本功能提高盆腔周围的血液循环，促进性器官的康复，对防治肾气不足引起的阳痿早泄、女性性欲低下有较好的功效。

2.强肾操

两足平行，足距同肩宽，目视前端。两臂自然下垂，两掌贴于裤缝，手指自然张开。脚跟提起，连续呼吸9次不落地。

再吸气，慢慢曲膝下蹲，两手背逐渐转前，虎口对脚踝。手接近地面时，稍用力抓成拳（有抓物之意），吸足气。

憋气，身体逐渐起立，两手下垂，逐渐握紧。

呼气，身体立正，两臂外拧，拳心向前，两肘从两侧挤压软肋，同时身体和脚跟部用力上提，并提肛，呼吸。以上程序可连续做多次。

3.手心搓脚心，健肾理气又益智

《五言真经》说道："竹从叶上枯，人从脚上老，天天千步走，药铺不用找。"说明人的健康长寿始于脚。同时，脚心是肾经涌泉穴的部位，而手心是心包经劳宫穴的部位，如果经常用手掌摩热搓脚心，既疏通了肾经又活络了心包经，可谓一举两得，有健肾、理气、益智的功效。

按摩方法：晚上，热水浴脚后，用左手握住左脚趾，用右手心搓左脚心，来回搓100次，然后再换右脚搓之。

另外，可以常做下肢操：首先，身体直立，两脚分开比肩稍宽，两手叉腰，两眼平视正前方。

动作1：右脚向前抬起，脚尖由里向外（顺时针）旋转16圈，再由外向里（逆时针）旋转16圈；然后再换脚做同样动作。

动作2：上体前屈，两手扶膝，两膝弯曲，先两膝同时按顺时针方向旋转16次，再按逆时针方向旋转16次；两膝分别同时由外向里转16次，再分别由里向外转16次。

动作3：两脚交替向前踢各16次，踢时脚趾下扣；两脚交替向前蹬各16次，蹬时脚跟突出。

动作4：两腿交替向前高踢腿各16次；两腿后踢，后脚跟踢至臀部，各踢16次。

动作5：两脚跟离地，松腰屈膝下蹲，蹲时上下颤动8次，慢慢起立，脚跟落地。如此，反复做5次。

动作6：右腿屈膝成骑马式，手扶同侧膝，虎口向下，上体向右前方前俯深屈，臀部向左摆出，眼看左足尖，左手用力按压左膝4次。然后臀部向右摆出，眼看右足尖，右手用力按压右膝4次。左右交替各做4次。

动作7：原地上下跳跃，共跳16次。跳动时，上肢可随之上下摆动，上至头高，下至小腹，手指并拢呈单掌。

经常用手心搓脚心，再加上常做下肢操，坚持下去，对强健肾脏，疏通心包经，理气和中大有裨益。

4.自我按摩腰部

两手掌对搓至手心热后，分别放至腰部，手掌分别上下按摩腰部，至有热感为止。早晚各一次，每次约200下。这些运动可以健运命门，补肾纳气。

剔透晶莹，珍珠润肾细无声

珍珠，在《易经》里属坎卦，对同属坎卦的肾系统有奇效。具有壮阳、抗衰老、抗辐射等作用。

珍珠不仅是名贵的珠宝，还作为一种宝贵的中药材而备受历代医家青睐，有多部药典都记载了珍珠的功效。

《本草求真》说：“珍珠入手少阴心经、足厥阴肝经。盖心虚有热，则神气浮游；肝虚有热，则目生翳障。除二经之热，故能镇心明目也。”

《本草纲目》说珍珠“镇心点目，涂面，令人润泽好颜色”；“涂手足，去皮肤逆胪”；“坠痰，除面斑，止泻”；“除小儿惊热，安魂魄，止遗精白浊，解痘疔毒”。可见珍珠不仅具有美白护肤养颜的功效，还可以治疗许多热性疾病。

很多女性朋友都在用珍珠粉美容护肤，比如在珍珠粉中加入牛奶、蜂蜜等制作成各类面膜，滋养皮肤的作用很好。具体的制作方法有很多，这里就不再多说。唐代大美人杨贵妃每天都涂抹珍珠粉，以养护她那光泽如玉的肌肤，古埃及艳后更是常在葡萄酒里加入珍珠粉饮用。

珍珠性凉，可以降肝火、清热毒，属于潜降类药物，治疗一些热性病有很好的效果。比如扁桃体发炎导致咽喉肿痛，或者是说话过多引起咽喉痛，服用一点珍珠粉，可以很快好转。

炎炎夏季，大家可以适当服用珍珠粉来祛火，这里为大家介绍两种珍珠清凉茶的制作方法，大家有兴趣的话不妨一试：

清心珍珠绿茶：用2~3克珍珠粉和绿茶一起放入杯中，用开水冲泡后饮用。在夏日里经常饮用这道珍珠绿茶，可以清心怡神，祛除烦躁，有助于睡眠。

美白珍珠蜂蜜茶：用2~3克珍珠粉和两勺蜂蜜一起放入杯中，用开水冲泡，搅匀后饮用。这道珍珠蜂蜜茶有不错的美白养颜功效，爱美的女孩们夏日里可以经常饮用。因为珍珠粉性有些凉，所以胃寒的人不宜长期内服，另外孕期低血压的人也不宜内服。

另外，人的元气发源于肾，藏于丹田，借三焦之道，周流全身，以推动五脏六腑的功能活动。人体的强弱，生死存亡，全赖丹田元气之盛衰。所以养生家都非常重视保养丹田元气。丹田元气充实旺盛，就可以调动人体潜力，使真气能在全身循环运行。意守丹田，就可以调节阴阳，沟通心肾，使真气充实畅通八脉，恢复先天之生理功能，促进身体的健康长寿。

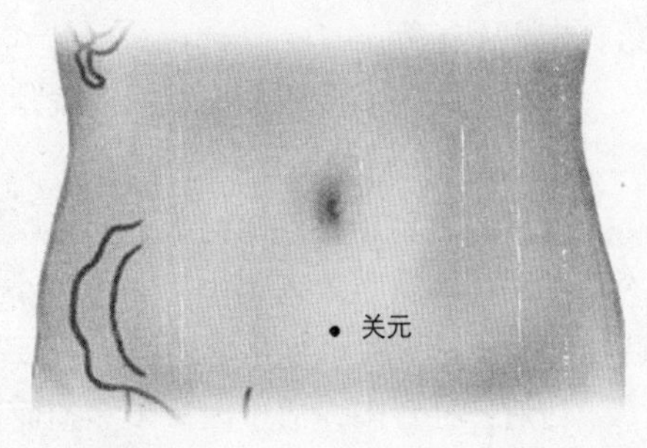

关元穴

丹田在人体内有三处，两眉之间的印堂穴称为“上丹田”，这是炼神之所；在两乳之间的膻中穴称为“中丹田”，这是炼气之所；在脐下三寸的关元穴称为“下丹田”，这是炼精之所。历代中医都认为下丹田和人体生命活动的关系最为密切。它位于人体中心，是任脉、督脉、冲脉这三脉经气运行的起点，十二经脉也都是直接或间接通过丹田而输入本经，再转入本脏。下丹田是真气升降、开合的基地，也是男子藏精，女子养胎的地方。因此，可以说，下丹田是“性命之祖，生气之源，五脏六腑之本，十二经脉之根，阴阳之会，呼吸之门，水火交会之乡。”

女怕伤肾，女人也需治肾虚

每当人们说到肾虚，都会想到这是男人的专利，其实女性也容易患上肾虚。“男怕伤肝，女怕伤肾”，女性一旦肾虚，很快就会出现精神疲惫、记忆力下降、月经紊乱、反应迟钝、腰酸腿软、皮肤干燥、面容枯槁、骨骼脆弱等症状。

女性跟男性比较，阳气较弱，如果工作与家庭的压力过大、饮食不注意预防寒凉，或是长期处在冷气设备的工作环境中，更容易患肾虚，致使过早衰老。肾虚一般多见于更年期女性，表现为失眠多梦、烦躁易怒、脱发、口干咽燥、黑眼圈与黄褐斑等“肾阴虚”的症状。

目前，有不少年轻女性也患上了肾虚，她们多属于“肾阳虚”，因脾阳虚所引起，表现为畏寒怕冷、食欲不振、消化不良、精神萎靡等，因为女性本身阳气相对较弱的生理特点，加上生活、工作压力大，精神长期处于紧张状态，造成女性的脾胃功能转弱，从而出现脾阳虚。

肾虚让女人不再健康美丽，要摆脱肾虚，需要做好三步工作。

第一步，辨肾虚之阴阳。

中医治疗，讲究对症寻因。而临床上，肾虚又可以分为多种，以肾阳虚、肾阴虚、肾气虚和肾精虚比较多见。虽然同为虚症，可它们的症状表现却是各有不同。所以，必须先弄清楚各种肾虚之间的区别，选择合适的护肾方法。

第二步，为自己设计一套个人护肾办法。

从日常生活开始，除了做到劳逸结合，均衡饮食，平时多参与休闲活动，减轻精神压力，释放不良情绪外，应当多做一些简单的按摩和体操，也能达到护肾健肾的功效。例如经常活动腰部，可使腰部气血循环畅通，使肾气得到不断充养；自我按摩脚心。脚心的涌泉穴是浊气下降的地方，经常按摩涌泉穴，可益精补肾、强身健体、防止早衰。

第三步，对症进补。

药补不如食补的道理人人都知道，可是面对各种各样的肾虚，又是各有各的补法，所以我们要对症进补。例如，肾阳虚时需补虾、虫草、羊肉、韭菜等；肾阴虚时需补银耳、羊乳、猪脑、猪皮、鸽肉、龟肉、鳖肉、蚌肉、黑大豆、黑芝麻、樱桃、桑椹、山药、枸杞子子等。

下面，再为女性朋友推荐两道食疗菜肴：

1.鹿茸枸杞子猪腰子汤

材料：鹿茸10克，枸杞子子25克，猪腰2个（去内膜，切碎）。

做法：将猪腰放入锅中，加生姜小炒至熟，与鹿茸、枸杞子子放入锅内隔水炖熟，调味即成（进食时可加半匙白酒）。每星期可食用一两次。

功效：补肾阳，适于因肾阳亏损而造成的头晕、耳鸣、疲倦无力、怕冷等。

2.冬虫夏草淮山鸭汤

材料：虫草15克，淮山20克，鸭1只。

做法：将鸭和虫草、淮山放入锅内隔水炖熟，调味即可。每星期可食用一两次。

功效：滋阴补肾，适用于因肾阴不足而导致的失眠、耳鸣、腰膝酸痛、口干咽燥等。

以食利尿消肿，肾炎患者的出路

肾炎主要分为急性肾炎和慢性肾炎两大类，都有其独特的特点。

1.急性肾炎

急性肾小球肾炎简称急性肾炎，是儿童及青少年人群的常见病，感染甲族B组溶血性链球菌是主要病因，是机体对链球菌感染后的变态反应性疾病。轻度患者出现咽炎、扁桃体炎、中耳炎、丹毒、脓疱疮、水肿等症状；重者短期内可有心力衰竭或高血压脑病而危及生命。此外，还可有恶心、呕吐、厌食、鼻出血、头痛、疲乏、抽搐等症状。急性肾炎的病程长短不一，短者仅数日就可痊愈，长者可达1年以上。

2.慢性肾炎

慢性肾小球肾炎简称慢性肾炎，青壮年是主要感染人群，是机体对溶血性链球菌感染后发生的变态反应性疾病，病变常常是双侧肾脏弥漫性病变。病情发展较慢，病程在1年以上，初期患者可毫无症状，但随病情的发展逐渐出现蛋白尿及血尿，患者疲乏无力、水肿、贫血、抵抗力降低以及高血压等症。晚期患者可出现肾衰竭而致死亡。中医认为本病属“水肿”、“头风”、“虚劳”等范畴。

预防肾炎，人们在平时的饮食要多样化，吸收全面的营养，应适当补充含优质蛋白的鸡蛋、瘦肉、鱼类等，脂肪类以植物油为佳。多吃芝麻、木耳等黑色食物滋养肾脏，注意每天进食适量的蔬菜水果。

肾炎饮食要视患者有无高血压及水肿情况，分别给予少盐、无盐饮食。选用生理价值高的蛋白质，如蛋类、乳类、肉类等，以补偿排泄损失，避免和治疗水肿及贫血。宜选用富含维生素A、维生素B_2及维生素C的食物。可饮用橘汁、西瓜汁、橙汁和菜汁等，以利尿消肿。若伴有高血压或高脂蛋白血症者，须限制膳食中的饱和脂肪酸与胆固醇的含量。对有贫血的病例，应选用富含蛋白质和铁的食物，如肝、腰子、牛肉、蛋黄及绿叶蔬菜等。

急性肾炎患者多采用高碳水化合物来补充机体热量，尽量采用多品种的主食，如玉米面和富强粉做发糕或窝头配大米稀饭，选用富含维生素、低钾、低钠的蔬菜水果，蔬菜如油菜、葱头、番茄等，水果可吃苹果、草莓、葡萄、橙子等。蛋白质的选用一般以牛奶、鸡蛋、带鱼、牛肉等优质动物蛋白质为主，不过要限量进食。

下面为肾炎患者推荐两款食谱：

1.冬瓜羊肺汤

材料：羊肺250克，冬瓜250克，葱、姜适量，盐少许。

做法：羊肺洗净切成条状，放在油锅中炒熟，再将冬瓜切片，加水适量，文火炖煮，可放葱、姜调味，不加盐，以上为1日量，随餐食用，l周为1个疗程，间隔3日，继续下一个疗程。

功效：能消肿补虚，主治水肿。

2.番茄烧牛肉

材料：牛肉150克，番茄150克，酱油50毫升，白糖10克，精盐5克，蚝油、料酒各2.5克，姜丝、葱丝、植物油各少许。

做法：把牛肉洗净，切成方块；番茄洗净，去皮去子，切成块；锅置火上，放油，烧热，放姜、葱丝煸炒，下牛肉煸炒几下，烹入料酒、蚝油，加入水（浸没牛肉），放精盐、白糖，烧至熟，再加入番茄烧至入味，出锅即成。

功效：番茄性凉味酸、甘，有清热解毒，凉血平肝，生津止渴，健胃消食等功效；牛肉营养丰富，其性温味甘、咸，有补脾和胃，益气增血，强筋健骨等功效。将两者合烹食，可平肝清热，滋养强壮。对慢性肾炎有疗效。

肾病综合征，降“三高”升“一低”

“三高一低”是肾病综合征的主要症状，即高蛋白尿，水肿、高脂血症和低蛋白血症。尤其是严重蛋白尿者，每天从尿排出的蛋白质在10克以上的任何肾疾病，都可能引起肾病综合征的发生。每天尿蛋白排出量>3.5克，血清血蛋白<30克/升，可确诊为肾病综合征。

高血脂、高胆固醇饮食的摄入是肾病综合征发病的重要原因。要预防肾病综合征，人们平时的饮食要控制脂肪和胆固醇的摄入量，多吃萝卜、玉米、黄豆、大枣、海带、山楂、牛奶、花生、芹菜、黄瓜等食物，有效降低体内血脂，预防肾病综合征发作。

纠正“三高一低”，是肾病综合征患者食疗的主要目的，这主要通过采用高能量、高生物价、高蛋白质饮食，限制钠摄入量，控制脂肪和胆固醇的饮食方式来实现。肾病综合征患者饮食宜清淡，适当饮水，多食含维生素多的蔬菜和水果，维生素及微量元素的补充也利于缓解肾病综合征患者的病情，宜选择富含铁及B族维生素、维生素A和维生素C食物。长期大量蛋白尿，使钙磷缺乏，导致骨质疏松，发生低钙血症，故必须注意钙的补充，多喝牛奶。明显水肿者还应限制进水量，也要多增加膳食纤维，以辅助降低血氮，减轻酸中毒。

为了降“三高”升“一低”，我们平时要忌食酱豆腐、咸菜、咸蛋、松花蛋等含钠食物；禁食含碱主食及含钠高蔬菜，如白萝卜、菠菜、小白菜、油菜等。

下面为大家推荐两款食谱：

1.茯苓赤小豆粥

材料：茯苓25克，赤小豆30克，大枣10枚，粳米100克。

做法：先将赤小豆冷水浸泡半日后，同茯苓、大枣、粳米煮为粥。早晚餐温服食。

2.玉米豆枣粥

材料：玉米50克，白扁豆25克，大枣50克。

做法：将上3味共煮成粥，每日食用1次。

治疗肾结石，就找消坚排石汤

肾结石，属于泌尿系结石的一种，多数位于肾盂肾盏内，小结石可随体位而移动，较大结石其形态与所在腔道形态一致，可表现为典型的鹿角形或珊瑚形，肾实质结石少见。在中医理论中，本病属于“淋症”范畴，常以小便排出砂石为主证，故称之为“石淋”。

对于肾结石的治疗，虽然西医方法不少，如体外碎石、微创手术等，但都是以对人体的损害为代价的，而中医药治疗不仅可以避免手术对肾实质的损伤，而且可以更有效地促进肾积水的吸收、感染的消退以及肾功能的恢复。因而，中药治疗肾结石，有着独特的优势。

一般来讲，中医治肾结石多采用清热利湿，涤石通淋的方法，即通过药物的利尿作用，增加尿流量，促进输尿管蠕动，从而有利于结石的排出。专家指出，这一治法的作用受到一定的制约，对于结石停留于上尿路，特别是肾盏较高部位，体积较大者效果就会不明显。因此，“凡结石停留必使气血阻遏，而结石之排出又必赖气血之宣通以推动之。”基于这一理论，专家总结精炼出验方“消坚排石汤”，临床疗效非常显著。

组成：金钱草50~75克，三棱15克，莪术15克，鸡内金15克，丹参20克，赤芍15克，红花15克，牡丹皮15克，瞿麦20克，扁蓄20克，滑石20克，车前子15克，桃仁15克。

用法：水煎，日一剂，早晚温服。

方中，金钱草清热解毒、利尿排石，同时兼能活血化淤，为治疗尿路结石首选；三棱、莪术、鸡内金破积软坚行气；赤芍、牡丹皮、丹参、桃仁、红花活血化淤、散痛消肿，再配以扁蓄、瞿麦、滑石、车前子利湿清热；诸药相伍，共奏溶石排石之效。

另外，患病时间长了，会导致正气亏虚，所以应扶正与驱邪兼顾，肾气虚者可以加入熟地黄、枸杞子子、山药、菟丝子等；肾阳不足者，加入肉桂、附子、茴香等；兼有气虚者，可以适当配合党参、黄芪。专家曾治一肾结石患者，经用一般排石药物治疗无效，后发现患者面色萎黄，气短易倦等气虚的现象，于是在消坚排石汤中加入黄芪30克，党参20克，服药30剂，结石随小便排出。

还有，值得注意的是，肾结石并不是成年人的专利，很多婴幼儿也患上了结石。对于家长来说，及时发现及时治疗是最关键的。小儿肾结石发病早期，大孩子往往诉说腰或腹股沟疼痛，不会诉说的小孩则表现为哭闹，颜面苍白，出冷汗。可出现排尿不畅，尿淋漓，尿中断，排尿困难，甚至血尿，部分伴有呕吐，腹泻，如并发尿路感染，则以全身症状就诊，如低热，食欲不振，消瘦，生长发育迟滞等。尿检查有多数白细胞，偶尔可见以急性无尿为首发病例。另外，B超是简单易行的检查方式，能及时发现肾结石。

为肾盂肾炎患者开出的食疗单

肾盂肾炎是由各种病原微生物感染直接引起的肾小管、肾间质和肾实质的炎症。在治疗上以常规治疗配以食疗效果会更好。下面就介绍几种食疗的方法。

1.黄芪鲫鱼汤

材料：黄芪7克，鲫鱼1条（200克）。

做法：将鲫鱼去鳞、鳃及内脏，洗净，与黄芪共置砂锅内，加水煮熟，不加盐，淡食。每日1剂。

功效：益气补肾、利尿消肿。适用于脾肾亏虚型肾盂肾炎。

除了黄芪鲫鱼汤，还有两个食疗方，对肾盂肾炎十分有效。

2.公英二草汤

材料：蒲公英、车前草、金钱草各30克。

做法：水煎服。每日1剂，2次分服。

功效：清热解毒、利湿通淋。适用于膀胱湿热型肾盂肾炎。

3.甘蔗鲜藕饮

材料：鲜甘蔗、鲜藕各500克。

做法：将甘蔗洗净，去皮切碎，捣烂取汁；鲜藕洗净，去节，切碎，捣烂取汁。将二汁合并，调匀饮服。每日1剂，3次分服。

功效：养阴清热、止血。适用于肾阴亏虚型肾盂肾炎。

一、急性肾炎患者饮食疗法

如果患了急性肾炎，除了配合医生的药物治疗以外，还应该在饮食上注意保养，下面是一些对急性肾炎十分有效的食疗方：

1.羊肺冬瓜汤

材料：羊肺250克，冬瓜250克。

做法：将羊肺洗净，切成条状，锅中放油炒熟，冬瓜切片，加水适量，文火炖煮；可放葱、姜调味，不加盐。一日一剂，随意食用，一周为1疗程，间隔3日，继进下一疗程。

功效：可治疗急、慢性肾炎水肿。

2.胡萝卜缨

材料：胡萝卜缨500~700克。

做法：蒸熟服食。连服1周

功效：可消肿。

3.三鲜冬瓜汤

材料：冬瓜500克，水发冬菇100克，罐头冬笋100克，菜油50克，鲜汤1000克。

做法：将冬瓜削皮，去瓤洗净，切成0.5厘米厚的片；冬笋切成0.2厘米厚的片；冬菇去蒂，切成薄片。锅洗净置旺火上，倒入菜油烧至七成熟时，放入冬瓜微炒，掺入鲜汤。将冬瓜煮到快熟时，下冬笋片、冬菇片同煮至冬瓜变软，加入精盐调味起锅，入汤盆上桌即可。

功效：有利尿消肿之功。

4.绿豆葫芦粥

材料：绿豆50克，葫芦壳50克，冬瓜皮50克，西瓜皮50克。

做法：先煮绿豆，再将后几味切成碎块推入锅内一起煎煮，成粥后随意食用。

功效：利尿消肿。

5.鲤鱼冬瓜饮

材料：鲤鱼1条（250克重），冬瓜皮100克。

做法：煎汤频饮，可少加秋石，不能用盐。

功效：鲤鱼滋补脾胃又能利尿，每百克含蛋白质15克、脂肪1.2克，还有钙、磷、铁等多种营养成分，配合冬瓜皮，利水作用更强，具有补养与利尿之功。

6.芥菜鸡蛋

材料：鲜芥菜60克，鸡蛋1个。

做法：将芥菜切碎煮半熟后放入鸡蛋，作为芥菜蛋汤顿服。每日2次。

功效：此汤可补肾利水，消除肾炎引起的水肿。

7.玉米须饮

材料：玉米须100克。

做法：玉米须加水1000毫升，煎煮20~30分钟，熬成300~400毫升液体，过滤后，每日2次分服。

功效：适宜于水肿明显兼高血压者服食，可用于急性肾炎之风热郁肺、湿毒蕴结型，或慢性肾炎之肝肾阴虚、肝阳上亢型。

8.冬瓜汤

材料：冬瓜500克。

做法：将冬瓜煮汤3大碗，分3次服。

功效：适用于急性肾炎之风热郁肺、湿毒蕴结型和热毒内攻、灼伤阴血型。

二、给慢性肾炎患者的食疗方

上面讲了急性肾炎，那么，慢性肾炎又应该怎样食疗呢？下面这些食疗方，其原料大多选自《本草纲目》中记载的有补肾益肾功能的食物，对慢性肾炎均有良好的效果。

1.冬瓜煲鸭肾

材料：鸭肾2只，冬瓜900克，江瑶柱3粒。

做法：冬瓜洗净连皮切大块；鸭肾洗净，凉水涮过。江瑶柱浸软。把适量水煲滚，放入冬瓜、江瑶柱、鸭肾，煲滚以慢火煲2小时，下盐调味。

功效：清热、补脑。

2.乌鱼汤

材料：鲜乌鱼500克，茶叶200克，茅根500克，冬瓜皮500克，生姜50克，红枣300克，冰糖250克，葱白7根。

做法：先将茶叶、茅根、冬瓜皮、生姜加水适量煎熬成汤，去渣后浓至1000毫升左右，放入鲜乌鱼（去肠，洗净），小火煮至鱼熟烂，加入冰糖、葱白。每日3次，分顿食之，喝汤食乌鱼。

3.熟地黄山药汤

材料：熟地黄60克，山药60克，蜂蜜500克。

做法：将熟地黄、山药洗净倒入砂锅中，加冷水1200毫升，用小火煎煮约40分钟，滤取药液加水复煎，合并两次药液，倒入盆中，加蜂蜜，加盖不让水蒸气进入，用旺火隔水蒸2小时，离火，待冷装瓶，备用。日服2次，每次10克，饭后温开水送服。

功效：对慢性肾炎患者体弱者有调养作用。

4.党参煲猪肾

材料：党参、黄芪、芡实各20克，猪肾 1 个。

做法：先将猪肾剖开去筋膜洗净，与药共煮汤食用，一日一次。

功效：具有补气健脾固肾之功，适用于恢复期的慢性肾炎患者。

5.复方黄芪粥

材料：生黄芪30克，生薏苡仁30克，赤小豆15克，鸡内金（研末）9克，金橘饼2枚，糯米30克。

做法：先以水600毫升煮黄芪20分钟，捞去渣，次入薏苡仁、赤小豆，煮30分钟再加入鸡内金与糯米，煮熟成粥，作一日量分2次服之，食后嚼金橘饼一枚，每日服一剂。

功效：补脾益肾，益气固涩。

6.芡实粥

材料：芡实50克，粳米50克，白糖少许。

做法：上述材料加水适量煮粥，加白糖少许食用，也可再加莲子和桑椹各20克同煮食，可用于肾虚不固、遗精耳鸣的慢性肾炎。

功效：利耳明目，补肾固精。

7.车前子粥

材料：车前子30克，糯米50克。

做法：车前子布包煎汁后，放入糯米同煮为粥，具有显著的利尿作用。

功效：利水消炎，养肝明目，祛痰止咳。

太溪穴——慢性肾病的灵丹妙药

太溪穴位于足内侧，内踝后方，内踝尖与跟腱之间的凹陷处。按摩此穴重在补肾，具有明显提高肾功能的作用。对绝大多数肾脏疾病，如慢性肾功能不全、慢性肾炎、糖尿病肾病等，特别是对患有慢性肾病，同时表现为水肿、腰酸腿冷、浑身乏力的患者效果最为明显。

按摩方法：用对侧手的拇指按揉，也可以使用按摩棒或光滑的木棒按揉，用力应柔和，以感觉酸胀为度，不可力量过大以免伤及皮肤。

对于肾炎患者，按揉后可使高血压有一定程度的降低，尿蛋白明显减少。

按摩虽然有很好的效果，但是仍然需要配合药物治疗。

以食养肾调虚，走出尿毒症这片险滩

尿毒症是由于各种疾病造成肾脏严重损害时，肾脏功能减退，应排泄的代谢物就在体内潴留而引发的各种症状，引起尿毒症的原因有：慢性肾小球肾炎、慢性肾盂肾炎、肾结核、肾小动脉硬化症、泌尿道结石、前列腺肥大、膀胱癌、红斑狼疮、糖尿病等。

尿毒症最初表现于胃肠道症状，伴有恶心、呕吐和腹泻，口中有氨味，牙龈也常发炎，口腔黏膜溃烂出血等。失眠、烦躁、四肢麻木灼痛，晚期可出现嗜睡甚至搐搦、昏迷。心血管系统可出现高血压、心包炎及心力衰竭引起的心前区疼痛、心悸、心急、上腹胀痛、水肿、不能平卧等。血液系统可出现贫血及黏膜出血现象。呼吸系统可有肺炎及胸膜炎引起的咳嗽、胸痛。

尿毒症的病因繁多，故此应注意饮食营养的均衡搭配，养成良好的饮食习惯，才能有效预防尿毒症。对尿毒症患者应给予低蛋白质饮食，以减少体内氮质代谢产物的生成和潴留。由于进食蛋白质量少，因此应尽量选用营养价值较高的鸡蛋、牛奶等动物蛋白质食物，而少用豆制品等植物蛋白。根据病情供给适量的水分。选择含锌铁硒的饮料和食品以补充维生素及微量元素。

尿毒症患者要限制摄入含镉量高的食物，如由动物肝和肾制成的食物、比目鱼、蚌类、扇贝、生蚝以及在污泥中长成的蔬菜；忌食含磷高的食物，如动物的内脏、脑应避免食用；避免高尿酸食物，如海鲜、小鱼干及豆类；忌吸烟，烟对肾脏有害无益。

下面为尿毒症患者推荐两款食谱：

1.桂圆粥

材料：桂圆60克，粳米100克，红糖少许。

做法：黄芪切成薄片，粳米淘洗干净。黄芪放入锅内，加清水适量，用中火煮沸后，去渣取药汁。粳米放锅内，加药汁，清水适量，用武火烧混后，转用文火煮至米烂成粥。每日2次，早晚各1次。

功效：适用于老年水肿、慢性肾炎、体质虚弱者，但舌质红者忌服。

2.生姜大枣粥

材料：鲜生姜12克，大枣6枚，粳米90克。

做法：生姜洗净后切碎，用大枣、粳米煮粥。每日2次，做早晚餐服用，可常年服用。

功效：适用于轻度水肿，面色萎黄者。

恐伤肾，恐惧可瞬间摧毁健康防线

恐惧是一种对人影响最大的情绪，几乎渗透到人们生活的每个角落，每个人都有惧怕的事情或者情景，而且不少事物或情景是人们普遍惧怕的，如雷电、火灾、地震、生病、高考、失恋等。现实生活中，我们可以看到有些人的恐惧心理异于正常人。这种无缘无故的与事物或情景极不相称、极不合理的异常心理状态，就是恐惧心理。它是一种不健康的心理，严重的即是恐惧症。

民间有这样的传说：有一个财主用箱子做枕头，把地契、银票、财宝全放进箱子，片刻不离。一天晚上失火了，他一骨碌爬起，抱起夜壶冲出大门，在一棵树下坐定，看着熊熊烈火，摸着夜壶，脑子里盘算着重建新庄园。家人看他这样，问他怎么不救火。他说：“这座先祖留下来的破庄园，我早就想拆掉它，又下不了手，现在老天替我下了决心，我正盘算着建新庄园呢。”家人问他钱呢？他拍拍夜壶说：“有这个，什么都有了。”当家人指出那是个不值钱的夜壶时，他定神一看，大惊失色，头一仰，身一倒，一命呜呼。

恐惧是人们企图摆脱、逃避某种危险情境而又苦于无助的情绪，它往往是缺少处理或摆脱可怕情境的力量和知识造成的。人们在恐惧状态下，精神和身体如同被冻结了一般，不能听任意识的调用。

因为恐惧是一种企图摆脱困难而苦于无力的情绪，所以一旦寻得摆脱的途径，就会迸发出巨大的力量。《三国演义》中刘备跃马过檀溪；《史记》中李广误石为虎而射之等，皆出于此种情绪状态。从人类历史上可以看出，大凡宣传鼓动、号召动员，都出自恐惧心理。秦末陈胜、吴广起义就是在"失期，法皆斩"的威胁下爆发的。

当一个人处于恐惧的情绪下，往往会出现血管收缩忽急忽缓、战栗、心脏猛跳、脸色变白，心脏以外各处皆呈血亏现象，俗谓"胆战心惊"、"腿灌了铅"。如果刺激过强，可导致风瘫，严重者则会休克。

其实，心理的恐惧对老年人的健康损害更大。老年人长时间忧愁、烦闷、不安会加快自身的衰老和死亡速度，而且为整个家庭投下不和谐的阴影，影响家人的生活。

专家透露，目前死亡的肿瘤患者有三成是被活活"吓"死的。而70%~80%的肿瘤患者（其中老年人比例最大）有心理障碍，主要表现为抑郁、焦虑、烦躁、恐惧等。老年人要想健康长寿，应顺其自然，正确看待死亡，不可自寻烦恼，胡乱猜疑。

恐惧情绪不仅危害人体健康，还影响我们的办事效率，比如，在运动场上，运动员越是害怕成绩不好，就越可能出现失误；在考场上，考生越是怕考不好被人耻笑或被父母训斥、打骂，便越是思维迟钝、束手无策。

恐惧情绪不利于事业发展和身心健康，那一个人是不是不需要任何恐惧呢？不！适度的恐惧是必需的，如果一个人失去了恐惧情绪，那他就可以随心所欲、胆大妄为、无法无天。这种有恃无恐的心理，是一切罪恶的根由。

据心理学家研究，所谓"初生牛犊不怕虎"，婴儿除了害怕失去拥抱和大的响声之外，别无他惧。人们的许多恐惧心理都是后天习得的，所以也是可以克服的。

有恐惧症的人只要下定决心，不断学习科学知识，调整心态，勇于实践，就一定可以消除心中的恐惧感。

第五章
火生土，相应心——心主神明

心为“君主之官”，君安才能体健

《黄帝内经》把人体的五脏六腑命名为十二官，其中，心为君主之官。它这样描述心：“心者，君主之官，神明出焉。故主明则下安，主不明，则一十二官危。”君主，是古代国家元首的称谓，有统帅、高于一切的意思，是一个国家的最高统治者，是全体国民的主宰者。把心称为君主，就是肯定了心在五脏六腑中的重要性，心是脏腑中最重要的器官。

“神明”指精神、思维、意识活动及这些活动所反映的聪明智慧，它们都是由心所主持的。心主神明的功能正常，则精神健旺，神志清楚；反之，则神志异常，出现惊悸、健忘、失眠、癫狂等症候，也可引起其他脏腑的功能紊乱。另外，心主神明还说明，心是人的生命活动的主宰，统帅各个脏器，使之相互协调，共同完成各种复杂的生理活动，以维持人的生命活动，如果心发生病变，则其他脏腑的生理活动也会出现紊乱而产生各种疾病。因此，以君主之官比喻心的重要作用与地位是一点儿也不为过的。

在生活中，人们常用“心腹之患”形容问题的严重性，却不明白为什么古人要将心与腹部联系起来。所谓“心”，即指心脏，对应手少阴心经，属里；“腹”就是指小肠，为腑，对应手太阳小肠经，属表。“心腹之患”就是说，互为表里的小肠经与心经，它们都是一个整体，谁出现了问题都是很严重的。

正是因为心脏对人体健康决定性的作用，我们平常要加强对心脏的养护，还要多注意自身的变化，以便尽早发现心脏疾病，中医认为“心开窍于舌”，“舌为心之苗”，也就是说心与舌的关系密切，心脏的情况可以从舌的色泽及形体表现出来。心的功能正常，舌红润柔软，运动灵活，味觉灵敏，语言流利；心脏气血不足，则舌质淡白，舌体胖嫩；心有淤血，则舌质暗紫色，重者有淤斑；心火上炎，则舌尖红或生疮。所以，心的养生保健方法要以保证心脏主血脉和主神志的功能正常为主要原则。

养生先养心，心养则寿长

就养生而言，在中医里有“下士养身，中士养气，上士养心”的说法，也就是说，在中医看来，养心是养生的最高境界，是养生的核心和关键。

但是，由于日渐加快的社会节奏、竞争激烈等诸多因素的影响，人们的心理负荷日益加重，前所未有的巨大工作压力正在威胁着他们的健康。所以，学习养心理论，掌握养心技巧，积极投身养心实践，适度转移和释放压力，是目前最为有效的养生之道。

在生活中，人们应该学会在快节奏中提高自己的心理承受能力，在各种事件中保持平衡的心态，科学地安排自己的工作和生活，制定切实可行的工作计划或目标，并适时留有余地。无论每天工作多么繁忙，都应留出一定的休息时间，尽量让绷紧的神经有松弛的机会。

俗话说："心在志为喜"，就是说心的生理功能与七情中的"喜"关系密切，因此应每天保持愉快的心情。现代医学研究也证明，性格开朗、对人生充满乐观情绪的人多能健康长寿，其心血管病的发病率也明显降低。善于调整情绪，使自己总是处于乐观愉快的心态，是养心保健的最好方法。

在工作和生活中，难免会遇到烦恼，这时不要把忧愁痛苦强行积郁在心中，心情不好时，应尽量想办法宣泄或转移，痛哭一场就是一个好办法。心理学家指出：痛哭是一种自我心理保护措施，能使不良情绪得以宣泄和分流，哭后心情自然会畅快一些。在遇到挫折时要有自信心，相信自己的力量，这样才有利于理清思路，克服困难，走出逆境。

对于经常忙碌工作的人们来说，养成体育锻炼的习惯具有重要意义。适量的运动可促进心血管系统的健康，增强心脏的功能。每天安排一小时锻炼，或根据自身情况灵活掌握，不仅可以放松身心，还可以增强体质。

另外，合理的饮食结构能有效预防冠心病、心绞痛和心肌梗死等疾病的发生率。饮食养心的基本原则就是以清淡饮食为主，尽量减少脂肪的摄入量（特别是动物性脂肪），平时应戒烟酒，不要暴饮暴食。

五味五色入五脏：心喜红，耐苦

我们来看看五色五味食物如何养护我们的心脏。从颜色上来讲心脏喜欢"红"色的，从口味上来讲"苦"的养心。那我们可以吃些赤小豆来补心，吃些苦味来降火。

下面就为大家介绍一款平时养心的佳品：

五行益寿养心粥

材料：通心（去核）红枣20枚，通心（去芯）莲子20粒，葡萄干30粒，黄豆30粒，黑米适量（家里吃的人多，黑米就多放一些）。由于葡萄干和红枣本身具有香甜之味，此粥不用放糖，一样甜润可口。

做法：将以上5种食物浸泡一宿，共同煮烂后即可食用，工作忙，没时间煮粥的上班族可以把它们加工成粉末，每次用开水冲着吃，效果一样。

五行益寿养心粥的秘密

五行益寿养心粥虽然材料简单，但说起配方里的这些成员，却个个都大有来头。

大枣是补肺金的。《长沙药解》称，它能生津润肺而除燥，养血滋肝而息风，疗脾胃衰弱。而民间一直有"一日吃三枣，终身不显老"的说法。

莲子是祛心火的。《本草纲目》说，常吃莲子可以补心火益肾水。安神去心慌心悸，止尿频和女性白带过多，美白肌肤，去眼袋，延缓衰老。

葡萄是补肝木中的气血的。《滇南本草》著："葡萄色有绛、绿二种，绿者佳，服之轻身延年。老年人大补气血，舒经活络。泡酒服之，治阴阳脱症，又治盗汗虚症。"

黄豆是补脾土的。《本草拾遗》认为，黄豆磨成粉“久服好颜色，变白不老”，常吃黄豆可以预防冠心病、高血压、动脉硬化、老年痴呆症，还可以减肥，调理月经和白带，增强记忆力。

黑米是补肾水的。黑米更不用说了，民间一直有“逢黑必补”之说。《本草纲要》记载：“黑米滋阴补肾，明目活血，暖胃养肝，补肺缓筋，乌发养颜，延年益寿。”由于黑米善补血，治疗贫血，因此也被称为“补血米”。常吃黑米能益心火补心血，保持心血管活力，治疗头晕目眩、腰膝酸软、夜盲症、耳鸣、令人面色红润，延年益寿。

苦入心

苦味的东西是走血的，即走心。如果病在心上，就少吃苦味食物，让心生发一下。但苦味食物可以清热、泻火。例如莲子心能清心泻火、安神，可以治疗心火旺的失眠、烦躁之症。

苦瓜营养丰富，具有除邪热、解劳乏、清心明目的功效，经常食用可以祛心火，增强人体免疫力。《随息居饮食谱》载：“苦瓜青则苦寒，涤热、明目、清心。可酱可腌，鲜时烧肉先瀹（yào）去苦味，虽盛夏肉汁能凝，中寒者勿食。熟则色赤，味甘性平，养血滋甘，润脾补肾。”

苦瓜可烹调成多种风味菜肴，可以切丝，切片，切块，作佐料或单独入肴，一经炒、炖、蒸、煮，就成了风味各异的佳肴。如把苦瓜横切成圈，酿以肉糜，用蒜头、豆豉同煮，鲜脆清香。我国各地的苦瓜名菜不少，如青椒炒苦瓜、酱烧苦瓜、干煸苦瓜、苦瓜烧肉、泡酸苦瓜、苦瓜炖牛肉、苦瓜炖黄鱼等，都色美味鲜，有生津醒脑、祛除心火的作用。

另外，心主神志，心火过旺，人就会表现出烦躁不安、易怒等症状。所以名医朱丹溪说：“盖相火藏于肝肾阴分，君火不妄动，相火惟禀命守位而已，焉有燔灼之虐焰，飞走之狂势也哉!”要防止相火妄动就要“正心、收心、养心”，保持精神安静内守。

夏季养心，防暑更要防贪凉

夏季气温逐渐升高，并且达到一年中的最高峰，而且夏季雨量丰沛，大多数植物都在此季“疯狂生长”，人体的阳气在这个时候也较为旺盛，因此夏季养生要注意顺应阳气的生长。

但我们都有这样的经验，每到夏天就觉得心烦气躁。老辈人会告诉你：“心静自然凉。”话虽简单，做起来可不容易。就算待在空调房里，还是会觉得心神不安。这是因为夏季属火，又因火气通于心、心性为阳，所以夏季的炎热最容易干扰心神，使心神烦乱，总觉得心里不得安宁。而心烦就会使心跳加快，心跳加快就会加重心脏的负担，诱发疾病。由此可见，我们夏季养生就要重在养心。那么具体应该如何去做呢?

第一，要保证睡眠。中午的时候人们总是精神不振、昏昏欲睡，因此有条件的话可以增加午休的时间，以消除疲劳，保持精力充沛。

第二，要保证营养。夏季天热气压低，人吃饭少，营养补充不足，而且夏季天亮得早、黑得晚，人劳作的时间加长，睡眠也不足。总的来讲，人体消耗大，一方面是出汗，一方面是活动时间多，人的体质会下降。所以这时候更应该注意养自己的身体，增加营养，多吃绿叶蔬菜和瓜果。

第三，要及时补水，要多喝凉开水，不能用饮料代替饮水，因为饮料中含有糖分，含糖越多，渗透压也越高，越不容易为细胞吸收，容易引起体内缺水，这也是饮料不如水解渴的原因。

第四，不能因暑贪凉。《黄帝内经》里说“防因暑取凉”，这是告诫人们在炎热的夏天，在解暑的同时一定要注意保护体内的阳气，因为天气炎热，出汗较多，毛孔处于开放的状态，这时机体最易受外邪侵袭。所以不能只顾眼前的舒服，过于避热趋凉，如吃冷饮、穿露脐装、露天乘凉过夜、用凉水洗脚，这些都能导致中气内虚，暑热和风寒等外邪乘虚而入。

第五，保持心静。夏天容易使人心烦，特别是在气温高、无风、早晚温度变化不明显时，更容易使人心胸憋闷，产生烦躁和厌烦情绪，从而诱发精神疾病，因此夏季也是心脏病多发季节，因为心脏是五脏之神，夏天人容易郁闷气恼，所以会伤及心脏，从而诱发心脏病。养心应先做到心静，想要心静，首先应该懂得清心寡欲，因为心中少一分欲望，就会少一分烦恼，也就不会伤及心脏。另外，闭目养神也是养心的好办法，因为闭目养神可以帮助人排除心烦杂乱。

另外，夏天人们容易心火过旺，吃些味苦的食物有助于削减心火。因为这段时期出汗较多，中医认为此时宜多食酸味以固表。但是饮食又不可过寒，因为人体实际处于外热内寒的状态，所以冷食不宜多吃，多食则伤脾胃，会引起吐泻。此时应食西瓜、绿豆汤、乌梅等解渴消暑。食疗有荷叶茯苓、凉拌莴苣等，有清热解暑、宁心安神、补虚损、益脾胃的功效。

乌梅汤

材料：干乌梅，山楂，桂花，甘草，冰糖。

做法：干乌梅和山楂先加水泡开，连同少量的桂花和甘草将泡开的乌梅和山楂用纱布包起来。纱布包放在在注满水的大锅里，大火煮沸，再加入适量冰糖。小火熬煮6~7小时，在水大约被熬去一半的时候出锅。

《本草纲目》中说到用乌梅“煎汤代茶喝”可以治“泄痢口渴”。加入了山楂、甘草的乌梅汤可以治中热，去五心烦躁，解口渴。

夏季天气炎热，要注意劳逸结合，应尽量避免在烈日或持续高温下工作，注意午休，避免晚睡早起。睡觉时不要贪凉，最好不开电扇，不露天睡眠。中暑是夏季的常见病，人们可以用多吃防暑食物、保证睡眠等方法来避暑。另外，还要注意预防支气管哮喘、腹泻、肺气肿、慢性支气管炎等疾病。运动要避过高温时间，清晨和黄昏是最好的锻炼时间。运动时间不宜过长，强度不宜过大，散步、太极拳是夏季的理想运动。在运动后，不要饮用大量的凉开水，也不要用冷水冲澡。

夏天饮食应清淡，尽量少吃油腻食物；在流汗后，不仅要补充水分，还应补充盐分；夏季易中毒，所以要注意饮食卫生，并且不要食用变质食物。而茯苓、麦冬、小枣、莲子、百合、竹叶、柏子仁等，都是夏季不可缺少的养心佳品。

中医认为，人体生命活动以五脏为中心，而心神则是五脏六腑和一切生命活动的统帅，心神主宰情志。《黄帝内经·灵枢》说：“心者，五藏（脏）六府（腑）之主也……故悲哀愁忧则心动，心动则五藏（脏）六府（腑）皆摇……”大意是说，心是五脏六腑的主宰者，悲哀愁忧等情志活动影响到人的心神，人的心神不稳，就会影响到脏腑或身体的功能。

明朝万全《养生四要》中云：“心常清静则神安，神安则精神皆安，以此养生则寿，没世不殆。”“心劳则神不安，神不安则精神皆危，使道闭塞不通，形乃大伤，以此养生则殃。”清代《老老恒言》则认为“养静为摄生首务”。这些精辟论述，给“养静”、“清静”、“心静”赋予了积极的意义。

下面，我们就为大家推荐几款可用于清心安神的药膳：

1.柏子仁酸枣仁炖猪心

材料：柏子仁15克，酸枣仁20克，猪心1个，食盐适量。

做法：柏子仁、酸枣仁研细成末。猪心洗净血污，把柏子仁、酸枣仁粉放入猪心中，用砂锅加水适量炖至熟即可食用。

用法：食猪心、喝汤。每次适量服用。每周一次。

功效：此药膳具有养心安神之功效。适用于心慌气短，失眠盗汗，大便秘结，五心烦热等心阴不足者。

2.生地黄酸枣仁粥

材料：酸枣仁6钱，鲜生地黄12钱，粳米2两。

做法：将酸枣仁研末，以水研滤取汁。鲜生地黄洗净，捣烂绞取汁。用酸枣仁汁兑入适量清水，煮粳米为粥，将熟时再加入生地黄汁，更煮三五沸即成。

用法：临睡前半个时辰，温热服之。

功效：滋阴清热，养心安神。可用于心肝血虚引起的失眠多梦、心烦、潮热盗汗、手足心热等症。枣仁味酸带甘、养心益肝，为治疗虚烦不眠的要药。

3.玫瑰花烤羊心

材料：鲜玫瑰花1两，羊心3两，食盐适量。

做法：将鲜玫瑰花（或干品3钱）放入小锅中，加入食盐，煎煮片刻，待冷备用。然后将羊心洗净，切成长小块，穿在烤签或竹签上，边烤边蘸玫瑰盐水，反复在明火上烤炙，烤熟稍嫩即可食用。

用法：空腹热食。

功效：补心安神。可用于心血不足、惊悸失眠、抑郁、健忘等症。

4.冰霜梅苏丸

材料：盐梅肉4两，麦冬1两（去心），薄荷叶1两（去梗），柿霜1两，细茶1两，紫苏叶5钱（去梗），人参1两。

做法：共研为细面，白糖4两为丸，芡实大。

用法：每服一两粒。随时食丸。

功效：霜以清肺，酸能收火，甘以治燥。能除内热，消烦渴，生津液，解酒毒，清头目，润咽喉，定心慌，伸劳倦。及出外远行、暑热作渴、茶水不便，此药尤宜多备。

念“呵”字治心病

夏季补心除了在饮食上调整外，还可以试试养脏腑六字诀中的“呵”字诀。

本功法对心神不宁、心悸怔忡、失眠多梦等症有一定疗效。

练功时，加添两臂动作，这是因心经与心包经之脉都由胸走手。念“呵”字时，两臂随吸气抬起，呼气时两臂由胸前向下按，随手势之导引直入心经，沿心经运行，使中指与小指尖都有热胀之感。应注意念“呵”字之口形为口半张，腮用力，舌抵下颌，舌边顶齿。亦要连作六次。

心脏有问题，耳朵先露出马脚

中医认为：“耳主贯聪而通心窍，为心之司，为肾之候也。”《黄帝内经》中也有“视耳好恶，以知其性”的记载，并认为耳与经脉有着十分密切的联系，十二经脉都直接或间接地经过耳朵，所以有“耳者，宗脉之所聚也”的说法。清代张振鋆的《厘正按摩要术》中也有“耳珠属肾，耳轮属脾，耳上轮属心，耳皮肉属肺，耳背玉楼属肝”的说法。现代生物全息理论也发现了耳朵与人体器官的对应关系，并确认了80多种内外科疾病与耳朵的变化有关系，所以人体有病时，耳朵就会有反映。耳朵的形态、色泽和纹路的变化都能反映人体的健康状况。

关于具体的耳诊，很多中医书籍中都有记载，我们在这里只说一点，就是“冠脉沟”。冠脉沟是耳垂上的一条纹路，是判断冠心病的有效指标。如果谁的耳垂上出现了这条纹路，就说明有患冠心病的可能，纹路越清晰说明问题越严重。

伦敦一家医院的主治医生拉金达拉·夏尔马也认同这种观点。他说：“耳垂里有很多毛细血管，这些血管如果不能吸收到适量的养分就会凝固，皱纹就会形成。年轻人耳垂上出现这种皱纹，应去做心血管检查。”拉金达拉·夏尔马只提到了年轻人，其实，这个征兆对老年人也同样适用。

现在，耳诊在西方国家也已经流行起来。现在西方国家越来越认可中医，中医耳针疗法已经成为一些社会名流竞相追捧的治病法宝。遗憾的是，这本来属于中华瑰宝的东西在我们国家却没有受到应有的重视，这实在是一个很大的损失。

正是因为耳朵与脏腑有着密切的联系，通过按摩耳朵就能起到养护脏腑的作用。下面介绍几招耳朵自我按摩法，以便让大家预防疾病，保持健康。

1.提拉耳朵

现代医学认为，提拉耳朵能刺激耳郭的末梢神经及微血管，使局部血液循环加快，并通过神经、体液的作用，对全身的生理活动起到一定的调节作用，同时还能改善神经内分泌功能。

其方法是双手食指放在耳屏内侧后，用食指、拇指提拉耳屏、耳垂，自内向外提拉，手法由轻到重，牵拉的力量以不感疼痛为宜，每次3~5分钟。此法可治头痛、头昏、神经衰弱、耳鸣等疾病。

2.搓耳

握住双耳郭，先从前向后搓49次，再从后向前搓49次，以耳郭皮肤略有潮红，局部稍有烘热感为宜。每天早、晚各进行1次。搓过双耳后会有一种神志清爽、容光焕发的感觉。

3.双手扫耳

以双手把耳朵由后向前扫，这时会听到"嚓嚓"的声音。每次20~30下，每天数次。

4.搓弹双耳法

双手轻捏两耳垂，再搓摩至发红发热。然后揪住耳往下拉，再放手让耳垂弹回。每天2~3次，每次20下为宜。

用透明的食物来补养我们的心脏

保养心脏的食物，不仅能从其粗糙程度上来辨别其对心脏的好处有多大，而且还能看出来，例如那些看起来透明的食物，都是补养心脏的佳品。

透明的食物非常常见，比如夏天吃的凉粉，小吃摊上一般都有，现吃现拌，味道不错。凉粉的品种很多，比如绿豆凉粉，蚕豆凉粉，地瓜凉粉等，既可凉拌，又可清炒，是夏日养心不可缺少的美味佳肴。

藕粉和何首乌粉也是不错的补心食物，可取适量的藕粉放在碗里，加少许水调和，然后用开水冲开即可。藕粉可以作为日常的调养制品，既便宜又方便，特别是家有老年人、孩子或者患者的情况下，藕粉更应常备常食。

另外，还可以用藕粉做成各种食物，比如甜点，也算得上餐桌上的一道风景。

透明的食品还有西米，可经常煮食，常见的消夏美食就有椰汁西米。

除了透明的食物养护心之外，一些粗制的粮食也是我们心脏的益友。

粗制的粮食是心脏的"守护神"

为什么精细食物在市场上的价格往往不如粗制食物的价格高呢？这是因为，人们已经意识到粗制食物对人体健康的重要性。

经过精加工的食物，不仅丢失了皮中的营养，而且丧失了胚芽中的营养。胚芽是生命的起点，它的功效可以直接进入人体的心系统，对人的心脏有非常好的保健作用。

因此，如果要保护好心脏，那么平时一定要多吃粗制的食物，特别是心脏不好的人，在选购粮食时，一定要记得多给自己的心脏选点粗制的粮食，尽量买胚芽没有被加工掉的粮食，比如全麦、燕麦、糙米等。这些食物都是心脏的"守护神"。

另外，如果不是很喜欢吃粗粮，那么可以选择粗细搭配的食物，比如表面撒了一层麦麸的面包。

菠菜——敢与大自然作斗争的补心之神

唐宗海的《医易通说》里记载："凡种菠菜，以其子布地中，必更月朔而后生，不知何故？吾为之解曰：此菜色深绿，应三碧震卦；其根红，应震下一阳也。过月朔而月侯成震，是以此菜方生。草木之能应卦气，神妙如此。"其实，菠菜一般在深秋下种，然后发芽长大，历经整个寒冷的冬天，到春天后继续生长并开花结籽。通常我们食用的就是出生在深秋的菠菜。

自然界生命的正常规律是春种、夏长、秋收、冬藏。深秋时节，大地日趋萧条，百草枯黄，而菠菜却敢于在这个时候违背自然界的正常规律，出苗、生长。它身上究竟蕴藏着什么能量？

除了人为操控（温室种菜等），凡是反季节生长的蔬菜，如与菠菜类似的秋冬生长的青蒜、荠菜等都有一个共同特点，就是得天地之震气，可以极大程度地补益人体心系统。

菠菜还可以治疗便秘。一些久病的朋友，很容易就会大便不通，还有一些长痔疮的朋友，也容易排便困难，那么，这些朋友如果坚持吃菠菜，很快情况就会得到改善。

还有，平常做菜时我们扔掉的菠菜根，其实是很好的药材，它可以治疗古人所称的以多饮、多食、多尿、身体消瘦或尿有甜味为特征的“消渴”。菠菜根怎么吃才能治疗这种糖尿病的症状呢？我们只需将等量的菠菜根打碎后和打成粉状的鸡内金调和，用米汤送进肚就可以了。一天3次，一次5克左右，疗效显著。

莲子性平温，最是养心助睡眠

与朋友聚会，开开心心、吃吃喝喝是难免的，但如果狂喜加上暴饮暴食，那么你可要注意了，你的心脏未必能承受。外贸公司的鲁先生就有这样经历。一次公司的庆功宴上，老板点名表扬了鲁先生的部门，鲁先生与同事都相当高兴，结果乐极生悲，居然引发了心脏病，幸好抢救及时，要不然后果不堪设想。

欢喜过度会让人心气涣散，再加上吃了很多东西，结果就会出现中医里讲的“子盗母气”的状况。“子盗母气”，是用五行相生的母子关系来说明五脏之间的病理关系。“子”在这里是指脾胃，“母”指心，是说脾胃气不足而借调心之气来消化食物，就会伤害到心。因为心也有很多的工作需要做，同样需要很多的心气，被脾胃盗走的心气过多，心一定会有所伤。

像鲁先生这样，本来就有心脏病，欢喜过度时心气已经涣散了，这个时候又暴饮暴食，脾胃的负担超负荷了，只好“借用”心气来消化这些食物，心气必然亏虚。因此，心脏病患者，特别是老年人，在这个时候往往会突然引发心脏病，这就是乐极生悲了。

还有些人，晚上老是心慌失眠，那也是心气虚的表现。这个时候比较适宜喝莲子粥补心。《本草纲目》记载，莲子甘、涩，平。归脾、肾、心经。具有补脾止泻，益肾涩精，养心安神的作用。晚上喝点莲子粳米粥可以养心助睡眠。

莲子粳米粥

材料：嫩莲子，粳米。

做法：将嫩莲子发涨后，在水中用刷把擦去表层，抽去莲心冲洗干净后放入锅内，加清水在火上煮烂熟，备用，将粳米淘洗干净，放入锅中加清水煮成薄粥，粥熟后掺入莲子，搅匀，趁热服用。

除了常喝我们上面介绍的莲子粥养心以外，我们在平时饮食中也要注意，以清淡为主，因为盐分过多会加重心脏的负担；不要暴饮暴食，戒烟限酒；多吃一些养心的食物，除了莲子以外，还有杏仁、黄豆、黑芝麻、木耳、红枣等，都对补养心脾很有好处。

南瓜能补中益气、益心敛肺

常吃南瓜，可使大便通畅、肌肤丰美，尤其对女性，有美容的作用。清代名臣张之洞曾建议慈禧太后多食南瓜，慈禧太后也尝试了，的确能起到很好的作用，使慈禧太后到老依然容颜红润，富有光泽。

南瓜能美容，还能补中益气、益心敛肺。《本草纲目》说它能“补中益气”。《医林纪要》记载它能“益心敛肺”。中医学认为南瓜性温，味甘，入脾、胃经。具有补中益气、消炎止痛、化痰止咳、解毒杀虫的功效。

现代营养学研究也认为，南瓜的营养成分较全，营养价值也较高。不仅含有丰富的糖类和淀粉，更含有丰富的营养素，如胡萝卜素、维生素B_1、维生素B_2、维生素C、微量元素、人体必需的8种氨基酸和可溶性纤维、叶黄素和铁、锌等微量元素。这些物质不仅对维护机体的生理功能有重要作用，其中含量较高的铁、钴，更有较强的补血作用。可用于气虚乏力、肋间神经痛、疟疾、痢疾、支气管哮喘、糖尿病等症，还可驱蛔虫、治烫伤、解鸦片毒。

另外，嫩南瓜维生素含量丰富，老南瓜则糖类及微量元素含量较高；南瓜嫩茎叶和花含丰富的维生素和纤维素，用来做菜别有风味；其种子——南瓜子还能食用或榨油；南瓜还含有大量的亚麻仁油酸、软脂酸、硬脂酸等甘油酸，均为优质油脂，可以预防血管硬化。因此，南瓜的各个部分不仅能食用，而且都有一定的药用价值。

国内外专家在研究中也发现南瓜不仅营养丰富，长期食用还有保健和防病、治病的功效。据资料显示，南瓜自身含有的特殊营养成分可增强机体免疫力、防止血管动脉硬化，具有防癌、美容和减肥作用，在国际上已被视为特效保健蔬菜，可有效防治高血压、糖尿病及肝脏病变。不过，其驱虫作用主要在南瓜子，治疗糖尿病作用主要在嫩南瓜、嫩茎叶与花。防治高血压、冠心病、中风可炒南瓜子吃，每日用量以20~30克为宜。但是要注意，南瓜不宜与含维生素C的蔬菜、水果同食，也不可与羊肉同食，否则会引起黄疸和脚气病。

双红南瓜补血汤

材料：南瓜500克，红枣10克，红糖适量，清水2000毫升。

做法：南瓜削去表皮挖瓤，洗净，切滚刀块；红枣洗净，去核。将红枣、南瓜、红糖一起放入煲中，加水用文火熬至南瓜熟烂即可。

功效：益气、滋阴、养血、散寒。

摆脱抑郁症，带色食物还你一个好心情

抑郁症是扰乱我们生活的一种情感障碍性疾病。它可能会影响到我们的思维、情绪、行为和自我感知方式。

持久的失眠使你耗损身体的能量，需要适时填补营养，建议以高蛋白、高纤维、高热能饮食为主，并注重服食润肠的食物，以利于排泄的畅达。也要补充充足的水分，维持脏腑的正常需要，润滑肠道，利二便，促进体内有害物质的渗出。抑郁症患者还要多进食红色食物，比如苹果，具有驱寒和缓解疲劳的作用；橙色食物如胡萝卜等，是强力

的抗氧化物质，不仅能减少空气对人体的危害，还能延缓衰老；黄色食物如玉米、香蕉等是排除体内毒素的最佳帮手。抑郁症患者可多吃巧克力等甜食，能有效舒缓情绪。

忧郁症忌吃的食物有：辛、辣、腌、熏类等有刺激性食物，这些食物易激发失眠。

下面为忧郁症患者推荐两款食谱：

1.猪肉苦瓜丝

材料：苦瓜300克，瘦猪肉150克，油、盐适量。

做法：苦瓜切丝，加清水急火烧沸，弃苦味汤。瘦猪肉切片，油煸后，入苦瓜丝同炒，加调味品食用。

功效：可泻肝降火。

2.莲心大枣汤

材料：莲心3克，大枣10枚。

做法：莲心研末与大枣共同煎汤，每日1次，饭后服。

功效：可益气补血，宁心安神。

除了饮食外，赶走忧郁还可以试试以下按摩方法。

（1）选取攒竹穴，手部腹腔神经丛反射区，耳部的心、神门、皮质下、脾等进行快速搓按。

（2）按揉百会、膻中、涌泉穴各1分钟。

（3）以搓热的双手分置于面部两侧，上下来回搓热，然后从前发际向后发际梳理头发20次。

（4）以双手鱼际沿同侧，向下斜擦20次。

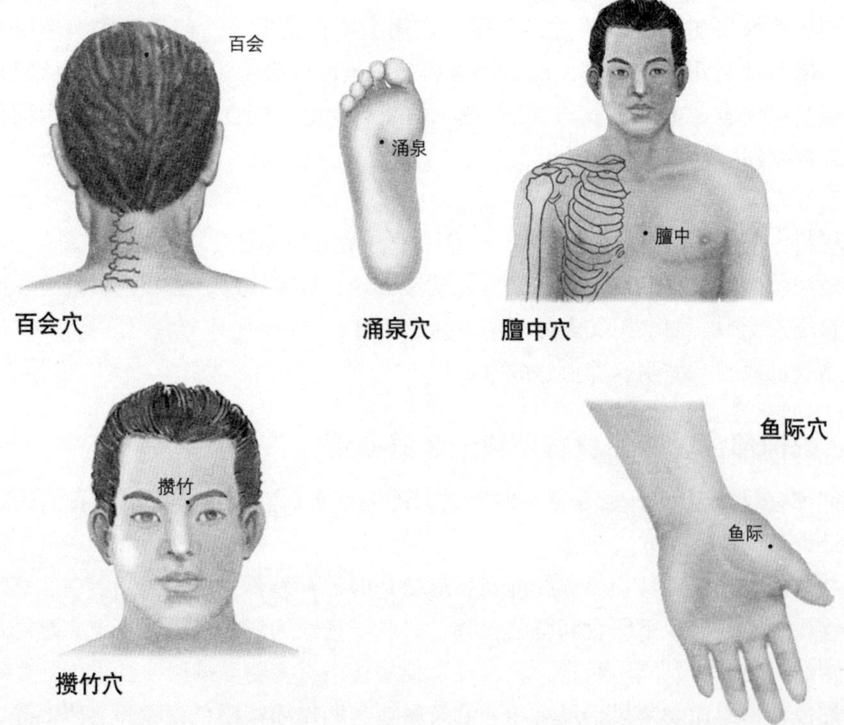

百会穴　涌泉穴　膻中穴

攒竹穴　鱼际穴

暴饮暴食最容易引发心脏病

不良饮食习惯会对健康造成损害是众所周知的事情，当岁末年初，宴请、聚餐的机会增多，因此暴饮暴食成为一种常见的“节日综合征”。暴饮暴食是一种不良的饮食习惯，它会给人的健康带来很多危害。暴饮暴食后会出现头昏脑胀、精神恍惚、肠胃不适、胸闷气急、腹泻或便秘，严重的，会引起急性胃肠炎，甚至胃出血；大鱼大肉、大量饮酒会使肝胆超负荷运转，肝细胞加快代谢速度，胆汁分泌增加，造成肝功能损害，诱发胆囊炎、肝炎患者病情加重，也会使胰腺大量分泌，十二指肠内压力增高，诱发急性胰腺炎，重症者可致人非命。研究发现，暴饮暴食后2小时，发生心脏病的危险概率增加4倍；发生腹泻时，老年人因大量丢失体液，全身血循环量减少，血液浓缩黏稠，流动缓慢，而引发脑动脉闭塞，脑血流中断，脑梗塞形成。

所以，不管是在平时，还是在节庆假日里，都要在饮食上有所节制，要把好自己的嘴，千万不要让美食成为生命的威胁。除此之外，日常在餐桌上，还应注意两多、三少：

杂粮、粗粮应适当多吃：杂粮、粗粮营养齐全和B族维生素丰富，纤维素有益于心脏，杂粮、粗粮比精米精面含量多，所以，这类食物应多吃。

新鲜蔬菜、大豆制品应多吃：由于维生素C、纤维素、优质蛋白、维生素E等对心血管均有很好的保护作用，所以每顿吃新鲜蔬菜，每天不离豆制品应成为习惯。

高脂肪、高胆固醇食品少吃点：脂肪和胆固醇摄入过多，可引起高血脂和动脉硬化，应少吃，尤其是肥胖者、高血压者、血脂偏高者、糖尿病患者以及老年人，更应少吃。

酒要少喝：少量饮酒特别是少饮些果酒，有益于心脏。但大量饮酒会伤害心脏，尤其是烈性酒，应不喝。

盐要少吃：盐摄入量多可引起血压增高和加重心脏负担，应少吃，把菜做得淡一些是少吃盐的好办法。

饮食帮你拒绝冠心病的威胁

饮食和冠心病之间有着密切的联系，如果平时注意饮食，就能有效预防冠心病的发生，但有些人非得等到得了病才想起来要注意饮食，真是本末倒置。其实，现在大多数人健康观念都是有误区的。

在冠心病患者中，我们常常发现许多人过于肥胖，因此，这些人在饮食上应该注意减少热能的摄入，或者通过运动等增加能量的消耗，有助于控制体重。

冠心病患者还应该少吃含脂肪高的食物。通常每天的脂肪摄入量应占总热能的30%以下。

至于胆固醇，也要少吃，河鱼或海鱼含胆固醇都较低，如青鱼、草鱼、鲤鱼、甲鱼、黄鱼、鲳鱼等。牛奶和鸡蛋中所含胆固醇量较多，但少量食用，对冠心病患者影响不大，因此不必禁用牛奶和鸡蛋。

肥胖或高脂血症的患者应选用多糖类，如食物纤维、谷固醇、果胶等可降低胆固醇。肥胖者应限制主食，可多吃些粗粮、蔬菜、水果等含食物纤维高的食物，对防治高脂血症、冠心病等均有益。

黄豆及其制品是冠心病患者的“朋友”。豆类含植物固醇较多，有利于胆酸排出。大豆蛋白有降低胆固醇和预防动脉粥样硬化的作用。因此，冠心病患者要多食用豆类食品。

微量元素和维生素也是冠心病患者必不可少的。多食用新鲜绿叶蔬菜，特别是深色蔬菜富含胡萝卜素和维生素C，水果含维生素C丰富，并含有大量果胶。山楂富含维生素C和胡萝卜素，具有显著扩张冠状动脉和镇静作用。海带、紫菜、发菜、木耳等富含蛋氨酸、钾、镁、钙、碘，均有利于冠心病的治疗。另外，蔬菜含大量纤维素，可减少胆固醇吸收。

那么，不管是预防还是治疗，应该怎样从饮食上保养自己呢？下面是一些防治冠心病的食疗方：

（1）红山楂5个，去核切碎，用蜂蜜1匙调匀，加在玉米面粥中服食。每日服1~2次。

（2）鲜鱼腥草根茎，每次用3~6厘米长的根茎放口中生嚼，一日2~3次，对缓解心绞痛，治疗冠心病很有帮助。

（3）黑芝麻60克，桑椹60克，白糖10克，大米30克。将黑芝麻、桑椹、大米洗净，同放入罐中捣烂。砂锅内放清水3碗，煮沸后加入白糖，待糖溶、水再沸后，徐徐加入捣烂的3味，煮成糊状食用。

（4）薤白10~15克，葱白二茎，白面粉100~150克，或粳米50~100克。将薤白、葱白洗净切碎，与白面粉用冷水和匀后，调入沸水中煮熟即可，或改用粳米一同煮为稀粥。每日早晚餐温热服。有宽胸止痛之功效。

（5）芹菜根5个，红枣10个，水煎服，食枣饮汤。每日2次。

（6）水发海带25克，与粳米同煮粥，加盐、味精、麻油适量，调味服食。每日早晚服食。

（7）将鲜葛根切片磨碎，加水搅拌，沉淀取粉。以葛根粉30克、粳米100克煮粥，每日早晚服食。

（8）玉米粉50克用冷水调和，煮成玉米粥，粥成后加入蜂蜜1匙服食。每日2次。

（9）荷叶、山楂叶各适量，水煎或开水冲浸，代茶随饮或每日3次。

（10）菊花、生山楂各15~20克，水煎或开水冲浸，每日1剂，代茶饮用。

（11）柠檬1个，切成片，用蜂蜜3匙渍透，每次5片，加入玉米面粥内服食。每日服2次。

（12）粳米100克，红枣3~5枚，制首乌30~60克，红糖或冰糖适量。将制首乌煎取浓汁，去渣，与粳米、红枣同入砂锅内煮粥，粥将成时放入红糖或冰糖调味，再煮沸即可。每日服1~2次，7~10日为一疗程，间隔5日再服。

冠心病患者的养心茶粥

夏季天气炎热，冠心病应注意保护好心脏，当天气闷热、空气中湿度较大时，应减少户外活动。同时饮食上也应该多加注意。

冠心病患者在饮食上要注意一些宜忌。

（1）吃水果和蔬菜虽好，但要维持营养平衡。

（2）减少盐的摄食量。摄食盐量低可以降低血压，并且减少发展冠状动脉病的危险。

（3）忌食含脂肪高的食物，如肥猪肉、肥羊肉、肥鹅、肥鸭；忌食含高胆固醇食物，如猪皮、猪爪、带皮蹄膀、肝脏、肾脏、脑髓、鱼子、蟹黄、全脂奶油、腊肠；忌食含高热能及高碳水化合物食物，如冰淇淋、巧克力、蔗糖、油酥甜点心、蜂蜜、各种水果糖等。

（4）忌辛辣刺激之物，如辣椒、芥末、胡椒、咖喱、咖啡等。

（5）不要吃不易消化的食物。

（6）不宜食用菜籽油。

（7）特别注意，千万不能喝酒。

下面有几款养心茶和粥膳，大家有时间不妨试试。

1.山楂益母茶

材料：山楂30克，益母草10克，茶叶5克。

做法：将上3味放入杯内，用沸水冲泡，代茶饮用。每日1剂。

功效：清热化痰、活血通脉、降脂。适用于气滞血淤、心络受阻型冠心病。

2.银杏叶茶

材料：银杏叶5克（鲜品15克）。

做法：将银杏叶放入杯内，用沸水冲泡，代茶饮用。每日2剂。

功效：益心敛肺、化湿止泻。适用于冠心病。

3.山楂柿叶茶

材料：山楂12克，柿叶10克，茶叶3克。

做法：将上3味放入杯内，用沸水冲泡，代茶饮用。每日1~2剂。

功效：活血化淤、降压降脂。适用于冠心病、高脂血症。

4.酸枣仁粥

用料：酸枣仁60克，粳米200克。

做法：先将酸枣仁炒熟，加水煎沸30分钟，去渣，再加入洗净的粳米煮粥食用。每日1剂。

功效：补肝益胆、宁心安神。适用于冠心病之惊悸、盗汗、虚烦不眠、多梦等。

5.洋葱炒肉片

用料：洋葱150克，瘦猪肉50克。

做法：瘦猪肉洗净切薄片，洋葱洗净切片，将油锅烧热，先放瘦肉翻炒再放洋葱与肉同炒，加调料，再炒片刻即成。

功效：滋肝益肾，化浊去淤，利湿解毒，主治冠心病、高脂血症、高血压。

6.米粉粥

用料：玉米粉50克，粳米100克。

做法：粳米洗净，玉米粉放入大碗内，加冷水调稀。粳米放入锅内，加清水适量，用武火烧沸后，转用文火煮至米九成熟，将玉米粉糊倒入，边倒边搅，继续用文火煮至玉米烂成粥。每日2次，早晚餐食用。

功效：滋阴补血，活血化淤，对肝肾阴虚有益处。

桂圆入心脾，巧治“失心症”

《红楼梦》第一百一十六回“得通灵幻境悟仙缘，送慈柩故乡全孝道”中写道：贾府经过抄家之后的某日，丢失了的通灵宝玉由和尚送到贾府，宝玉的病情渐渐好了起来，便要坐起来。麝月上去轻轻扶起，因心里喜欢，忘了情说道：“真是宝贝，才看见了一会儿就好了。亏的当初没有砸破。”宝玉听了这话，神色一变，把玉一撂，身子往后一仰，复又死去，急得王夫人等哭叫不止。魂魄已出窍的宝玉，再次回到太虚幻境，见到了鸳鸯、黛玉、元春、尤三姐、晴雯、王熙凤、秦可卿、迎春等很多死去的人……睁眼看时，仍躺在炕上，王夫人叫人端了桂圆汤叫他喝了几口，渐渐的定了神。后来又连日服桂圆汤，一天好似一天，渐渐地复原了。

宝玉已经是魂魄出窍，失了心神，却得桂圆汤相助而“得以还生”，桂圆汤真的这么神奇吗？不错，桂圆汤确确实实是滋养身体的佳品。桂圆汤就是用桂圆熬制成的汤，它不仅可以养血益脾，而且还能宁心安神，是防病治病、养生保健的滋补佳品。

桂圆，又称龙眼肉，因其种圆黑光泽，种脐突起呈白色，看似传说中“龙”的眼睛而得名。新鲜的龙眼肉质极嫩，汁多甜蜜，美味可口，实为其他果品所不及。鲜龙眼烘成干果后即成为中药里的桂圆。

中医认为，桂圆味甘，性温，无毒，入心、脾二经，有补血安神、健脑益智、补养心脾的功效。另有研究发现，桂圆对子宫癌细胞的抑制率超过90%，妇女更年期是妇科肿瘤好发的阶段，适当吃些龙眼有利健康。桂圆还有补益作用，对病后需要调养及体质虚弱的人有辅助疗效。据《得配本草》记载，桂圆“益脾胃、葆心血、润五脏、治怔忡”。贾宝玉因悲伤过度，导致魂魄出窍，心悸怔忡，俗称“失心症”，用桂圆汤是对症的，所以，他在喝了之后，渐渐地定了神。

但是专家建议，桂圆性属大热，阴虚内热体质的人不宜食用。且因其含糖分较高，糖尿病患者当少食或不食；凡外感未清，或内有郁火，痰饮气滞及湿阻中满者忌食龙眼。又因龙眼肉中含有嘌呤类物质，故痛风患者不宜食用。

桂圆每次服用不可过量，否则会生火助热。它可以生食，也可以煮汤服用。用桂圆熬粥煮汤都十分美味，看看下面几道桂圆美食。

1.蜜枣桂圆粥

材料：桂圆、米各180克，红枣10颗，姜20克，蜂蜜1大匙。

做法：红枣、桂圆洗净；姜去皮，磨成姜汁备用。米洗净，放入锅中，加入4杯水煮开，加入所有材料和姜汁煮至软烂，再加入蜂蜜煮匀即可。

功效：此粥具有补气健脾、养血安神的作用，能使脸色红润、增强体力，并可预防贫血及失眠。

2.山药桂圆粥

材料：鲜生山药90克，桂圆肉15克，荔枝肉3~5个，五味子3克，白糖适量。

做法：先将生山药去皮切成薄片，与桂圆肉、荔枝肉（鲜者更加）、五味子同煮粥，加入白糖适量调味即成。

功效：本品可以补益心肾，止渴固涩。适用于心肾之阴不足而引起的消渴、小便频数、遗精、泄泻、心悸失眠、腰部酸痛等症。

3.桂圆肉炖鸡汤

材料：肥母鸡1只，桂圆肉150克，盐、料酒、胡椒面、味精、葱、姜适量。

做法：将鸡宰杀，清洗干净，入开水锅内焯水后捞出，洗去血沫放入砂锅内。再放桂圆肉及辅料，用大火烧开，后改用小火炖2小时左右，除去葱姜，加味精调味即可食。

功效：补气健脾，养血安神，适宜心脾虚弱、气血不足、失眠头晕者调补，也可用于久病体虚、产后进补。

除了在饮食上调理，我们还可以试试按揉神门穴。

神门穴是心经上的重要穴道之一，是心经之气出入的门户，可以补充心脏的原动力，因此它就成为保养心脏系统的重要穴位，经常刺激这个穴位，可以防治胸痛、便秘、焦躁、心悸、失眠、食欲不振等多种疾病。

神门穴的位置在手腕的横线上，弯曲小拇指，牵动手腕上的肌腱，肌腱靠里就是神门穴的位置。

因为这个穴位用手指刺激不明显，所以在按摩时应用指关节按揉或按压，早晚各一次，每次按摩2~3分钟，长期坚持下去就可以补心气、养心血，气血足了，神志自然就清醒了。

另外，早晚按揉两侧神门穴2~3分钟，然后再按揉两侧心俞穴2~3分钟，只要长期坚持下去，就能让女性朋友在经期有个好情绪，轻松愉快地度过经期。

治疗心绞痛，四款食物最有效

由于司机驾车时思想高度集中，又缺乏运动，血液循环缓慢，容易引起心绞痛等。这些一般是老年人才发生的疾病，现在年轻人也时有发生。据悉，目前心绞痛在年轻人当中有上升的趋势，而且专业司机占大多数。

心绞痛是心肌一时性缺血所引起的症状群。临床特点是胸骨后有压缩感的，令人忧虑不安的发作性疼痛，可由体力活动而诱发，停止活动或服用硝酸甘油后即可停止发作。

心绞痛的起病方式可以是突然的，也可以是缓慢的。大约半数患者起病比较突然，常常是在一次劳累之后（如上楼，快步行走，持重物等）立即发生，以后则不断复发。另外半数患者起病缓慢，常在劳动后感到胸骨后轻微疼痛，以后逐渐加重，成为比较典型的发作。不论起病方式如何，心绞痛一旦发生，它的特点是突发性的、短暂疼痛。

疼痛的部位常常是在胸骨中段及其附近，有时可高达胸骨柄，低可达剑突下部。疼痛的放射区则相当广泛，最典型的是向左肩并沿左臂及左前臂内侧一直放射到第四、五手指，疼痛较重时可向两肩及两上肢放射。

治疗心绞痛常用的食疗方法是：

（1）乌梅1个、枣2个、杏仁7个，一起捣，男酒女醋送下，不害心疼直到老。此法对心绞痛治疗有特别的效果。

（2）绿豆胡椒散：绿豆21粒，胡椒14粒。绿豆、胡椒共同研碎为末，用热汤调和服下。

（3）木耳散：木耳30克，白酒适量。将木耳洗净焙干，研为细末，用白酒调匀服下。分3次用完。

（4）葛红汤：葛根、丹参、羌活、菊花、赤芍、红花、川芎、党参、麦冬、五味子各10克，兑入适量水熬成一碗水，每天一副，坚持10天。

喜伤心，猝死往往由于乐极生悲

旧时有所谓“四喜”：久旱逢甘露，他乡遇故知，洞房花烛夜，金榜题名时。这种突然的狂喜，可导致“气缓”，即心气涣散，血运无力而淤滞，便出现心悸、心痛、失眠、健忘等一类病症。成语“得意忘形”，即说明由于大喜而神不藏，不能控制形体活动。清代医学家喻昌写的《寓意草》里记载了这样一个案例：“昔有新贵人，马上洋洋得意，未及回寓，一笑而逝。”《岳飞传》中牛皋因打败了金兀术，兴奋过度，大笑三声，气不得续，当即倒地身亡。这样的“悲惨喜剧”在当代也屡有发生。

这两个病例提醒人们，大喜、狂喜同样不利于健康。过度兴奋，同样具有把人推向绝境的作用。而且，对于时常经受巨大压力的人来说，过度兴奋比过度悲恸离“绝境”更近!这是为什么呢?

人的心理承受能力，同人的生理免疫能力有相似之处。经常出现的巨大压力，如同经常性的病菌入侵，使心理的抗御力如同人体里的白细胞那样经常处于备战与迎战的活跃状态，故心理虽受压抑但仍能保持正常生存的状态，不至于一下子崩溃。

过度兴奋则不同，对于心理经常承受巨压的人来说，与形成既久的被压抑的心理反差是那么的巨大，使心理状态犹如从高压舱一下子获得减压，难免引起灾难性后果。那些挣扎太久、立即要达到竞争优势终点的人，经过多年奋争、屡屡遭难而终于昏厥在领奖台上的人，那些企盼到极点并达到最终目标而变得疯癫的人，那些负重多年不得解脱而一旦获得解脱竟不能正常生活的人……都是从过度兴奋这一条道路走向绝境的。

为了防范上述悲剧的发生，防止过度兴奋，同防止过分悲恸同等重要。这就要求我们学会释放心理压力。为了释放心中的狂喜，可以借助于山川的明媚、朋友的温情乃至心灵自设的“拳击台”，有些心理承受能力较差而智慧高超的人，或者由于体质虚弱而一时无法调和心理巨变因素的人，常常使用保守的方式来应对突降的幸运所可能引发的过度兴奋。这不失为一种明智之举。

第六章
土生金，相应脾——脾主统血

脾为“后天之本”，主管血液和肌肉

脾胃在人体中的地位非常重要，《黄帝内经·素问·灵兰秘典论》里面讲道：“脾胃者，仓廪之官，五味出焉。”将脾胃的受纳运化功能比做仓廪，也就是人体内的“粮食局长”，身体所需的一切物质都归其调拨，可以摄入食物，并输出精微营养物质以供全身之用。如果脾胃气机受阻，脾胃运化失常，那么五脏六腑无以充养，精气神就会日渐衰弱。

有人说脾胃是人体的能量之源头，和家电没电什么都干不了如出一辙。此话不假，脾胃管着能量的吸收和分配，脾胃不好，人体电能就乏，电压低，很多费电的器官都要省电导致代谢减慢，工作效率降低或干脆临时停工。五脏六腑都不能好好工作，短期还可以用蓄电池的能源，透支肝火，长期下去就不够用了，疾病就来了。由此看来，养好后天的脾胃“发电厂”有多么重要。

下面，我们就分别介绍一下脾胃。

脾位于中焦，腹腔上部，在膈之下。脾的主要生理功能包括：

一、脾主运化

一是运化水谷的精微。饮食入胃，经过胃的腐熟后，由脾来消化吸收，将其精微部分，通过经络，上输于肺。再由心肺输送到全身，以供各个组织器官的需要。一是运化水液。水液入胃，也是通过脾的运化功能而输布全身的。若脾运化水谷精微的功能失常，则气血的化源不足，易出现肌肉消瘦、四肢倦怠、腹胀便溏，甚至引起气血衰弱等症。若脾运化水液的功能失常，可导致水液潴留，聚湿成饮，湿聚生痰或水肿等症。

二、脾主升清

脾主升清是指脾主运化，将水谷精微向上输送至心肺、头目，营养机体上部组织器官，并通过心肺的作用化生气血，以营养全身。

三、脾主统血

所谓脾主统血，是指脾有统摄（或控制）血液在脉中运行而不致溢出脉外的功能。《类证治裁》曰“诸血皆统于脾”；《难经·四十二难》中提出“脾裹血”亦即是指这一功能。脾主统血其实质就是脾气对血液的固摄作用，其实质是源于脾的运化功能，机制在于脾主运化、脾为气血生化之源，脾气健运，则机体气血充足，气对血液的固摄作用也正常。

除此以外，脾还具有不可忽视的附属功能。中医认为，正常地思考问题，对机体的生理活动并无不良影响，但思虑过度，所思不遂则伤脾。《黄帝内经·素问》说：“思则气结。”脾气结滞，则会不思饮食，脘腹胀闷，影响运化升清和化生气血的功能，而导致头目眩晕、烦闷、健忘、手足无力等。

胃上承食管，下接十二指肠，是一个中空的由肌肉组成的容器。胃的主要生理功能包括：

胃是人体的加油站，人体所需要的能量都来源于胃的摄取。医学家说：“胃者，脾之腑也……人之根本。胃气壮则五脏六腑皆壮也。”胃为水谷之海，其主要生理功能是受纳腐熟水谷、主通降，以降为和。由于胃在食物消化过程中起着极其重要的作用，与脾一起被称为“后天之本”，故有“五脏六腑皆禀气于胃”，胃气强则五脏功能旺盛。因此，历代医家都把固护胃气当作重要的养生和治疗原则。

胃以降为顺，就是胃在人体中具有肃降的功能。胃气是应该往下行、往下降的，如果胃气不往下降，就会影响睡眠，导致失眠，这就叫作“胃不和则卧不安”。

胃有一个重要的功能——生血。“血变于胃”，胃将人体吸纳的精华变成血，母亲的乳汁其实就是血的变现，血是由食物的精华变成的，在抚养孩子的时候，母亲的血又变成了乳汁。

总之，脾胃是人体五脏六腑气机升降的枢纽，是人体气血生化之源和赖以生存的水谷之海，中医学认为，脾胃若伤百病由生。元代四大著名医学家之一，“补土派”的代表人物李东垣也说：脾胃是滋养元气的源泉，是精气升降的枢纽，内伤脾胃则百病由生。因此，我们一定要养好自己的脾胃。

内热伤阴，生湿化热——饮食过度会伤脾

内热主要表现为肝热。肝气主疏泄条达，调节全身气的运行，就好比我们家里的管道枢纽，枢纽坏了，全家管道都不通。同时肝又是藏血之脏，肝气之疏泄功能是以肝肾之阴血充盈为基础的，前面说了现在肝肾阴虚的人较多，阴虚必生肝热，而热反过来又会伤阴，患病或为肝阳上亢，或为肝火上炎，或为肝气横逆。所以平时养生上就要注意调肝，让气机顺畅，这样就能减少内热，也能从一定程度上固护阴气。

脾湿主要是脾的运化功能下降造成的。一方面可能是因为肝气不舒，木犯脾土，脾胃受伤，导致脾无法正常运化，那么吃进来的东西排不出去，就成了废物，也就是湿邪。

另一方面，因为今天生活条件提高，食品极大丰富，人们为饱口腹之欲，暴饮暴食，而运动反而减少，使摄入多于需要，超过了脾的运化能力，也能酿成脾湿。而湿淤积在体内，迟早都要化热，这样就又和内热联系在一起，成为湿热。

所以许多病是吃出来的，今天常见的富贵病如高血压、冠心病、糖尿病等，都与饮食不节直接相关。而其中湿热为病者十之八九，所以用清利湿热之法，效果就比较好。

我们老提到肥甘厚味或者膏粱厚味，那么肥甘厚味到底是一个什么意思？肥甘厚味和膏粱厚味，在中医上都是指油腻、精细的食物，用我们现在的话说，就是高糖、高脂肪、高胆固醇的食物。简单点说就是大鱼大肉，吃得太好。

为什么说肥甘厚味会化湿生热呢？我们打个比方，人的身体就好像是一部机器，机

器要想正常运转，就必须要有足够的能量，我们吃的食物，经过消化以后就会转化成身体需要的能量。但是人体需要的能量有一个度，每天能转化的食物也有一个度。如果你吃太多的肥甘厚味，吃进去的食物超过了身体需要的量，除了正常的需要以外，转化的部分就会变成热量，没有转化的食物在体内淤积就会化成湿，而湿会生热。所以说，肥甘厚味必然会化湿生热，是饮食养生的大忌。

中医认为，在五脏六腑中，脾与胃相表里，是气血生化之源，有“后天之本”之称。维持生命的一切物质，都要依靠脾胃对营养物质的受纳、消化、吸收、运化来供给。脾胃伤则会出现倦怠、腹胀、便溏、腹泻、消化不良以及水肿、消瘦、摄血功能失职、免疫与抗病能力下降等症。正如《养老奉亲书》说：“脾胃者，五脏之宗也。”所以，古人有“安谷则昌，绝谷则亡”、“有胃气则生，无胃气则亡”、“脾胃虚则百病生”等认识。这些论述，充分体现了脾胃功能的重要性及其与人体生命活动的密切关系。

下面，我们就为大家推荐几款健脾养胃的药膳：

1.枸杞子莲药粥

材料：枸杞子30克，莲子50克，新鲜山药100克，白糖适量。

做法：新鲜山药去皮洗净切片。枸杞子、莲子淘洗干净。将以上三物加清水适量置于文火上煮熬成粥，加糖食用。

用法：每日早晚温服，可长期服用。

功效：常喝枸杞子莲药粥可补肾健脾，养心安神。此粥适用于脾肾虚弱而致的健忘失眠，心悸气短，神疲乏力等症。

2.剑门豆腐

材料：嫩豆腐4两，猪肥膘肉1两半，鸡脯肉4两，豌豆荚10根，盐、胡椒、姜、葱、猪油各少许，清汤2斤。

做法：将豆腐制茸，用纱布捻干水分。鸡脯肉、猪肉分别制成茸，与豆腐茸一起放入盆内，加入胡椒、盐、姜汁、葱汁搅匀后加鸡蛋清制成糁。将扇形、蝶形模具抹一层猪油，分别制出10个扇形、2个蝴蝶形豆腐糁，并在上面分别嵌上10种不同的花卉图样，上笼蒸熟。将清汤入锅烧沸，下豌豆荚烫熟，舀入汤盆内，再将豆腐糁滑入汤内。

用法：佐餐，可早晚食用。

功效：汤汁清澈，质地细嫩，味道鲜美，且营养丰富，开胃强身。

3.宋宫仙术汤

材料：干姜少许，大枣100枚，杏仁8钱，甘草16钱，盐2两，苍术6两。

做法：干姜炒至皮黑内黄；大枣去核；杏仁去皮尖，麸炒，捣烂；甘草蜜炙；盐用火炒；苍术去皮，米泔水浸泡，以火焙干；上药除杏仁外共研细末，后加入杏仁，备用。

用法：每服少许，饭前开水送服。

功效：调和脾胃，美化容颜，益寿延年。方中干姜、大枣、甘草可温中健脾，开胃消食，为补益脾胃之良药；苍术健脾除湿；杏仁润肺散滞，“驻颜延年”（《本草纲目》）；诸药以盐相拌，乃取盐味咸入肾，补肾健脾，且可“调和脏腑消宿物，令人壮健”（《本草拾遗》）。

4.元宫四和汤

材料：白面、芝麻各1斤，茴香2两，盐1两。

做法：将白面炒熟。芝麻、小茴香微炒后研细末，与炒过的白面混合，并依个人口味放入适量精盐，调匀。

用法：每日3次，每次1~2匙，饭前空腹用白开水调服。

功效：补中健脾，散寒止痛。可用于脾胃虚弱，脘腹冷痛，食欲不振，须发早白等症。

5.阳春白雪糕

材料：白茯苓（去皮）、山药各12钱，芡实约2两，莲子肉（去心、皮）3两，神曲（炒）6钱，麦芽（炒）6钱，大米、糯米、白砂糖各1斤。

做法：将诸药捣粉，与大米、糯米共放布袋内，再放到笼内蒸极熟取出，放簸箕（或大木盘）内，掺入白砂糖同搅极匀，揉成小块，晒（或烘）干。

用法：可作早餐酌量食用。

功效：健脾胃，益肾养元，宁心安神。茯苓可健脾补中。《神农本草经》将山药列为上品，说它“益气力，长肌肉。久服，耳目聪明，轻身，不饥延年”。清代名医张锡纯认为山药是滋补药中无上之品。

五味五色入五脏：脾喜黄，耐甜

在饮食中，脾主黄色。黄色的食品能补脾。特别在长夏和每个季节的最后18天，应适当多吃山药、土豆、黄小米、玉米等黄色食品。补益安中，理气通窍。这些食物具有维护上皮组织健康、保护视力、抗氧化等多种功能。

黄豆是黄色食物，每天喝一些黄豆浆对保护脾有很好的疗效。除此外，下面给大家推荐几款养护脾的黄色食谱：

1.山药炖鸭

材料：鸭肉250克，山药100克，红枣、枸杞子各少许。

调料：葱、姜、八角、花椒、香叶、陈皮、黄酒、冰糖、盐、胡椒粉各适量。

做法：将鸭肉洗净后切块，入冷水中煮开，关火捞出鸭肉，用冷水冲洗2~3次。锅中加冷水，放入鸭肉、葱段、姜片、八角、花椒、香叶、陈皮、黄酒。大火烧开后转中小火炖50分钟。加盐调味，放入冰糖、山药块、红枣和枸杞子，再炖10分钟。出锅加胡椒粉和葱花即可。

功效：山药含有多种营养素，有强健机体、滋肾益精的功效。

2.黄豆炖猪蹄

材料：猪蹄300克，黄豆100克。

调料：生姜、葱各10克，盐、味精、白糖、胡椒粉和枸杞子各少许。

做法：鲜猪蹄刮毛洗净，切成块，黄豆用水泡透，生姜切片，葱切花。砂锅内放入清水，加入姜片、猪蹄块、黄豆、枸杞子，用大火煲开，再改用小火煲30分钟，然后加入盐、味精、白糖调味。最后撒入胡椒粉、葱花即可盛出。

功效：此菜补气血，富含胶原蛋白，对美肤养颜具有一定的功效。

在五味中，脾主甜。“甘入脾”，指的是甘甜的食物具有补气养血、补充热量、解除疲劳、调养解毒的功效。

食甜可补气养血、补充热量、解除疲惫、调养解毒，但糖尿病、肥胖病和心血管病患者宜少食。甜味的食物是走肉的，走脾胃。孩子如果特别喜欢吃糖，说明他脾虚。如果病在脾胃，就要少吃甜味的食物和油腻的食物，因为这样的食物会让脾增加代谢负担，使脾更加疲劳。但是甜味食物具有滋养、强壮身体，缓和疼痛的作用。疲劳和胃痛时可以试一试。

在饮食上，脏腑各有自己的喜好，对于声音也一样，经常念“呼”字治脾病。

本功法对脾虚下陷及脾虚所致消化不良有效。

练“呼”字功时，撮口如管状，唇圆如筒，舌放平，向上微卷，用力前伸。此口形动作，可牵引冲脉上行之气喷出口外，而洋溢之微波则侵入心经，并顺手势达于小指之少冲穴。循十二经之常轨气血充满周身。需注意的是，当念“呼”字时，手势未动之先，足大趾稍用力，则脉气由腿内侧入腹里，循脾入心，进而到小指尖端。右手高举，手心向上，左手心向下按的同时呼气；再换左手高举、手心向上，右手心下按。呼气尽则闭口用鼻吸气，吸气尽稍休息作一个自然的短呼吸，再念“呼”字，共连续6次。

不吃早餐最伤脾胃

现在有很多上班族为了按时上班，就省下吃早餐的时间。甚至有些人单纯为了能在被窝里面多赖一会儿，也把早饭给省了。一顿不吃还好，要是顿顿不吃早餐，这样长此以往，我们的健康就会受到威胁。我们再忙也不能忘了早饭。

胃经在辰时当令，就是早晨的7点到9点之间，一般这段时间大家都非常忙碌，赶着去上学、上班，但是不管多忙，早饭都一定要吃好，而且最好是在这段时间吃。因为这个时候太阳升起来了，天地之间的阳气占了主导地位，人的体内也是一样，处于阳盛阴衰之时，所以，这个时候人就应该适当补阴，食物属阴，也就是说应该吃早饭。

很多人以为不吃早饭就可以减肥，其实这是非常错误的观念。早饭即使吃得再多也不会胖，因为上午是阳气最足的时候，也是人体阳气最旺盛的时候，食物很容易被消化。胃经以后是脾经当令，脾可以通过运化将食物变成精血，输送给人体五脏。如果不吃早饭，9点以后，脾就是在空运化，它也没有东西可以输送给五脏，这时人体会有不适现象产生，比较明显的表现就是头晕。所以，早饭一定要吃，而且要吃好。中医说脾胃是“后天之本”，也是这个道理。因为人维持生命靠的就是食物，而脾胃负责食物的消化吸收，脾胃不好，人体运转就会出问题。

早餐应该吃“热食”。一些人贪图凉爽，尤其是夏天，早餐喝蔬果汁代替热乎乎的豆浆、稀粥，这样的做法短时间内也许不觉得对身体有什么影响，但长此以往会伤害胃气。

从中医角度看，吃早餐时是不宜先喝蔬果汁、冰咖啡、冰果汁、冰红茶、绿豆沙、冰牛奶的。早餐应该吃“热食”，才能保护胃气。因为早晨的时候，身体各个系统器官还未走出睡眠状态，这时候你吃喝冰冷的食物，会使体内各个系统出现挛缩、血流不畅的现象。也许刚开始吃喝冰冷食物的时候，不会觉得胃肠有什么不舒服，但日子一久或年龄渐长，你会发现皮肤越来越差，喉咙老是隐隐有痰、不清爽，或是时常感冒，小毛病不断。这就是因为早餐长期吃冷食伤了胃气，降低了身体的抵抗力。

因此，早饭应该是享用热稀饭、热燕麦片、热羊乳、热豆花、热豆浆、芝麻糊、山药粥等，然后再配着吃蔬菜、面包、三明治、水果、点心等。牛奶容易生痰，导致过敏，不适合气管、肠胃、皮肤差的人及潮湿气候地区的人饮用。

其次，午饭前先喝肉汤，可以很好地调摄胃气。常言道“饭前先喝汤，胜过良药方”，这是因为从口腔、咽喉、食管到胃，犹如一条通道，是食物必经之路。吃饭前，先喝几口汤，等于给这段消化道加点“润滑剂”，使食物能顺利下咽，防止干硬食物刺激消化道黏膜。若饭前不喝汤，则饭后会因胃液的大量分泌使体液丧失过多而产生口渴感，这时喝水会冲淡胃液，影响食物的消化和吸收。

胃经当令吃好午餐，就能多活十年

午时，到了吃午餐的时间了，吃什么好呢？困惑之中，我们通常都是随便解决，其实午餐是很重要的，有着“承上启下”的作用，既要补偿早餐后至午餐前约4~5个小时的能量消耗，又要为下午3~4个小时的工作和学习做好必要的营养储备。如果午餐不吃饱吃好，人往往在下午3~5点钟的时候出现明显的低血糖反应，表现为头晕、嗜睡，甚至心慌、出虚汗等，严重的还会导致昏迷。所以，对于我们来说，午餐绝对是养生的关键点，午餐的选择也大有学问。

一、健康为先

吃午餐时可以有意识地选择食物的种类，尽量保持营养均衡。

（1）选择不同种类、不同颜色的蔬菜。

（2）食物应以新鲜为主，因为新鲜食物的营养价值最高。

（3）多进食全麦食品，避免吸收过多饱和脂肪。

（4）应尽量少食盐。

如果长时间坚持上述健康的饮食方式，不仅患疾病的概率降低，而且还有可能比预期寿命延长15年。

二、午餐的“三不主义”

（1）辣椒不过量。现在最火的菜系要属川菜和湘菜了，麻辣鲜香，怎么吃怎么对味，很受大家的青睐。不过，辣椒有好的一面也有坏的一面，好的一面就是辣椒中含有充足的维生素C，含有丰富的纤维，热量较低，而且辣椒中还含有人体容易吸收的胡萝卜素，对视力有好处，而且适量食用辣椒能开胃，有利于消化吸收。但辣椒不能过量，太辣的食品会对口腔和食管造成刺激，吃得太多，还容易令食管发热，破坏味蕾细胞，导致味觉丧失。

（2）食物不单一。中午如果仅仅吃一碗牛肉面，对蛋白质、脂肪、碳水化合物等三大营养素的摄入量是不够的，尤其是一些微量元素、维生素等营养素更易缺乏。再说，由于面食会很快被身体吸收利用，饱得快也饿得快，很容易产生饥饿感，对于下午下班晚，或者下午工作强度大的人来说，它们所能提供的热量是绝对不够的。所以，中午最好是主食、蔬菜、肉类、水果都吃一点，这样才能保证营养的均衡和体力的充足。

（3）吃饭不过快、过饱。吃工作餐求速度快也不是一件好事，这不利于机体对食物营养的消化吸收，还会影响胃肠道的“加工”负担。如果吃饭求速度，还将减缓胃肠道对食物营养的消化吸收过程，从而影响下午脑力或体力工作能力的正常发挥。一般来说，午餐的用餐时间不宜少于20分钟。

三、理想的六种午餐食物

（1）抗衰老抗癌食品——西蓝花。西蓝花富含抗氧化物维生素C及胡萝卜素。科学研究证明十字花科的蔬菜是最好的抗衰老和抗癌食物。

（2）最佳的蛋白来源——鱼肉。鱼肉可提供大量的优质蛋白，并且消化吸收率极高，是优质蛋白的最佳选择。同时，鱼肉中的胆固醇含量很低，在摄入优质蛋白时不会带入更多的胆固醇。

（3）降脂食品——洋葱。洋葱可清血，有助于降低胆固醇。

（4）抗氧化食品——豆腐。豆腐是良好的蛋白质来源。豆类食品含有一种被称为异黄酮的化学物质，是一种有效的抗氧化剂。请记住，“氧化”意味着“衰老”。

（5）保持活力食物——圆白菜。圆白菜也是十字花科的蔬菜，维生素C含量很丰富，同时纤维能促进肠胃蠕动，让消化系统保持年轻活力。

（6）养颜食物——新鲜果蔬。新鲜果蔬中含有丰富的胡萝卜素、维生素C和维生素E。胡萝卜素是抗衰老的最佳元素，能保持人体组织或器官外层组织的健康，而维生素C和维生素E则可延缓细胞因氧化所产生的老化。此外，这些富含纤维的新鲜蔬果还能保持直肠健康，帮助排毒。下班了，吃一顿丰盛的午餐来犒劳自己劳累了一上午的身体吧。记住，午餐不仅要美味还要健康，这样才能保证下午工作所需的营养，不要对自己的胃吝啬。

年老脾胃虚弱，管好嘴巴最重要

明朝四大医学家之一朱丹溪在《养老论》中，叙述了年老时出现的症状与保养方法，朱丹溪根据他的“阳常有余、阴常不足”与重视脾胃的学术思想，提出老年人具有脾胃虚弱与阴虚火旺的特点，因此，老年人在养生方面，一定要注意管好自己的嘴巴。

一、节制饮食，但不偏食

在《养老论》中，朱丹溪指出，老年人内脏不足，脾弱明显，更有阴津不足，性情较为急躁者，由于脾弱故食物消化较为困难，吃完饭后常有饱胀的感觉；阴虚易生虚火，又往往气郁生痰，引发各种老年疾病，出现气、血、痰、郁的“四伤”的证候。故而提出诸多不可食的告诫。现代医学也认为，饮食失节失宜，是糖尿病、高脂血症、肥胖症、心脑血管疾病、普通老化症等代谢病的潜在诱因。

因此，老年人每餐应以七八分饱为宜，尤其是晚餐更要少吃。另外，为平衡吸收营养，保持身体健康，各种食物都要吃一点，如有可能，每天的主副食品应保持10种左右。

二、饮食宜清淡、宜慢

朱丹溪在《茹淡论》中说：“胃为水谷之海，清和则能受；脾为消化之器，清和则能运。”又说，五味之过，损伤阴气，饕餮厚味，化火生痰，是“致疾伐命之毒”。所以，老年人的饮食应该以清淡为主，要细嚼慢咽，这是老年人养阴摄生的措施之一。

有些老年人口重，殊不知，盐吃多了会给心脏、肾脏增加负担，易引起血压增高。为了健康，老年人一般每天吃盐应以6~8克为宜。有些老年人习惯于吃快食，不完全咀嚼便吞咽下去，久而久之对健康不利。应细嚼慢咽，以减轻胃肠负担促进消化。另外，吃得慢些也容易产生饱腹感，防止进食过多，影响身体健康。

三、饭菜要烂、要热

朱丹溪指出老年人的生理特点是脏器功能衰退，消化液和消化酶分泌量减少，胃肠消化功能降低。故补益不宜太多，多则影响消化、吸收的功能。另外，老年人牙齿常有松动和脱落，咀嚼肌变弱，因此，要特别注意照顾脾胃，饭菜要做得软一些，烂一些。

老年人对寒冷的抵抗力差，如吃冷食可引起胃壁血管收缩，供血减少，并反射性引起其他内脏血循环量减少，不利健康。因此，老年人的饮食应稍热一些，以适口进食为宜。

四、蔬菜要多，水果要吃

在《茹淡论》中，朱丹溪指出“谷菽菜果，自然冲和之味，有食（饲）人补阴之功”。他倡导老年人应多吃蔬菜水果。新鲜蔬菜是老年人健康的朋友，它不仅含有丰富的维生素C和微量元素，还有较多的纤维素，对保护心血管和防癌防便秘有重要作用，每天的蔬菜摄入量应不少于250克。

另外，各种水果含有丰富的水溶性维生素和金属微量元素，这些营养成分对于维持体液的酸碱度平衡有很大的作用。为保持健康，老年人在每餐饭后应吃些水果。

除了在饮食上调理脾气虚证外，在经络治疗方面，应该选用脾俞和足三里两穴。

脾俞：是足太阳膀胱经的穴位，是脾脏的精气输注于背部的位置，和脾直接相连，所以刺激脾俞可以很快恢复脾的功能。《针灸大成》中说它可治“善欠，不嗜食”，也就是老打哈欠，总是昏昏欲睡。

刺激脾俞最好的办法是拔罐，其次是按揉，也可以艾灸。但是因四季的不同，采用的方法也有所不同。早春和晚秋最好拔罐，夏末和冬季应该艾灸，夏冬两季艾灸不但可以温补脾气，还可以祛湿，尤其是夏末，这时候的天气有湿有寒，艾灸最为合适。其他时候则以按揉为主。

每天晚上8点左右刺激最好，因为这是脾经精气最旺盛的时候。这时，一天的工作已基本结束，而且运转了一天的“脾气”已经有些疲惫了，这时补，一来可以缓解白天的劳累，二来可以为第二天蓄积力量。

脾俞在脊柱旁开两指的直线上，平对第十一胸椎棘突（肚脐正对着脊柱的地方为第二腰椎，向上四指处即为十一胸椎）。

足三里：这是古今公认的“长寿第一穴”，是胃经的合穴，“所入为合”，它是胃经经气的必经之处。要是没有它，脾胃就没有推动、生化全身气血的能力。古人称“若要安，三里常不干”，民间流传“常按足三里，胜吃老母鸡”，可见足三里对身体有多重要。

足三里一定要每天坚持刺激，也可以找一个小按摩锤等东西进行敲击，力量要以产生酸胀感为度，每次至少揉3分钟。冬天的时候也可以艾灸。

操作方法：每天饭前饭后各半小时按揉两侧足三里穴3分钟，可以左右交替着刺激，然后晚上8点左右再在两侧脾俞上拔罐15分钟，起罐之后喝一小杯温开水。

益气补脾，山药当仁不让

山药又称薯蓣、薯药、长薯，为薯蓣科多年生缠绕草本植物的块茎。山药中以淮山药最好，是一种具有高营养价值的健康食品，外国人称其为“中国人参”。山药口味甘甜，性质滋润平和，归脾、肺、肾经。中医认为它能补益脾胃、生津益肺、补肾固精。对于平素脾胃虚弱、肺脾不足或脾肾两虚的体质虚弱，以及病后脾虚泄泻、虚劳咳嗽、遗精、带下、小便频数等非常适宜。

《本草纲目》对山药的记载是：“益肾气，健脾胃，止泻痢，化痰涎，润皮毛。”因为山药的作用温和，不寒不热，所以对于补养脾胃非常有好处，适合胃功能不强，脾虚食少、消化不良、腹泻的人食用。患有糖尿病、高血脂的老年人也可以适当多吃些山药。

《红楼梦》第十一回《庆寿辰宁府排家宴，见熙凤贾瑞起淫心》有这样一段文字：“（熙凤）于是和秦氏坐了半日，说了些闲话，又将这病无妨的话开导了一遍。秦氏说道：好不好春天就知道了。如今过了冬至，又没怎么样，或者好了也未可知。婶子回老太太、太太放心罢。昨日老太太赏的那枣泥馅的山药糕，我倒吃了两块。凤姐说道：明日再给你送来。”

在这段文字中我们看到了“枣泥馅的山药糕”，贾母吃，秦可卿也吃，这是《红楼梦》中第二次出现山药。可见枣泥山药糕是红楼梦中的一道美食，它的味道清香甜美，易于消化吸收，红枣、山药可以补气血、健脾胃，对于体弱多病的秦可卿而言，是不错的滋补佳品。另外再介绍给大家一道补血养颜的山药枸杞子粥。此粥营养丰富，体弱、容易疲劳的女士多食用，可助常保好气色，病痛不侵。山药和红枣一起熬煮，或者单独熬煮山药也是开胃补脾的食疗良方，具体做法如下：

1.山药枸杞子粥

材料：白米，山药，枸杞子。

做法：将100克白米和10克枸杞子洗净沥干，300克的山药洗净去皮并切成小块。将500克的水倒入锅内煮开，然后放入白米、山药以及枸杞子续煮至滚时稍搅拌，再改中小火熬煮30分钟即可。

2.山药红枣粥

材料：山药100克，粳米100克，红枣适量。

做法：洗净山药，去皮切片，将其捣成糊。洗净红枣浸泡在温水中，捞出后去核。淘净粳米，然后将红枣与粳米一起放入锅中煮成粥。稠粥将成时，把山药糊调入搅匀即可。

功效：健脾补血、降压益气，对贫血、高血压、慢性肠炎、腹泻等有益。

3.酸甜山药

材料：山药250克，糖、醋、面粉各适量。

做法：洗净山药，去皮后切成滚刀块，然后沾上干面粉，放入烧至六成热的油锅炸。待山药炸成黄色起皮后，捞起备用。再在油锅中加入糖水和醋一起烧，烧沸后把山药块放入，待山药块被糖汁裹匀即可。

功效：开胃健脾、滋肾固精，对肠炎、胃炎、遗精、早泄等尤为有益。

人参善补气，脾肺皆有益

人参是举世闻名的珍贵药材，在人们心目中占有重要的地位，中医认为它是能长精力、大补元气的要药，更认为多年生的野山参药用价值最高。

《本草纲目》记载，人参性平，味甘，微苦；归脾、肺、心经。其功重在大补正元之气，以壮生命之本，进而固脱、益损、止渴、安神。故男女一切虚证，阴阳气血诸不足均可应用，为虚劳内伤第一要药。既能单用，又常与其他药物配伍。

一味人参，煎成汤剂，就是“独参汤”。不过这种独参汤只用在危急情况，一般情况下切勿使用。常常需要与其他药物配伍使用。如：提气需加柴胡、升麻；健脾应加茯苓、白术；止咳要加薄荷、苏叶；防痰则要加半夏、白芥子；降胃火应加石膏、知母等。

不过在大多数情况下，人参还是以补为主，《本草纲目》中记载它的主要功用有：

（1）大补元气。用于气虚欲脱的重证。表现为气息微弱、呼吸短促、肢冷汗出、脉搏微弱等。

（2）补肾助阳。人参有增强性功能的作用，对于麻痹型、早泄型阳痿有显著疗效，对于因神经衰弱所引起的皮层型和脊髓型阳痿也有一定疗效，但对于精神型阳痿则无效。可用少量参粉长期服用，或配入鹿茸粉、紫河车粉等助阳补精药同用，其效甚佳。

（3）补肺益气。用于肺气不足，气短喘促，少气乏力，体质虚弱。

（4）益阴生津。治疗津气两伤、热病汗后伤津耗气。

（5）安神定志。人参能补气益血，故对气血亏虚、心神不安所致的失眠多梦、心悸怔忡等皆有疗效。

（6）聪脑益智。人参能调节大脑皮质功能，改善记忆，增强智力，可用于头昏健忘、记忆下降、智力减退、脑动脉硬化的治疗。

体虚的人可以用人参煮粥。用人参3克，切成片后加水炖开，再将大米适量放入，煮成稀粥，熟后调入适量蜂蜜或白糖服食，可益气养血，健脾开胃，适用于消化功能较差的慢性胃肠病患者和年老体虚者。

茯苓性平和，益脾又安神

茯苓是菌类植物，生长在赤松或马尾松的根上，可食也可入药。《本草纲目》记载，茯苓性平，味甘淡、功能是益脾安神、利水渗湿，主治脾虚泄泻、心悸失眠、水肿等症。如果用牛奶等乳制品调和后食用，能增添它的美味与营养。

北京著名小吃茯苓饼就是以茯苓为原料制成的。相传慈禧太后一日患病，不思饮食。厨师们绞尽脑汁，以松仁、桃仁、桂花、蜜糖等为原料，加以茯苓霜，再用淀粉摊烙外皮，精心制成夹心薄饼。慈禧吃后十分满意，让这种饼身价倍增。后来此法传入民间，茯苓饼就成了京华名小吃，名扬四方了。

茯苓淡而能渗，甘而能补，能泻能补，称得上是两全其美。茯苓利水湿，可以治小便不利，又可以化痰止咳，同时又健脾胃，有宁心安神之功。而且它药性平和，不伤正气，所以既能扶正，又能祛邪。用茯苓做成的食物都很美味，以下介绍两款：

《本草纲目》说茯苓能补脾利湿，而栗子补脾止泻，大枣益脾胃。这三者同煮，就可以用于脾胃虚弱，饮食减少，便溏腹泻。

1.茯苓栗子粥

材料：茯苓15克，栗子25克，大枣10个，粳米100克。

做法：加水先煮栗子、大枣、粳米；茯苓研末，待米半熟时徐徐加入，搅匀，煮至栗子熟透。可加糖调味食。

2.茯苓麦冬粥

材料：茯苓、麦冬各15克，粟米100克。

做法：粟米加水煮粥；二药水煎取浓汁，待米半熟时加入，一同煮熟食。

功效：茯苓可以宁心安神，《本草纲目》还记载麦冬养阴清心，粟米除烦热。这三者同煮就可以用于心阴不足，心胸烦热，惊悸失眠，口干舌燥。

多吃鸡肉调和脾胃，提升自身免疫力

《本草纲目》禽部，记载了鸡肉的众多疗效。其中提到这样一个方子：“脾胃弱乏，人痿黄瘦。同黄雌鸡肉五两、白面七两，作民馄饨，下五味煮熟，空腹吃。每天一次。”也就是说鸡肉可以温中益气、补精填髓、益五脏、补虚损。中医认为鸡肉可以治疗由身体虚弱而引起的乏力、头晕等症状。对于男性来说，由肾精不足所导致的小便频繁、耳聋、精少精冷等症状，也可以通过吃鸡肉得到一定的缓解。

按现在的说法，吃鸡肉能够提高人的免疫力。科学研究表明，鸡及其萃取物具有显著提高免疫功能的效果，这一观点与营养学以及传统的中医理论不谋而合。

营养学上一直有“红肉”和“白肉”之分，我们可以简单地从颜色上来区别，所谓“红肉”就是指猪、牛、羊等带血色的肉类；而“白肉”则指的是禽类和海鲜等。鸡肉就是白肉中的代表，具有很好的滋补作用，又比红肉更健康。这种可以培育正气的食物，一些常处于亚健康状态下的人更应该多吃。比如工作强度大、精神长期紧张的都市白领们，多吃鸡肉，可以增强免疫力，减少患病率。

这里介绍一款鸡肉药膳，特别适合气虚、失眠的人群。

人参鸡汤

材料：人参、水发香菇各15克，母鸡1只，火腿、水发玉兰片各10克，精盐、料酒、味精、葱、生姜、鸡汤各适量。

做法：将母鸡宰杀后，退净毛，取出内脏，放入开水锅里烫一下，用凉水洗净。将火腿、玉兰片、香菇、葱、生姜均切成片。将人参用开水泡开，上蒸笼蒸30分钟，取出。将母鸡洗净，放在盆内，加入人参、火腿、玉兰片、香菇、葱、生姜、精盐、料酒、味精，添入鸡汤（淹没过鸡），上笼，在武火上蒸烂熟。将蒸烂熟的鸡放在大碗内。将人参切碎，火腿、玉兰片、香菇摆在鸡肉上（除去葱、生姜不用），将蒸鸡的汤倒在勺里，置火上烧开，撇去沫子，调好口味，浇在鸡肉上即成。

功效：补气安神

不过，需要注意的是，鸡肉虽然是一种营养佳品，但不是所有人都适合吃鸡肉进补。因为它有丰富的蛋白质会加重肾脏负担，因此有肾病的人应尽量少吃，尤其是尿毒症患者，应该禁食。

小米最补我们的后天之本——胃

中医认为小米有和胃温中的作用，小米味甘咸，有清热解渴、健胃除湿、和胃安眠等功效，内热者及脾胃虚弱者更适合食用它。有的人胃口不好，吃了小米后能开胃又能养胃，具有健胃消食、防止反胃、呕吐的功效。

在所有健胃食品中，小米是最绿色也最没有副作用的，它营养价值高，对于老弱患者和产妇来说，小米是最理想的滋补品。

我国北方许多妇女在生育后，用小米加红糖来调养身体。小米熬粥营养价值丰富，有“代参汤”之美称。小米之所以受到产妇的青睐，皆因同等重量的小米中含铁量比大米高一倍，其含铁量高，所以对于产妇产后滋阴养血大有功效，可以使产妇虚寒的体质得到调养。

另外，小米因富含维生素B_1、B_2等，还具有防止消化不良及口角生疮的功能。

小米粥是健康食品，可单独煮熬，亦可添加大枣、红豆、红薯、莲子、百合等，熬成风味各异的营养粥。对脾胃虚弱，或者在夏季经常腹泻的人来说，小米有很好的补益作用。与山药熬粥，可强健脾胃；加莲子同熬，可温中止泻；食欲不振的，可将小米加糯米与猪肚同煮而食，方法是将小米和糯米浸泡半小时后，装到猪肚内，炖熟后吃肉喝汤，内装的小米和糯米取出晾干，分次食用。小米磨成粉，可制糕点，美味可口。

美中不足的是，小米的蛋白质营养价值没有大米高，因此不论是产妇，还是老弱人群，都不能完全以小米为主食，应合理搭配，避免缺乏其他营养。

没胃口多吃点香菜

香菜是一种人们经常食用的香料类蔬菜，具有增加食欲、促进消化等功能。

《本草纲目》中有：“性味辛温香窜，内通心脾，外达四肢。”香菜中含有许多挥发油，其特殊的香气就是挥发油散发出来的。它能祛除肉类的腥膻味，因此在一些菜肴中加些香菜，能起到祛腥膻、增味道的独特功效。香菜提取液具有显著的发汗、清热、透疹的功能，其特殊香味能刺激汗腺分泌，促使机体发汗、透疹。香菜还具有和胃调中的功效，因为香菜辛香升散，能促进胃肠蠕动，具有开胃醒脾的作用。

一般人均可食用香菜。患风寒外感者、脱肛及食欲不振者、小儿出麻疹者尤其适合。但是患口臭、狐臭、严重龋齿、胃溃疡、生疮、感冒者要少吃香菜，麻疹已透或虽未透出而热毒壅滞者不宜食用。

给大家推荐几款香菜的日常做法：

1.香菜炒鸡蛋

材料：香菜150克，鸡蛋200克，植物油20克，盐3克，胡椒粉2克，味精2克。

做法：将鸡蛋磕入碗内，加少许精盐、胡椒粉搅匀，香菜择洗干净，切成段；锅注油烧热，放入香菜段煸炒，加入精盐，倒入蛋液翻炒至熟，撒入味精即可。

2.芥末香菜

材料：芥末7克，醋3克，白砂糖3克，酱油5克，盐2克

做法：将香菜洗净，用烧沸的淡盐水略煮，晾凉，挤出水分，切成小段。将芥末粉放入小碗内，加沸水50克浸泡4小时，再将醋、白糖、酱油、精盐倒入小碗内拌匀，即成芥末汁。把香菜放在深盘中，浇上芥末汁即成。

十宝粥——补脾胃的佳品

现代社会，人们的生活节奏普遍加快，许多人不能按时吃饭，因此肠胃经常出问题，找个时间给自己补补脾胃，是解决问题的根本。

十宝粥的原料既是食品又是药品，具有补脾胃、益肺肾、强身体、抗病毒、抗衰老及延年益寿的作用。

材料：茯苓50克，枸杞子子20克，党参25克，松子仁20克，葛根50克，玉米2个，山药50克，冬菇6朵，银耳20克，粳米20克。

做法：

将山药先用水浸透，葛根用水洗净，取出晾干。

茯苓、党参用水冲洗后，把党参横切成小段。

银耳用水泡开，去蒂后撕成瓣状。

玉米洗净，每个横切成五段。

冬菇泡发后，去蒂切薄片。

枸杞子子、松子仁用水冲洗，晾干。

粳米浸泡后洗净，备用。

将葛根、茯苓、党参三味药放入药袋。

取砂锅一个，加适量水，放入药袋、山药、玉米，用大火煮开。水开后，用文火熬一小时，取出药袋（去药渣不用）及玉米。再放入银耳、枸杞子子、冬菇、粳米。等水开后，用文火熬1小时（期间多搅动，防止粘锅）。煮至粥浓稠，放入玉米粒、松子仁，再煮沸5~10分钟，加调料，美味的十宝粥就做成了。

糯米饭——御寒暖胃佳品

冬季天气寒冷，人体内阳气虚弱，因此特别怕冷。冬季要温补，不仅有众所周知的羊肉、甲鱼、海参、枸杞子、韭菜，其实，你也可以在米上下一番工夫。生活中常见的糯米，就是防寒好手。

糯米含有蛋白质、脂肪、糖类、钙、磷、铁、维生素B_1、维生素B_2、烟酸及淀粉等，营养丰富，为温补强壮食品，具有补中益气、健脾养胃、止虚汗之功效，对食欲不佳、腹胀腹泻有一定缓解作用。中医认为，白糯米补中益气（补脾气益肺气）；黑糯米

和红糯米的补益功效更佳，有补血旺血的作用，民间多用来酿酒，有补血虚之效。

下面，为大家推荐两款糯米养生膳食：

1.红枣桂花糖糯米饭

红枣去核用少许水略煮熟；糯米洗净浸泡半小时加入桂花糖酱拌匀煮成饭（八成熟时加入红枣）即成。还可加入有补血作用的葡萄干、有温补肾阳功效的核桃仁拌匀进食。

2.糯米炖鲤鱼

鲤鱼一条洗干净。糯米三汤匙洗干净，沥干水分，加入酒、生抽拌匀，酿入鱼肚内，用竹签巩固，放入炖盅内。陈皮一瓣浸软刮去瓤；红枣4粒洗干净去核，和姜片一起放在鱼两旁，加入开水，加盅盖放入炖锅内，隔大火炖30分钟，改慢火再炖2.5小时，加盐调味即成。

脾胃不和，可以喝一喝补中益气汤

中医认为，气是维持人体生命活动的基本物质。古时判断一个人的生死，常常摸一摸这个人嘴里还有没有气，有气则生，无气则死，故而有了“人活着就是一口气”之说。而气的来源主要有两个，一个是肺从自然界吸入的清气，另一个则是脾胃所化生的水谷精微之气。明代医学家李时珍认为，人体的元气有赖于脾胃之滋生，脾胃生理功能正常，人体元气就能得到滋养而充实，身体才会健康。因此，古人有“内伤脾胃，百病由生”的说法，即一个人如果脾胃不好，阳气就会不足，各种疾病也就随之而来。

宋金时期著名医学家李东垣是“补土派”（五行中“胃”对应“土”）的代表人物，他以“人以脾胃中元气为本”的原则，结合当时人们由于饮食不节、起居不时、寒温失所导致的胃气亏乏的现状，创制了调理脾胃的代表方剂——补中益气汤。方药组成如下：

组成：黄芪1.5克（病甚劳役，热甚者3克），甘草1.5克（炙），人参0.9克（去芦），当归身0.3克（酒焙干或晒干），橘皮0.6~0.9克，升麻0.6~0.9克（不去白），柴胡0.6~0.9克，白术0.9克。

用法：上药切碎，用水300毫升，煎至150毫升，去滓，空腹时稍热服。

功用：补中益气，升阳举陷。

主治：脾胃气虚，少气懒言，四肢无力，困倦少食，饮食乏味，不耐劳累，动则气短；或气虚发热，气高而喘，身热而烦，渴喜热饮，其脉洪大，按之无力，皮肤不任风寒，而生寒热头痛；或气虚下陷，久泻脱肛。

对于补中益气汤，当代国医大师指出：方中黄芪补中益气、升阳固表为君；人参、白术、甘草甘温益气，补益脾胃为臣；陈皮调理气机，当归补血和营为佐；升麻、柴胡协同参、芪升举清阳为使。综合全方，一则补气健脾，使后天生化有源，脾胃气虚诸证自可痊愈；一则升提中气，恢复中焦升降之功能，使下脱、下垂之证自复其位。

另外，补中益气汤的适应指征为脾胃气虚，凡因脾胃气虚而导致的各类疾患，均能适用，一般作汤剂加减。使用药物的分量，也可相应提高。一般用量为：黄芪、党参、白术、当归各9克，升麻、柴胡、陈皮各5克，炙甘草3克，加生姜2片，红枣5枚，或制丸剂，缓缓图功。

补阴养胃，胃炎就会“知难而退”

胃炎与饮食习惯有密切的关系，摄入过咸、过酸、过粗的食物，反复刺激胃黏膜，还有不合理的饮食习惯，饮食不规律，暴饮暴食等都可导致胃炎。

食用过冷、过热饮食，浓茶、咖啡、烈酒、刺激性调味品、粗糙食物等，是导致胃炎的主要原因。预防急性胃炎应戒烟限酒，尽量避免阿司匹林类药物的损害，生活应有规律，避免进食刺激性、粗糙、过冷、过热食物和暴饮暴食，注意饮食卫生，不吃腐烂、变质、污染食物。饮食中可多吃卷心菜，其中的氯化甲硫氨基酸具有健脾功效，起到预防胃炎的作用；山药能促进消化，增强胃动力；玫瑰花茶缓解胃部不适，避免胃炎滋生。

胃炎患者要多吃高蛋白食物及高维生素食物，可防止贫血和营养不良。如瘦肉，鸡，鱼，肝肾等内脏以及绿叶蔬菜，番茄，茄子，红枣等。

注意食物酸碱平衡，当胃酸分泌过多时，可喝牛奶、豆浆，吃馒头或面包以中和胃酸；当胃酸分泌减少时，可用浓缩的肉汤、鸡汤、带酸味的水果或果汁，以刺激胃液的分泌，帮助消化。急性胃炎患者宜吃有清胃热作用的清淡食品，如菊花糖、马齿苋等。慢性胃炎患者宜喝牛奶、豆浆等。胃酸少者可多吃肉汤、山楂、水果等，少吃花生米。

胃炎患者要避免食用引起腹部胀气和含纤维较多的食物，如豆类、豆制品、蔗糖、芹菜、韭菜等。

下面为胃炎患者推荐两款食谱：

1.红枣糯米粥

材料：红枣10枚，糯米100克。

做法：同煮稀饭。

功效：养胃，止痛。

2.鲫鱼糯米粥

材料：鲫鱼 2 条，糯米50克。

做法：上两味共煮粥食，早晚各服一次。

功效：补阴养胃，适用于慢性胃炎。

对付胃痛，食物疗法最见效

胃痛，是指上腹部近心窝处发生疼痛的病症。常包括现代医学中消化性溃疡、急慢性胃炎、胃神经官能症、胃下垂等疾病。

临床应根据胃痛的不同特点，分辨不同的疾病。若病程较长，而且反复发作，痛的时间有规律性，常伴有嗳气、嘈杂、吞酸，考虑为消化性溃疡；若上腹部疼痛闷胀，无明显规律性，食后加重，呕吐，局部压痛较广泛而不固定，应考虑慢性胃炎；若胃脘胀痛，常随情绪变化而增减，痛无规律性，经各种检查无器质性病变时，应考虑为神经官能症；若患者形体瘦长，食后脘腹胀痛不适，站立时胃痛加剧卧时减轻，应考虑为胃下垂。

那么，怎样让胃痛不再折磨你呢？饮食疗法是比较理想的治愈方法：

1.黄芪猪肉方

材料：猪瘦肉200克，黄芪30克，猴头菇60克，延胡索12克，香附12克、高良姜5克、春砂仁12克，陈皮10克，淮山30克，白芍12克。

做法：先将猪瘦肉切成薄片，再和其余材料一起放入锅内，煮滚，后用文火煲1小时30分钟。

功效：主治慢性胃炎之胃痛。

2.党参瘦肉方

材料：猪瘦肉200克，党参30克，猴头菇60克，鸡内金12克，川朴10克，木香10克，没药10克，春砂仁12克，台乌10克，甘草8克，淮山30克，白芍12克，黄芪30克。

做法：先将猪瘦肉切成薄片，再和其余材料一起放入锅内，武火煮滚，后用文火煲1小时30分钟。

功效：主治消化道溃疡之胃痛。

饮食禁忌

热性胃痛者忌食物品有：胡椒、花椒、茴香、龙眼肉、辣椒、桂皮、草豆蔻、生姜、葱、洋葱、砂仁、狗肉、羊肉、白酒等。

寒性胃痛忌食下列食物：猕猴桃、甘蔗、西瓜、茭白、蚌肉、蟹、柿子、香蕉、苦瓜、梨、荸荠、甜瓜、绿豆、柿饼、生番茄、竹笋、瓠子、生菜瓜、海带、生莴苣、生萝卜、生藕、生黄瓜、生地黄瓜、鸭蛋、蛤蜊、豆腐、冷茶以及各种冷饮、冰镇食品。

治疗胃溃疡的“美食法”

胃溃疡是一种慢性的常见病，各个年龄段的人都可能患过本病，但是45~55岁最多见，胃溃疡大多是由于不注意饮食卫生、偏食、挑食、饥饱失度或过量进食冷饮冷食，或嗜好辣椒、浓茶、咖啡等刺激性食物而造成的。

胃溃疡如果不能治愈，则可能反复发作，因此，治疗是一个长期的过程。患者除了配合医生的治疗外，还应该在饮食上多加注意。

据《本草纲目》记载，桂花蜜能“散冷气，消淤血，止肠风血病”，对胃溃疡有不错的效果。因此，胃溃疡患者可以根据自己的身体情况适量食用桂花蜜。此外，下面介绍的一些食疗方对胃溃疡也有不错的效果。

（1）新鲜猪肚一只，洗净，加适量花生米及粳米，放入锅内加水同煮。煮熟后加盐调味，分几次服完。数日后可重复一次，疗程不限。

（2）花生米浸泡30分钟后捣烂，加牛奶200毫升，煮开待凉，加蜂蜜30毫升，每晚睡前服用，常服不限。

（3）蜂蜜100克，隔水蒸熟，每天2次饭前服，两个月为一疗程。饮食期间禁用酒精饮料及辛辣刺激食物。

（4）鲜藕洗净，切去一端藕节，注入蜂蜜仍盖上，用牙签固定，蒸熟后饮汤吃藕。另取藕一节，切碎后加适量水，煎汤服用。对溃疡病出血者有效，但宜凉服。

（5）新鲜马兰头根30克，水煎服，每日 1 剂。

（6）大麦芽（连种子的胚芽）、糯稻芽33克，水煎服。

（7）新鲜包心菜捣汁1杯（约200~300毫升），略加温，食前饮服，1日2次，连服10天为1疗程。

（8）鲜土豆500克，蜂蜜、白糖、糖桂花、植物油各适量。先将鲜土豆洗净去皮切小方丁；炒锅上火，放油烧热，下土豆炸至黄色，捞出沥油，放入盘中。另起锅，加水适量，放入白糖，煮沸，文火热至糖汁浓缩，加入蜂蜜、糖桂花适量，离火搅匀，浇在炸黄的土豆丁上，即成。佐餐食用。

（9）三七末3克，鸡蛋1个，鲜藕250克。先将鲜藕去皮洗净，切碎绞汁备用；再将鸡蛋打入碗中搅拌；加入藕汁和三七末，拌匀后隔水炖50分钟即可。每日清晨空腹食之（1剂），8~10日为一疗程。

（10）新鲜卷心菜洗净捣烂绞汁，每天取汁200克左右，略加温，饭前饮两勺，亦可加适量麦芽糖，每天2次，10天为一疗程。

（11）开水冲鸡蛋疗方：鸡蛋1个，打入碗中，用筷子搅匀，用滚烫的开水冲熟后即可食用。

胃溃疡的饮食“禁区”

上面我们讲了胃溃疡的“美食法”，本节根据《本草纲目》的记载，加上现代医学的研究，总结出了胃溃疡患者在饮食上应注意规避的“禁区”。

（1）溃疡病患者不宜饮茶。因为茶作用于胃黏膜后，可促使胃酸分泌增多，尤其是对十二指肠溃疡患者，这种作用更为明显。胃酸分泌过多，便抵消了抗酸药物的疗效，不利于溃疡的愈合。因此，为了促进溃疡面的愈合，奉劝溃疡病患者最好是不饮茶，特别是要禁饮浓茶。

（2）溃疡病患者不宜各种酒类、咖啡和辛辣食品如辣椒、生姜、胡椒。盐腌过咸和含粗纤维素较多的食物以及糯米制作的食物，亦应尽量避免食用。

（3）饥一顿饱一顿：饥饿时，胃内的胃酸、蛋白酶无食物中和，浓度较高，易造成黏膜的自我消化。暴饮暴食又易损害胃的自我保护机制；胃壁过多扩张，食物停留时间过长等都会促成胃损伤。

（4）晚餐过饱：有些人往往把一天的食物营养集中在晚餐上，或者喜欢吃夜宵或睡前吃点东西，这样做，不仅造成睡眠不实，易导致肥胖，还可因刺激胃黏膜使胃酸分泌过多而诱发溃疡形成。

（5）狼吞虎咽：食物进入胃内，经储纳、研磨、消化，将食物变成乳糜状，才能排入肠内。如果咀嚼不细、狼吞虎咽，食物粗糙，就会增加胃的负担，延长停留时间，可致胃黏膜损伤；另外细嚼慢咽，能增加唾液分泌，而使胃酸和胆汁分泌减少，有利于胃的保护。

（6）溃疡病患者忌饮牛奶。牛奶鲜美可口，营养丰富，曾被认为是胃和十二指肠溃疡患者的理想饮料。但最近研究发现，溃疡患者饮牛奶，可使病情加剧。因为牛奶和啤酒一样，可以引起胃酸的大量分泌。牛奶刚入胃时，能稀释胃酸的浓度，缓和胃酸对胃、十二指肠溃疡的刺激，可使上腹不适得到暂时缓解。但过片刻后，牛奶又成了胃黏膜的刺激因素，从而产生更多的胃酸，使病情进一步恶化。因此，溃疡病患者不宜饮牛奶。

（7）不宜吃酸梨、柠檬、杨梅、青梅、李子、黑枣和未成熟的柿子、柿饼等水果。

食物祛脾湿，彻底解决男人脚臭问题

“脚臭”似乎是男人的通病，很多人上一天班回到家，一脱鞋，那脚简直是臭不可闻。故而男人往往会被冠以“臭男人”的称号。但很多人通常认为脚臭并不算什么缺点，更不是病，而是天生的“汗脚”，就算每天坚持洗脚也不会有什么改变。其实，这种想法是错误的，汗脚和臭脚多是由脾湿造成的，只要将脾湿调养好，脚臭的问题也就解决了。

中医认为，阳加于阴谓之汗，比如人们在运动的时候，运动生阳，阳气蒸腾阴液，就形成了汗，跟烧水时产生的蒸汽是一个道理。适度出汗是正常现象，对人体有好处。但“汗为心之液”，如果出汗过多就容易损伤心阳，成为许多疾病的征兆。如果胸部大汗、面色苍白、气短心慌，这是“亡心阳”的兆头，亡心阳就是西医上的电解质紊乱症，以脱水为主；如果额头出汗，汗珠大如豆，形状如同油滴，这是虚脱或者要昏倒的先兆，体质虚弱或者有低血糖病史的人尤其要当心；如果偶尔手心脚掌出汗，尤其是在公共场合，这多半是精神紧张造成的，调整一下心态就可以了；如果手脚常年多汗，说明脾胃功能有些失调；如果脚汗特别臭的话，就说明体内湿气很重。

中医上讲“诸湿肿满，皆属于脾”，汗脚就属于“湿”的范畴，脚特别臭的人是因为脾肿大，而脾肿大则是由于脾脏积湿，脾湿热的时候，脚就会出又黄又臭的汗，就形成了“汗臭脚”。想告别汗臭脚就应该吃一些清热祛湿的药，然后每晚都用热水或者明矾水泡脚，明矾具有收敛作用，可以燥湿止痒。还可以适当多吃些健脾祛湿的扁豆。另外，民间有一些土方子治疗脚臭的效果也不错，比如，把土霉素药片压碎成末，抹在脚趾缝里，就能在一定程度上防止出汗和脚臭，因为土霉素有收敛、祛湿的作用。

此外，从饮食上调养脾脏也可以达到不错的功效，下面为您介绍两款药膳：

1.山药茯苓粥

材料：山药50克，茯苓50克，粳米250克。

做法：先将粳米炒焦，与山药、茯苓一同加水煮粥即可。

2.莲子粥

材料：莲子50克，白扁豆50克，薏仁米50克，糯米100克。

做法：莲子去心，与白扁豆、薏仁米、糯米一同洗净，加水煮成粥即可。

另外，生蒜泥加糖醋少许饭前食，或用山楂条、生姜丝拌食，还可用香菜、海蜇丝、食盐、糖醋少许拌食，均可达到健脾开胃的目的。

明白了臭脚产生的根源，知道了治疗脚臭的方法，相信你离告别“臭男人”的日子也就不远了。

暴饮暴食胃难受，找到极泉便解决

在我们生活中，暴饮暴食的现象随处可见，尤其是在节假日里，不用工作，生活也就没有了规律，早餐不吃，中午晚上又大吃大喝，没有节制，结果是满足了口腹之欲，却让身体很不舒服，胃胀、胃酸、胃疼、打嗝等是最常见的症状。这时候人们才开始后悔，不该吃这么多，但天下是没有卖后悔药的，那遇到这些情况，该如何处理呢？很简单，我们只要按摩刺激左侧极泉穴，这些不适症状就可以很快缓解并消失。

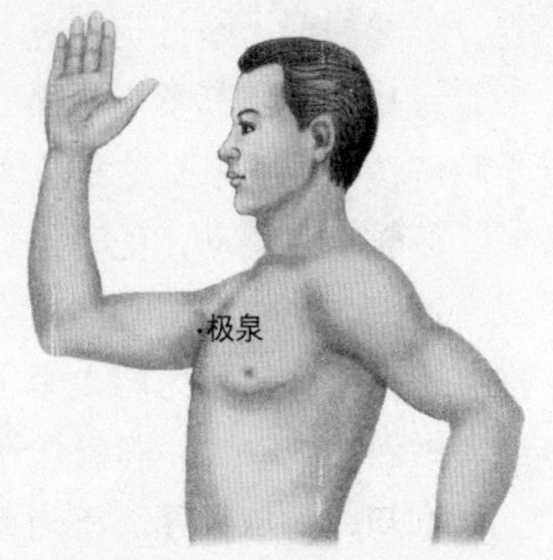

极泉穴

中医认为“胃如釜”，胃能消化食物，是因为有“釜底之火”。这釜底之火是少阳相火。显然人体的少阳相火不是无穷的，大量的食物进入胃里后，使得人体用于消化的少阳相火不够，于是人体便调动少阴君火来凑数，即“相火不够，君火来凑”。可惜少阴君火并不能用于消化，其蓄积于胃首先是导致胃胀难受。所以，要想消除胃胀，就得让少阴君火回去。左侧极泉穴属于手少阴心经上的穴位，刺激这个穴位，就可以认为造成心经干扰，手少阴心经自身受扰，就会赶紧撤回支援的少阴君火以保自身。当少阴君火撤回原位了，胃胀自然就顺利解除了。

具体操作方法（选择一种或多种）：

（1）用右手在穴位处按压、放松，再按压、再放松，如此反复5分钟左右。

（2）用筷子的圆头在穴位处按压、放松，反复进行，至少5分钟。

（3）用小保健锤在该穴位处敲打，至少5分钟。

暴饮暴食也是疾病之根，一般在暴饮暴食后会出现头昏脑涨、精神恍惚、肠胃不适、胸闷气急、腹泻或便秘等症状，严重的还会引起急性胃肠炎、胃出血，甚至还有可能诱发多种疾病，如胆囊炎、急性胰腺炎、心脏病、脑梗塞等。因此体质虚弱者尤其要小心，要控制饮食，少吃油腻食物，多吃富含纤维素的食物，如韭菜、芹菜等，有助于消化和排便。如果情况较严重，可用一些有助消化的常用药。另外，山楂有消食化积、活血化淤的作用，为消油腻、化食积之良药。

思伤脾，思念让生命不堪重负

“红豆生南国，春来发几枝。愿君多采撷，此物最相思。”从古到今，相思困扰过多少人！然而，少有人想过这会不会是一种病。

造物主总喜欢捉弄人，使一厢情愿的事经常发生。于是，就有了相思的另一种形式——单相思。哪个少女不怀春，哪个少男不钟情？单相思一般都是正常的，但也有一些“单恋”过了头，结果变成了病态。

北宋哲宗绍圣年间，刚正不阿、直言敢谏的苏轼被贬到今惠州市的白鹤峰，他买田地数亩，盖草屋几间。白天，他在草屋旁开荒种田；晚上，就在油灯下读书或吟诗造句。

每当夜幕降临之时，便有一位妙龄女子悄悄来到苏轼窗前，偷听他吟诗作赋，常常站到更深夜静，露水打湿鞋袜。苏轼很快发现了这位不速之客。一天晚上，正当少女偷偷到来之时，苏轼轻轻推开窗户，想和她交谈。谁知，窗子一开，少女像一只受惊的小鸟，撒腿便跑，消失在夜幕之中。

白鹤峰一带没有几户人家，没多久苏轼便了解到这位少女是此地温都监的女儿，名叫超超，年方二八，生得清雅俊秀，知书达理，尤爱苏学士的诗歌词赋，常常手不释卷，如醉如痴。她打定主意，非苏学士这样的才子不嫁。自从苏轼被贬至惠州之后，她一直寻找机会与苏学士见面。因此便借着夜幕的掩护，不顾风冷霜凄，站在窗外听苏学士吟诗，在她看来，这是莫大的享受。

苏轼十分感动，他暗想："我苏轼何德何能，让才女如此青睐。"他打定主意，要成全这位才貌双全的都监之女。苏轼认识一位王姓读书人，生得风流倜傥，饱读诗书，抱负不凡。苏轼便为两人牵了红线。温都监父女都非常高兴。从此，温超超闭门读书，或者做做女红针线，静候佳音。

谁知，祸从天降。正当苏轼一家人在惠州初步安顿下来时，哲宗又下圣旨，再贬苏轼为琼州别驾昌化军安置。琼州远在海南，"冬无炭，夏无寒泉"，是一块荒僻的不毛之地。衙役们催得急，苏轼只得把家属留在惠州，只身带着幼子苏过动身赴琼州。全家人送到江边，洒泪而别。苏轼想到自己这一去生还的机会极小，也不禁悲从中来。

苏轼突然被贬海南，对温超超简直是晴天霹雳。她觉得自己不仅坐失一门好姻缘，还永远失去了与苏学士往来的机会。从此她变得痴痴呆呆、郁郁寡欢，常常一个人跑到苏学士在白鹤峰的旧屋前一站就是半天。渐渐的，连寝食都废了，终于一病不起。临终时，她还让家人去白鹤峰看看苏学士回来没有，最终带着无限的遗憾离开了这个世界。家人遵照她的遗嘱，把她安葬在白鹤峰前一个沙丘旁，坟头向着海南，她希望自己死了，灵魂能看到苏学士从海南归来。

三年后，徽宗继位，大赦天下，苏轼才得以回到内地。苏轼再回惠州时，温超超的坟墓已长满了野草。站在超超墓前，苏轼百感交集，潸然泪下，他恨自己未能满足超超的心愿。他满怀愧疚，吟出一首词来：

缺月挂疏桐，漏断人初静。谁见幽人独往来，缥缈孤鸿影。

惊起却回头，有恨无人省。拣尽寒枝不肯栖，寂寞沙洲冷。

遇到一个很有魅力、令自己魂牵梦萦的人，是毕生的安慰，然而，得不到他，却是毕生的遗憾。除却巫山不是云，没有人比他更好，可是，他却永远不能属于自己，难道唯有抱着对他的记忆过一生吗?

俗话说："男大当婚，女大当嫁。"相思实属人之常情。失恋的青年男女因相思而心情不佳、郁郁寡欢、沉默、注意力不集中、失眠、食量减少、消瘦，并不足为奇。这不会影响日常生活和工作，而且持续时间一般较短。随着时间的推移，痛苦会逐渐减少，或者有了新的恋爱对象，注意力发生转移，心理反应也就渐趋消失。但是，也有少数人情况会变得严重而发展成心理障碍，表现为情绪抑郁、言语减少、连续失眠、食欲丧失、消极厌世、兴趣消失，有的则表现为喜怒无常、激动、失去自我控制能力。这种心理障碍被称为反应性抑郁症，影响生活、学习和工作，且持续时间较长，危害性极大。

对于过度思虑的人来说，无休止的思考好似积攒在心头的"赘肉"，无法搬运、无处转移。你知道吗？我们的心灵也需要减肥，否则它会不堪重负。心灵减肥的过程其实是一个"放心"的过程，过度思恋，相当于你一不小心误入了思虑的泥沼，这时候，你最好赶快掉头往回跑，做一些轻松愉快的事情来分散自己的注意力，如读小说、听音乐、看电影、吃零食、与朋友聊天等。不要钻牛角尖，切忌陷入思维定势，要学一点"没心没肺"，给点阳光就灿烂。

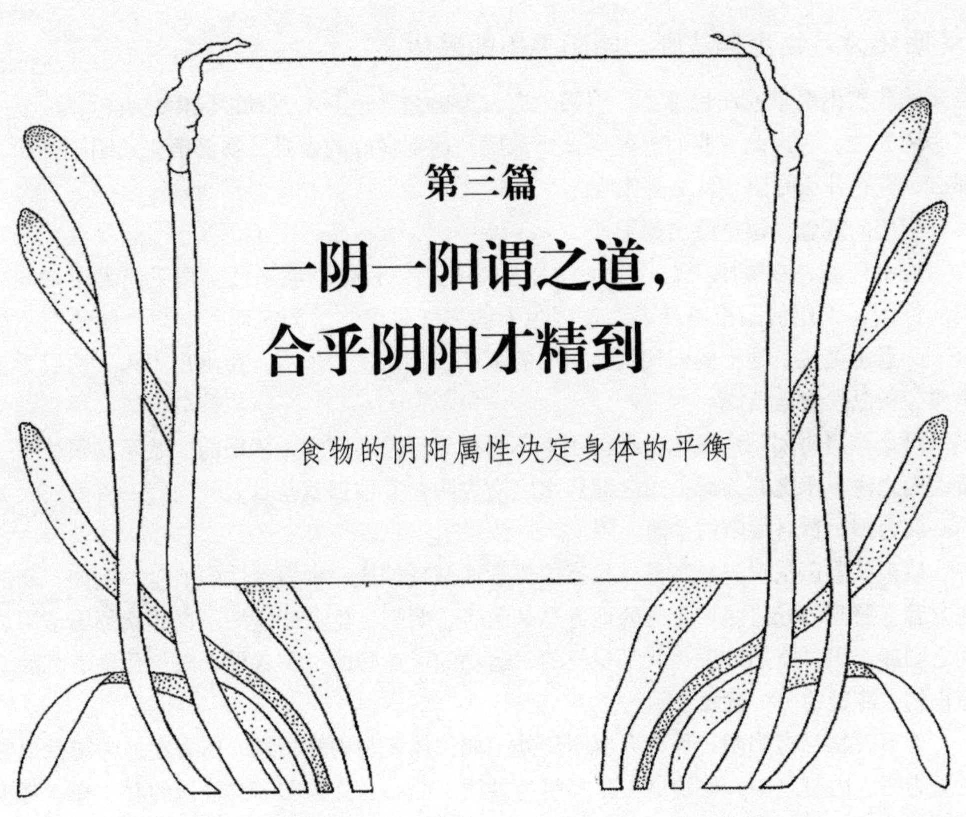

第三篇

一阴一阳谓之道，合乎阴阳才精到

——食物的阴阳属性决定身体的平衡

第一章
平衡阴阳，调节人体健康的长寿砝码

阴阳为万物生存法则，阴阳平衡即养生

明代杰出医学家汪机说：“阴阳之道，天地之常道。术数者，保生之大伦，故修养者必谨先之。”因此，我们想养生，要治病，达到良好的效果，就必须先从阴阳开始。那么，究竟什么是阴，什么是阳呢？

阴阳的观念，很早就出现了。

史书记载，在周幽王时，有一次发生地黄震，百姓恐慌不已。幽王向大臣询问地震的原因，大臣伯阳甫解释说，是因为天地之气失序，“阳伏而不能出，阴迫而不能蒸”。意思是说，地下的阳气伏在阴气的下面，被阴气所逼迫，想出出不来，两股力量争斗，所以发生地黄震。

可见，当时阴阳的概念已经被用来解释自然现象。其实，阴阳的原始意义很朴素，所谓山之南、水之北为阳，山之北、水之南为阴，其根据就是日光的向背——面向太阳的一面为阳，背对太阳的一面为阴。

后来，阴阳从早先描写具体状态的概念逐渐延伸成一种概括性的概念。例如，高的地方容易照到阳光，照到阳光的地方总是温暖、明亮、生命旺盛……这些就都属于阳。反之则属于阴。概括地说，凡是积极的、运动的、热烈的……就属于阳；凡是消沉的、静止的、冷凝的……就属于阴。

万事万物都有阴阳，那么人也不例外。如：体表与内脏相对，体表在外为阳，内脏在里为阴；内脏之中，位置高（以膈肌为界线）的心、肺为阳，位置低的肝、脾、肾为阴；脏与腑相对，腑的功能通达、运动为阳，脏的功能收藏、沉静为阴。

阴阳还可以概括人的生理功能。人体的物质基础（血肉筋骨）属阴，而生理功能活动（如心要跳动、肺要呼吸）属阳，两者互相依存，协调运作。生理功能活动（阳）的发生，必然要消耗一定的营养物质（阴），而营养物质（阴）的吸收产生，又必须依赖于脏腑的功能活动（阳）。

正常情况下，人体中的各种阴与阳之间保持着相对的平衡协调状态，如《黄帝内经》所说的：“阴平阳秘”。但是，一旦由于某种原因，导致了阴阳的平衡被打乱，疾病就发生了。疾病的实质就是人体内阴阳的失衡。

既然疾病是由于阴阳失衡引起，那么治疗疾病也围绕调整阴阳来进行，目标是恢复阴阳的平衡协调。《素问·阴阳应象大论》说：“阴阳者，天地之道也，万物之纲纪，变化之父母，生杀之本始，神明之府也，故治病必求于本”。意思是说，阴阳是一切事

物的根本法则，事物的生成和毁灭都是来自于这个根本法则，所以要想治好病，就必须从这个根本问题——阴阳上求得解决。养生也是这个道理，必须从阴阳上着手，通过各种方法维护人体的阴阳平衡。

阴阳出错会生病：阳胜则热，阴胜则寒

传统中医认为，疾病发生、发展的过程，就是正邪抗争，各有胜负的过程。这一过程可以用阴阳盛衰来解释。

所谓阴阳偏衰，是指阴或阳低于正常水平的失衡，如果阴阳一方低于正常水平，而另一方保持正常水平，或双方都不同程度地低于正常水平，身体就会表现出虚症。阴不足则会阴虚生内热；阳不足则会阳虚生外寒；阴阳双方都不同程度的不足，则虚寒、虚热并见或出现阴阳两虚。

身体阴阳失衡后，会表现出各种症状来，主要有以下两种：

一、阳胜则热

阳胜，指阳邪致病，导致机体功能亢奋，体内阳气绝对亢盛的病理变化。阳主动，主升而为热，所以阳偏胜时，多见机体的功能活动亢奋、代谢亢进，机体反应性增强，热量过剩的病理状态。

阳胜表现为阳证，也就是阳多阴少，一般表现的症状是：口渴、发热、脉搏跳动快等，这类症状，又称为热证。

二、阴胜则寒

阴胜，是指阴邪致病，导致机体功能障碍，体内阴气绝对亢盛的病理变化。阴胜多由感受寒湿阴邪，或过食生冷，寒湿中阻，阳不制阴而致阴寒内盛。

阴胜表现为阴证，也就是阴多阳少，一般表现的症状是：口不渴、不发热，手足冷、脉搏跳动慢等，这类症状又称为寒证。

以上就是《黄帝内经》所说的“阳胜则热，阴胜则寒”，也是疾病发生的根本。

因此，要想保持身体健康不生病，就要保持体内阴阳的平衡。一个人身体的各个方面只有保持恰到好处的平衡，生命才会显得有活力，生理功能才会很好，心理承受力会很高。

掌握阴不足的警讯，及时阻止疾病入侵

“阳常有余、阴常不足”是元代名医朱丹溪对人体阴阳认识的基本观点，在中国传统养生史上占有重要地位。此观点是他运用“天人相应”的理论，通过分析天地、日月的状况，人体生命发生发展的过程和生理特点以及情欲无涯的一般倾向而得出的结论。

朱丹溪认为，世界万物都有阴阳的两面，天为阳，地为阴，日为阳，月为阴。天大于地，太阳始终如一，而月亮却有阴晴圆缺，从这个自然界来说，就是“阳盛阴衰”的体现，人是自然界的一部分，当然也存在着这种状况。

朱丹溪还认为：“人受天地之气以生，天之阳气为气，地之阴气为血”，故气常有余，血常不足，在人的生命过程中，只有青壮年时期阴精相对充盛，但青壮年时期在人生之中十分短促，故人之以生多处于阳有余阴不足的状态。为什么青壮年时期阴精相

对充足呢？阴气难成，因为只有在男十六女十四精成经通后阴气才形成，阴气易亏，“四十阴气自半”，男六十四、女四十九，便精绝经断，从这个时候开始，人的阴精也就越来越少，所以，“阴气之成，止供给得三十年之视听言动已先亏矣”，这是时间上相对的“阴不足”。

不仅如此，人还往往受到外界诸多因素的影响，如相火妄动就可引起疾病，而情欲过度，色欲过度，饮食厚味，都可引起相火妄动，损耗阴精。《色欲箴》中指出“彼者，徇情纵欲，唯恐不及，阳既太过，阴必重伤，精血难继，于身有损，血气几何？而不自惜！我之所生，翻为我贼”。这是从量的对比上理解“阴不足”。丹溪感叹，“中古以下，世风日偷，资禀日薄”的社会风气，强调无涯情欲的“阳”与难成易亏的生殖物质的“阴”，存在着这种难以摆平的“供求”关系。

“阴不足、阳常有余”的理论直到现在也具有重大的意义，“阴”是我们生命活动的根本和基础，所以不要透支它。农村长大的人，比城市长大的人可以经得起更长时间的透支，这是由于农村长大的人，在幼年时期睡眠较早，身体储存的能源较多，现代的孩子，比上一代都晚睡，将来可透支的能量必定较少，生大病的机会一定也比较多也比较早。

另外，现在为生活和工作奔波的人，由于大量消耗身体的能量，人体中的血气只能够维持日常工作或活动需要，一般的疾病侵入时，人体并不抵抗，疾病长驱直入，由于没有抵抗，因此也没有任何不舒服的疾病症状，但是会在人体的肤色、体形及五官上留下痕迹，有经验的医生能够识别出来。许多人都觉得自己非常健康，有无穷的体力，每天忙到三更半夜，尽情透支体力也不会生病，这种现象就是典型的阴虚，透支阴而不自知，等到大病来侵时悔之晚矣。

所以，在日常生活中，我们要多储蓄能源，好好保护我们的“阴”，不要以为精神好、身体壮，就随意消耗，其实很多时候我们都在透支而不自知。

那么当我们的身体阴不足时，身体是如何提醒我们的呢？

喜欢吃味道浓的东西

现在社会上有越来越多的“吃辣一族”，很多人没有辣椒就吃不下饭。这在中医上怎么解释呢？一般有两个原因：一是人的脾胃功能越来越弱了，对味道的感觉也越来越弱，所以要用浓的东西来调自己的肾精出来，用味道厚重的东西帮助自己调元气上来，来帮助运化，说明元气已经大伤，肾精已经不足。另外一个原因就是现在人压力太大，心情太郁闷了，因为味厚的东西有通窜力，而吃辣椒和大蒜能让人心胸里的淤滞散开一些。总而言之，我们只要爱吃味道浓的东西，就表示身体虚了。

年纪轻轻头发就白了好多

走在大街上我们会发现，好多年轻人就已经有了白头发，这是怎么回事呢？中医认为，发为肾之华。华，就像花朵一样，头发是肾的外现，是肾的花朵。而头发的根在肾，如果你的头发花白了，就说明你的肾精不足，也就是肾虚了。这时候就要补肾气了。

老年人小便时头部打激灵

小孩和老年人小便时有一个现象，就是有时头部会打一下激灵。但是老年人的打激灵和小孩的打激灵是不一样的。小孩子是肾气不足以用，肾气、肾精还没有完全调出来，所以小便时气一往下走，下边一用力上边就有点空，就会激灵一下；而老年人是肾气不足了，气血虚，所以下边一使劲上边也就空了。所以，小便时一定要咬住后槽牙，以收敛住自己的肾气，不让它外泄。

成年人胸无大志，容易满足现状

在日常生活中，有些人刚刚三四十岁就已经没有什么远大的志向了，只想多赚钱维持生计，再比别人过得好一点就可以了，这实际上是肾精不足的表现。中医理论认为，肾不仅可以主“仁、义、礼、智、信”中的“智”，还可以主志气的“志”，肾的神就是“志”。一个人的志气大不大，智力高不高，实际上都跟肾精足不足有关。小孩子肾精充足，所以他们的志气就特别高远。而人到老年，很多人会说，我活着就行了，什么也不求了，这其实就表明他的精气快绝了。

下午17~19点发低烧

有些人认为发高烧不好，实际上发高烧反而是气血充足的表现。气血特别足的话，才有可能发高烧。小孩子动不动可以达到很高的热度，因为小孩子的气血特别足。人到成年之后发高烧的可能性就不大了，所以，发低烧实际上是气血水平很低的表现，特别在下午17点到19点的时候发低烧，这实际上是肾气大伤了。

成年人了还总流口水

我们知道，小孩子特别爱流口水，中医认为，涎从脾来，脾液为“涎”，也就是口水。脾属于后天，小孩脾胃发育尚弱，因此爱流口水。但是如果成年人还总是流口水，那就是脾虚的象了，需要对身体进行调养了。

迎风眼睛总是流眼泪

很多人都有迎风流泪的毛病，但因不影响生活，也就不在意。在中医里，肝对应泪，如果总是迎风流泪的话，那就说明肝有问题了。肝在中医里属厥阴，迎风流泪就说明厥阴不收敛，长时间下去，就会造成肝阴虚，所以遇到这种情况，要及时调理，以免延误病情。

睡觉时总出汗

睡觉爱出汗在医学上称为“盗汗”。中医认为，汗为心液，盗汗多由于气阴两虚，不能收敛固摄汗液而引起，若盗汗日久不愈，则更加耗伤气阴而危害身体健康。尤其是中青年人群，面临工作、家庭压力较大，体力、精力透支明显，极有可能导致人体自主神经功能紊乱，若在日常生活中不注意补“阴”，则必然受到盗汗症的“垂青”。

坐着时总是不自觉地抖腿

有些人坐着的时候总是不自觉地抖腿，你也许会认为这是个很不好的毛病，是没有修养的表现，但其实说明这个人的肾精不足了。中国古代相书上说“男抖穷”，意思是男人如果坐在那儿没事就抖腿，就说明他肾精不足。肾精不足就会影响到他的思维；思维有问题，做事肯定就有问题；做事有问题，就不会成功；做事总是不成功，就会导致他的穷困。所以，中国文化强调考查一个人不仅要听其言，还要观其行。

春天了手脚还是冰凉的

有很多人到了春季了手脚还是冰凉的，这主要是由于人体在冬天精气养得不足造成的。我们知道，春季是万物生发的季节，连树枝都长出来了，人的身体也处于生发的阶段，但是人体肾经循行的路线是很长的，人的手脚又处于身体的末端，如果冬天肾精藏得不够的话，那么供给身体生发的力量就少了，精气到不了四肢，所以也就出现四肢冰冷的症状了。这时候，就需要我们补肾了。

以上所说的这些现象，都是阴不足的表现，都是在警告我们要对身体状态做出改变了，否则情况就会进一步恶化，疾病也就会趁“虚”而入了。

疾病分阴阳，防治各有方

天地有阴阳之分，人体有阴阳之分，疾病同样有阴阳之分，阴性疾病和阳性疾病的发病原因不同、症状不同，防治也应该有所不同。

阴性疾病的预防

阴性疾病一般发病慢，治疗也比较慢，需要经过长期的调理才能痊愈。这种病主要由寒气引起，而寒气主要是从腰腿以下侵入人体，人在受到寒气侵袭的时候，就会肢体蜷缩，禁锢以及手脚僵硬，伸屈不畅。

根据阴性疾病的起因，其预防应着眼于保暖人体的下半部，尤其是从脚部做起，所以说“人老从脚而始”。从现在医学来看，天冷时，人的胃肠消化功能就会比较脆弱，同样食物在低温环境下也会比较容易变凉，因此一些原来就患有肠胃疾病的人，症状会变得多发而更加严重。即使是以前没有肠胃疾病的人，这个时候也很容易免疫力低下，胃痛发作，或者腰部受凉，导致腰肌劳损、腰椎间盘突出症等。

所以，预防阴性疾病首先要注意保暖，坚持每天用热水泡脚，然后用手指搓揉脚跟、脚掌、脚趾和脚背，非常容易手脚冰凉的人或者关节炎患者，还可以在睡觉时将脚垫高，以改善血液循环。

阳性疾病的预防

阳性疾病与阴性疾病恰恰相反，阳性疾病往往属于急性病，发病快，治愈也比较快。这种病主要由热气引起，而热气多是通过人体上半部侵入人体的，表现为肢体舒张、肿胀、活动迟缓、筋骨不适等症状。所以，夏天的时候，应该注意给头部降温，保持头部的清醒。特别是高温天气运动劳作后，头部血管扩张，一定不要用冷水冲洗，否则可能会引发颅内血管功能异常，出现头晕、眼黑、呕吐等症状，严重的话，还可能导致颅内大出血。所以，应该“以热治热”，及时用热毛巾擦汗促进皮肤透气。

中医认为，人体就像自然界，无论体内阴气过盛还是阳气过盛，都会导致疾病，所以要想健康，阴阳调和就非常重要。所以应该把人体的阴阳调和作为一个重要的养生法则，坚持合理的生活习惯，调摄精神、饮食、起居、运动等各个方面，这样才能够强身健体、预防百病。

亚健康是轻度阴阳失衡

“亚健康”这个概念越来越多地出现在人们的生活中，那么，什么样的身体状态是亚健康呢？按照医学界的说法，亚健康是“介于健康与疾病之间的一种生理功能低下的状态”。实际上就是我们常说的“慢性疲劳综合征”。因为其表现复杂多样，现在国际上还没有一个具体的标准化诊断参数。

一般来说，如果你没有什么明显的病症，但又长时间处于以下的一种或几种状态中，注意亚健康已向你发出警报了：失眠、乏力、无食欲、易疲劳、心悸，抵抗力差、易激怒、经常性感冒或口腔溃疡、便秘等等。处在高度紧张工作、学习状态的人应当特别注意这些症状。

亚健康状态下，人体虽然没有发病，但身体或器官中已经有危害因子或危害因素的存在，这些危害因子或危害因素，就像是埋伏在人体中的定时炸弹，随时可能爆炸；或是潜伏在身体中的毒瘤，缓慢地侵害着肌体，如不及时清除，就可导致发病。

其实，亚健康和疾病都属于人体内部的阴阳失衡状态，只不过亚健康是轻度阴阳失衡，而疾病是重度的阴阳失衡。但是，如果身体内的“阴阳”长期处于不平衡状态，就会从量变发展到质变，也就是说身体就会从亚健康状态转化成生病状态，这时候再加以调治，就有一定难度了。

按中医的理论，“正气存内，邪不可干，邪之所凑，其气必虚”，就是说在正常的状态下，如果阴阳处在一个很平衡的状态，即使遇见了大风大雨异常的气候变化，也不会得病。但如果外受风、寒、暑、湿、燥、火，内受喜、怒、忧、思、悲、恐、惊，让人体自身的正常状态被打破，这些伺机而动的致病因子就可能从10个变成100个，100个变成1000个……当它达到一定数量时，就可能侵害人体健康了，而此时人体正处于亚健康状况，防御水平很低没办法抵抗，自然就生病了。

所以，当我们意识到自己亚健康了，就一定要及时调整自己的阴阳平衡，使身体恢复到健康状态，防止疾病的发生。

上火了，说明你阴阳失调了

你爱上火吗？嘴里长了小泡、溃疡，牙疼、牙龈出血，咽喉干痛，身体感到燥热，大便干燥……所有的这些都是上火的表现。虽然都是小病，却让你寝食不安。我们不禁要问：现代人的火怎么就那么大呢?

其实，人体里本身是有火的，如果没有火那么生命也就停止了，也就是所谓的生命之火。当然火也应该保持在一定的范围内，比如体温应该在37℃左右，如果火过亢人就会不舒服，会出现很多红、肿、热、痛、烦等具体表现。从某种意义上说有火则生、无火则死，正常意义上说来火在一定的范围内是必需的，超过正常范围就是邪火。不正常的火又分为虚火和实火，正常人体阴阳是平衡的，对于实火来说阴是正常的，但是阳过亢，这样就显示为实火。另一种情况是正常的阴偏少，显得阳过亢，这样就显示为虚火。

滋阴派大师朱丹溪认为，凡动皆属火，火内阴而外阳，且有君、相之分，君火寄位于心，相火寄位于命门、肝、胆、三焦诸脏，人体阴精在发病过程中，极易亏损，各类因素均易致相火妄动，耗伤阴精，情志、色欲、饮食过度，都易激起脏腑之火，煎熬真阴，阴损则易伤元气而致病。

其实，邪火大部分还是由内而生的，外界原因可以是一种诱因。外感火热最常见的就是中暑，通常都是在温度过高、缺水、闷热的环境下待的时间过长，然后体温也会升高。这就是一种典型的外感火热证。但一般来说内生的火热情况比外感火热多。比如现代人压力变大、经常熬夜、吃辛辣食物等，内生火的因素要大得多。可见邪火还是由身体的阴阳失调引起的。中医认为：人体生长在大自然中，需要阴阳平衡、虚实平衡。而人体的“阴阳”互为根本，“虚实”互为表里。当人体阴虚阳盛时，往往表现为潮热、盗汗、脸色苍白，疲倦心烦或热盛伤津而见舌红、口燥等“上火”的症状。此时就需要重新调理好人体的阴阳平衡，滋阴降火，让身体恢复正常。

很多人认为上火是小毛病，吃点药或者自我调节一下就可以了。实际上上火有的情况下不太严重，通过自我调节可以让身体状况恢复正常，但是对于一些特殊人群比如老年人或者有基础疾病如心血管疾病的人来说还是应该引起注意的。

那么我们又该如何防治上火呢？方法很简单：

阴虚火旺类应滋阴降火，滋阴为本，降火为标。提高睡眠品质、切忌日夜颠倒。饮食清淡也是非常必要的。高热量食物会提供火气，上火时不宜多吃水分低的食物，如饼干、花生等，要以蔬菜、清汤等低热量饮食为主。多做一些中低强度的运动，如散步、八段锦、太极拳等相对静养的运动方式。

如果是实火，就要用清热、降火的泻法。当把火驱逐出身体后，人体阴阳也就平衡了。饮食上，可以多吃苦味食物，多吃利湿、凉血的食物，多吃甘甜爽口的新鲜水果和鲜嫩蔬菜。千万不要吃辛辣食物，酒也尽量不要喝。

运动就可以生阳，静坐就可以生阴

按照《周易》的阴阳原理，动则生阳，静则生阴。比较而言，练动功的，动则生阳，可以增强精力，提高工作效率；练静功的，静则生阴，可以降低人体的消耗，人的寿命也相对较长。只静不动是错误的，只运动不知道好好休息就更不对。正确的养生方法应该是动静相兼，刚柔相济。

这是因为，神属阳，在生命活动中易于动而耗散，难于清静内守，务须养之以静；形属阴，易静而难动，故养形以运动为贵。所以，动以养形，静以养神，动静兼修，形神共养，才能使体内气血流畅，阴阳平衡，从而达到延年益寿的效果。

动养，包括：跑、跳、走、爬、打球、游泳、骑车等。

静养，包括：静坐、睡眠、闭目养神、打太极拳等。

偏于动养还是偏于静养，应因人而异。阳虚者应以动养为主，但不可过于剧烈；阴虚者应以静养为主，但也必须配合动养。总的来说，腹围不大、血脂不高、胆固醇不高，没有这方面遗传因素的人，可以静养为主、动养为辅；反之，腹围大、血脂高、胆固醇高，有这方面遗传因素的人，就应以动养为主、静养为辅。

对老年人而言，静比动更重要，让自己真正安静下来，比让自己真正动起来要难。很多老年人晨练时以为只要拼命跑跳，运动剧烈就是最好的锻炼。这样显然错了。老年人运动，不可骤起，不可骤停。翩翩起舞，缓缓结束。以浑身微汗、快意为锻炼适度的标准，过汗易伤阳气。老年人阴、阳之气都须慎重保护，过静，也许适合极个别老年人，但从整体而言，老年人一定要静动结合，静多动少。

睡子午觉，不偏食，阴平阳秘的女人才美丽

在中国的传统文化中，天地万物都是可以分阴阳的，并且只有阴阳处于平衡状况，世间万物才能正常运行。所谓阴阳平衡，就是阴阳双方的消长转化保持协调，既不过分也不偏衰，呈现着一种协调的状态。对于人体来说，阴阳平衡的含义就是脏腑平衡、寒热平衡及气血平衡。其总原则是阴阳协调，实质是阳气与阴精（精、血、津、液）的平衡，也就是人体各种功能与物质的协调。

阴阳平衡的机体特点是：气血充足、精力充沛、五脏安康、容颜发光。也就是说如果我们的身体内部阴阳调和，各个部位正常运转，我们就是健康的美丽的；而如果阴阳失调，任何一个方面偏或者太过，我们就会出现亚健康、疾病、早衰等各种症状。所以，要想容颜美丽，保持阴阳平衡是最基础的条件。

那么，作为女人，应该如何保持阴阳平衡呢?

首先，在生活中如果总是感觉疲惫，而且经过休息仍不能缓解，就要警惕疾病的潜在可能，并立即到医院检查身体。

睡眠也是保持阴阳平衡的良方，特别是要睡好子午觉。子时是夜里11点到1点这段时间，这时人体中的阴气最盛，阳气初生，力量很弱小，最应该睡觉，这样有助于体内阳气生发，调和阴阳。如果你不睡觉，而是继续学习或者工作，阳气就生发不起来，从而导致阴阳失调；午时是中午11点到1点这段时间，与子时正相反，午时阳气最盛，阴气初生，阴阳交合，也应该休息。所以，子时和午时是一天中最重要的两个时间段，这两个时段休息好了，对保持身体的阴阳和合是很有益处的。

在心态方面，应该防止焦急、紧张、忧虑、恼怒、抑郁等情绪的蔓延，放慢生活节奏，不要给自己太大压力，享受随心自然惬意的快乐。

不要偏食，五谷杂粮、蔬菜、水果、肉类都要适当摄取，任何一种食物都有对人体有益的营养成分，只有不排斥任何食物身体才能保持营养均衡，这也是调和阴阳的重要方面。

总之，保持阴阳平衡的关键就在于恰到好处，不要太过也不要不足，过犹不及都不是最佳状态，最重要的还是自己感觉舒服，身体时刻感觉如沐春风，这样我们的心情也会感觉轻松舒适，工作中也会更加有创造性，更能体会到生活的美好，这样的女子气血充足、精力充沛，嘴角不自觉就会微微向上，那种发自内心的快乐与幸福就像强大的气场，甚至会影响到她身边的人，这样的女子才最美。

保护阴阳平衡还可以按摩会阴穴。会阴穴位于人体肛门和生殖器的中间凹陷处。顾名思义，会阴就是阴经脉气交会之所。经常按摩会阴穴，能疏通体内脉结，促进阴阳气的交接与循环，对调节生理和生殖功能有独特的作用。

会阴穴的保健方法有：

一是点穴法：睡前半卧半坐，食指搭于中指背上，用中指指端点按会阴108下，以感觉酸痛为度。

二是意守法：姿势不限，全身放松，将意念集中于会阴穴，守住会阴约15分钟，久之，会阴处即有真气冲动之感，并感觉身体轻浮松空，舒适无比。

第二章
温热为阳，寒凉为阴——多元膳食是平衡营养的法则

熟知食物的阴阳属性是健康之本

祖国传统医学认为，任何疾病无论是多么复杂，都可以用阴阳来分类，即有的属阴，有的属阳。在进行饮食治疗上，一定要分清疾病属阴还是属阳，即阴证还是阳证，然后在此基础上选择相应的食物进行调养。如果不清楚食物的阴阳属性，就不能运用饮食来治疗或康复疾病。

中医认为，凡热性体质忌吃温热性食物，以免“火上浇油”，这种人宜吃凉寒性食物，以便热证寒治；凡寒性体质者忌食凉寒性食物，以免“雪上加霜”，这种人宜进食温热性食物，以助温散寒。

那么，生活中哪些食物属于热性食物，哪些食物属于寒性呢？

1.粮豆类

温热性：面粉、豆油、酒、醋等。

平性：粳米、糯米、玉米、黄豆、黑豆、豌豆、赤小豆等。

凉寒性：小米、荞麦、大麦、绿豆、豆腐、豆浆等。

2.瓜菜类

温热性：大葱、生姜、大蒜、韭菜、胡椒、胡萝卜、香菜等。

平性：菜花、藕、山药、白萝卜、甘薯、土豆、番茄、南瓜、蘑菇等。

凉寒性：苋菜、菠菜、芹菜、油菜、白菜、冬瓜、黄瓜、甜瓜、西瓜、苦瓜、竹笋、茄子等。

3.水果干果类

温热性：桂圆、荔枝、莲子、核桃、栗子、花生、乌梅、樱桃、石榴、木瓜、橄榄、李子、桃等。

平性：大枣、苹果等。

凉寒性：梨、草莓、山楂、菱角、百合、香蕉、甘蔗、柿子等。

4.肉蛋奶类

温热性：羊肉、鹿肉等。

平性：猪肉、鹅肉、鸽肉、牛奶、鸡蛋等。

凉寒性：鸭肉、兔肉、鸭蛋。

5.水产类

温热性：黄鳝、虾、草鱼等。

平性：鲤鱼、银鱼、大黄鱼、泥鳅等。

凉寒性：鳗鱼等。

少吃热性食物是对付秋燥的有效方法

每年秋天，陈女士都会有这样的感觉：皮肤紧绷，且经常起皮脱屑，原来乌黑漂亮的头发也变得干枯无光泽，嘴唇也变得异常干燥；有时还会感觉鼻咽燥得冒火，经常便秘。

这是怎么回事呢？经专业医生了解，原来陈女士平时喜欢吃葱、姜等辛辣的热性食物，一年四季都是如此，殊不知，秋天原本干燥，这样更会助燥伤阴，加重秋燥。

怎么办呢？其实最好的调养方法就是改善饮食，合理的饮食可以养阴防燥，平衡阴阳，还可以预防秋燥引起的某些疾病。

要改善秋燥，首要的一条就是少吃辛辣煎炸热性食物。大蒜、韭菜、葱、姜、八角、茴香等辛辣的食物和调味品一定要少吃。

多饮白开水、淡茶、果汁饮料、豆浆、牛奶等流质食物，以养阴润燥，弥补损失的阴润，但在饮用饮料时，以少量频饮为佳。

多吃养阴、生津、润燥的一些食物，如新鲜蔬菜和水果。秋燥最容易伤人的津液。多数蔬菜、水果有生津润燥、消热通便之功效。此外，蜂蜜、百合、莲子等清补之品，也是对付秋燥的有力武器。

温性食物是阴型肥胖者的最佳选择

在外聚餐时，我们经常会发现，那些肥胖者在进餐时通常不会选择令人挥汗如雨的食物。这是因为，肥胖者选择的食物以及食用方法的不同，关系着他的减肥成果。通常情况下，如果我们每天在无意识中重复吃一些生冷的食物，就会变得越来越胖。

我们知道，温性食物能使身体生热，功能兴奋，增加活力，适合寒性体质者吃，可改善其衰退沉滞、贫血萎缩的功能。对于阴型肥胖者来说，温性食物也是他们的减肥佳品。

什么样的肥胖属于阴型肥胖呢？其主要特征是：下半身肥胖；肌肉松软；容易痰多、水肿；吃得少也不瘦；手脚冰冷。

阴型肥胖者是属于“省能源”型的人，热量很容易囤积在体内。所以这些人首先要注意的是尽量避免吃冷的东西，多吃温性食物，最好是吃会使人发汗的食物，这也是“靠吃减肥”的诀窍。如果体内的基础代谢功能活跃，就比较容易引起脂肪的燃烧，有利于减肥。

总而言之，我们在选择所吃的食物时最好能选择适合身体状况、疾病症状，以及符合季节性的食物。比如说有贫血倾向的人，身体容易发冷的人，还有体质属于阴性的人，最好是食用“温”和“热”的食物。相反，经常头晕以及血压高的人，最好以寒性食物来解除体内的热度。

别让寒性食物害了过敏的你

这几天的天气突然变冷，患有过敏性鼻炎的郑先生今早一起床，就不停打喷嚏及流鼻涕，而且浑身感觉很不舒服。郑先生到医院进行了咨询，原来是他这几天吃草莓吃得太多的缘故，草莓属于寒性食物。专家指出，寒性食物吃多了会加重过敏病情。

过敏性鼻炎和异位性皮肤炎都是过敏体质患者的常见疾病，尤其是过敏性鼻炎是全球常见的健康问题之一。中医治疗过敏性鼻炎时，主张“治寒以热、治热以寒”的原则，且十分重视寒热性食物的影响。

其实上述情况中医里早有记载，过敏体质的人要少吃寒性食物。中医特别对197名患者做了研究显示：摄取愈多寒性食物的人，其血清的免疫球蛋白E总量愈高，且每增加摄取1%的寒性食物，过敏性鼻炎重度临床表征即增加1.047倍的概率，可见寒性食物的摄取量确和过敏性鼻炎的症状轻重有一定的关系。

因此，如果你是过敏性鼻炎患者的话，在吃东西时一定要小心寒性食物，像草莓、柑橘类、猕猴桃、哈密瓜、西瓜、空心菜、白菜、茼蒿等食物，都属寒凉性食物，吃多会加重过敏鼻炎病情。

想改善自己的过敏性体质，我们可以从食补做起，多吃麻油鸡和姜母鸭等温补类食物，水果上可选择桂圆、荔枝等，这些食物都对本身过敏性鼻炎的患者有一定的滋补功效。但如果症状比较严重者，还要及早到医院就诊。

吃对凉性食物不生病

我们知道，热性食物是冬季的首选，凉性食物是夏季的首选，可是这并不代表我们所有的习惯都限于此。

冬天可适当“吃凉”

对于那些肠胃健康的人来说，冬天适当地喝些凉白开水，吃一些凉性食物，也是有益于身体的。

大多时候，冬天天冷人们喜欢吃热量高的油腻食物，再加上平时户外运动较少，此时极易发胖，尤其是胸、腹部和臀部。此时，如果我们能适当吃一些凉性食物，如白萝卜、莲子、黄瓜、冬瓜、香蕉等，这样不仅有利于减肥，还可以提高对寒冷的抵御能力。

除了适当吃一些凉性食物外，我们每天还要养成吃点凉拌菜的习惯，以“应对”体内摄入的高热量、高油脂食物。此外，俄罗斯学者研究证实，喝凉开水对人体大有好处，冬季若每天都喝点凉开水，有预防感冒和咽喉炎的作用。

需要注意的是，凉性食物并不适用于所有的人。脾胃虚寒者不宜进食寒性食品和凉性补药，此时需要吃一些热性食物。同时，应注意进补不要过量，热量摄入太多会聚在体内，导致阳气外泄，对人体阴阳平衡造成破坏。

夏天“吃凉”讲技巧

夏天到了，人们会吃一些凉性退火的食物来消消火。如西瓜、椰子、香瓜、哈密瓜、甘蔗等都有清凉退火的作用。当然，这些退火的凉性食品，需要适量摄取。对于本身属于虚寒体质的人来说，退火的东西不宜吃太多。

需要注意的是，在夏日里冷饮不是随便吃的。其实夏季吃冷饮并不能真正达到解热的作用。吃冷饮常会伴随其他甜食，吃后体内代谢比吃前高，即所谓的“摄食产热效应”。吃冷饮虽会感觉一时凉快，但实际身体需要动员更大能量来复原，反而更容易上火。

粗细阴阳平衡：粗粮为主，细粮为辅

人体健康一方面要不断吸收有益的养料，另一方面要不断地消除有害的废料，吐故纳新，生生不息。而排除废料，使胃肠“清洁”起来，就不得不求助于“粗食品”，也就是“多渣食品”。

“粗食品”能排除废料，使胃肠道“清洁”起来，因为它其中的粗成分叫膳食纤维，包括纤维素、半纤维素、果胶等。由于人体的消化道内没有消化膳食纤维的酶，所以对人体来说，是没有直接营养价值的。但是膳食纤维具有刺激胃肠蠕动、吸纳毒素、清洁肠道、预防疾病等多种功能，是其他营养素所无法替代的。如果长期偏食精细食品，会导致胃纳小、胃动力不足、消化力弱，对儿童影响更大。所以出于健康的考虑，要采取粗细搭配，尽可能多吃一些富含膳食纤维的食品，如糙米、标准粉以及纤维蔬菜（胡萝卜、扁豆、韭菜）等。当然，同一切营养素一样，食物纤维摄入量也不应过多，否则会影响微量元素的吸收。

生熟阴阳平衡：生熟互补才合理

熟食使食物的消化利用率大大提高。作为主食的淀粉类食品，如米、面等，由于生淀粉外壳不易消化，煮熟后淀粉破裂而成糊状物，就容易被淀粉酶消化。如鸡蛋必须熟食，因为生蛋清含有抗生物素蛋白和抗胰蛋白酶，抗生物素蛋白能与生物素在肠内结合，形成难为人体消化、吸收的化合物，导致生物素缺乏，产生食欲不振、全身乏力、毛发脱落等症状；抗胰蛋白酶能降低胰蛋白的活性，妨碍蛋白质消化。鸡蛋煮熟后，上述两种有害物质因受热而被破坏，就没有坏作用了。

在一些豆类蔬菜中如菜豆、毛豆、蚕豆等以及土豆块茎中，都含有可使血液红细胞凝集的有毒蛋白质，叫作凝集素，这种有毒蛋白质在烧熟煮透后即钝化失活，毒性消失，所以不可生食，一定要煮熟烧透，方可食用，否则会引起中毒，严重时可致死。

另外，每天生吃一些蔬菜瓜果，会摄取对人体有调节功能的活性物质。因为不少活性物质遇到较高温度（55℃~60℃以上）就会失去活性，丧失调节功能。一些食物必须煮熟才能被机体消化吸收，而另一些食物煮熟则失去很多营养素。因此，能生吃的食物要尽量生吃，以保持食物的维生素等营养素的活性。

荤素阴阳平衡：有荤有素，不偏不倚

荤是指含有大量蛋白质、脂肪的动物性食物，常使血液呈酸性。素是指各种蔬菜、瓜果，属碱性食物。二者要科学搭配，才可以让人既饱口福，又不至于因吃动物性食物过多而增加血液和心脏的负担。荤食和素食在营养结构上的互补性具有重要意义。人体血液的pH值要保持在7.4左右，必须荤素搭配才能使酸碱度保持平衡。荤食多了，血管脂肪沉积、变硬变脆，易患高血压、心脏病、脂肪肝；素食则可清除胆固醇在血管壁的沉积。但单纯吃素者，其蛋白质、磷脂、无机盐等不足，不能很好地满足肝细胞的修复和维护健康所需。而荤食的最大特点是含有人体的必需氨基酸和优质蛋白质；而素食中的植物蛋白质除大豆及豆制品外，其他所含必需氨基酸都不完全，蛋白质质量亦较差。此外，动物性食物比植物性食物富含钙、磷，容易被人体吸收，鱼、肝、蛋类含有素食中缺少的维生素A和维生素D；而素食中的维生素C和胡萝卜素则是荤食中常缺乏的，素食中粗纤维素很丰富，可促进肠蠕动。因此，只吃荤食则很容易造成习惯性便秘。

荤食中有糖原（动物淀粉），没有淀粉、纤维素、果胶；而素食中则有单糖、双糖、多糖及膳食纤维等。荤食中几乎没有维生素C；素食中没有维生素A，只有维生素A原（即胡萝卜素）。除豆腐乳外，素菜中没有维生素B_{12}，荤菜特别是肝脏中含有丰富的维生素B_{12}。肉类可以提供丰富的蛋白质与脂肪，而蔬菜、水果则是多种维生素、微量元素及膳食纤维的来源，二者缺一不可。

酸碱阴阳平衡：膳食不可多点酸

酸性食物与碱性食物搭配食用，目的在于保持人体血液的酸碱平衡，使之经常处于微碱性状态（pH值7.4左右），有利于代谢的正常进行。千万不要以为食物的酸碱性就是指味觉上的感觉，这里指的是生物化学性质，如口感酸的葡萄、醋等，都是属于碱性食物。而富含碳水化合物、蛋白质、脂肪的食物，在消化过程中形成酸性物质（如碳酸、硫酸等），属于酸性食物。富含钾、钠、镁等微量元素的蔬菜、水果等，在消化时形成碱性物质，属于碱性食物。在膳食结构中，酸性食物不能多吃，否则会导致身体酸碱失衡，有害健康。

每个人都有这样的体会：吃了过多的鸡、鸭、鱼、肉以后会感到发腻，殊不知，这就是“轻度酸中毒”的表现。富含微量元素、膳食纤维的瓜果、蔬菜是食物中的碱性食物；而富含蛋白质的鸡、鸭、鱼、肉属于酸性食物。无论日常生活或节假日，饮食都应掌握酸碱平衡，不可偏颇。只有平衡方可益补得当。如终日饱食膏粱厚味，酸碱失衡，将严重影响健康。膳食的酸碱平衡早已引起关注，大凡鱼、肉、海产品、贝类、蛋类等都是酸性食物，食用过多使血液从弱碱性转为弱酸性，令人倦怠乏力，重则使人记忆力减退、思维能力下降。故欲避免上述状态，就得减少“山珍海味”，增加蔬菜、瓜果、豆类等碱性食物。特别是绝不能忽视菜肴的荤素搭配。

第三章
增阳则昌，减阴命长——食物是提升阳气最好的大药

阳气像太阳，维持生命要用它

世间万物都离不开阳光的照耀，我们人体也是一样。在人体这个设计精密的小宇宙里，同样需要阳气的温煦才能够充满鲜活的生命力。

中医学中有这样的说法：“气聚则生，气壮则康，气衰则弱，气散则亡。”这里的“气”就是指人体的阳气，也称为“正气”、“元气”，即“真元之气”。我们知道，人体阳气充足免疫力就强，就能战胜疾病；如果人体阳气不足或虚弱，就不能产生足够的抗体或免疫力去战胜疾病；而正气耗尽，人就会死亡。那么，我们身体的阳气究竟从何而来呢？《黄帝内经》中说：“真气者，所受于天，与谷气并而充身者也。”也就是说，阳气是由父母之精所化生，由后天水谷精气和自然清气结合而成。

父母之精气是先天之本，阳气的强弱首先由先天之本所决定。也就是说父母身体都很好，孩子将来身体也会比较好，免疫力也比较强，不容易得病。在生活中，我们常常会看到一些同胞姊妹，有的健康强壮，有的体弱多病。兄弟姐妹之间有一套相近的遗传基因，在先天条件上应该差距不大，但有一个因素往往被大家所忽略，那就是孕期有无其他因素的干扰。比如受孕的时间，孕妇孕期有无饮酒过量、服药等情况，孕期心情，孕妇营养状况等等。所以说，母强则子壮，如果打算生孩子，一定要先把夫妻双方的身体都调养好，给孩子一个比较充足的阳气，要知道怀胎十月可是会影响孩子一生的。

《黄帝内经》中也说道：“阳气者，若天与日，失其所则折寿而不彰。”明代著名医学家张景岳注曰：“生杀之道，阴阳而已。阳来则物生，阳去则物死。”也就是说，人的生命系于“阳气”，只有固护阳气，才能百病不生，人们才能拥有鲜活的生命力。而我们养生的重点就在于养护身体内的阳气。

人体内的阳气在中医里又叫“卫阳”或“卫气”，这里的“卫”就是保卫的意思，阳气是人体的卫士，它能够抵制外邪，保卫人体的安全。人生活在天地之间，“六淫邪气”即大自然中的风、寒、暑、湿、燥、火，时时都在威胁着我们的健康，但是为什么有的人就很容易生病呢？像是现在的流感，有的人总是在“赶流行”，有的人却安然无恙，区别就在于他们体内的阳气充足与否。总是生病的人体内阳气不足，病邪很容易侵入人体，而体内阳气充足的人能够抵挡外邪的入侵。所以，那些身患各种疑难杂病、重病或慢性病的人，基本上都是卫阳不固、腠理不密的，以致外来的各种邪气陆续占领人体并日积月累而成。

导致疾病的原因除去自然界的“六淫邪气”，还有人体内部的七情，即喜、怒、

忧、思、悲、恐、惊这七种情绪。传统中医认为：大喜伤心，大怒伤肝，忧思伤脾，大悲伤肺，惊恐伤肾，也就是说情绪波动过大就会伤害五脏，导致病变。而人的情绪就是在阳气不足的情况下起伏最大，阳气充足的人通常比较乐观、通达，阳气不足的人则容易悲观绝望。所以，养好阳气，人的情绪也会慢慢好起来，整个人充满了精神与活力，由于七情过度而导致的病也就离我们远去了。

总之，阳气就像天上的太阳一样，给大自然以光明和温暖，失去阳气，万物便不能生存，而如果人体没有阳气，体内就失去了新陈代谢的活力，不能供给能量和热量，生命就要停止。

脾胃运转情况，决定阳气是否充足

李时珍在《本草纲目》中有“土为元气之母，母气既和，津液相成，神乃自生，久视耐老”“土者万物之母，母得其养，则水火相济，木金交合，百诸邪自去，百病不生矣。”他认为，脾胃与人的阳气有着密切的关系，人体内的阳气因脾胃而滋生，脾胃的功能正常运转，人体内的阳气才能生长并充实。而人吃五谷杂粮、果蔬蛋禽，都要进入胃中，人体内的各个器官摄取营养，都要从胃而得来。

李时珍曾经说过：“脾者黄官，所以交媾水火，会合木金者也”。他认为，人体气机上下升降运动正常，有赖于脾胃功能的协调。脾胃如果正常运转，则心肾相交，肺肝调和，阴阳平衡；而如果脾胃一旦受损，功能失常，就会内伤阳气，严重的还会因此而影响全身而患病。因此，人是否懂得养生，还要重视养脾胃，那么吃什么才能养脾胃呢？李时珍在《本草纲目》中提到枣、莲子、南瓜、茼蒿、红薯等都有养脾胃的功效。

另外，下面四大保养脾胃的要诀要记牢：“动为纲，素为常，酒少量，莫愁肠。”

动为纲

指适当的运动可促进消化，增进食欲，使气血生化之源充足，精、气、神旺盛，脏腑功能不衰。因此，人们要根据各自的实际情况选择合适的运动方式和运动量。散步是一种和缓自然的体育活动，可快可慢，可使精神得到休息，使肌肉放松，气血调顺，帮助脾胃运化，借以祛病防衰。

素为常

素食主要指包含植物蛋白质、植物油及维生素的食物，如面粉、大米、五谷杂粮、豆类及其制品、蔬菜、瓜果等。日常饮食应以淡食为主，以便清理肠胃。进食温凉适当，不要过热也不可过凉，因为热伤黏膜、寒伤脾胃，均可导致运化失调。少食质硬、质黏、煎炸、油腻、辛辣性食品。

酒少量

不要嗜酒无度，以免损伤脾胃。少量饮酒能刺激胃肠蠕动，以利消化，亦可畅通血脉、振奋精神、消除疲劳、除风散寒，但过量饮酒，脾胃必受其害，轻则腹胀不消，不思饮食，重则呕吐不止。

莫愁肠

指人的精神状况、情绪变化对脾胃亦有一定影响。中医认为：思可伤脾。意指思虑过度，易伤脾胃。脾胃功能失衡，会引起消化、吸收和运化的障碍，因而食不甘味，甚至不思饮食。久之气血生化不足，使神疲乏力、心悸气短、健忘失眠、形体消瘦，导致神经衰弱、胃肠神经官能症、溃疡病等。所以，必须注意性格、情操及道德的修养，做到心胸豁达，待人和善，遇事不要斤斤计较，更不要对身外之物多费心思。尽量避免不良情绪的刺激和干扰，经常保持稳定的心境和乐观的心态，这也是保养脾胃、祛病延年的妙方。

津为阳，液为阴，阻止外邪入侵

中医认为，津属阳，主表；液属阴，亦称阴液。津液与血、汗、小便、泪、涕、唾等都有密切关系。津液在经脉（经络、脉管）内，即为血液，故有“津血同源”之说。津液可转变为汗，可转变为小便，也可转变为唾液或泪液，如悲伤时号啕大哭之后，便会感觉口干舌燥，此时就是津液已经大伤。

当人体津液不足时，就会出现口干口渴、咽喉干燥等症状，这些现象都是由于伤了津液所出现的现象。即使不在炎热的夏季，出汗过多，也很容易出现上述症状。这时，可以用玄麦桔甘汤（玄参、麦冬、桔梗、炙甘草各等量）沏水代茶饮用，可清热生津。

如果体内的津液亏耗过多，就会致使气血两损；气血亏损，同样也可致使津液不足。津液的增多与减少，能直接影响体内的阴阳平衡，疾病也会由此而生。如发高烧的患者会出汗过多及胃肠疾患者大吐大泻太过，都会因损伤津液而导致气血亏损。所以中医自古就有“保津即保血，养血即可生津”的养生说。

津液源于饮食水谷，并通过脾、胃、小肠、大肠等消化吸收饮食水谷中的水分和营养而生成，张仲景就在《伤寒论》中提出“保胃气，存津液”的养生原则，传统养生中还有“漱津咽唾”的方法。在一部养生名著中就提到“津液频生在舌端，寻常漱咽下丹田。于中畅美无凝滞，百日功灵可驻颜”就是说每天坚持吞唾液，百日后就可使人容颜润泽。

下面我们具体说一下四季的津液养生之道：

春季属阳，天气干燥，应常吞口中津液，并保证水分的足量摄入。

夏季天气炎热，出汗多，很容易造成津液损耗过多，应适当多吃酸味食物，如番茄、柠檬、草莓、乌梅、葡萄、山楂、菠萝、芒果、猕猴桃之类，它们的酸味能敛汗止泻祛湿，可预防流汗过多而耗气伤阴，又能生津解渴，健胃消食。若在菜肴中加点醋，醋酸还可杀菌消毒，防止胃肠道疾病发生。

秋季气候处于“阳消阴长”的过渡阶段。秋分之后，雨水渐少，秋燥便成为主要气候。此季容易耗损津液，发生口干舌燥、咽喉疼痛、肺热咳嗽等。因此，秋日宜吃清热生津、养阴润肺的食物，如泥鳅、芝麻、核桃、百合、糯米、蜂蜜、牛奶、花生、鲜山药、梨、红枣、莲子等清补柔润之品。

另外，中医医书记载，“盖晨起食粥，推陈出新，利膈养胃，生津液，令人一日清爽，所补不小。”因此，建议秋季早餐根据自身实际选择不同的粥食用，如百合红枣糯米粥滋阴养胃，扁豆粥健脾和中，生姜粥御寒止呕，胡桃粥润肺防燥，菊花粥明目养神，山楂粥化痰消食，山药粥健脾固肠，甘菊枸杞子粥滋补肝肾。

冬季天气寒冷，属阴，应以固护阴精为本，宜少泄津液。故冬“去寒就温”，预防寒冷侵袭是必要的。但不可暴暖，尤忌厚衣重裘，向火醉酒，烘烤腹背，暴暖大汗，这样反而会损耗津液伤身。

植物的种子最能补肾壮阳

在《摄生众妙方》中有一服名为“五子衍宗丸”的古方，该方由枸杞子子、菟丝子、五味子、覆盆子、车前子五种植物的种子组成，现在一般的药店都能买到中成药。这种药最早用于治疗男性肾虚精少、阳痿早泄、遗精、精冷，后来扩展到治尿频、遗尿、夜尿多、流口水，乃至妇女白带多，并且对于某些因肾虚引起的不孕不育也非常有效。究其治病原理，其实就是补充肾气，增强人体内的阳气。

为什么植物的种子具有壮阳补肾的功效？据有关专家分析，对于植物来说，种子是为一个即将萌发的生命贮备能量，是植物中能量最集中的一部分，因此用种子药物治疗肾气不足的确是有道理的。

可以说，植物种子能够壮阳，这一理念的确立，对于现代人健康长寿具有重大意义，尤其是对于一些素食主义者，就可以通过多吃种子类的各种干果，比如花生、榛子、核桃，来补充自己的肾气，激发生命的活力。

除此之外，植物种子壮阳的理念对于脑力工作者也具有重要意义。在中医理论中，脑与肾是相通的，故有“补肾就是补脑”的说法。并且，大脑工作时消耗的能量非常大，直接消耗肾里的元气，从而极易引起肾气不足。这时候，如果每天在早餐中加点坚果，或者每天吃一两个核桃、六七个杏仁，就可以收到极佳的补肾效果，进而改善脑功能乃至延缓衰老。

另外，韭菜籽的壮阳功效也不容忽视。韭菜籽味辛、甘，性温，归肝、肾经，能够补益肝肾，壮阳固精，适用于肝肾不足、肾阳虚衰、肾气不固引起的阳痿遗精、腰膝冷痛、小便频数、遗尿、白带过多等症。

韭菜籽可以单独服用，也可以研末蜜丸服，每次5~10克为宜。但要注意，阴虚火旺者忌服。另外，再向大家推荐一种以韭菜籽为主的药膳——韭菜籽粥。

材料：韭菜籽10克，粳米50克，盐少许。

做法：将韭菜籽用文火烧熟，与粳米、细盐少许，同放砂锅内加水500毫升，米开粥熟即可。每日温服2次。

功效：此方有补肾壮阳、固精止遗、健脾暖胃功效。

走出误区：补肾并不等于壮阳

中医认为“肾为身之阳”，于是有的人可能就会认为：肾虚就会性功能不好，吃了补肾药就能补肾壮阳。在现实生活中，持有这种观点的人不在少数。事实上，壮阳并没有这么简单，下面我们就为大家解释一下。

在中医理论中，肾不仅仅是一个有形的脏器，而是肾脏及与其相关的一系列功能活动的总称，如人的精神、骨骼、头发、牙齿等的病理变化都可能与肾有密切关系，其范围较西医要广。

肾的精气从作用来说可分为肾阴、肾阳两方面，肾阴与肾阳相互依存、相互制约，维持人体的动态平衡。当这一平衡遭到破坏后，就会出现肾阴、肾阳偏衰或偏盛的病理变化。

在临床上，肾阴虚比阳虚更为常见，因此，补肾就是壮阳的观念存在一定的误区。肾阳虚的表现是面色苍白或黧黑，腰膝酸冷，四肢发凉，精神疲倦，浑身乏力，阳痿早泄，便不成形或尿频、清长，夜尿多，舌淡苔白，五更泻等；而肾阴虚的表现是面色发红，腰膝酸软而痛，眩晕耳鸣，齿松发脱，遗精、早泄，失眠健忘，口咽干燥，烦躁，动则汗出，午后颧红，形体消瘦，小便黄少，舌红少苔或无苔。在治疗和自我调养保健时必须对症进行，才能起到应有的效果。

引起肾虚的原因很多，但常见原因还是房事过频、遗泄无度所致。房事的频度因人而异。一般来说，以房事后第二天身体不发累、心情舒畅为合适。从年龄上看，青年夫妇每周2~3次，中年夫妇1~2次为宜。因此，日常护肾必须注意性生活要适度，不勉强，不放纵。

在饮食方面，感到无力疲乏时可以多吃含铁、蛋白质的食物，如木耳、大枣、乌鸡等；消化不良者可以多喝酸奶，吃山楂。有补肾作用的食品很多，其中最简单可行、经济实惠的是羊背骨汤。

经常进行腰部活动也能起到护肾强肾的作用。此外，充足的睡眠也是恢复精气神的重要保障，工作再紧张，家里的烦心事再多也要按时休息。

人体阳气不足，不可盲目补气

阳气是人生命的本源，阳气充盛，才能防病健身，延年长生。而一个人一旦阳气不足了，就会出现各种各样的疾病。《黄帝内经》中说："故邪之所在，皆为不足。故上气不足，脑为之不满，耳为之苦鸣，头为之苦倾，目为之眩。中气不足，溲便为之变，肠为之苦鸣。下气不足，则乃为痿厥心。"

现代人不健康的生活方式，如生活节奏快、竞争激烈、心理压力大、熬夜等，以及环境污染严重等因素都是导致气不足的罪魁祸首。人体正气虚衰，卫外不固，免疫功能低下，抗邪无力，可导致多种疾病的发生。比如说，人体感受风寒之邪，抗病无力，免疫功能调节低下，就容易引起感冒、肺炎、病毒性肝炎、乙型脑炎等传染性疾病。而机体免疫缺陷更可引起癌肿、艾滋病等各种免疫缺陷性疾病。

当人体出现气不足的症状后，除了调整生活方式外，就是要补气，以使正气充足旺盛。补气的方法有很多，食补、药补、运动、调情志等都可以起到补气的作用。但是，在这里要提醒大家的是，当你气不足的时候，千万不能盲目补气，否则不但不会达到补气的目的，还会影响身体健康。因为这里还牵扯到了血的问题。

血具有营养和滋润全身的作用，血又是神经活动的物质基础。中医还认为"气为血之帅，血为气之母"。所以，如果你出现气不足的症状，很有可能是血不足造成的。血虚无以载气，气则无所归，故临床常见气血两虚的病症。如果真是因为血不足，那就需要先补血，否则就成了干烧器皿，把内脏烧坏；如果是因为淤滞不通，就可以增加气血，血气同补。这样才能达到补气的作用。

气血双补需以食用补血、补气的食物、药物慢慢调养，切不可操之过急。常用的食物有猪肉、猪肚、牛肉、鸡肉等，常与之相配伍的中药有党参、黄芪、当归、熟地黄等。药物调理需在中医指导下服用。

骨气即阳气，栗子鹌鹑汤养骨气，享天年

在日常生活中，“骨气”这个词极为常见，但很少有人将其与养生长寿联系起来。在一般人看来，所谓“骨气”，其实就是我们平常所说的“正气”，指一种刚强不屈的人格。我们平常说一个人有骨气，骨头硬，就是指这个人不屈服，敢于站出来维护自己的主张。但是，你有没有想过，为什么有些人有骨气，有的人则没有？为什么古人把这种行为称为“有骨气”，而不是别的什么？骨气和人的健康长寿究竟有没有关系？

在中医理论中，“气”是构成人体，维持延续各种生命活动的基本物质，它来源于摄入的食物养分以及吸入的清气，其作用是维持身体各种生理功能。所以，血有血气，肾有肾气，那么骨自然也就有骨气。正是由于骨气的存在，才促使骨骼完成生血与防护的功能，人死后，虽然骨骼还在，但骨气已经没了。同样的道理，许多老年人正是因为骨气减弱了，才会很容易受伤。因此，我们也可以说，养骨实际上是在养骨气。我们在影视剧中，经常看到有些武林高手，虽然年纪已经很大，依然身体硬朗、声如洪钟，这就说明他们的骨气保养得很好。

由此可知，养骨对于一个人的健康是至关重要的，下面推荐一款养骨食谱：栗子鹌鹑汤。

栗子补脾健胃、补肾强筋；大枣健脾益气生津；鹌鹑补中益气。三者合炖，可用于腰椎间盘突出症或手术后身体虚弱、虚劳羸瘦、气短倦怠、纳差便溏之症，补益之效甚佳。

具体做法：先准备好栗子5枚约60~70克，大枣2枚，鹌鹑1只80~100克。将鹌鹑扭颈宰杀去毛（不放血），去除心、肝以外的内脏，洗净放入锅中；栗子洗净打碎，大枣去核，与适当调味品同放入锅内，倒入清水250毫升；用旺火煮沸15分钟后，改用文火炖90分钟；炖至鹌鹑熟烂即可，饮汤吃肉。

同时养骨还应该从我们的生活细节做起。俗话说“久立伤骨”，一个姿势站立久了，要寻找机会活动活动，或者找个地方坐下来休息一会儿，尤其是长期从事站立工作的人，如纺织女工、售货员、理发师等，更要注意身体调节，否则每天都要站立数小时，下班后筋疲力尽、腰酸腿痛，容易发生驼背、腰肌劳损、下肢静脉曲张等。这里，我们给大家一些建议：

首先，根据条件和可能，调节工作时间，或与其他体位的工作穿插进行，比如站立2小时，其他体位工作2小时，也可以工作2小时后休息几分钟。不能离开站立工作岗位时，可用左右两只脚轮换承受身体重心的办法进行休息，或者每隔半小时至1小时，活动一下颈、背、腰等部位，至少要让这些部位的肌肉做绷紧—放松—绷紧的动作，每次几分钟。

其次，长期站立工作应穿矮跟或中跟鞋，以便使全脚掌平均受力，减轻疲劳。平跟鞋脚掌用不上劲，高跟鞋腿部用力过大，都会很快引起疲劳不适。

最后，长期站立工作时应做工间操，方法如下：原地踏步3分钟，提起双足跟，放

下，再提起，或者左右足跟轮流提起，放下，每次3分钟。提起脚尖，让脚跟着地，双脚轮流进行，每次3分钟。轮流屈伸膝关节，也可同时屈膝下蹲，双上臂向前抬平，然后复原，每次3分钟左右。

日出而作，日落而息——跟着太阳养阳气

世间万物都离不开太阳，失去了太阳一切生物就失去了生命力，人也一样。明代著名医学家张景岳有云："生杀之道，阴阳而已。阳来则物生，阳去则物死。"也就是说，人的生命系于"阳气"，只有固护阳气，才能百病不生，人们才能拥有鲜活的生命力。而我们养生的重点就在于养护身体内的阳气。

那么阳气要如何养呢？其实，天地之间最大的阳气就是太阳，太阳的变化直接影响着人体阳气的变化。长期待在写字楼里的人总是感觉仄仄的，没有生气，如果能每天抽时间晒晒太阳，就会觉得整个人都精神很多，这是太阳给我们的力量。所以我们说：人只有跟着太阳走，才能找到内在的力量。

但是，现在跟着太阳走的人非常少了。古人"日出而作，日落而息"是跟着太阳走的，但是现代人很难做到，每天要起很早去上班，春夏秋冬都是一个点，晚上太阳早下山了，还得加班加点地工作，一天都见不到太阳的脸；古人"锄禾日当午"，夏天在太阳底下干活，虽然汗流浃背但是身体阳气充足，不会得这样那样的怪病，但是现代人却坐在空调屋里吃着冰西瓜，偶尔出门也要涂防晒霜、撑遮阳伞，恐怕被太阳晒到，身体里的阳气根本生发不起来。太阳是最好的养阳药，我们却利用不起来，这真是一种极大的损失与浪费。

为了养好阳气，我们建议大家可以经常抽出时间晒晒太阳，特别是在寒冷的冬季，晒太阳就是一种最好的养阳方式。阳光不仅养形，而且养神。养形，就是养骨头。用西医的说法就是：多晒太阳，可以促进骨骼中钙质的吸收。所以，多晒太阳就是老年人养骨的最好方式。对于养神来说，常处于黑暗中的人看事情容易倾向于负面消极，处于光亮中的人看事情正面积极，晒太阳有助于修炼宽广的心胸。

另外，晒太阳的时间不要太长，半小时左右就行，什么时候的太阳感觉最舒服就什么时候去晒。晒太阳时一定不要戴帽子，让阳光可以直射头顶的百会穴，阳气才能更好地进入体内。

常练静功，控制人体阳气消耗

阳气是生命活动的原动力，人们日常生活中的一切活动都会消耗阳气。如体力劳动，我们知道适当的体力劳动可以促进身体健康，但是过度的体力消耗就会伤阳气而影响健康；如思维活动，适当的思维活动可以有利于大脑的开发，但是如果一天24小时不停地在进行思维活动，或者思索一些妄心杂念，就会消耗你体内的阳气，得不偿失；如性生活，过度纵欲是最损耗人的精气的。

总之，不论体力活动或脑力活动，都要把握好度，否则就会消耗你为数不多的阳气。而常练静功是控制阳气消耗最有效的方法。从古至今，人们练习的静功有很多，其功用无非是使形体和思维都安静下来，减少体力活动，排除杂念，以保护体内的阳气。

我们从中选取了最著名的两种静功法，以供大家参考。

听息法

这种静功来源于庄子的著作，所以又名“庄子听息法”。所谓听息法，就是听自己呼吸之气。初下手时，只用耳根，不用意识，不是以这个念头代替那个念头，更不是专心死守鼻窍或肺窍（两乳间的膻中穴），也不是听鼻中有什么声音，而只要自己觉得一呼一吸的下落，勿让它瞒过，就算对了。至于呼吸的快慢、粗细、深浅等，皆任其自然变化，不用意识去支配它。这样听息听到后来，神气合一，杂念全无，连呼吸也忘了，渐渐地入于睡乡，这才是神经得到静养和神经衰弱恢复到健康过程中最有效的时候。这时就要乘这个机会熟睡一番，切不可勉强提起精神和睡意相抵抗，这对病和健康有损无益。

睡醒之后，可以从头再做听息法，则又可安然入睡。如果是在白天睡了几次，不想再睡了，则不妨起来到外面稍微活动，或到树木多、空气新鲜的地方站着做几分钟吐纳（深呼吸），也可做柔软体操或打太极拳，但要适可而止，勿使身体过劳。然后，回到房内或坐或卧，仍旧做听息的工夫，还可能入于熟睡的境界。即使有时听息一时不能入睡，只要坚持听息就对全身和神经有益处。

胎息法

胎息，是指仿效胎儿的呼吸。胎息法是通过呼吸锻炼和意念控制来增强和蓄积体内阳气，从而达到修养心身、强健祛病目的的一种静功法。古人认为，胎儿通过脐带而禀受母气，以供其生长发育之需；母气在胎儿体内循环弥散，从脐带出入而起到吐故纳新作用，构成了胎儿的特殊呼吸代谢方式，即为“胎息”，也称之为“内呼吸”，以与出生后口鼻之“外呼吸”方式相对。脐部作为胎息的枢纽，遂有“命蒂”、“祖窍”之称。由于胎儿出生之后，脐带剪断，“胎之一息，无复再守”，外呼吸替代内呼吸，从而形成了“虽有呼吸往来，不得与元始祖气相通”的格局。

胎息法并非一朝一夕之功就能练成的。初学行气，必须从浅开始，并且要持之以恒，才能最终练到胎息的境界。初学行气的具体方法是：以鼻吸气入内，能吸多少就吸多少，然后闭气，心中默数从一到一百二十，然后将气从口中缓缓呼出，这样鼻吸气→闭气→口呼气→鼻吸气，反复不已，并逐渐延长闭气的时间，心中默数的数目逐渐增大，最终可默数到上千，即可出现养生的效果。当然这种行气方法的一个重要诀窍是吸气多，呼气少，呼吸时极其轻微，不能使自己听见一点呼吸的声音，有一个方法可以检验呼吸是否合乎标准，即用一根鸿毛放在口鼻前，吐气时鸿毛不动，说明呼吸轻微，合乎要求。这种呼吸方法也就是现在气功锻炼中的基本呼吸方法。这样经过长期坚持不懈的练习，就能逐渐达到胎息状态。

对于很多人来说，刚开始练习静功时，最不容易做到的就是排除杂念。这时候就需要你进一步坚持下来，久而久之，杂念自然会减少，心平气和，呼吸均匀，情绪稳定，自然舒适。收功后就会感觉到一种美感，好像刚刚沐浴过后一样，心情畅快，充满了活力。

生命阳气勃发，重在养护脊椎与骨盆

从中医角度讲，阳气是推动整个人体运转的动力。阳气的活力很强，不停地运动着，推动血液、津液的生成与运行，推动脏腑组织的各种生理活动。而老年人体内的气血往往开始不够用了，就像汽车快没油了、机器的燃料即将耗尽一样。虽然凭着残余的一点点动力还可以应付日常所需，但它已经带不动你跑步了。这也是为什么老年人总感到心有余而力不足。

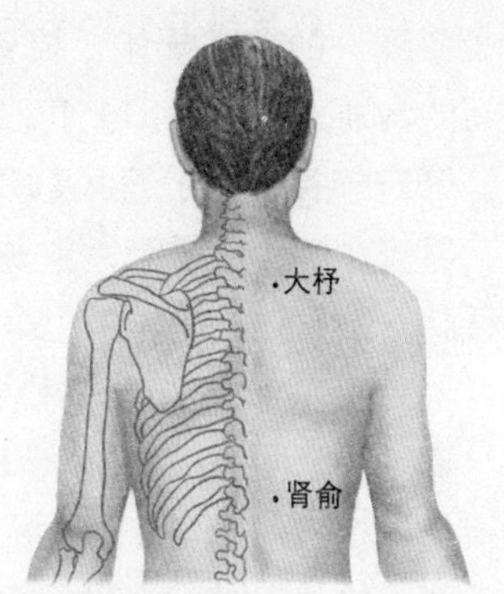

大杼穴、肾俞穴

《黄帝内经》有言："阳气者，若天与日，失其所，则折寿而不彰"，意思是阳气就好像天上的太阳一样，给大自然以光明和温暖，如果失去了它，万物便不得生存。对人而言，肾就是一身之阳，像人体内的一团火，温暖、照耀着全身，使器官有足够的能量来运转。所以，人只有保住肾，才能永远健康，永远充满活力。

中医认为，肾藏精，精生髓，髓养骨，髓藏于骨骼之中，故肾精充足，才能使骨髓充盈及促进血的生化。而骨骼获得充足的骨髓营养，才能强壮坚固。所以说，肾精具有促进骨骼生长、发育、修复的作用，即肾主骨。那么，养骨与养肾也必须相辅相成，脊椎和骨盆健康，才能保证造血、造髓功能良好，从而使肾得到滋养。

有资料显示，艾灸法不仅可以补肾益精，而且能强骨固齿。具体方法就是：每晚临睡时，端坐凳上，将艾条点燃后，在下肢的绝骨、涌泉穴上悬灸，每穴2~3分钟，至局部红晕，再请家人帮助，施灸肾俞、大杼穴，每穴2~3分钟，至局部出现红晕即可。

除此之外，我们还可以通过以下两种腰部按摩的方法，让肾气旺起来。

两手掌对搓至手心热后，分别放至腰部，手掌向皮肤，上下按摩腰部，至有热感为止。可早晚各进行一遍，每遍约200次，具有补肾纳气之功效。

两手握拳，手臂往后用两拇指的掌关节突出部位，自然按摩腰眼，向内做环形旋转按摩，逐渐用力，以至酸胀感为好，持续按摩10分钟左右，早、中、晚各一次，能有效防治中老年人因肾亏所致的慢性肌劳损、腰酸背痛等症。

梳发升阳，百脉顺畅——梳头也是养生术

自古以来，历代养生学家推崇梳头这一保健方法。北宋大文豪苏东坡以梳头作为健身妙方，他常是"梳头百余下，散发卧，熟寝至天明"。在《酒醒步月理发面寝》诗中说："千梳冷快肌骨醒，风露气人霜莲根。"享年86岁高龄的南宋诗坛寿星陆游，以梳理头发作为养生之道，到了晚年，他那稀落的白发中竟长出许多黑发来。他高兴得顿生灵感，吟道："客稀门每闭，意闷发重梳"；"破裘寒旋补，残发短犹梳"；"醒来忽觉天窗白，短发萧萧起自梳"。唐代医家孙思邈善于养生，正因他坚持"发宜常梳"，荣登百余岁寿域。清慈禧太后每天起床后第一件事是让太监为她边梳发边按摩，使她到了花甲之年仍满头秀发，老而不衰。

中医认为，头为一身之主宰，诸阳所会，百脉相通。发为血之余，肾之华。人体十二经脉和奇经八脉都汇聚于头部，有百会、四神聪、上星、通天、眉冲、太阳、率谷、印堂、玉枕、风池、哑门、翳明等近50个穴位；躯干四肢在头皮上的穴位分布呈

"大字形"的形态规律。梳头时按摩这些穴位，加强头皮经络系统与全身各器官部位之间的沟通，促使诸阳上升，百脉调顺，阴阳和谐，具有疏通经络，运行气血，清心醒目，开窍宁神，平肝息风的功效。《诸病源候论·寄生方》说："栉头理发，欲得过多，通流血脉，散风湿，数易栉，更番用之。"可见，经常梳理头发具有升发阳气、通畅百脉、祛病强身的作用。

实行梳头养生法，宜用牛角、桃木或铁制的梳子。梳理的方法应从前额开始向后梳，梳时要紧贴头皮部位，以用力大小适中，动作缓慢柔和为宜。一般应在两分钟内大约梳100次为一回，每日早晨起床后应坚持梳2~5回，下午亦可再梳一次。当头皮有热胀、麻木的感觉时，说明已经达到预期目的。梳头5~7天后，洗头一次，坚持2~3个月即可出现明显的治疗效果：头皮瘙痒减轻，头屑减少，头发不再脱落，白发转黑，失眠症状相应改善，并有头脑清醒，耳聪目明之感。

强肾壮阳，国医有绝活

中医理论认为，肾气充足，性功能旺盛，阳气就盛大，就可以有效地保持身心健康。然而，强肾保健并不像我们平常所认为的那样，吃点大补的药就可以了。正如《黄帝内经》中所说"肾恶燥"，有时候反而越补越虚。

其实，中医关于养肾的方法有很多种，除药物之外，还有饮食、推拿按摩、针灸、气功等，都能够达到强肾壮阳的目的。下面介绍一些简单易行、效果显著的养肾功法，在此摘录几则，以供参考：

叩齿咽津翕周法

本法包含两点：第一，每日早晨起床后叩齿100次，然后舌舔上腭及舌下、齿龈，含津液满口之后再咽下，意送至丹田，此为叩齿咽津。第二，收缩肛门，吸气时将肛门收紧，呼气时放松，一收一松为一次，连续做50次，此即翕周。本法有滋阴降火，固齿益精，补肾壮腰的作用，能防治性功能衰退。

双掌摩腰法

取坐位，两手掌贴于肾俞穴，中指正对命门穴，意守命门，双掌从上向下摩擦40~100次，使局部有温热感。本法有温肾摄精之效，对男子遗精、阳痿、早泄，女子虚寒带下，月经不调等，均有很好的防治作用。

疏通任督法

取半仰卧位。点神阙：一手扶小腹，另一手中指点按在神阙穴上，默数60个数，然后换手再做一次。搓尾间：一只手扶小腹，另一手搓尾间30~50次，然后换手再重做30~50次。揉会阴：一只手或双手重叠扶在阴部，手指按在会阴穴上，正反方向各揉按30~50次。揉小腹：双手重叠，在小腹部正反方向各揉按30~50圈。此功法温运任脉，疏通任督，培补元气，燮理阴阳。本法久练可以疏通经络、滋阴补肾，调节任督冲带等脉功能，对前列腺炎、泌尿结石、子宫疾患有良好的防治功效。

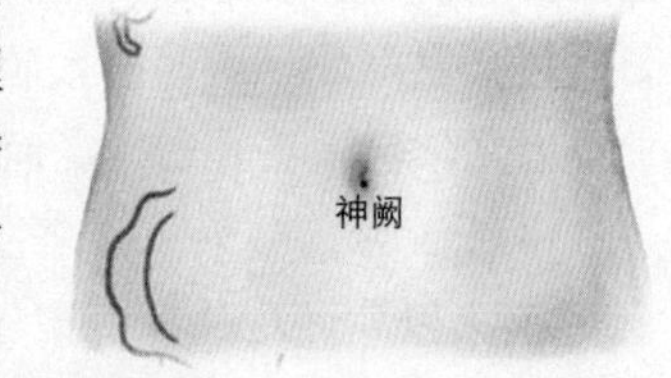

神阙穴

上述各法，既可单项做，也可综合做。只要认真坚持这些保健功法的锻炼，就能使肾气旺瞒，阴阳协调，精力充沛，从而起到防治疾病、延缓衰老的作用。

不损即补——储备能量，节能养阳

我们都知道乌龟的寿命是很长的，俗话说“千年的王八，万年的龟”。为什么乌龟能活这么久呢？在中医看来，乌龟之所以长寿和它消耗能量慢有关，而人体的阳气即是人体的能量，所以节省身体的能量，其实就是在给我们的身体补充阳气。

可以说，生命不在于“更快、更高、更强”，而在于“更慢、更长、更柔”，乌龟喜静，而且行动缓慢，相应的，体能消耗就少，所以它长寿。人的生命储备是有限的，人的生命就好比是一根燃烧着的蜡烛，燃烧得越旺，熄灭得越早。所以，要长寿就要慢慢地释放能量，注意节能养生。它主要包括静养生、慢养生和低温养生三个方面。

静养生

静养生是对生命的轻抚。静养生的重大意义是什么？静养生能够降低阳气和阴精的损耗，从而维持生命的阴阳平衡，延缓早衰，增长寿命。静养首先要先心静，因为只有心先静下来，生命才能静下来，心静下来，呼吸、心跳、血压等都能够减慢。我们知道心静自然凉，心静下来以后，人体的生理代谢、阳气和阴精才能得到更好的保护。

慢养生

慢养生是节能养生的一个非常重要的绝招。慢养生的重大意义是什么？有资料记载，古代的人一呼一吸所用时间为6.4秒，但是现在的人用时为3.3秒，或3.33秒，比古人快了一倍。可见，随着人类生活节奏的加快，呼吸的频率也越来越快。生命的长短与呼吸频率成反比，呼吸频率越慢，寿命越长，呼吸频率越快，寿命越短。那么，怎样做到慢养生呢？

首先，我们要做到心慢，心慢下来，呼吸心跳才能慢下来，这样才能减少阳气和阴精的损耗。对于一些上班族来说，由于社会竞争激烈，一旦慢下来就可能遭到淘汰，所以不能慢。怎么办呢？下班以后转入慢节奏，我们可以慢慢地做家务，慢慢地洗澡，慢慢地带孩子，跟上班的时候应该有不同的节奏，先快后慢。总的原则是有快有慢、有紧有松、有忙有闲。

低温养生

低温养生是生命的涵藏。低温养生的含义是什么？中医经典巨著《黄帝内经》指出“高者其气寿，下者其气夭”，就是说在高山上的人寿命都比较长，为什么？因为高山上的温度比较低，这就引出了低温养生这个问题。低温养生可以，降低代谢的速度，降低阳气和阴精的损耗。那么，我们怎样做到低温养生呢？在冬天，室温不能过高，暖气不要开得太大，这不利于低温养生。另外，我们要多接地气，多吸阴气，多饮地下水、井水、矿泉水。同时，低温养生还要多吃水生食物，比如水稻；越冬食物，比如冬小麦、大白菜；冬生水果，比如冬梨、苹果、冬枣等。

第四章
寒湿为阴，内热为阳——阴平阳秘靠饮食

阴阳不平衡，阴弱于阳，就会内热

中医认为人体是由阴阳二气构成的，只有阴阳二气达到平衡，人才会处于最健康的状态。百病之源都在于阴阳二气的不平衡，所谓内热，我们用个形象的比喻：阴气代表水，阳气代表火，正常情况下，人的体内水与火的比例是相等的，这时候人就是健康的，而内热就是水比火少了。

火多、水没少，就是实热；水少了、火没多，就是虚热。

实热就是体内的火多了，而水没有少。这样原来平衡的状态就打破了，这时候要做的就是想办法把多出来的火清掉。

虚热是因为体内的水少了，而火并没有多。这样平衡也被打破了，所以就要想办法把水补充回来。

拿高血压来说吧，一个年轻人，他因为生气、情绪上的波动，很容易导致血压在一瞬间或者一段时间内异常升高，这就是由实热引起的。从中医术语上说，这是肝火上炎；而老年人的血压高，则是因为水少了，相对来讲火就增加了，我们一般管这叫阴虚阳亢，也就是虚热。

老年人多虚热，年轻人多实热；劳损多虚热，忧虑多实热，虽然说年轻人多实热，老年人多虚热，但这不是绝对的：区分虚热和实热，可以遵循“劳损为虚、积郁为实”的原则。

什么是劳损？劳损不只是体力上的，长期工作、思虑过多、疲劳过度，或者长期处于一种精神压力下，这样造成的问题，都叫作劳损。劳损伤人的精血，这种情况造成的内热我们称之为虚热。

而积郁则是指一种情绪如悲伤、愤怒甚至是喜悦，被压抑在心中发泄不出来，久而久之就会上火，这种内热一般都属于实热。

所以说年轻人也不一定就是实火，如果是长期劳损造成的，也可能是虚火；而老年人如果平时身体十分健康，忽然上火了，也可能是实火。无论是实热还是虚热，热极都会化火，都会出现上火的情况，有的人一出现牙疼、痤疮、便秘这些上火症状就去买三黄片这类的降火药吃，如果是实火，那这些药还比较对症；但如果是虚火，吃这些药不但效果不好，还会适得其反：因为这些降火药一般都是苦寒的，能燥湿伤阴，虚火的人本来阴分就不足，吃降火药只能使虚者更虚，阴越虚则火越人，形成恶性循环。结果是越吃越干，出现口干、口苦、便秘等症状，那么如果继续使用苦寒的祛火药，只能使

病情更加严重，尤其是老年人，一旦上火，一定要慎用上火药，有些老年人用苦寒药久了，甚至会导致阴阳两虚。

寒湿伤阳气，损阳易生病

《黄帝内经》认为，万物之生由乎阳，万物之死亦由乎阳。人之生长壮老，皆由阳气为之主；精血津液之生成，皆由阳气为之化。如果人体没有阳气，体内就失去了新陈代谢的活力，不能供给能量和热量，生命就要停止，所谓“阳强则寿，阳衰则夭”，养生必须先养阳。但是，寒湿会阻滞阳气的运行，使血流不畅、肌肉疼痛、关节痉挛等。因为湿困脾胃，损伤脾阳，或患者平时脾肾阳虚而致水饮内停，所以多表现为畏寒肢冷、腹胀、泄泻或水肿等。所以，寒湿是最损伤人体阳气的。

张仲景在《伤寒杂病论》中将很多疾病都归因于寒邪入侵，在他生活的那个时代人们忍饥受冻，疾病以寒邪为主。而如今随着生活环境的改变，单纯的伤寒已经很少见了，多是寒邪与湿邪交织，在人体形成一股浊重之气，阻碍人体气机，导致生病。

在生活中，我们可能经常会注意到这样奇怪的现象，就是冬天很少见到着凉感冒的人，反而是夏天常有这样的病症发生。冬天气温低，受寒湿侵犯容易理解，而夏天这么热，怎么还会有寒湿呢？其实，这正是现代人不良的生活习惯造成的。

炎炎夏日，人们多待在空调房中，身体该出汗时却被空调冷气所阻，汗液发不出来就淤积在体内，导致体内湿邪堆积，造成阳气虚衰。尤其是到了七、八月份的长夏天气，湿气达到最盛。而人体五脏之脾最喜燥恶湿，长夏湿气过盛，就容易损伤脾脏。脾主运化，可以运化水液，运化水谷，把吃进去的粮食、水谷精微营养的物质以及水液输送给其他的脏器，起到一个传输官的作用。脾的这种传输的作用对生命来说至关重要，故而中医把它称为人的“后天之本”。而体内湿气过重会导致脾脏功能得不到正常发挥，人体各器官也会因得不到及时充足的营养而出现问题，导致人体生病。

由此可知，祛除寒湿是养生保健不可缺少的功课之一。那么，怎样判断身体内是否有湿呢？方法其实很简单，观察自己的大便情况，一看便知。如果长期便溏，大便不成形，那么很有可能就是你的身体蕴含了太多的湿气。而长期便秘，则代表着体内的湿气已经很重了。因为湿气有黏腻性，过多的湿气就容易把粪便困在肠道内。

事实上，祛除寒湿最好的办法就是让身体温暖起来，因此，健康与温度有着密切的关系。众所周知，掌握人体生杀大权的是气血，而气血只有在温暖的环境里，才能在全身顺畅地流通。如果温度降低、血流减慢，就会出现滞涩、淤堵，甚至血液会凝固，那么人就将面临死亡，而且人的体温上升，不仅会增强人体的免疫力，还能在正常细胞不受影响的情况下大量杀死癌细胞。此外，温度过低，会使体内的寒湿加重，外在表现就是上火。

所以，要涵养我们身体内的阳气，就要远离寒湿，温暖身体。在中医养生学中，让身体温暖起来的办法有很多，《本草纲目》中就记载了很多可以养阳的食物，羊肉、狗肉、党参等等，都是补益阳气的。另外安步当车，让身体动起来，为自己选择几项适合的运动；放弃淋浴，经常泡个热水澡；养成睡前用热水泡脚的好习惯。这些方法也能让身体暖和起来，使人体阳气升发，免疫力提高。

全球不断变暖，身体却在变寒

近百年来，全球的气候逐渐变暖，大气中温室气体的含量也在急剧增加，但是与之相反的是，人体却在变“寒”。

日本健康专家日原结实说，与过去相比，现在人们的体温都普遍降低了。据研究表明，体温降低1℃，免疫力会降30%以上，相反，如果在正常体温的基础上体温提高1℃，免疫力会增强5~6倍。

那么全球在变暖，人体为什么会变寒呢？据专家分析，可能有以下几个原因。

压力大，不注意休息

现代社会竞争激烈，人们工作压力大，为了生存或者寻找一席之地，很多人不注意休息，经常加班加点，长此以往，身体免疫力就会下降，大自然的寒湿之气就会乘虚而入，体内寒湿之气也因此而加重。

淋雨

这是许多浪漫的年轻人喜欢经历小说和电影中场景的行为，由于现代年轻人大多晚睡以致血气普遍不足，身体对于淋雨所侵入的寒气不容易立即将之驱出，因此也就不会有任何症状，大多数人也就天真地认为自己的身体很强壮，足以经受这么一点小雨。久而久之，面对这种小雨就完全不在意了。

其实这种淋雨会在头顶和身上其他受寒的部位留下寒气，经常淋雨的人，头顶多半会生成一层厚厚软软的“脂肪”，这些脂肪就是寒气物质。等身体哪一天休息够了，血气上升就会开始排泄这些寒气，由于长时间累积了大量的寒气，身体需要借助不断打喷嚏、流鼻水的方式将之排除，这时又会由于频繁打喷嚏、流鼻涕而被医生认定为过敏性鼻炎。很可能由于年轻时贪图一时的浪漫，却要耗费许多年甚至大半生来承受过敏性鼻炎的痛苦，实在不明智。

游泳时不注意

游泳是现代人的一种运动和喜好，对身体也确实有好处，但是游泳也是寒气进入身体最主要的途径之一。和淋雨相同的是这些寒气大多数不会实时反应，使多数人不认为游泳和寒气有什么关系。多数喜欢游泳的人经常从水中出来时，都会感觉特别冷，特别是一阵风吹来忍不住打一个寒战，这种感觉即是寒气侵入身体最具体的感受。

喜欢游泳的人最好选择没有风的室内温水游泳池，减少受寒的机会。同时在每次游泳的前后各喝一杯姜茶，加强身体对抗寒气的能力。

此外，交通工具发展，以车代步，使得人们体力劳动明显不足，身体得不到充分活动；电扇、空调等先进科技产品的广泛应用，让人们没了四时的概念，夏天不热冬季不冷迟早要生病；吃反季节蔬菜，喝冷饮，光脚走路，湿着头发就睡觉……所有的这一切都在无形中带来了一个结果——体温降低，寒湿之气加重。

寒湿之气是健康的头号杀手，生活中我们见到的很多疾病都和寒气有关，所以要健康就要祛寒湿。

那么，如何判断身体内有没有寒湿呢？

看大便

如果大便不成形，长期便溏，必然体内有湿。如果大便成形，但大便完了之后总会有一些粘在马桶上，很难冲下去，这也是体内有湿的一种表现，因为湿气有黏腻的特点。如果不便于观察马桶，也可以观察手纸。大便正常的话，一张手纸就擦干净了。但体内有湿的人，一张手纸是不够用的，得多用几张才行。

如果有便秘，并且解出来的大便不成形，那说明体内的湿气已经很重很重了，湿气的黏腻性让大便停留在肠内，久而久之，粪毒入血，百病蜂起。

看身体症状

寒气有凝滞的特点，就像寒冬水会结冰一样，血脉受到寒气的侵袭，也会凝滞不通，引起各种疼痛症状，如头痛、脖子痛、肩背痛、心胸痛、胃痛、胁肋痛、腹痛、腰腿痛等。以疼痛为主症的疾病，大部分都是寒气引起的。寒气引起气血淤滞过久，则形成有形的肿块，表现为各个部位的肿瘤。所以，以肿、痛为特征的疾病，也都与寒气有关。

寒气会造成水液的运行障碍，引起痰饮的积结。其表现为咳嗽，吐出清晰的白痰；呕吐，吐出清水痰涎；腹泻，拉出清冷的水样大便；白带，颜色白而清稀如水。此外，与水液代谢障碍有关的疾病，诸如水肿、风湿等，也多与寒气有关。

寒气还有收引的特性。就像物质都会热胀冷缩一样，人的筋脉遇寒气也会收缩。外表的筋脉收缩，表现为小腿转筋、静脉曲张；冠状动脉收缩，则表现为冠心病心绞痛；细小的血管收缩，可引起冠脉综合征或者中风。

早上总是犯困，头脑不清

如果你每天早上7点该起床的时候还觉得很困，觉得头上有种东西缠着，让人打不起精神，或是觉得身上有种东西在裹着，让人懒得动弹，那么，不用看舌头，也不用看大便，也能判断自己体内湿气很重。中医里讲“湿重如裹”，这种被包裹着的感觉就是身体对湿气的感受，好像穿着一件洗过没干的衬衫似的那么别扭。

总之，寒湿是现代人健康的最大克星，是绝大多数疑难杂症和慢性病的源头或帮凶。只要寒湿之气少了，一切所谓的现代病都会远离我们，一切慢性的疾病也会失去存在的温床。所以，对付寒湿邪是我们养生祛病的首要任务，把体内的湿气驱逐出去，身心就会光明灿烂。

与其有寒再祛，不如阻之体外

寒气其实也是一个欺软怕硬的家伙，专拣软的捏，它们通常会先寻找人体最容易入侵的部位，找到之后就大举进攻，并且在那里安营扎寨，为非作歹。所以我们与其等寒气入侵到人体以后，再费尽心思地去驱除它，不如事先做好准备，从源头上切断寒气进入我们体内的通道。

一般来讲，头部、背部、颈前部、脐腹部及足部是人体的薄弱地带，都是寒气入侵的主要部位。

头部

中医认为，“头是诸阳之会”，体内阳气最容易从头部走散掉，就如同热水瓶不盖塞子一样。所以，在严冬季节如果人们不重视头部的保暖，导致阳气散失，就会使寒邪入侵，很容易引发感冒、头痛、鼻炎等病患。因此，冬天在外出时戴一顶保暖的帽子是很必要的。

颈前部

颈前部俗称喉咙口，是指头颈的前下部分，上面相当于男性的喉结，下至胸骨的上缘，时髦女性所穿的低领衫所暴露的就是这个部位。这个部位受寒风一吹，不只是颈肩部，包括全身皮肤的小血管都会收缩，如果长时间这样受寒，人体的抵抗能力就会有所下降。

背部

背部在中医中称“背为阳”，又是“阳脉之海”，是督脉经络循行的主干，总督人体一身的阳气。如果冬季里背部保暖不好，就会让风寒之邪从背部经络上的诸多穴位侵入人体，损伤阳气，使阴阳平衡受到破坏，人体免疫功能就会下降，抗病能力也会减弱，诱发许多病患或使原有病情加重及旧病复发。因此，在冬季里人们应该加穿一件贴身的棉背心或毛背心以增强背部保暖。

脐腹部

脐腹部主要是指上腹部，它是上到胸骨剑突、下至脐孔下三指的一片广大区域，这也是时髦的年轻女性穿着露脐装所暴露的部位。这个部位一旦受寒，极容易发生胃痛、消化不良、腹泻等疾病。这个部位面积较大，皮肤血管分布较密，体表散热迅速。在寒冷的天气里暴露这个部位，腹腔内的血管会立即收缩，甚至还会引起胃的强烈收缩而发生剧痛，持续时间稍长，就可能会引发不同的疾病，因此，不管是穿衣还是夜晚睡觉，都要注意脐腹部的保暖。

足部

俗话说“寒从脚下起”。脚对头而言属阴，阳气偏少。而且双脚远离心脏，血液供应不足，长时间下垂，血液回流循环不畅；皮下脂肪层薄，保温性能很差，容易发冷。脚部一旦受凉，便会通过神经的反射作用，引起上呼吸道黏膜的血管收缩，使人体的血流量减少，抗病能力下降，以致隐藏在鼻咽部的病毒、病菌乘机大量繁殖，使人发生感冒，或使气管炎、哮喘、肠病、关节炎、痛经、腰腿痛等旧病复发。

因此，在冬季人们应该保持鞋袜温暖干燥，并经常洗晒。平时要多走动以促进足部血液循环。临睡前用热水洗脚后以手掌按摩足心涌泉穴5分钟。在夏季，要改掉贪图一时凉快而用凉水冲脚的不良习惯。

让身体远离寒湿的养生要则

通过前面的讲述我们已经知道，“病从寒中来”，但是在生活中，我们很难完全避免身体受到寒气的侵袭，这就要求我们应该建立起正确的养生原则，尽量减少寒气的侵入。

洗头时不做按摩

许多人到理发店洗头时都喜欢叫理发师为自己按摩一下头部，但是这种按摩会使头部的皮肤松弛、毛孔开放，并加速血液循环，而此时我们的头上全是冰凉的化学洗发水，按摩的直接的后果就是吸收化学洗发水的时间大大延长，张开的毛孔也使头皮吸收化学洗发水的能力大大增强，同时寒气、湿气也会通过大开的毛孔和快速的血液循环进入头部。

顺天而行，不吃反季节食物

有的人爱吃一些反季节的食物，例如，在冬季的时候吃西瓜，而中医认为，温热为阳，寒凉为阴，只有将食物的温热寒凉因时因地地运用，才能让人体在任何时候都能做到阴阳平衡，不会生病。如果逆天而行，在寒冷的冬季吃性寒的西瓜，怎么会不生病呢？

好好休息

要排泄寒气，休息是最好的策略。休息可以省下身体的所有能量，让身体用来对付寒气。这时如果强迫身体把更大的能量用在其他地方，例如，耗费大量体力的运动，也能使症状消失，不过这并不代表着已经把寒气清理完毕，而是因为身体没有足够的能量继续驱赶寒气。只有等身体经过适当的休息有了足够的能量之后，才会继续祛除寒气。

睡觉时盖好被子

夏天因为天热，有些人为了贪图凉快，睡觉时喜欢把肩膀露在外边，殊不知，寒气很容易从背部入侵，一个背部总是受凉的人，身体状态一定不是很好，所以在睡觉时一定要盖好被子。

家中常备暖饮

除了按时的休息之外，人们也可以适当服用中药，加速寒气的驱出。比较简单的方法是服用市场上很容易买到的一些传统的配方。当确定是肺里的寒气时，可以服用姜茶；如果确定是膀胱经的寒气，则可以服用桂圆红枣茶来协助身体祛除寒气。

姜红茶是除寒湿的“工具”

人体需要的能量来自饮食，饮食与人体的体温关系密切，以下几种食物能提高体温：

葱类蔬菜：葱类蔬菜能净化血液，促进血液循环，最后达到使身体变暖的效果。常见的韭菜、葱、洋葱、大蒜、辣椒都属于葱类蔬菜，它们都有化淤血和提高体温的作用。

根菜类：胡萝卜、洋葱、萝卜、藕等根菜类蔬菜，是强化人的下半身、预防肾虚的食品。

传统食品咸菜：许多人受“盐分多不利于健康”思想的影响而不敢吃咸菜，其实咸菜中的盐分能提高体温。所以吃咸菜不必强加控制，一次别吃过多就行。腌辣椒、咸萝卜等咸菜都是不错的提高体温的食物。

黏液食品：山药、芋头等有黏液的根菜类蔬菜具有增强精力的作用。还有秋葵、国王菜、咸草、海藻等都是黏液食品。这些黏液食品里含有食物纤维和蛋白质结合而成的黏蛋白，正是黏蛋白产生了黏液，黏蛋白能够保护黏膜，预防感冒和流感。

除了这几类有助提高体温的食物外，我们还要特别介绍一种最有助暖身的食物，那就是生姜。生姜里含有姜辣素和生姜油，有抗氧化作用，它能除去体内的活性氧，预防疾病和抗老化。在200种医用中药中，75%都使用生姜。因此说“没有生姜就不称其为中药”并不过分。

生姜最大的功效就是促进体温上升，由此增强免疫力。此外，它还能扩张血管，降低血压，溶化血栓，发汗、解热、祛痰、镇咳、镇痛。还能加快消化液的分泌，促进消化，并清除导致食物中毒的细菌，杀死肠内有害细菌。

生姜用于驱寒保暖时，最好与红茶一起食用。红茶具有高效加温、强力杀菌的作用，生姜和红茶相结合，就成了驱寒祛湿的姜红茶。此外，冲泡时还可加点红糖和蜂蜜。但患有痔疮或其他忌辛辣的病症，可不放或少放姜，只喝放了红糖和蜂蜜的红茶，效果也不错。

下面为大家推荐姜红茶的做法：

材料：生姜适量，红茶一茶匙，红糖或蜂蜜适量。

做法：将生姜磨成泥，放入预热好的茶杯里，然后把红茶注入茶杯中，再加入红糖或蜂蜜即可。生姜、红糖、蜂蜜的量可根据个人口味的不同适当加入。

吃出来的火气，食物祛火以毒攻毒

现代人们经常坐在办公室里，工作压力大，精神长期紧张，经常就会抱怨：“烦，又上火了。”那么，“上火”到底是怎么回事呢?

中医认为，在人体内有一种看不见的“火”，它能温暖身体，提供生命的能源，这种“火”又称“命门之火”。在正常情况下，“命门之火”应该是藏而不露、动而不散、潜而不越的。但如果由于某种原因导致阴阳失调，“命门之火”便失去制约，改变了正常的潜藏功能，火性就会浮炎于上，人们就会出现出咽喉干痛、两眼红赤、鼻腔热烘、口干舌痛以及烂嘴角、流鼻血、牙疼等症状，这就是“上火”了。

引起“上火”的具体因素有很多，如情绪波动过大、中暑、受凉、伤风、嗜烟酒以及过食葱、姜、蒜、辣椒等辛辣之品，贪食羊肉、狗肉等肥腻之品和缺少睡眠等都会引起“上火”。春季风多雨少，气候干燥，容易“上火”。为预防“上火”，我们平时生活要有规律，注意劳逸结合，按时休息。要多吃蔬菜、水果，忌吃辛辣食物，多饮水或喝清热饮料。

《本草纲目》中记载绿豆可以消肿通气，清热解毒。而梨可以治痰喘气急，也有清热之功。《本草纲目》中记载了这样一个方子，医治上火气急、痰喘很有效。原文是这么说的：“用梨挖空。装入小黑豆填满，留盖合上捆好，放糠火中煨熟，捣成饼。每日食适量，甚效。”

这里介绍两款祛火的食疗方：

1.绿豆粥

材料：石膏粉，粳米，绿豆

做法：先用水煎煮石膏，然后过滤去渣，取其清液，再加入粳米、绿豆煮粥食之。

功效：可以祛胃火，容易便秘、腹胀、舌红的人可以多喝。

2.梨水

材料：川贝母母、香梨、冰糖

做法：川贝母母10克捣碎成末，梨2个，削皮切块，加冰糖适量，清水适量炖服。

功效：对头痛、头晕、耳鸣、眼干、口苦口臭、两肋胀痛都有疗效。

不过，需要注意的是，“上火”又分为虚火和实火，正常人的阴阳是平衡的。实火就是阴正常而阳过多，它一般症状较重，来势较猛；而虚火是指阳正常阴偏少，这样所表现出的症状轻，但时间长并伴手足心热、潮热盗汗等。通过以下的方法我们可以知道自己“上火”是实火还是虚火。

（1）看小便

小便颜色黄、气味重，同时舌质红，是实火；小便颜色淡、清，说明体内有寒，是虚火。

（2）看大便

大便干结、舌质红为实火；大便干结、舌质淡、舌苔白为虚火；大便稀软或腹泻说明体内有寒，是虚火。

（3）看发热

如果身体出现发热的症状，体温超过37.5℃时，全身燥热、口渴，就说明内热大，是实火；发热时手脚冰冷，身体忽冷忽热，不想喝水，是体内有寒，为虚火。

一般来说，人体轻微“上火”通过适当调养，会自动恢复；如果“上火”比较厉害，就需要用一些药物来帮助“降火”。

银耳胜燕窝，对付火气还得要靠它

不同的人火气在不同的地方，我们知道胃火大，上火就表现在口臭；肝火旺，人就会整天发脾气。

朱丹溪所说的滋阴是相对于不同内脏的火气说的，滋阴就是祛火气、滋养体内的阴液。

而燕窝，非常滋补。燕窝是金丝燕的唾液，凝结后成为胶状，用来保护小燕。一旦被采摘，燕子妈妈只好再吐，到没有唾液了，就会吐血，也就是人觉得最滋补的血燕。但是燕窝太补易上火，而且价格昂贵。

燥气和火气就像急性和慢性病，火气来得急，但是火气太久未消就会转成燥气，容易耗损人体阴液，造成内脏缺水，尤其老年人由肠燥引起便秘，吃银耳最有效。

银耳为凉补有润燥的作用，被称为“穷人的燕窝”，具有补脾开胃、益气清肠、安眠健胃、补脑、养阴清热、润燥之功效，对阴虚火旺者而言是一种良好的补品。

银耳富有天然特性胶质，加上它的滋阴作用，长期服用可以润肤，并有祛除脸部黄褐斑、雀斑的功效。如果和红枣一起熬成汤，食用起来效果更好。

银耳红枣汤的做法：

银耳二两、红枣五六粒、冰糖适量。

银耳在冷水中浸泡约6小时以上。

将银耳尾端蒂摘去。

摘好的银耳放入水中，小火炖4小时。

红枣洗好，放入银耳汤中，加适量冰糖。

中火煮滚三五分钟冰糖化了即熄火。

泥鳅：浇灭虚火，祛除寒湿的能手

美女沫沫这几天上火，性感的双唇长满了水泡，别提多难看了。用沫沫的话说“亟待清热解毒”。于是就跑到药店购回了好几盒“清热解毒口服液”，晚上喝了一支，谁知第二天一早就拉肚子。水泡不仅没消，反而又多了一个。哎，带着大口罩驱车几十里找中医咨询，医生告诉她“表面上的火，则是内里寒气的表现，火有虚实之分，你患的是虚火，由寒而生。”听了医生的话沫沫恍然大悟：原来火与火之间也有这么大的差别啊。

《黄帝内经》里说：“今夫热病者，皆伤寒之类也……人之伤于寒也，则为热病。”这里指出了寒为热病之因。若寒邪过盛，身体内表现出的都是热症、热病，也就是说这个虚火实际上是由寒引起，身体内的寒湿重造成的直接后果就是伤肾，引起肾阳不足、肾气虚，造成各脏器功能下降，血液亏虚。肾在中医的五行中属水，当人体内这个“水”不足时，身体就会干燥。每个脏器都需要工作、运动，如果缺少了水的滋润，就易摩擦生热。比如肝脏，肝脏属木，最需要水的浇灌，一旦缺水，肝燥、肝火就非常明显。因此，要供给肝脏足够的水，让肝脏始终保持湿润的状态。

头、面部也很容易上火。因为肾主骨髓、脑，肾阳不足、肾气虚时髓海就空虚，远端的头部会缺血，出现干燥的症状，如眼睛干涩、口干、舌燥、咽干、咽痛等。而且口腔、咽喉、鼻腔、耳朵是暴露在空气中的器官，较易受细菌的感染，当颈部及头、面部的血液供应减少后，这些器官的免疫功能就下降，会出现各种不适，这样，患鼻炎、咽炎、牙周炎、扁桃体炎、中耳炎的概率就会增加。如果此时不注意养血，各种炎症就很难治愈，会成为反复发作的慢性病。

体内寒湿重，上了虚火，就要想办法滋阴除湿寒。其实也不难，泥鳅就是不错的选择。

《本草纲目》记载，泥鳅味甘性平，能祛湿解毒、滋阴清热、调中益气、通络补益肾气。有“暖中益气”之功效，可以解酒、利小便、壮阳、收痔。经常食用泥鳅，可以将身体内的虚火全部打掉。

有人说吃生泥鳅最好，买几条回来，去头和内脏，用水洗净后剁碎即可。但是如今河水污染严重，不再像以前那样清澈见底，而且吃生泥鳅总感觉很可怕，心理上不舒服，所以最好还是做熟后再吃。其实，下面两款食用泥鳅的方法都是不错的选择：

泥鳅炖豆腐：将豆腐切成丁，放入沸水锅中，熄火浸3分钟备用。活泥鳅用沸水洗净，放入油锅略炒后加水，滚烧后放入豆腐，加盖继续烧5分钟即成。

泥鳅黑豆粥：黑豆淘洗干净用冷水浸泡2小时后，加冷水煮沸，然后放入洗净的黑芝麻，这时改用小火熬煮，粥熟时放入泥鳅肉，再稍煮片刻，加入葱末、姜末调味即可。

荷叶用处多，清热祛火不能少

“小荷才露尖尖角，早有蜻蜓立上头”，古诗中随处可见咏荷的诗句。这种可供观赏的本草既入诗画，也是一味良药。《本草纲目》中记载：“牙齿疼痛。用荷叶蒂七个，加浓醋一碗，煎成半碗，去渣，熬成膏，时时擦牙，有效。”可见其具有清热祛火的疗效。

中医认为，荷叶味苦，性平，归肝、脾、胃经，有清热解暑、生发清阳、凉血止血的功用，鲜品、干品均可入药，常用于治疗暑热烦渴、暑湿泄泻、脾虚泄泻以及血热引起的各种出血症。而荷叶的祛火功能让它成为当之无愧的养心佳品。

荷叶入馔可制作出时令佳肴，如取鲜嫩碧绿的荷叶，用开水略烫后，用来包鸡、包肉，蒸后食用，清香可口可增食欲。荷叶也常用来制作夏季解暑饮料，比如荷叶粥，取新鲜荷叶一张，洗净煎汤，再用荷叶汤与大米或绿豆共同煮成稀粥，可加少许冰糖，碧绿馨香、清爽可口、解暑生津。荷叶粥对暑热、头昏脑涨、胸闷烦渴、小便短赤等症有效。

荷叶具有降血压、降血脂、减肥的功效，因此，高血压、高血脂、肥胖症患者，除了经常喝点荷叶粥外，还可以每日单用荷叶9克或鲜荷叶30克左右，煎汤代茶饮，如果再放点山楂、决明子同饮，则有更好的减肥、降脂、降压之效。

取荷叶适量，洗净，加水煮半小时，冷却后用来洗澡，不仅可以防治痱子，而且具有润肤美容的作用。

荷全身都是宝。除了荷叶，果实莲子有补脾益肾、养心安神的作用，可煮粥食用；莲子心具有清心安神的作用；藕具有清热生津、凉血散淤的作用，藕粉是老年人、幼儿、产妇的滋补食品，开胃健脾，容易消化；藕节具有止血消淤的作用，常用于治疗吐血、咯血、衄血、崩漏等，可取鲜品30~60克，捣烂后用温开水或黄酒送服；莲蓬具有化淤止血的作用，可用于治疗崩漏、尿血等出血症，取5~9克，煎服；莲须具有固肾涩精的作用，可用于治疗遗精、尿频等，3~5克代茶饮或煎服；荷梗具有通气宽胸、和胃安胎、通乳的作用，常用于妊娠呕吐、胎动不安、乳汁不通等，9~15克代茶饮或煎服。

小小豆芽也是祛火的能手

北京的杨女士一到春天就上火，总是咽干疼痛、眼睛干涩、鼻腔火辣、嘴唇干裂、食欲也大减。因为北京的春天气候很干燥，风大雨少，所以很容易因燥热而上火。女儿给杨女士买了一套《本草纲目》，杨女士在家随意翻看时，突然看到草部的绿豆一项，发现纲目上记载着绿豆芽可以“解热毒”，她灵机一动，去市场买了绿豆芽，连着好几天都喝绿豆芽汤，结果发现上火的症状减轻了好多。

其实，我们每个人都可以成为养生专家。就像杨女士一样，将中医理论运用到生活实际中，既有益于身体健康，又增添了生活的乐趣。

小小豆芽怎么有这么大的作用呢？中医认为，豆芽尤其是绿豆芽，在祛心火、止血方面有强大的功效。在春季吃豆芽，能帮助五脏从冬藏转向春生，豆芽能清热，有利于肝气疏通、健脾和胃。

经常去菜市场的家庭主妇们会发现，豆芽也有不同的品种。传统的豆芽指黄豆芽，后来市场上出现了绿豆芽、黑豆芽、豌豆芽、蚕豆芽等新品种。虽然豆芽菜均性寒味甘，但功效不同。

绿豆芽容易消化，具有清热解毒、利尿除湿的作用，适合湿热郁滞、口干口渴、小便赤热、便秘、目赤肿痛等人群食用。黄豆芽健脾养肝，其中维生素B_2含量较高，春季适当吃黄豆芽有助于预防口角发炎。黑豆芽养肾，含有丰富的钙、磷、铁、钾等微量元素及多种维生素，含量比绿豆芽还高。豌豆芽护肝，富含维生素A、钙和磷等营养成分。蚕豆芽健脾，有补铁、钙、锌等功效。

豆芽最好的吃法是和肉末一起汆汤，熟了放盐和味精即可，应尽量保持其清淡爽口的性味。豆芽不能隔夜，买来最好当天吃完，如需保存，可将其装入塑料袋密封好，放入冰箱冷藏，但不能超过两天。

男女老少，清火要对症食疗

这个夏天特别炎热，老陈一家人都上火。儿媳就给每个人都准备了牛黄解毒丸这样的清火药。结果有人吃了药，情况就好转了，而另一些家庭成员还是一如既往地“火气旺盛”。其实上火有不同的情况，男女老少情况各有不同，怎么能一概而论呢？只有根据不同家庭成员的具体情况，对症清火。

孩子易发肺火

有些孩子动不动就发热，只要着一点凉，体温立刻就会升高，令妈妈们苦恼不已。中医认为，小儿发热多是由于肺卫感受外邪所致。小儿之所以反复受到外邪的侵犯，主要是由于肺卫正气不足，阴阳失于平衡。可以多吃一些薏仁、木耳、杏仁、梨子等润肺食品。

《本草纲目》中记载，梨“甘、寒，无毒”，可以治咳嗽，清心润肺，清热生津。适合咽干口渴、面赤唇红或燥咳痰稠者饮用。冰糖养阴生津，润肺止咳，对肺燥咳嗽、干咳无痰、咳痰带血都有很好的辅助治疗作用。一般儿童可作日常饮品。不过，梨虽好，也不宜多食，因为它性寒，过食容易伤脾胃、助阴湿，故脾虚便溏者慎食。下面就是雪梨冰糖水的具体做法。

材料：雪梨2个，冰糖适量。

做法：雪梨去心切成小块，然后与冰糖同放入锅内，加少量清水，炖30分钟，便可食用。

老年人易发肾阴虚火

老年人容易肾阴亏虚，从而出现腰膝酸软，心烦，心悸汗出，失眠，入睡困难，同时兼有手足心发热，盗汗，口渴，咽干或口舌糜烂，舌质红，或仅舌尖红，少苔，脉细数，应对证给予滋阴降火中药，如知柏地黄丸等，饮食上应少吃刺激性及不好消化的食物，如糯米、面团等，多吃清淡滋补阴液之品，如龟版胶、六味地黄口服液等，多食富含B族维生素、维生素C及富含铁的食物，如动物肝、蛋黄、番茄、胡萝卜、红薯、橘子等。

女性易发心火

妇女在夏天情绪极不稳定，特别是更年期的妇女，如突受情绪刺激，则会烦躁不安，久久不能入睡。这主要是由于心肾阴阳失调而导致心火亢盛，从而出现失眠多梦，胸中烦热，心悸怔忡，面赤口苦，口舌生疮，潮热盗汗，腰膝酸软，小便短赤疼痛，舌尖红，脉数，应给予中药对证滋阴降火，《本草纲目》提出了枣仁安神丸、二至丸等用于滋阴降火的方剂。另外，多吃酸枣、红枣、百合或者干净的动物胎盘等，也可以养心肾。

脑出血、脑血栓——都是“心火”惹的祸

“心”为君主之官，它的地位高于“脑”，是主管情感、意识的，所以有“心神”之称。心火一动，一般是急症，不急救就有生命危险。常见的突发性病症有脑出血、脑血栓。如果出现这种危急的病症可以服用“急救三宝”。分别是安宫牛黄丸、紫雪丹和至宝丹。

安宫牛黄丸里有牛黄、麝香、黄连、朱砂、珍珠等中药材。很多患者高烧昏迷，就是用安宫牛黄丸来解救的。适用于高烧不退、神志昏迷不清的患者。

紫雪丹，历史最悠久，药性为大寒，药店比较常见。现代名为“紫雪散”。紫雪丹适用于伴有惊厥、烦躁、手脚抽搐、常发出响声的患者。

至宝丹对昏迷伴发热、神志不清但不声不响的患者更适用。

“急救三宝”过去主要治疗感染性和传染性疾病，一般都有发热、昏迷出现，现在也广泛用在脑损伤、脑血管意外伤，但必须有明显的热象，至少舌头要很红，舌苔要黄。只要符合标准，不管是脑出血、脑血栓，还是因为煤气中毒、外伤导致的昏迷，都可以服用。也保护脑细胞，后患也小。能及时吃安宫牛黄丸，可抑制细胞死亡。

“心”火旺盛者，大多会失眠，在中医里是没有安眠药的，中医治疗失眠是从病根子上治疗。一般的病都跟“心”有关。家里经常备一些安神的中药是很有必要的。

天王补心丹

阴虚血少明显的失眠适用。因为心血被火消耗掉了，所以人不仅失眠，健忘，心里一阵阵发慌，而且手脚心发热、舌头红、舌尖生疮，这个药补的作用更大一些。

牛黄清心丸

这种失眠是心火烧的。除了失眠还有头晕沉、心烦、大便干、舌质红、热象比较突出的人可以选择。

越鞠保和丸

对于失眠而梦多、早上醒来总感觉特别累、胃口不好、舌苔厚腻的人适用。人们常说，失眠就在临睡前喝杯牛奶。但这个方子是要分人的，如果是这种越鞠保和丸适应的失眠，千万别再喝牛奶了。喝了会加重肠胃的负担，只能加重病情。

解郁安神颗粒

适用于因情绪不畅导致的入睡困难，这种人多梦，而且睡得很轻，一点小声就容易醒，还可有心烦、健忘、胸闷等症状同在。

肝火旺盛是导致血压高的罪魁祸首

在生活中，我们常常会遇见一些脾气特别火暴的人，一遇着不痛快就马上发泄、吵闹，但是也有一些人爱生闷气，有泪不轻弹，但又不能释怀，有时甚至会气得脸色发青。这两种人都是肝火比较旺的人，在中医里面，有“肝为刚脏，不受怫郁”的说法，

也就是说肝脏的阳气很足，火气很大，不能被压抑。如果肝火发不出来，就会损伤五脏。因此，有了肝火要及时宣泄出来。

高血压的患者中，肝火旺者最多见。肝火旺是高血压最重要的起因。尤其是北方人，一般北方人长得都高大，脾气急，脸红脖子粗，容易口苦，两肋发胀，舌头两边红。如果属于肝阳亢的高血压尚不严重，喝苦丁茶或者枸菊清肝茶都可以代替药物，这两种茶是春天的专属饮料，可以清泻春天里特殊旺盛的肝火。

对我们刚才说的第一种人来说，他们发脾气的过程就是宣泄肝火的过程，不会伤到身体；而第二种不爱发脾气，一旦生气，很容易被压抑，无力宣发，只能停滞在脏腑之间，形成浊气。

由此可见，发脾气也不一定是坏事，因为很多时候我们会发脾气，并不是由于修养差、学问低，而是体内的浊气在作怪，它在你的胸腹中积聚、膨胀，最后无法控制地爆发出来。那么这种气又是如何产生的呢？从根源上来讲，是由情志诱发而起的。其实这种气起初是人体的一股能量，在体内周而复始地运行，起到输送血液周流全身的作用。肝功能越好的人，气就越旺。肝帮助人体使能量以气的形式推动全身物质的代谢和精神的调适。这种能量非常巨大，如果我们在它生成的时候压抑了它，如在生气的时候强压下怒火，使它不能及时宣发，它就会成为体内一种多余的能量，也就是我们经常说的“上火”。“气有余便是火”，这火因为没有正常的通路可宣发，就会在体内横冲直撞，窜到身体的哪个部位，哪个部位就会产生相应的症状，上到头就会头痛，冲到四肢便成风湿，进入胃肠则成溃疡。而揉太冲穴就是给这股火找一个宣发的通路，不要让它在体内乱窜。

内热大是身体里的寒湿重，经络不通引起的，这时候要配合经络祛寒湿的方法，再配合食疗补血，火会慢慢消除。

太冲穴位于大脚趾和第二个脚趾之间，向脚踝方向三指宽处。此穴是肝经的原穴，即肝经的发源、原动力，因此，肝脏所表现的个性和功能都能从太冲穴找到形质。

另外，太冲穴还可以缓解急性腰痛。超过半数的成人都出现过急性腰痛症状，多数是由于劳累过度、不正常的姿势、精神紧张以及不合适的寝具等因素引起。这时，就可以用拇指指尖对太冲穴慢慢地进行垂直按压，一次持续5秒钟左右，进行到疼痛缓解为止。

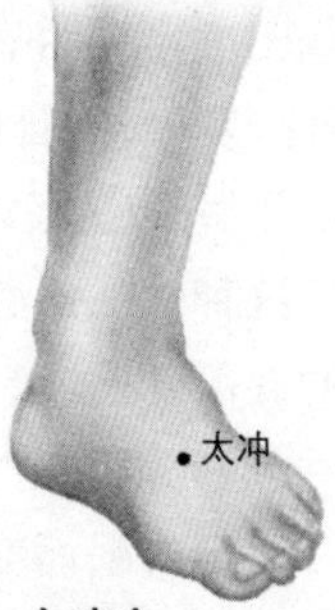

太冲

太冲穴

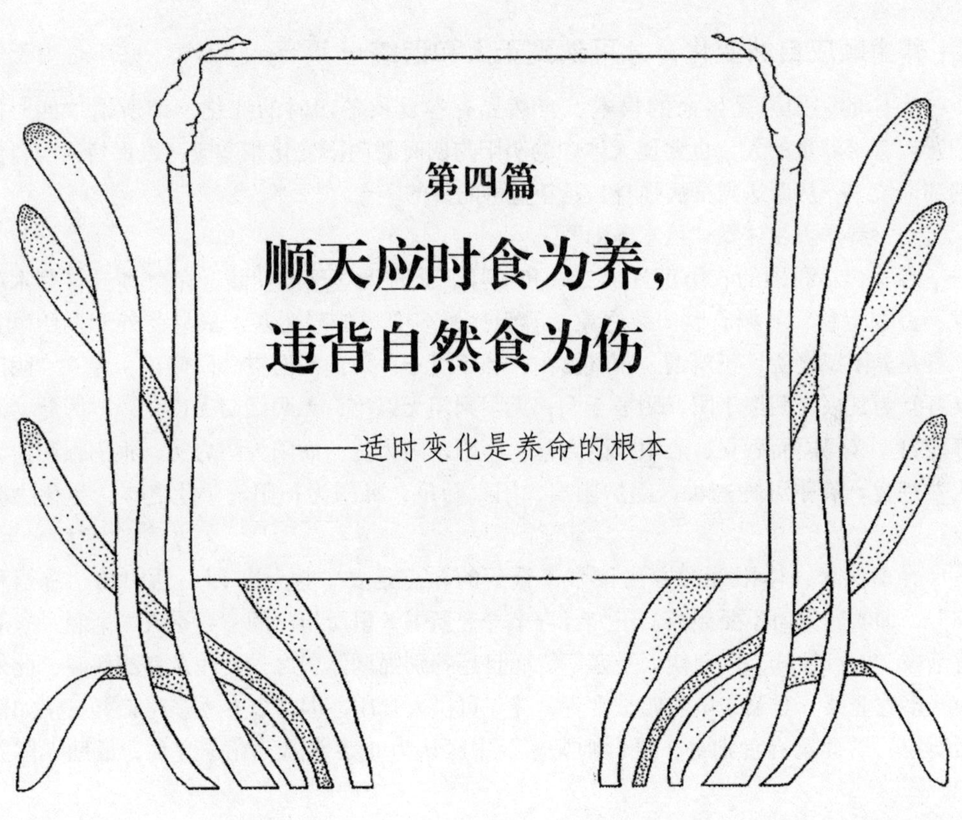

第四篇

顺天应时食为养，违背自然食为伤

——适时变化是养命的根本

第一章
随着季节养身体——“生”“长”“收”“藏”的养生秘诀

养生顺应自然变化，才可达到天人和谐统一

人体的阴阳，是生命的根本。自然界有春夏秋冬四时的变化，即所谓“四时阴阳”。善于养生的人，也要使人体中的阴阳与四时的阴阳变化相适应，以保持人与自然的和谐统一，从而达到祛病强身、延年益寿的目的。

一、春季养生注重“培本养阳”

春季包括我国的农历正月、二月和三月，此时天气逐渐变暖，阳气渐升，草木萌发，万物生长，一派欣欣向荣之象。春天气候多变，乍暖还寒，最易受外邪。所以有“春夏养阳”之说，正所谓“正气存内，邪不可干”。而《医贯·阴阳论》说：“阴阳又各互为其根，阳根于阴，阴根于阳；无阳则阴无以生，无阴则阳无以化。”因此，阳不能自立必得阴而后立，故阳以阴为基，而阴以阳为统，而阳为阴之父，根阴根阳，天人一理也。春季万物初长，固护阳气，阳气乃足，补阴为补阳气生化之本，生化之源也。

春季保养人体阳气的方法很多，重要的一点是要“捂”，即俗话中的“春捂秋冻”，即衣着方面不要顿减，正如《寿亲养老新书》里所指出的“春季天气渐暖，衣服宜渐减，不可顿减，以免使人受寒”。而且还特别强调体弱之人要注意背部保暖，此外应当多吃韭菜。韭菜，虽然四季常青，终年可供人食用，但却以春季多吃最好。正如俗话所说：“韭菜春食则香，夏食则臭。”中医认为韭菜性温，春季常食，最助人体养阳。

二、夏季养生注重“滋阴祛火”

夏季从立夏至立秋前一日，大约为农历四、五、六月份。此段时节草木茂盛华美，万物长极，阳气达到鼎盛。从朱震亨的“阳常有余，阴常不足”论来看，此时阴气相对阳气之鼎盛更为不足。《格至余论》云：“四月属巳，五月属午，为火大旺，火为肺金之夫，火旺则金衰；六月属未，为土大旺，土为水之夫，土旺则水衰。”故夏季应当滋养阴气，以助阳之化生。朱丹溪说：“古人于夏必独宿而淡味，兢兢业业于爱护也。”一些好发于冬天的慢性病，如老年慢性支气管炎等，也常在夏季调养。

在夏季，主要是通过滋阴来达到“祛火除烦”的效果。例如在夏季应保证在午夜之前入睡，这是因为23点到凌晨1点是气血回流到肝脏的时间，如果不睡，等于强迫肝脏继续工作，再加上外界气候因素，会导致“肝火旺”，心情更加烦躁。在饮食上夏季应该多喝牛奶，夏饮牛奶不仅不会“上火”，还能解热毒、祛肝火。中医就认为牛奶性

微寒，可以通过滋阴、解热毒来发挥“祛火”功效。而且牛奶中含有多达70%左右的水分，还能补充夏季人体因大量出汗而丢失的水分。需要注意的是不要把牛奶冻成冰块食用，否则很多营养成分都将被破坏。

三、秋季养生注重“阴阳调和”

秋天天气干燥，气候逐渐转凉。此时阳气始消，阴气初长。此时应及时调和阴阳，使之达到最佳状态。秋气肃杀，五行属金，五脏属肺，若阴津不足，肺气不得敛，则易患咳嗽痰喘之症。秋季寒凉，逐日变冷，养生者必须保持足够的阴津，只有阴足，才能阴生阳长，“阴者，藏精而起亟也；阳者，卫外而为固也”。

在秋季，起居作息要相应调整，早睡，以顺应阴精的收藏，以养“收”气。早起，以顺应阳气的舒长，使肺气得以舒展。秋属肺金，主收。酸味收敛补肺，辛味发散泻肺。秋天宜收不宜散，所以，饮食上要尽可能少食葱、姜等辛味之品，适当多食一些酸味、甘润的果蔬。还应注意的是，夏季过后，暑气消退，人们食欲普遍增加，加之秋收食物品种丰盛，此时不宜过多进补。秋季燥邪易伤人，除适当补充一些维生素外，对于确有阴伤之象，表现为口燥咽干、干咳痰少的人，可适当服用沙参、麦冬、百合、杏仁、川贝母等，对于缓解秋燥有良效。

四、冬季养生注重“固藏为本”

冬季是万物收藏的季节，阳气闭藏，阴寒盛极。养生活动应注意敛阳护阴，养藏为本。朱震亨于《格至余论》中说：“十月属亥，十一月属子，正火气潜伏闭藏，以养其本然之真，而为来春发生升动之本。”《内经》云：“冬不藏精者，春必病温。”

在冬季，应当重视保持精神上的安静，在神藏于内时还要学会及时调摄不良情绪，当处于紧张、激动、焦虑、抑郁等状态时，应尽快恢复心理平静。冬季饮食养生的基本原则应该是以“藏热量”为主，因此，冬季宜多食的食物有羊肉、狗肉、鹅肉、鸭肉、萝卜、核桃、栗子、白薯等。同时，还要遵循“少食咸，多食苦”的原则：冬季为肾经旺盛之时，而肾主咸，心主苦，当咸味吃多了，就会使本来就偏亢的肾水更亢，从而使心阳的力量减弱。所以，应多食些苦味的食物，以助心阳。冬季饮食切忌黏硬、生冷食物，因为此类食物属“饮”，易使脾胃之阳气受损。

做健康人，要懂得和大自然同呼吸共命运

人虽然有“万物之灵”的尊称，但在广袤无际的宇宙中，人不过是一个小小的个体而已。这个小小的个体虽然也是一个小宇宙，但它时时刻刻都在受大宇宙的影响。

人类的生命过程是遵循着一定的自然规律而发生发展的，大自然是人类活动的场所，自然界存在着人类赖以生存的必要条件，自然界的变化直接或间接地影响着人体，使之发生相应的生理和病理变化。

人类的生理和病理变化不仅有其自身的规律性，而且与天地自然的变化规律息息相通。因此，顺应人体生理和天地变化来养生治病，应是养生与康复的基本原则。

天地环境的变化和人体生理的相关性，如某些生理现象的四季节律、月节律、日节律、气候差异、地理差异等，已越来越多地被现代科学研究所证实。例如：有人结合现代研究发现了人体内有多方面的年周期变化，如血浆皮质醇在秋冬季节每日平均浓度和

分泌总量高于春夏；血中T3和T4浓度有季节性改变，夏季最低，冬季最高；有学者证实不同的季节手指血流速度不同，对寒冷引起的皮肤温度反应也不同，即使冬夏保持相同室温，仍表现出反应差异，提示血管运动中枢有四季节律；证明了中医对四时阴阳节律认识的正确性。

在月节律方面，越来越多的资料表明，人体的体液代谢与月球引力的作用密切相关。妇女的月经是体液的一部分，月经的周期受月亮圆缺的影响而变化。在月经周期中，体温、激素、代谢、性器官状态等的生理改变也有月节律变动。研究还发现妇女免疫功能也有月节律；人的出生率也有月节律，在月圆时出生率最高，新月前后出生率最低。一些学者研究表明，人体从诞生时起，直到生命结束，都存在分别为23天、28天、33天的体力、情绪和智力变化的月周期。当人处在体力、情绪和智力高潮时期时，则表现为体力充沛、心情愉快、思维敏捷、记忆力强，具有丰富的创造力，而处于低潮时期时则相反。凡此又为“其气应月”的结论提供了依据。

其他诸如体内某些激素的昼夜节律变化，气温对人体植物神经系统和内分泌功能的影响，湿度对人体的热代谢和水盐代谢的影响，风对人体的热代谢和精神神经系统的影响，太阳辐射的生物效应等气候变化及环境变化对人体生理病理的影响，更被许多学者所证实。

显然，全部了解这些规律并顺应这些规律来养生治病对普通人不太现实，但你只需要记住一点就够了：做健康人，要懂得和大自然同呼吸共命运。

天气变化也与我们的健康息息相关

健康与环境密切相关，人生活在大气中，我们时时刻刻都要受到天气变化的影响，人要保持健康就要注意遵行天气的变化来调整自己的起居饮食，达到养生、保健的目的。

一般来说，天气可以通过以下几个方面来影响我们的身体健康：

气压与健康的关系紧密

在高湿环境下，气压每上升100帕（百帕为气压单位），多死亡2人，而自然风速每增大1米/秒，少死亡7人。当气压下降、天气阴沉时，人的精神最容易陷入沮丧和抑郁状态，表现为神情恍惚、六神不安，婴幼儿还可能产生躁动哭闹现象。当气压下降配合气温上升、湿度变小时，最容易诱发脑溢血和脑血栓。气压陡降、风力较大，患偏头痛病的人会增多，干燥的热风由于带电，能使空气中的负离子减少，这时候往往心神不安，反应迟钝，办事效率下降，交通事故增多。

气温与健康的关系最为密切

人的体温恒定在37℃左右，人体感觉最舒适的环境温度为20℃~28℃，而对人体健康最理想的环境温度在18℃左右。人体对冷热有一定的适应调节功能，但是温度过高或过低，都会对人体健康有不良影响。冬季环境温度在4℃~10℃时，容易患感冒、咳嗽、生冻疮；4℃以下时最易诱发心脏病，且死亡率较高。春季气温上升，有助于病毒、细菌等微生物的生长繁殖，增加了被虫咬的机会，传染病容易流行；夏天当环境温度上升到30℃~35℃时，皮肤血液循环旺盛，人会感到精神疲惫、思维迟钝、烦躁不安。35℃

以上时容易出汗，不思饮食，身体消瘦，体内温度全靠出汗来调节。由于出汗消耗体内大量水分和盐分，血液浓度上升，心脏负担增加，容易发生肌肉痉挛、脱水、中暑。

日照对健康也有一定影响

适量的阳光照射，能使人体组织合成维生素D并且促进钙类物质的吸收。生长中的幼儿，如光照不足易导致软骨病。阳光对人的精神状况也有很大影响：阴雨笼罩的日子容易产生烦恼，阳光普照时心情往往比较舒畅。在炎热的夏季，如果阳光照射时间过长，有可能得日射病，发病急骤，头痛头晕、耳鸣眼花、心烦意乱，并可诱发白内障等疾病。太阳光作用于眼睛可影响人的脑垂体，调节抗利尿素、控制人的排尿量。

风对健康的影响不容忽视

风作用于人皮肤，对人体体温起着调节作用，决定着人体的对流散热，并影响人体出汗的散热率；当气温高于人体皮肤温度时，风总是产生散热效果，对人体起到加热和散热两个相对的作用。

湿度与健康关系也很密切

夏天湿度大（尤其是我国南方），汗水聚集在人体皮肤表面，蒸发散热困难，造成体温升高、脉搏跳动加快，使人感到闷热难受，食欲下降，容易出现眩晕、皮疹、风湿性关节炎等疾病。当气温在26℃以上，空气湿度大于70%时，人容易发怒。当气温升到30℃时，湿度大于50%时，中暑人数会急剧增加。冬季空气干燥，鼻黏膜、嘴、手、脚皮肤弹性下降，常常会出现许多微小裂口。冬季呼吸道疾病、肺心病发生率最高。

当阴雨天气来临，气压和气温下降，湿度上升时，风湿性关节炎和有创伤的部位会发生与天气相应的变化，这时患者能感觉到隐隐作痛。在阴雨连绵、烟雾笼罩的梅雨和秋雨季节，能使人意志消沉，沮丧抑郁。不过久晴之后遇上一场暴风雨，空气中湿度的负离子大量增加，可使人头脑清晰、情绪安定欢快。

气象环境因素引起的疾病大多具有季节性，天气突然变化时，往往在几天内骤然增加许多感冒、哮喘、胃溃疡穿孔以及咯血的患者。这种现象主要是由于机体难以随气候的变化及时调节而诱发疾病。

医学科学研究不仅已经证实了风湿性关节痛与天气有关，而且还发现高血压、冠心病每到秋冬时节的发病率骤增；哮喘病多发生在阴冷干燥的寒冬季节；偏头痛大多出现在湿度偏高，气压骤降，风力较大之时。

养生之道在于顺应四时

关于四时养生，早在《黄帝内经》中就有过论述，如《内经·灵枢·五癃津液别》篇里说："天暑衣厚则腠理开，故汗出……天寒则腠理闭，气湿不行，水下留于膀胱，则为溺与气。"意思是说，在春夏之季，气血容易趋向于表，表现为皮肤松弛、疏泄多汗等；而秋冬阳气收藏，气血容易趋向于里，表现为皮肤致密、少汗多溺等，以维持和调节人与自然的统一。

连皮肤都在随着季节的变化而作出相应的调整，身体的其他部分就更不用说了。所以，我们一年的养生战略也应随着四季的变化而作出相应的调整，简言之，就是要法时。

法时养生，就是养生要和天时气候同步。说具体一点，就是热天有热天的养生原则，冷天有冷天的养生道理。总的原则就是要顺应天时养生，也就是要按照大自然的阴阳变化来调养我们的身体。

法时养生的精髓是四季养生，按照春、夏、秋、冬四季寒、热、温、凉的变化来养生。

那么，自然界的气候变化又是如何影响人体的呢？

四时对人体精神活动的影响。

在医学名著《黄帝内经》里专门有一篇是讨论四时气候变化对人体精神活动影响的，即《素问·四气调神大论篇》。对于此篇，《黄帝内经直解》指出："四气调神气，随春夏秋冬四时之气，调肝、心、脾、肺、肾五脏之神态也。"著名医学家吴鹤皋也说"言顺于四时之气，调摄精神，亦上医治未病也"，所以篇名为"四气调神"。这里的"四气"，即春、夏、秋、冬四时气候；"神"，指人们的精神意志。四时气候变化，是外在环境的一个主要方面；精神活动，则是人体内在脏气活动的主宰，内在脏气与外在环境间取得统一协调，才能保证身体健康。

四时对人体气血活动的影响。

祖国医学认为外界气候变化对人体气血的影响也是显著的，如《素问·八正神明论》里说："天温日明，则人血淖液而卫气浮，故血易泻，气易行；天寒日阴，则人血凝位而卫气沉。"意思是说，在天热时则气血畅通易行，天寒时则气血凝滞沉涩。

中医认为，气血行于经脉之中，故气候对气血运行的变化会进一步引起脉象的变化，如《素问·脉要精微论》里说：四时的脉象，春脉浮而滑利，好像鱼儿游在水波之中；夏脉则在皮肤之上，脉象盛满如同万物茂盛繁荣；秋脉则在皮肤之下，好像蛰虫将要伏藏的样子；冬脉则沉浮在骨，犹如蛰虫藏伏得很固密，又如冬季人们避寒深居室内。

以上充分说明了自然界气候的变化对人体气血经脉的影响是显著的。若气候的变化超出了人体适应的范围，则会使气血的运行发生障碍，如《黄帝内经》里说："经脉流行不止，环周不休。寒气入经而稽迟，泣而不行，客于脉外则血少，客于脉中则气不通，故猝然而痛。"这里的"泣而不行"，就是寒邪侵袭于脉外，使血脉流行不畅；若寒邪侵入脉中，则血病影响及气，脉气不能畅通，就会突然发生疼痛。

四时对五脏的影响。

《素问·金匮真言论》明确提出"五脏应四时，各有收应"的问题，即五脏和自然界四时阴阳相应，各有影响。

事实上，四时气候对五脏的影响是非常明显的，就拿夏季来说，夏季是人体新陈代谢最活跃的时期，尤其是室外活动特别多，而且活动量也相对增大，再加上夏天昼长夜短、天气特别炎热，故睡眠时间也较其他季节少一些。这样就使得体内的能量消耗很多，血液循环加快，出汗亦多。因此，在夏季，心脏的负担特别重，如果不注意加强对心脏功能的保健，很容易使其受到损害。由此可见，中医提出"心主夏"的观点是正确的。

这里需要说明的一点是，在我国古代，对一年中季节的划分，有四季和五季两种方法，因人体有五脏，故常用五脏与五季相配合来说明人体五脏的季节变化。

《黄帝内经》四季养生总原则：内养正气，外慎邪气

自然界分布着五行（即木、火、土、金、水）之常气，以运化万物。人体秉承着五行运化的正常规律，因此才有五脏生理功能。不仅如此，人们必须依赖于自然界所提供的物质而生存。所以，人与自然环境存在着不可分割的联系，自然和人的关系好比“水能载舟，亦能覆舟”一样，既有有利的方面，也有不利的方面。

可是，人对自然不是无能为力的，疾病是可以预防的，只要五脏元真（真气）充实，营卫通畅（指人的周身内外气血流畅），抗病力强，则正气存内，邪不可干，人即安和健康。

所以四季养生保健的根本宗旨在于“内养正气，外慎邪气”。

“内养正气”是养生的根本，任何一种养生方法的最终目的都是保养正气。保养正气就是保养人体的精、气、神。人体诸气得保，精和神自然得到充养，人体脏腑气血的功能也得到保障，即“五脏元真通畅，人即安和”。

黄帝有一次问养生专家岐伯：“为什么先人们能活上百岁身体还很健康，现在的人不到六十就过早衰老了？”岐伯说：“古时候的人懂得对于四时不正之气的避让，以便使思想闲静，排除杂念。这样调和好了自身的正气，就不会得病了。”黄帝听了，觉得很有道理，便照岐伯的方法修炼了起来。

黄帝注意在日常生活中处处约束自己，消除不切实际的欲望，使心情尽可能地安定。由于精神专注，他劳动虽很辛苦，但并不觉得疲劳。由于在物质上没有奢望，所以他心情一直很舒畅。吃饭时，不管是什么他都不嫌弃。衣服不管是质地好的还是差的，他都很开心。他喜欢与民同乐。虽然他是国家的领袖，但他尽职尽责，为百姓造福，从不自以为尊贵。

因为黄帝心静如水，加上他长期坚持，从不懈怠，所以他不受外界的干扰，常保有“天真之气”，这应该是他长寿的秘诀了。

“外慎邪气”则是警惕外界一切可以致病的因子，主要是从有病要早治、生活要节制等方面来调摄养生。

中医认为，邪气刚入于人体之表，应当即时治之，“勿使九窍闭塞，如此则营卫调和”，病邪就不会由表入里，病势也就不会由轻变重而损害正气，是养生祛病益寿之妙法。

外慎邪气的另一个方面是指对自己的生活注重节制，忌“贪”字。比如：起居有常，起卧有时，从不贪睡，每天坚持锻炼身体，并做一些力所能及的体力劳动；衣着打扮应当以舒适为宜，根据气候的变化而适当增减着装，但不要因为天气寒冷就穿着过暖，也不要因为天热贪凉而过少穿衣；饮食方面则要讲究五味适中，五谷相配，饮食随四时变化而调节，忌贪饮暴食偏食；在心理健康方面，应当注重陶冶情操，坦然怡然地待人接物，不以物喜，不以己悲，良好的心态自然能够改善身体状况，减轻乃至避免机体发生病患的可能。

《黄帝内经》中的四气调神大论

“四气调神大论”是《黄帝内经》中《素问》第二篇的篇名，即《素问·四气调

神大论》。原意是：应顺应自然界四时气候的变化，调摄精神活动，以适合自然界生、长、化、收、藏的规律，从而达到养生防病的目的。

一是春季调神。“春三月，此谓发陈，天地俱生，万物以荣。……以使志生，生而勿杀，予而勿夺，赏而勿罚……”就是说，在春天的三个月里，是自然界万物推陈出新的季节，此时自然界生机勃勃，万物欣欣向荣，人们也一定要使自己的情志生机盎然。在春天只能让情志生发，切不可扼杀；只能助其畅达，而不能剥夺；只能赏心怡情，绝不可抑制摧残，这样做才能使情志与“春生”之气相适应。

二是夏季调神。“夏三月，此谓蕃秀，天地气交，万物华实。……无厌于日……使华英成秀，使气得泄，若所爱在外……”就是说，夏季的三个月，是万物繁荣秀丽的季节，天气与地气上下交合，万物成熟结果。此时，人们在精神上易厌倦，但夏主长气，人气不宜惰，应保持情志愉快不怒，应该像植物一样，向外开发，以使体内阳气宣泄，这样才能使情志与“夏长”之气相适应。

三是秋季调神。“秋三月，此谓之容平，天气以急，地气以明。……使志安宁，以缓秋刑，收敛神气，使秋气平，无外其志，使肺气清……”意思是：立秋后阴气开始占上风，阳气开始衰落，气候由热转凉，出现天气清凉劲急、万物肃杀的自然状态。此时，万物都已经成熟，人体阳气也开始收敛，此时在精神方面，要使神气内敛，志意安宁，不使志意外露，阳气外泄，避免秋天肃杀之气的伤害，即“以缓秋刑”。这就能使情志与“秋收”之气相适应。

四是冬季调神。“冬三月，此谓闭藏，水冰地坼……使志若伏若匿，若有私意，若已有得……此冬气之应，养藏之道也。”本句意为：冬天的三个月，阳气都藏匿起来，阴气最盛，大地千里冰封，万里雪飘，一派阴盛寒冷之景象。此时，在精神方面，要使志意内藏不宜外露，这样才能使情志与“冬藏”之气相应，符合冬季保养“藏”之机的道理。

四气调神是建立在中医“天人合一”的整体观念上的养生观。人必须适应四时生长收藏的规律，适时调整自己的思想状态和衣食起居，否则就会受到疾病的侵袭。但是，我们现在的很多做法已经严重违背了这种最基本的养生法则，我们冬天有暖气，在房间里就可以吃冷饮，夏天有空调，不用出一点汗，但是这也滋生了很多的“富贵病”，这是现代生活的尴尬。

春夏养阳，秋冬养阴——万物生发的根本

春夏养阳、秋冬养阴，也就是在春、夏季节保养阳气，在秋、冬季节保养阴气。因为身体与天地万物的运行规律一样，春夏秋冬分别对应阳气的生长收藏。如果违背了这个规律，就会戕害生命力，破坏人身真元之气，损害身体健康。

但是，有人可能会对这种说法有疑问：春夏季节天气逐渐热了，为什么还要养阳？那不更热了？秋冬季节天气逐渐转冷，为什么还要养阴？不就更冷了吗？

道理在于，春夏的时节气候转暖而渐热，自然界温热了，会影响人体，人感到暑热难耐时，一则人体的自身调节机制会利用自身功能即大量消耗阳气，来调低自身温度抗

暑热以适应外界环境的变化；二则天热汗出也会大量消耗阳气，汗虽为津液所化，其性质为阴，但中医认为，汗为心之液，所以汗的生成，也有阳气的参与。

秋冬时节气候转冷而渐寒，自然界寒冷了，也会影响人体，人感到寒冷时，一则人体的自身调节机制会利用自身功能大量调动阳气，来调高自身温度抵御严寒，以适应外界环境的变化；二则秋冬季节阳气入里收藏，中焦脾胃烦热，阴液易损。

所以说，春夏之时阳虚于内；秋冬之时阴虚于内。在养生保健上就要做到“春夏养阳、秋冬养阴”。正如清代著名医家张志聪所谓“春夏之时，阳盛于外而虚于内，所以养阳；秋冬之时，阴盛于外而虚于内，所以养阴”。总之，主要还是阳气易于亏耗。

但是，这并不代表，秋冬养阴就不用养阳了。因为对于人体来说，阳代表能动的力量，即机体生命功能的原动力。阳化气，人们把阳和气连起来叫阳气；阴代表精、血、津液等营养物质，即机体生命功能的基本物质。阳气是人体生存的重要因素，由阳气生成的生命之火，是生命的动力，是生命的所在；阴成形，通常又把它叫作阴液。阴液是有形物质，濡养了人体形态的正常发育及功用。阴所代表的精、血、津液等物质的化生皆有赖于阳气的摄纳、运化、输布和固守，只有阳气旺盛，精血津液等物质的化生以及摄纳、运化、输布和固守才有依赖。只有阳气的能动作用，才能维持人体生命的正常功能。这就是阳气在人体的能动作用，它不仅主宰了人的生命时限，而且还确定了人体五脏六腑的功能状态。所以，不论何季，“养阳”都是非常重要的。

第二章
春季养“生”——勿起之过早，食不宜过油腻

春季食补养生“六宜一忌”

春补对健康体强的人有益，久病体虚和外科手术后气血受损的患者，以及体质虚弱的儿童更需要春补。春补不可恣意而行，要遵循以下原则，方能顺应天时，符合机体需要。

宜温补阳气

阳，是指人体阳气，阳气与阴精既对立又统一。阳气泛指人体之功能，阴精泛指人体的物质基础。中医认为，“阳气者，卫外而为固”，意思是说，阳气对人体起着保卫作用，可以使人体坚固，免受自然界六淫之气的侵袭。所谓春季饮食上要养阳，是指要进食一些能够起到温补人体阳气的食物，以使人体阳气充实，只有这样才能增强人体抵抗力，抗御以风邪为主的邪气对人体的侵袭。明代著名医学家李时珍在《本草纲目》里主张“以葱、蒜、韭、蓼、蒿、芥等辛辣之菜，杂和而食”，除了蓼、蒿等野菜现已较少食用外，葱、蒜、韭可谓是养阳的佳蔬良药。

因为肾藏之阳为一身阳气之根，所以在饮食上养阳，还包含有养肾阳的意思。关于这一点，张志聪在《素问集注》里说：“春夏之时，阳盛于外而虚于内，秋冬之时，阴盛于外而虚于内，故圣人春夏养阳，秋冬养阴，从其根而培养之。”这里的“从其根”就是养肾阳的意思，因为肾阳为一身阳气之根，春天、夏天人体阳气充实于体表，而体内阳气却显得不足，故应多吃点培养肾阳的东西，如谚语“夏有真寒，冬有真火”即是指此意。

宜多甜少酸

唐代药王、养生家孙思邈说：“春日宜省酸、增甘，以养脾气。”意思是春季六节气之际，人们要少吃酸味的食品，多吃些甜味的东西，这样做的好处是能补益人体的脾胃之气。中医认为，脾胃是后天之本，人体气血生化之源，脾胃之气健壮，人可延年益寿。但春为肝气当令，肝的功能偏亢。根据中医五行理论，肝属木，脾属土，木土相克，即肝旺伤及脾，影响脾的消化吸收功能。

中医又认为，五味入五脏，如酸味入肝、甘味入脾、咸味入肾等。若多吃酸味食品，能加强肝的功能，使本来就偏亢的肝气更旺，这样就会大大伤害脾胃之气。鉴于此，春季六节气在饮食上的另一条重要原则，就是要少吃点酸味食物，以防肝气过于偏亢；同时多食甜味食物，甜味的食物入脾，能补益脾气，如大枣、山药等。

宜清淡多样

油腻食品易使人产生饱胀感，妨碍多种营养的摄入，饭后使人出现疲劳、嗜睡、工作效率下降等，它是“春困”的诱因之一。春季饮食宜清淡，避免食用油腻食品，如肥猪肉、油炸食品等。春季膳食要提倡多样化，避免专一单调，进行科学合理的搭配，如主食粗细、干稀的合理搭配，副食荤与素、汤与菜的搭配等，只有这样才能从多种食物中获得较完备的营养，使人精力充沛。

宜多食新鲜蔬菜

人们经过寒冷的冬季之后，普遍会出现多种维生素、无机盐及微量元素摄取不足的情况，如冬季常见人们患口腔炎、口角炎、舌炎、夜盲症和某些皮肤病，这是吃新鲜蔬菜较少造成的。因此，在春季六节气一定要多吃各种新鲜蔬菜，以弥补冬天吃菜少造成的营养不足。

宜补充津液

春季多风，风邪袭人易使腠理疏松，迫使津液外泄，造成口干、舌燥、皮肤粗糙、干咳、咽痛等症。因此，在饮食上宜多吃些能补充人体津液的食物。常见的有柑橘、蜂蜜、甘蔗等，其补充标准以不感口渴为度，不宜过量。因为不少生津食品是酸味的，吃多了易使肝气过亢。

宜清解里热

所谓里热，即指体内有郁热或者痰热。热郁于内，春季，机体被外来风气鼓动，就会向外发散，轻则导致头昏、身体烦闷、咳嗽、痰多、四肢重滞；重则形成温病，甚至侵害内脏。

体内郁热的形成是由于在漫长的冬季，人们为了躲避严寒的侵袭，往往穿起厚厚的棉衣拥坐在旺旺的炉火旁边；喜欢吃热气腾腾的饭菜，热粥、热汤，一些上了年纪的人还经常喝点酒。这些在冬季看来是必要的，但使人体内积蓄了较多的郁热。

清除郁热的方法很多，最好是选用一些药膳。

忌黏硬生冷、肥甘厚味

春季肝气亢伤脾，损害了脾胃的消化吸收功能。黏硬、生冷、肥甘厚味的食物本来就不易消化，再加上脾胃功能不佳，既生痰生湿，又会进一步加重和损害脾胃功能。

春季的饮食进补原则主要是以上七点，但具体运用时，要根据个人的体质、年龄、职业、疾病、所在地区等不同情况来处理。如糖尿病患者即使在春天也应以不吃甜食为佳。阳盛体质的人，大可不必补充阳气，因为体内阳气本来就偏盛。阴虚有虚火者补阳也须慎重。总之，上述饮食进补原则是根据一般情况提出来的，在应用中还必须因人、因地、因病制宜，这样才有益于健康。

春季补血看“红嘴绿鹦哥”

“红嘴绿鹦哥”是指哪种蔬菜呢？很多人应该知道，指的就是红色根绿色叶子的菠菜。菠菜的根是红色的，所以又叫赤根菜。菠菜是一年四季都有的蔬菜，但是以春季为佳，此时食用菠菜，最具养血之功。

中医学认为，菠菜有养血、止血、润燥之功。《本草纲目》中记载：菠菜通血脉，开胸膈，下气调中，止渴润燥。菠菜对解毒、防春燥颇有益处。

春季要养肝，而菠菜可养血滋阴，对春季里因为肝阴不足引起的高血压、头痛目眩、糖尿病和贫血等都有较好的治疗作用，并且也有“明目”的作用。这里介绍几款食疗方：

1.凉拌菠菜

材料：菠菜，麻油适量。

做法：将新鲜菠菜用开水烫3分钟，捞起后加麻油拌食。每日可食2次。

功效：对高血压、头痛、目眩、便秘有疗效。

2.菠菜拌藕片

材料：菠菜，藕，盐、麻油、味精适量。

做法：将菠菜入沸水中稍焯；鲜藕去皮切片，入开水氽断生，加入盐、麻油、味精拌匀即可。

功效：本品清肝明目，能够缓解视物不清、头昏肢颤等症。

3.菠菜羊肝汤

材料：菠菜，羊肝，盐、麻油、味精适量。

做法：将水烧沸后入羊肝，稍滚后下菠菜，并加适量盐、麻油、味精，滚后即可。

功效：此汤养肝明目，对视力模糊、两目干涩有效。

4.菠菜猪血汤

材料：菠菜，猪血，肉汤、料酒、盐、胡椒粉适量。

做法：先将猪血煸炒，烹入料酒，至水干时加入肉汤、盐、胡椒粉、菠菜，煮沸后，盛入汤盆即可。

功效：此汤对缺铁性贫血、衄血、便血等有效。

值得注意的是，菠菜虽好，但也不能多食。因为含草酸较多，有碍机体对钙的吸收，故吃菠菜时宜先用沸水烫软，捞出再炒。由于婴幼儿急需补钙，有的还患有肺结核缺钙、软骨病、肾结石、腹泻等，则应少吃或暂戒食菠菜。

葱香韭美，春天是多么美妙的季节

春暖花开，我们的身体也从沉寂的冬日苏醒过来，感受春天的气息。春天不仅有美景，更有美食，散发着香气的大葱、独具风味的韭菜、翠绿鲜嫩的菠菜……如果有时间去乡间地头感受一下，更是非常美妙的体验，这些常见的蔬菜还能让我们平安地度过春三月。

大葱

李时珍在《本草纲目》中说“正月葱，二月韭”。为什么李时珍告诉我们正月里要吃葱，二月要吃韭菜呢？这要从春季的气候特征和葱、韭菜的功效讲起。

《本草纲目》里说，大葱味辛，性微温，具有发表通阳、解毒调味的作用。春季是万物生发的季节，各种害虫、细菌也跟着活跃起来，而身体此时处在阳气刚要生发之际，抵抗力较弱，稍不留神就会感冒生病。大葱有杀菌、发汗的作用，切上数段葱白，加上几片姜，以水熬成汤汁服用，再穿上保暖的衣物并加盖棉被，就可以让身体发汗，收到祛寒散热、治疗伤风感冒的效果。

韭菜

《本草纲目》中记载，韭菜辛、温、无毒，有健胃、温暖作用。常常用于补肾阳虚，精关不固等。经常食用韭菜粥可助阳缓下、补中通络。适合背寒气虚、腰膝酸冷者食用。用韭菜熬粥，既暖脾胃，又可助阳。

材料：新鲜韭菜、小米。

做法：先煮熟小米粥，然后将适量韭菜切碎投入，稍煮片刻便可食用。

适合春季常吃的食物还有香椿、荠菜、莴苣、蜂蜜等。

另外，春季饮食要遵循“省酸增甘”的总原则。唐代药王孙思邈就说：“春日宜省酸增甘，以养脾气。”意思是当春天来临之时，人们要少吃酸味的食品，多吃甘甜的食品，以补益人体的脾胃之气。故要减少醋等酸味食物的摄入，适度增加山药、大枣等甘味食物的摄入量。山药大枣粥就是不错的选择，可取山药50克、大枣20克、米（粳米、糯米各一半）80克，将粳米、糯米洗净，与山药、大枣一起放入砂锅里，加水适量，先用大火烧开，然后用文火熬煮至粥稠，每日1次。

吃荠菜与春捂秋冻的不解之缘

荠菜，广东叫菱角菜，贵州称为地米菜，中药名叫荠菜花。荠菜是最早报春的时鲜野菜，古诗云：“城中桃李愁风雨，春到溪头荠菜花。”李时珍说：“冬至后生苗，二、三月起茎五六寸，开细白花，整整如一。”荠菜清香可口，可炒食、凉拌、做菜馅、菜羹，食用方法多样，风味特殊。目前市场上有两种荠菜，一种菜叶矮小，有奇香，止血效果好；另一种为人工种植的，菜叶宽大，不太香，药效较差。

在我国，吃荠菜的历史可谓是源远流长，《诗经》里有“甘之如荠”之句，可见大约在春秋战国时期，古人就知道荠菜味道之美了；到了唐朝，人们用荠菜做春饼，有在立春这天吃荠菜春饼的风俗。许多文人名士也对荠菜情有独钟，杜甫因为家贫，就常靠“墙阴老春荠”来糊口，范仲淹也曾在《荠赋》中写道：“陶家瓮内，腌成碧绿青黄，措入口中，嚼生官商角微。”苏东坡喜欢用荠菜、萝卜、米做羹，命名为“东坡羹”。

为什么说春天要多吃荠菜呢？这与民谚“春捂秋冻”有关系。冬天结束，春季到来，天气转暖，但是春寒料峭，“春捂”就是要人们不要急于脱下厚重的冬衣，以免受风着凉。按照中医的观点，春季阳气生发，阳气是人的生命之本，“捂”就是要阳气不外露。春天多吃荠菜也是一样的道理，荠菜性平温补，能养阳气，又是在春季生长，春天吃荠菜也符合中医顺时养生的基本原则。

荠菜的药用价值很高，《本草纲目》记载其“性平，味甘、淡；健脾利水、止血、解毒、降压、明目。”荠菜全株入药，具有明目、清凉、解热、利尿、治痢等药效。其花与子可以止血，治疗血尿、肾炎、高血压、咯血、痢疾、麻疹、头昏目痛等症。荠菜临床上常被用来治疗多种出血性疾病，如血尿、妇女功能性子宫出血、高血压患者眼底出血、牙龈出血等，其良好的止血作用主要是其含有荠菜酸所致。

荠菜性平，一般人都可食用，比较适合冠心病、肥胖症、糖尿病、肠癌等患者食用。但荠菜有宽肠通便的作用，便溏泄泻者慎食。另因荠菜有止血作用，不宜与抗凝血药物一起食用，而且荠菜中含有草酸，所以吃的时候用热水焯一下对身体比较有益。

1.荠菜粥

材料：粳米150克，鲜荠菜250克（或干荠菜90克）。

做法：粳米淘洗净，荠菜洗净切碎。锅内加水烧沸后同入锅煮成粥。

功效：对血尿症有食疗作用。

2.荠菜饺子

材料：面团，荠菜500克，猪肉馅400克，绍酒1大匙，葱末、姜末、盐、香油各适量。

做法：荠菜择除老叶及根，洗净后放入加有少许盐的开水内汆烫，捞出后马上用冷水浸泡。猪肉馅剁细，拌入所有调味料后，放入加了油的热锅中煸炒至八分熟。沥干水分的荠菜切碎，放入晾凉的肉馅中拌匀，加入香油。饺子皮做好后包入适量的馅料并捏好形状。水开后下饺子，煮至浮起时，反复点水两次即可捞出食用。

功效：柔肝养肺。

香椿，让你的身心一起飞扬

香椿又名香椿芽。椿芽是椿树在早春枝头上生长出来的带红色的嫩枝芽，因其清香浓郁，故名香椿。《山海经》上称“种”，《唐本草》称“椿”。我国栽培、食用香椿已有几千年的历史。早在汉朝，我们的祖先就食用香椿，从唐代起，它就和荔枝一样成为南北两大贡品，深受皇上及宫廷贵人们的喜爱。宋代苏武曾作《春菜》：“岂如吾蜀富冬蔬，霜叶露芽寒。”盛赞：“椿木实而叶香可啖。”清代人有春天吃椿芽的习俗，谓之“吃春”，寓有迎新之意。民间有“门前一株椿，春菜常不断”之谚，和“雨前椿芽嫩无丝”之说。

香椿长在椿树的枝头，又在早春就开始生长，这表明它自身有很强的生长力，代表着蓬勃向上的一种状态。春天要养阳，香椿绝对是一个很好的选择。那种浓郁的带有自然气息的香味，会让你的身心一起飞扬。

关于香椿的药用功能，据《本草纲目》和《食疗本草》记载，香椿具有清热利湿、利尿解毒之功效，可清热解毒、涩肠、止血、健脾理气、杀虫及固精。现代医学研究表明，香椿含有维生素E和性激素物质，有抗衰老和补阳滋阴的作用，故有“助孕素”的美称；香椿是辅助治疗肠炎、痢疾、泌尿系统感染的良药；香椿的挥发气味能透过蛔虫的表皮，使蛔虫不能附着在肠壁上而被排出体外，可用治蛔虫病；香椿含有丰富的维生素C、胡萝卜素等，有助于增强机体免疫功能，并有润滑肌肤的作用，是保健美容的良好食品。

但是，香椿为发物，多食易诱使痼疾复发，故慢性疾病患者应少食或不食。

1.香椿拌豆腐

材料：豆腐500克，嫩香椿50克，盐、味精、麻油各适量。

做法：豆腐切块，放锅中加清水煮沸沥水，切小丁装盘中。将香椿洗净，稍焯，切成碎末，放入碗内，加盐、味精、麻油，拌匀后浇在豆腐上，吃时用筷子拌匀。

功效：润肤明目，益气和中，生津润燥，适用于心烦口渴、胃脘痞满、目赤、口舌生疮等病症。

2.香椿炒鸡蛋

准备材料：香椿250克，鸡蛋5个，油、盐各适量。

做法：将香椿洗净，下沸水稍焯，捞出切碎；鸡蛋磕入碗内搅匀；油锅烧热，倒入鸡蛋炒至成块，投入香椿炒匀，加入精盐，炒至鸡蛋熟而入味，即可出锅。

功效：滋阴润燥，泽肤健美，适用于虚劳吐血，目赤，营养不良，白秃等病症。

春季补铁养肝，鸭血最佳

春季万物复苏，人体的新陈代谢也逐渐旺盛，此时，只有保持肝脏旺盛的生理机制，才能适应自然界生机勃发的变化。春季养肝以食为先，应多食用养肝护肝的食物。鸭血性平，营养丰富，可养肝血而治贫血，是养肝的最佳食品之一。

鸭血也称“液体肉”，通常被制成血豆腐，是最理想的补血佳品之一。鸭血富含铁，且以血红素铁的形式存在，容易被人体吸收利用。多吃些带有鸭血的菜肴，可以防治缺铁性贫血，并能有效地预防中老年人患冠心病、动脉硬化等症。鸭血是人体污物的“清道夫”，可以利肠通便，清除肠腔的沉渣浊垢，对尘埃及金属微粒等有害物质具有净化作用，以避免积累性中毒。因此贫血患者、老年人、妇女和从事粉尘、纺织、环卫、采掘等工作的人尤其应该常吃鸭血。鸭血含有维生素K，能促使血液凝固，有止血的功效。鸭血中脂肪含量非常低，适合血脂高的人经常食用。

鸭血在日本和欧美许多国家的食品市场上，被做成香肠、点心等。在我国，人们则喜欢用鸭血制成血豆腐做菜肴，可以做汤，也可以爆炒，其中鸭血粉丝汤、韭菜炒鸭血都是非常受欢迎的美味。烹调时应配有葱、姜、辣椒等作料用以去味，另外也不宜单独烹饪。鸭血和豆腐、木耳等一起烹制，不但味道鲜美，而且可以起到植物蛋白和动物蛋白营养互补的作用。

下面再给大家推荐几款鸭血的做法：

1.鸭血粉丝汤

材料：鸭血、粉丝各适量，鸭肠、鸭肝各少许，香菜末、香油各适量。

做法：鸭血洗净切成方块，放入开水中焯一下，捞出沥干。将鸭血倒入开水中煮熟。将粉丝放入漏勺（笊篱或小竹楼）内，放入煮沸的鸭血汤中烫熟。将粉丝和鸭血汤倒入碗中，再放入鸭肠、鸭肝、葱花、香菜和调味料等即可食用。

功效：补气血，降血糖。

2.鸭血豆腐汤

材料：鸭血、豆腐各适量，精盐、味精、酱油、葱末、辣椒面各适量。

做法：鸭血洗净切成方块，豆腐同样切成方块。鸭血和豆腐分别放入开水中焯一下，捞出沥干。汤锅置火上，倒入足够高汤烧开。放鸭血块、豆腐块，煮至豆腐漂起。加入精盐、味精、酱油、葱末、辣椒面，汤再次烧开后，起锅盛入汤碗内，最后淋入香油即可。

功效：补铁促血，解毒养肝。

3.鸭血海带汤

材料：水发海带、鸭血、原汁鸡汤各适量，精盐、料酒、葱、姜、五香粉、青蒜等各适量。

做法：将水发海带洗干净，切成菱形片，放入碗中备用。将鸭血加精盐少许，调匀后放入碗中，隔水蒸熟，切成方块，待用。将汤锅置火上，倒入鸡汤，武火煮沸，再倒入海带片及鸭血，滴入料酒，改用文火煮10分钟。加葱花、姜末、精盐、味精、五香粉等配料，煮沸时调入青蒜碎末，拌均匀，淋入麻油即可食用。

功效：补血活血，降脂降压。

正常的鸭血有一股较浓的腥臭味，颜色比猪血暗，弹性较好。因此烹调鸭血时可以用葱、姜、辣椒等作料去味，另外鸭血也不宜单独烹饪，最好和其他食材搭配。

同时，食用鸭血也有很多禁忌，如心血管疾病患者不宜常食鸭血。食用过多的动物血，会增加人体内胆固醇的摄入量。同时，腹泻患者不宜多吃鸭血。因为鸭血有排毒作用，能润肠通便，很适合大便干结的人食用，但腹泻患者食用会使症状加重。没有汆透的鸭血不能食用，会有细菌残存。

春季应选择温补阳气的蔬菜

春季是过敏症的高发季节。大量花粉等过敏原释放到空气中，对花粉等过敏的人就会出现脸部红肿、打喷嚏、流鼻涕等症状，让人苦不堪言。研究发现，胡萝卜中的β胡萝卜素能有效预防花粉过敏症、过敏性皮炎等过敏反应。因此，胡萝卜应是春季餐桌上的常备蔬菜。

胡萝卜肉质细密，质地脆嫩，有特殊的甜味，并含有丰富的胡萝卜素、维生素C和B族维生素。

胡萝卜含有大量胡萝卜素，有补肝明目的作用，可治疗夜盲症；胡萝卜含有植物纤维，吸水性强，在肠道中体积容易膨胀，是肠道中的“充盈物质”，可加强肠道的蠕动，从而宽肠通便；胡萝卜含有维生素A，是骨骼正常生长发育的必需物质，有助于细胞增殖与生长，是机体生长的要素，对促进婴幼儿的生长发育具有重要意义；胡萝卜中的木质素能提高机体免疫机制，间接消灭癌细胞；胡萝卜还含有降糖物质，是糖尿患者的良好食品，其所含的某些成分，如槲皮素、山标酚能增加冠状动脉血流量，降低血脂，促进肾上腺素的合成，还有降压、强心作用，是高血压、冠心病患者的食疗佳品。

胡萝卜富含维生素，并有轻微而持续发汗的作用，可刺激皮肤的新陈代谢，增进血液循环，从而使皮肤细嫩光滑，肤色红润，对美容健肤有独到的作用。同时，胡萝卜也适宜于皮肤干燥、粗糙，或患毛发癣、黑头粉刺、角化型湿疹者食用。

中医认为胡萝卜味甘，性平，有健脾和胃、补肝明目、清热解毒、壮阳补肾、透疹、降气止咳等功效，可用于肠胃不适、便秘、夜盲症（维生素A的作用）、性功能低下、麻疹、百日咳、小儿营养不良等症状。

很多人食用胡萝卜大多是生吃，切成丝和粉丝等凉拌后食用，或者是切成片同其他蔬菜炒食。其实，这都不符合营养原则。生吃胡萝卜只有10%左右的胡萝卜素被吸收，其余均被排泄。胡萝卜中的主要营养素β胡萝卜素，存在于胡萝卜的细胞壁中，而细胞壁由纤维素构成，人体无法直接消化。

胡萝卜只有通过切碎、煮熟等方式，使其细胞壁破碎，β胡萝卜素才能释放出来，被人体所吸收利用。胡萝卜素和维生素A是脂溶性物质，吃胡萝卜时最好是用油类烹调食用，或是与猪肉、牛肉、羊肉同煨。胡萝卜也可做成胡萝卜馅饺子食用。

下面我们再来学习胡萝卜的吃法：

1.胡萝卜炖牛腱

材料：胡萝卜、牛腱各适量，红枣10粒，姜、酒、盐各适量。

做法：将牛腱洗净，切成条块，胡萝卜切滚刀块。将牛腱放开水中焯一下，捞出洗净沥干。把水煮开后，放入牛腱、胡萝卜、红枣及姜片，炖煮1.5小时，加入调味料即可。

功效：补肝明目、降脂降糖。

2.胡萝卜炒肉丝

材料：瘦猪肉、胡萝卜、香菜各适量，食用油、香油、酱油、料酒、醋、味精、水淀粉各适量。

做法：将胡萝卜洗净切丝，瘦猪肉剔去筋切丝，放入盆内，加入淀粉、精盐拌匀，香菜洗净，切段待用。锅烧热，放入葱姜末炝锅，放入肉丝炒散，放胡萝卜丝煸炒。加入酱油、精盐、醋、料酒，炒熟后加入味精、香油、香菜，搅匀出锅即成。

功效：增强抵抗力，抗过敏。

3.胡萝卜玉米排骨汤

材料：排骨、胡萝卜各适量，玉米2根、生姜、盐各适量。

做法：胡萝卜削皮，切滚刀块，玉米切小块，排骨切小块。将排骨用开水焯一下，捞出洗净沥干。锅内加水和所有材料（水要盖过所有材料），武火煮滚后改文火煲2小时。所有材料都熟烂后，加盐调味即可。

功效：健胃清热，补充多种维生素。

胡萝卜素容易被氧化，烹调时采用压力锅炖，可减少胡萝卜与空气的接触，胡萝卜素的保存率可高达97%。

食用胡萝卜有一些禁忌大家也需了解一下：烹调胡萝卜时，忌加醋等，因为酸性物质对胡萝卜素有破坏作用。胡萝卜不宜过量食用。大量摄入胡萝卜素会令皮肤的色素产生变化，变成橙黄色。女性不宜过多食用胡萝卜。女性吃过多的胡萝卜很容易引起月经异常，并导致不孕，研究发现，过量的胡萝卜素会影响卵巢的黄体素合成、分泌量减少，有的甚至会造成无月经、不排卵，或经期紊乱的现象。

多吃水果可以帮您远离春季病

在春天多吃些水果，可以吸收一些营养素，能够有效增强人体抵抗力，从而让你远离春季病。

有心脏病史的人应该多吃葡萄柚。胆固醇过高严重影响心血管健康，尤其有心脏病史者，更要注意控制体内胆固醇指标。葡萄柚是医学界公认最具食疗功效的水果，其瓣膜所含天然果胶能降低体内胆固醇，预防多种心血管疾病。

长期吸烟者应多吃葡萄，因为长期吸烟者的肺部积聚大量毒素，功能受损。葡萄中所含有效成分能提高细胞新陈代谢率，帮助肺部细胞排毒。另外，葡萄还具有祛痰作用，并能缓解因吸烟引起的呼吸道发炎、痒痛等不适症状。

肌肉拉伤后要多吃菠萝。因为肌肉拉伤后，组织发炎、血液循环不畅，受伤部位红肿热痛，而菠萝所含的菠萝蛋白酶成分具有消炎作用，可促进组织修复，还能加快新陈代谢、改善血液循环、快速消肿，是此时身体最需要的水果。

预防皱纹请吃芒果。皱纹的出现是因为皮肤胶原蛋白弹性不足。芒果是预防皱纹的最佳水果，因为含有丰富的β-胡萝卜素和独一无二的酶，能激发肌肤细胞活力，促进废弃物排出，有助于保持胶原蛋白弹性，有效延缓皱纹出现。

樱桃可缓解供氧不足。人容易疲劳在多数情况下与血液中铁含量减少，供氧不足及血液循环不畅有关。吃樱桃能补充铁质，其中含量丰富的维生素C还能促进身体吸收铁质，防止铁质流失，并改善血液循环，帮助抵抗疲劳。

多吃橙子，帮你摆脱脚气困扰。体内缺乏维生素B_1的人容易受脚气困扰。这种情况下最适合选择橙子，它富含维生素B_1，并帮助葡萄糖新陈代谢，能有效预防和治疗脚气病。

摆脱“春困”的5款独家“汤术”

春天气候转暖，是外出踏青的好时节，但是在现实生活中，却有许多人会无精打采，困倦疲乏、昏昏欲睡，这就是人们常说的“春困”。形成“春困”的原因不是由于睡眠不够，而是体内循环发生季节性差异所致。

春季气候转暖后，体表毛细血管舒展，末梢血供增多，器官组织负荷加重，因此大脑血供相应减少，脑组织供氧不足，从而就会出现困倦、疲乏、嗜睡等现象。容易“春困”的人，还常会出现脸色潮红、失眠多梦、好激动、脱发、五心烦热、舌红、少津、脉细数等“阴虚”现象。

因此，养肝滋阴是对付“春困”的有效办法。平时不要过度劳累，应保证睡眠，早卧早起。犯困时，可适当作头部按摩缓解症状。同时，要多做深呼吸和能增加肺活量的有氧运动，多晒晒太阳，多和大自然接触。

春季应调节情绪，使肝气顺达，气血调畅，不使肝阳上亢。可适当服用西洋参、枫斗或麦冬等养阴保健品调理。并适量进食滋阴的食品，少吃羊肉等温性食物，不吃辛辣、煎炸烤食品、狗肉、酒类、火锅等热性食物。

以下几种药膳靓汤，是解除“春困”的良方，既美味，又可消除疲乏，不妨一试：

1.山芡实煲笋壳鱼

材料：山药、芡实各50克，笋壳鱼1斤，生姜3片。

做法：笋壳鱼文火煎至微黄，加水及淮山、芡实，大火煲滚后慢火继续煲1小时。

功效：有健脾益气祛湿之功效。

2.芡实煲老鸭

材料：芡实100~120克，老鸭一只。

做法：老鸭宰净，芡实放鸭腹内加水大火煲滚后，慢火继续煲2小时，加少许盐服食。

功效：可滋阴养胃，健脾利水。

3.眉豆芡实煲鸡脚

材料：眉豆80克，芡实60克，鸡脚4对，冬菇8个，猪瘦肉100克，生姜3片。

做法：配料洗净，冬菇去蒂；鸡脚洗净，对切开；瘦肉洗净，一起与生姜放进瓦煲内，大火煲滚后，改慢火煲约2小时。

功效：具有健脾化湿，强筋健骨的效用。

4.陈皮白术猪肚汤

材料：每次可选用陈皮6克，白术30克，鲜猪肚半个或1个，砂仁6克，生姜5片。

做法：先将猪肚去除肥油，放入开水中去除腥味，并刮去白膜。配料洗净，然后全部放入瓦煲内，煲滚后用慢火煲2小时即可。

功效：可健脾开胃，促进食欲。

5.粉葛煲水鱼

材料：粉葛2斤左右，水鱼1斤左右，姜100克，云苓50克，白术50克。

做法：水鱼买时让卖家收拾干净，回家再滚水略烫，甲的部分要刷净。粉葛去皮斩件，加水和云苓、白术、老姜。大火煲滚后，去除泡沫，收慢火，约煲4小时。

功效：可健脾祛湿，止腰酸背痛，适宜春湿时的风湿患者。

除了用食物来调节春困外，还有一些其他的小方法，你不妨一试。

（1）视觉刺激减春困。尽量使自己工作和生活的地方明亮清爽，还可增添些艳丽和富有生机的饰物，以刺激视觉神经。休闲时去郊游踏青，生气勃勃的大自然会通过你的视觉加快机体调节，以适应春季气温上升的气候。

（2）运动刺激除春困。春日环境优美，一派生机。此时应多去室外活动，进行一些适合自己的体育锻炼，可使人体呼吸代谢功能增大，加快机体对需氧量较高要求的调适，春困便会自动解除。

（3）听觉刺激缓春困。人们在独自一人时最易困倦，因此春天要多交际，可与朋友一起谈天说地，会有很好的解困效果。经常听些曲调优美明快，有刺激振奋人心作用的音乐或歌曲，或多听一些相声、笑话，都会使人听觉兴奋而缓解困意。

（4）嗅觉刺激压春困。春困时可以通过使用风油精、清凉油、香水、花露水闻其气味而刺激神经减轻困意。最好能种养些有芳香味又可提神的时令花草，并使工作间隙增加点劳作也可压制春困倦意。合适时还可在室内使用空气清新剂或负离子发生器，它们都有助于提神醒脑。

（5）味觉刺激去春困。春天适时多吃一些酸、甜、苦、辣的食物或调味品，日常多吃一些蔬菜、水果及豆制品，能刺激人体神经，增加食欲，并及时补充人体新陈代谢趋旺所需的能量。另外，春茶味正香，多喝些清淡的香茶也能减轻春困，还可帮助消化，增加微量营养物质，促进身体健康。

（6）温度刺激排春困。春暖乍寒，可适时洗冷水浴，提高人体神经系统的兴奋性，增强物质代谢和各器官系统的活动，特别是它可通过刺激全身皮肤血管的急剧收缩使血液循环加快，增加体温调节功能，并减少患感冒和其他并发症的概率。

（7）补阳刺激解春困。春季人体阳气升发，气血趋向体表，形成阳盛于外而虚于内的生理特征。此时可摄食适当的养阳之品如羊肉、黑枣等，使阳虚体质得以纠正，恢复人体阴阳的动态平衡，与自然界四时阴阳协调，人体精力充沛便不会再春困。

春季多吃蜂蜜防感冒

我国古代名医孙思邈指出：“春日宜省酸增甘，以养脾气。”意思是说，春季宜适当吃些甜食。这是因为，冬天过后，人们在春天里户外活动增多，体力消耗较大，故需要较多的能量，但此时脾气较弱，也就是胃肠的消化能力较差，还不适合多吃肉食，因此，增加的能量可适当由糖供应。

糖的极品是蜂蜜，故蜂蜜是春季最理想的滋补品。中医认为，蜂蜜味甘，入脾胃二经，能补中益气、润肠通便。春季气候多变，天气乍寒乍暖，因此，人就容易感冒。

由于蜂蜜还有清肺解毒的功能，故能增强人体免疫力。现代科学分析，蜂蜜含有多种微量元素和维生素，为人体代谢活动所必需。因此，在春季，如果每天能用1~2匙蜂蜜，以一杯温开水冲服或加牛奶服用，对身体有滋补作用，尤其是老年人，更为适合。

人们常说“春捂秋冻”，如果“春捂秋冻”做不科学也会导致感冒。春捂怎么“捂”，一直是个比较笼统的概念。“二月休把棉衣撇，三月还有梨花雪”、“吃了端午粽，再把棉衣送”算是最明确的时间概念。而这对于养生保健来说是远远不够的。医疗气象学的兴起对春捂有了更科学、更具体的研究。

首先要把握时机。冷空气到来前24~48小时未雨绸缪。医疗气象学家发现，许多疾病的发病高峰与冷空气南下和降温持续的时间密切相关。比如感冒、消化不良，在冷空气到来之前便捷足先登。而青光眼、心肌梗死、中风等，在冷空气过境时也会骤然增加。因此，捂的最佳时机，应该在气象台预报的冷空气到来之前24~48小时，再晚便是雨后送伞了。

其次要注意气温。15℃是春捂的临界温度。研究表明，对多数老年人或体弱多病而需要春捂的人来说，15℃可以视为捂与不捂的临界温度。也就是说，当气温持续在15℃以上且相对稳定时，就可以不捂了。

再次要小心温差。日夜温差大于8℃是捂的信号。春天的气温，前一天还是春风和煦，春暖花开，刹那间则可能寒流涌动，“花开又被风吹落”，让你回味冬日的肃杀。面对“孩儿脸”似的春天，你得随天气变化加减衣服。而何时加衣呢？现在认为，日夜温差大于8℃是该捂的信号。

最后要把握时间。7~14天恰到好处。捂着的衣衫，随着气温回升总要减下来。而减得太快，就可能出现“一向单衫耐得冻，乍脱棉衣冻成病”。因为你没捂到位。怎样才算到位？医学家发现，气温回冷需要加衣御寒，即使此后气温回升了，也得再捂7天左右，体弱者才能适应。减得过快有可能冻出病来。

春季吃油菜可防口腔溃疡

春季，天气干燥，很容易上火，要经常食用一些富含维生素的蔬菜，如早春的油菜，有清热解毒的功效，可防治春天里易发生的口角炎、口腔溃疡及牙龈出血等疾病。

油菜含有钙、铁、维生素C及胡萝卜素等多种营养素，其中所含钙量在绿叶蔬菜中为最高，维生素C比大白菜高1倍多，有助于增强机体免疫能力，且有抵御皮肤过度角化的作用，适合女性作为美容食品食用。油菜还含有能促进眼睛视紫质合成的物质，起到明目的作用。

油菜为低脂肪蔬菜，膳食纤维丰富，能与胆酸盐和食物中的胆固醇及三酰甘油结合，并从粪便排出，从而减少脂类的吸收，可以降血脂。油菜中所含的植物激素，能够增加酶的形成，从而吸附分解某些致癌物质。此外，油菜还能增强肝脏的排毒机制，对上焦热盛引起的口腔溃疡、牙龈出血也有调养作用。油菜中含有大量的植物纤维素，能促进肠道蠕动，增加粪便的体积，缩短粪便在肠腔停留的时间，从而治疗多种便秘，预防肠道肿瘤。

油菜的食用方法较多，可炒、烧、炝、扒等，油菜心可做配料。在这里给大家推荐几款食谱：

1.香菇油菜

材料：小油菜、香菇各适量，盐、酱油、白糖、水淀粉、味精各适量。

做法：小油菜择洗干净，控水备用；香菇用温水泡发，去蒂，挤干水分，切成小丁备用。炒锅烧热，倒入油烧热，放入小油菜，加一点儿盐，炒熟后盛出；炒锅再次烧热，放入油烧至五成热，放入香菇丁，勤翻炒，加盐、酱油、白糖翻炒至熟，闻到香菇特有的香气后，加入水淀粉勾芡，再放入味精调味。放入炒过的油菜翻炒均匀即可。

功效：解毒消肿、活血化淤。

2.凉拌油菜

材料：油菜适量，盐、味精、花椒、食用油各适量。

做法：嫩油菜择洗干净，坡刀片成片，先用开水烫一下，取出，再用凉水过凉，控净水分，放在盘内。炒锅烧热，色拉油、花椒放入锅内，待油热且花椒炸出香味时捞出花椒，把油浇在油菜上，加入精盐、味精，拌匀即成。

功效：宽肠通便，降脂降糖。

3.油菜炒虾肉

材料：虾肉、油菜各适量，姜、葱各适量。

做法：将虾肉洗净切成薄片，虾片用酱油、料酒、淀粉拌好，油菜梗叶分开，洗净后切段，姜切丝，葱切末。锅中放油，烧热后先下虾片煸几下即盛出。再把油锅烧热加盐，先煸炒油菜梗，再煸油菜叶，至半熟时倒入虾片、姜丝、葱末，用旺火快炒几下即可起锅装盘。

功效：提高机体抵抗力。

食用油菜时要现做现切，并用旺火爆炒，这样既可保持鲜脆，又可使其营养成分不被破坏。

食用油菜要注意以下两点：

（1）油菜在多种本草书上均载本品为发物，因此痧痘、孕早期妇女、眼疾、小儿麻疹后期、疥疮、狐臭等慢性病患者要少食。

（2）熟油菜过夜后不宜再吃。绿叶蔬菜里含有较多的硝酸盐，储存一段时间后，由于酶和细菌的作用，会变成亚硝酸盐，亚硝酸盐是导致胃癌的有害物质。

❊春季饮食良方助健康❊

春季万物复苏，大地回春，乍暖还寒，所以人们加强饮食来保护自己的身体。春天该吃什么？什么样的食谱才有助于健康？下面就来一一介绍给大家。

1.烧黄鳝

材料：黄鳝500克，食用油50克，酱油5克，大蒜10克，生姜10克，味精、胡椒、盐各2克，湿淀粉30克，麻油10克。

做法：黄鳝洗净切成丝或薄片，姜、蒜切成片。用盐、味精、胡椒、湿淀粉调成芡汁。锅置火上放食用油烧至七成热，下黄鳝爆炒，快速划散，随即下姜、蒜、酱油炒匀，倒入芡汁，淋上麻油即成。畏腥气者可于起锅前放入适量酒、葱或芹菜。

功效：补虚损，强筋骨，补血、止血，是一款健美壮体的菜肴。

2.清蒸鲈鱼

材料：鲜鲈鱼（约500克）1条，姜、葱、香菜各10克，盐5克，酱油5克，食用油50毫升。

做法：将鱼刮鳞去鳃肠洗净，在背腹上划两三道痕。生姜切丝，葱切长段后剖开，香菜洗净切成适当长段。将姜、盐放入鱼肚及背腹划痕中，淋上酱油。放在火上蒸8分钟左右，放上葱、香菜。将锅烧热倒入油热透，淋在鱼上即成。

功效：益脾胃，补肝肾。

3.肉末蘑菇烧豆腐

材料：猪肉末50克，蘑菇10克，豆腐200克，酱油10克，葱花、姜末、黄酒、豆油各适量。

做法：将猪肉剁成肉末，蘑菇洗干净用温水泡，切成小方丁，泡蘑菇的水留用；再将豆腐切成小方块，沸水焯过备用。油锅加热后，先把豆腐煎至两面黄，拨在一边，再下蘑菇、葱、姜、肉末，煸炒至透，然后将豆腐拨下，加入黄酒、蘑菇汤、酱油同炒和烧，烧至入味，出锅即成。

功效：补益气血，健脾醒胃，抗癌。

4.芙蓉鹑蛋

材料：鹌鹑蛋20只，鸡脯肉150克，火腿10克，鸡蛋3枚，鸡汤500毫升，料酒30克，味精1克，精盐2克，湿淀粉50克，食用油80克。

做法：鹑蛋煮熟剥去壳，鸡蛋去黄留清，鸡脯肉洗净去筋打成茸泥。再将茸泥放入碗中，用料酒、精盐1克、湿淀粉15克、蛋清和30毫升清水搅匀调成鸡茸。净锅置火上，注入鸡汤，放入鹌鹑蛋、精盐、味精1克烧开，用35克湿淀粉勾成玻璃芡，再把鸡茸徐徐倒入搅匀，待鸡茸受热稠浓时放入油渗进鸡茸，盛入大平盆，撒上火腿末即成。

功效：补五脏，益中气，抗衰老。

5.鲫鱼蒸蛋

材料：鲫鱼1条（400克），鸡蛋5个，食盐、料酒、胡椒粉、鲜汤、色拉油适量，香葱末少许。

做法：将鸡蛋打入大汤钵内，加鲜汤、料酒、食盐、胡椒粉、香葱末和色拉油，搅拌均匀。鲫鱼去鳞、鳃、内脏，洗净后放入开水锅内，煮至五成熟捞出，放在打匀的大汤钵内，露出头和尾。然后上屉蒸15分钟左右，待鲫鱼完全熟后淋上少量色拉油，即可上桌食用。

功效：鲫鱼性味甘、平，具有健脾利湿的功效。鸡蛋性味甘、平，具有养心安神、补血、滋阴润燥的作用。

6.干烧竹荪鸡块

材料：水发竹荪300克，鸡肉200克，葱、姜、鸡精、料酒、精盐各适量。

做法：将竹荪洗净切片，鸡肉切块。将锅内放入油加热，放入葱、姜煸炒出香味，再把鸡块放入，烹入料酒、精盐、鸡精，加入高汤，用小火慢烧。至鸡肉烧熟，下竹荪，放入香油，收汁起锅装盘。

功效：此菜有滋补强身、养神健体的功效。

我们还应该注意春天是个容易旧病复发的季节，因为，春季是气温、气压、气流、气湿等气象要素最为变化无常的季节。因此常引起许多疾病的复发。

风心病主要由风湿热反复发作侵犯心脏引起。常因寒冷、潮湿、过度劳累以及上呼吸道感染后复发或加重。

关节炎患者对气象的变化甚为敏感，尤其是早春。因此，患者应重视关节及脚部保暖。如果受寒，应及时用热水泡脚，以增加关节血液循环。

春季，是感冒引起肾炎的多发季节，对肾炎患者来说，感冒不仅引起发热、流涕、鼻塞、咳嗽、咽痛等上呼吸道炎症，而且极易导致肾炎复发。

精神病在3~4月份是发病的高峰，故民间素有“菜花黄，痴子忙”的说法，即使是老患者也极易复发。因此，应特别注意预防，如保证充足的睡眠，遵医嘱正规治疗，发现有情绪异常者，应及时就医。

有人感到鼻、眼奇痒难忍，喷嚏连续不断，流涕、流泪不止，有的人还会出现头痛、胸闷、哮喘等症状，这是接触某种花粉后引起的过敏反应，又称“花粉症”。因此，有过敏体质的人应尽量少赏花，外出时要戴口罩、墨镜等，以减少接触花的机会。

皮炎主要表现为脱屑、瘙痒、干痛等症状，有的表现为红斑、丘疹和鳞屑等。还有些患者表现为雀斑增多或褐斑加重。因该症多发生在桃花盛开的季节，故也叫“桃花癣”。

春初话养生，要跳过五大“陷阱”

虽然春天给人的感觉是温暖的，但实际并非如此，为了抵御料峭的春寒，人们通常会采取一定的防御和保护措施，比如春天出门戴口罩，喝白酒御寒等，殊不知，这些单凭经验和感觉的做法经常会让你掉进养生的“陷阱”。

陷阱一：有的人认为，只要出门戴上口罩，就可以防止冷空气，从而预防感冒。

专家分析：鼻黏膜里有丰富的血管，血液循环旺盛，当冷空气经鼻腔吸入肺部时，一般已接近体温。人体的耐寒能力应通过锻炼来增强，若完全依赖戴口罩防冷，会使机体变得娇气，不能适应寒冷的天气，正邪相争于表，从而也会感冒。通过适度的体育锻炼可以提高人体的耐寒能力。

陷阱二：有的人因脸部被寒风吹得麻木，便用热水来洗脸，以迅速使面部恢复常温。

专家分析：冬天人的面部在冷空气刺激下，汗腺、毛细血管呈收缩状态，当遇上热水时会迅速扩张，这样容易使面部产生皱纹。建议用比体温稍低的温水洗脸，使气血运行慢慢恢复正常。

陷阱三：饮酒御寒。

专家分析：饮酒御寒，酒气上攻，浑身发热，这是酒精促使人体散发原有热能的结果。但发散太过，卫阳不足，容易导致酒后寒。

陷阱四：手脚冰凉用炉子烤。

专家分析：手脚冰凉时用炉子烤，通过热力的作用，能使局部气血流畅，腠理开疏，从而能达到活血祛风的作用。但是当手脚冰凉的时候马上用炉子烘烤，会造成血淤。当经脉不流通、阳气不畅达时，就容易形成冻疮。所以，冰凉的手脚只能先轻轻揉搓，待皮肤表面变红时，再移到取暖器旁或放入热水中取暖，使其慢慢恢复到正常温度。

陷阱五：皮肤发痒，用手使劲抓或用热水烫。

专家分析：中医认为“热微则痒”，痒是皮肤的自觉症状。冬天皮肤容易干燥和瘙痒，这是因为风邪克于肌表，引起皮肉间气血不和，郁而生微热所致，或者是由于血虚风燥阻于皮肤，内生虚热而发。浑身发痒时，用手使劲抓或用热水烫，不仅容易损伤皮肤，而且这样做也不可能起到根本的止痒作用。正确防治皮肤瘙痒的措施是多饮水，多吃新鲜蔬菜、水果，少吃酸辣等刺激性食物，同时要经常用温水洗澡，保持皮肤清洁。

第三章
夏季养“长”——勿游玩过度，食冷热均衡不宜过寒

葱郁茂盛，夏季养生注养“长”

《素问·四气调神大论篇》中有：“夏三月，此谓蕃秀，天地气交，万物华实。夜卧早起，无厌于日，使志无怒，使华英成秀，使气得泄，若所爱在外，此夏气之应，养长之道也。逆之则伤心，秋为痎，奉收者少，冬至重病。”

“夏三月”是指农历的四、五、六三个月。夏季是天地万物生长、葱郁茂盛的时期。金色的太阳当空而照，向大地洒下了温暖的阳光，这时，大自然阳光充沛，热力充足，万物都借助这一自然趋势加速生长发育。人在这个时候也要多晒太阳，不要怕出汗，在情志上不要过分压抑自己，这样才能使气血通畅。另一方面，因为夏季属火，主生长、主散发，夏天多晒太阳、多出汗，可借阳气的充足来赶走身体里的积寒。但现代人通常都处于空调的环境下，整个夏天都很少出汗，这样反而会让体内的寒气加深，抑制散发，秋天就会得痎证（呼吸方面的病），降低了适应秋天的能力，所谓“奉收者少”。

中医认为长夏（农历6月，阳历7~8月间）属土，五脏中的脾也属土，长夏的气候特点是偏湿，“湿气通于脾”，也就是说湿气与脾的关系最大，所以，脾应于长夏，是脾气最旺盛、消化吸收力最强之时，因而是养“长”的大好时机。

夏季饮食要注意“清淡”二字

夏天的太阳那么大，拿什么来对抗它的炎热呢？下面将介绍清淡养生法：

头脑宜清净

盛夏烈日高温蒸灼，令人感到困倦、烦躁和闷热不安，使头脑清静，神气平和是养生之首要。古医经《养生篇》中记载，夏日宜“静养勿躁”，节嗜欲、定心气，切忌脾气火暴、一蹦三跳，情绪激越而伤神害脏腑。

饮食宜清淡

炎夏暑热，少食高脂厚味、辛辣上火之物，饮食清淡可起到清热、祛暑、敛汗、补液等作用，还有助于增进食欲。新鲜蔬菜瓜果，如番茄、黄瓜、苦瓜、冬瓜、丝瓜、西瓜之类清淡宜人，既能保证营养，又可预防中暑；菊花清茶、酸梅汤和绿豆汁、莲子粥、荷叶粥、皮蛋粥等亦可清暑热，生津开胃。

游乐宜清幽

炎夏不宜远途跋涉，最好是就近寻幽。清晨，曙光初露，凉风习习，到溪流、园林

散步，练气功、保健操等，可使人心旷神怡，精神清爽；傍晚，散步徜徉在江滨湖畔，亦会令人心静如水，烦闷、暑热顿消。晚上，在人少、清凉之室，听听音乐、看看电视，或邀三朋四友，品茗聊侃，亦惬意舒心。适当过过现代城市的夜生活，去夜总会、歌舞厅、卡拉OK，潇洒一回，对丰富生活内容大有好处，但不宜常往，特别是老年人更应慎之，否则亦会伤神害身，乐极而生悲。

居室宜清凉

早晚室内气温低，应将门窗打开，通风换气。中午室外气温高于室内，宜将门窗紧闭，拉好窗帘。阴凉的环境，会使人心静神安。

夏日吃西瓜，药物不用抓

西瓜又叫水瓜、寒瓜、夏瓜，堪称“瓜中之王”，因是汉代时从西域引入的，故称“西瓜”。它味道甘甜、多汁、清爽解渴，是一种富有营养、最纯净、食用最安全的食品。西瓜生食能解渴生津，解暑热烦躁。我国民间谚语云：夏日吃西瓜，药物不用抓。说明暑夏最适宜吃西瓜，不但可解暑热、发汗多，还可以补充水分。

西瓜还有“天生白虎汤”之称，这个称号是怎么来的呢？白虎汤是医圣张仲景创制的主治阳明热盛或温病热在气分的名方。该病以壮热面赤、烦渴引饮、汗出恶热、脉象洪大为特征，一味西瓜能治如此复杂之疾病，可见其功效不凡。

关于西瓜的功效，《本草纲目》中记载其“性寒，味甘；清热解暑、除烦止渴、利小便”。西瓜含有的瓜氨酸，不仅具有很强的利尿作用，是治疗肾脏病的灵丹妙药，对因心脏病、高血压以及妊娠造成的水肿也很有效果；西瓜可清热解暑，除烦止渴。西瓜中含有大量的水分，在急性热病发烧、口渴汗多、烦躁时，吃上一块又甜又沙、水分充足的西瓜，症状会马上改善；吃西瓜后尿量会明显增加，由此可以减少胆色素的含量，并可使大便通畅，对治疗黄疸有一定作用。

新鲜的西瓜汁和鲜嫩的瓜皮还可增加皮肤弹性，减少皱纹，增添光泽。因此，西瓜不但有很好的食用价值，还有很经济实用的美容价值。

西瓜除了果肉，其皮和种子中也含有有效成分。比如，治疗肾脏病可以用皮来煮水饮用，而膀胱炎和高血压患者则可以煎煮种子饮用。

但是，西瓜性寒，脾胃虚寒及便溏腹泻者忌食；含糖分也较高，糖尿病患者当少食。另外，许多人喜欢吃放入冰箱冷藏后的西瓜，以求凉快。但长时间吃冰西瓜会损伤脾胃。

西瓜性寒，味甜。西瓜切开后经较长时间冷藏，瓜瓤表面形成一层膜，冷气被瓜瓤吸收，瓜瓤里的水分往往结成冰晶。人咬食“冰”的西瓜时，口腔内的唾液腺、舌部味觉神经和牙周神经都会因冷刺激几乎处于麻痹状态，以致难以“品”出西瓜的甜味和诱人的“沙”味。还可刺激咽喉，引起咽炎或牙痛等不良反应。另外，多吃冷藏西瓜会损伤脾胃，影响胃液分泌，使食欲减退，造成消化不良。特别是老年人消化功能减退，吃后易引起厌食、腹胀痛、腹泻等肠道疾病。

因此，西瓜不宜冷藏后再吃，最好是现买现吃。如果买回的西瓜温度较高，需要冷处理一下，可将西瓜放入冰箱降温，应把温度调至15℃，西瓜在冰箱里的时间不应超过两小时。这样才既可防暑降温，又不伤脾胃，还能品尝西瓜的甜沙滋味。

1.西瓜酪

材料：西瓜1个（约重2500克），罐头橘子100克，罐头菠萝100克，罐头荔枝100克，白糖350克，桂花2.5克。

做法：整个西瓜洗净，在西瓜一端的1/4处打一圈人字花刀，将顶端取下，挖出瓜瓤，在瓜皮上刻上花纹。将西瓜瓤去子，切成3分见方的丁。另把菠萝、荔枝也改成3分大小的丁。铝锅上火，放清水1250毫升，加入白糖煮开，撇去浮沫，下入桂花。等水开后把水过箩晾凉，放入冰箱。将西瓜丁、菠萝丁、荔枝丁和橘子，装入西瓜容器内，浇上冰凉的白糖水即成。

功效：解暑除烦、止渴利尿。

2.西瓜粳米红枣粥

材料：西瓜皮50克，淡竹叶15克，粳米100克，红枣20克，白糖25克。

做法：将淡竹叶洗净，放入锅中，加水适量煎煮20分钟，将竹叶去之。把淘洗干净的粳米及切成碎块的西瓜皮及红枣同置入锅中，煮成稀粥后加入白糖即可食用。

功效：对心胸烦热、口舌生疮、湿热黄疸有效。

夏吃茄子，清热解毒又防痱

茄子是夏秋季节最大众化的蔬菜之一。鱼香茄子、地三鲜更是许多家常菜馆的必备菜肴，深得人们的喜爱。茄子营养丰富，富含蛋白质、脂肪、碳水化合物、维生素及钙、磷、铁等多种营养成分。特别是维生素P的含量很高，每100克中含750毫克。所以经常吃些茄子，有助于防治高血压、冠心病、动脉硬化和出血性紫癜。

《随息居饮食谱》说茄子有“活血、止血、消痈”的功效。夏天常食茄子，尤为适宜。它有助于清热解毒，容易生痱子、生疮疖的人，夏季多吃茄子是可以起到预防作用的。而且，《本草纲目》中说：“茄子性寒利，多食必腹痛下利。”所以，这种寒性的蔬菜最适宜的季节应该是夏季，进入秋冬季节后还是少吃为宜。

茄子的吃法有多种，既可炒、烧、蒸、煮，也可油炸、凉拌、做汤，不论荤素都能烹调出美味的菜肴。茄子善于吸收肉类的鲜味，因此配上各种肉类，其味道更加鲜美。

1.清蒸茄子

材料：茄子两个。

做法：把茄子洗净切开放在碗里，加油、盐少许，隔水蒸熟食用。

功效：清热、消肿、止痛，可用于内痔发炎肿痛、内痔便血、高血压、痔疮、便秘等症。

2.炸茄饼

材料：茄子300克，肉末100克，鸡蛋3个。

做法：将茄子洗净去皮，切片；肉末内加黄酒、精盐、葱、姜与味精，搅拌均匀；鸡蛋去壳打碎，放入淀粉调成糊，用茄片夹肉撒少许干淀粉做成茄饼。锅内放油烧至六成热时，茄饼挂糊，逐个下锅炸至八成熟时捞出。待油温升到八成热时，再将茄饼放入复炸，至酥脆出锅，撒上椒盐末即成。

功效：和中养胃，胃纳欠佳、食欲不振者尤宜服食。

夏季尽享番茄营养餐

番茄是夏季餐桌上的家常菜，一年四季都可见，但夏季的番茄最甜，营养也最丰富。它清热解毒、生津止渴，既可当蔬菜，又可当水果食用，有“菜中之果”的美誉。

番茄含有丰富的胡萝卜素、维生素C和B族维生素，以及钙、磷、铁等微量元素，还含有苹果酸、柠檬酸、番茄红素等有益物质。其中维生素C是苹果的数倍，尤其是维生素P的含量是蔬菜之冠。

番茄是天然的防癌蔬菜，其所含的番茄红素具有独特的抗氧化能力，可以清除人体内导致衰老和疾病的自由基；预防心血管疾病的发生；阻止前列腺的癌变进程，并有效地减少胰腺癌、直肠癌、喉癌、口腔癌、乳腺癌等癌症的发病危险。

中医认为，番茄性微寒，味甘、酸，有养阴生津、凉血养肝、健脾养胃、平肝清热、降低血压的功效，适于热病伤阴引起的食欲不振、胃热口渴等症。这与番茄含有苹果酸、柠檬酸有关，这两种成分可刺激食欲，促进胃酸分泌，帮助消化，增强胃肠的吸收功能。消化功能较差或多食荤腥油腻食品的人，在饭后进食番茄是有好处的。

番茄所含的尼克酸能维持胃液的正常分泌，促进红细胞的形成，有利于保持血管壁的弹性和保护皮肤。所以食用番茄对防治动脉硬化、高血压和冠心病也有帮助。番茄多汁，可以利尿，肾炎患者也宜食用。

番茄中还含有番茄碱，具有抗炎作用。加之番茄中还含有丰富的核黄素、抗坏血酸、维生素A、维生素K等，所以可以防治牙龈出血、口腔溃疡。

番茄内含有谷胱甘肽的一种物质，可抑制酪氨酸酶的活性，使皮肤沉着的色素减退消失，雀斑减少，起到美容作用。此外，番茄含有的丰富维生素C，有美白、抗衰老的功效，每天吃一个番茄可以使皮肤保持白皙，延缓衰老。另外，番茄红素同时可以抵抗太阳光的紫外线伤害，夏季的番茄中番茄红素含量比较高，这主要是因为夏天阳光充沛、光照时间长，会让番茄红素的含量大大增加，所以夏季多吃番茄可以起到很好的防晒作用。番茄中含有胡萝卜素，可保护皮肤弹性，促进骨骼钙化，还可以防治小儿佝偻病，夜盲症和眼干燥症。

番茄常用于生食冷菜，用于热菜时可炒、炖和做汤。到底是生吃好还是熟吃好，一直都争论不休。其实，这两种吃法都对身体有好处，只不过是所摄取的营养素有所区别。经过研究证明，生吃番茄会摄取更多的维生素C，熟吃番茄会摄取更多的番茄红素。

番茄生吃和熟吃都不会破坏维生素C，因为番茄酸度大，有利于维生素C的稳定，烹调之后损失比较小。如果为获得钾和膳食纤维，也是生熟均可。番茄熟吃，可以更好地吸收番茄红素，因为它是一种脂溶性的维生素，经过加热和油脂烹调后，才更有利于发挥它的健康功效。由于番茄红素遇光、热和氧气容易分解，烹调时应避免长时间高温加热，以保留更多的营养成分。做菜时盖严锅盖，能保护其避免被氧气破坏。

烧煮番茄时稍加些醋，就能破坏其中的有害物质番茄碱。食用番茄时，皮最好不要去掉，因为番茄的皮中也含有维生素、微量元素和膳食纤维。此外，生吃番茄时要注意洗净。

我们来学学番茄的保健食谱：

1.番茄炒鸡蛋

材料：番茄2个，鸡蛋2枚，味精、盐、食用油各适量。

做法：将鸡蛋打入碗内，略加精盐，搅成蛋液，番茄洗净切片；炒锅置火上，放油烧六成热时，倒入蛋液，煎熟，炒碎，加番茄翻炒片刻，加盐及味精调味即可。

功效：健脾开胃、生津止渴。

2.番茄炖牛腩

材料：牛腩、番茄各适量，姜、料酒、盐、葱、食用油、味精各适量。

做法：将牛腩洗净切成小方块，番茄放入开水中烫片刻，捞出剥去皮切成月牙块，姜切末、葱切段。炒锅置火上，倒入食用油烧至五成热时，放入牛腩翻炒。加入番茄继续翻炒，番茄要炒碎，把番茄酱炒出来。加入适量清水、姜末、葱段、料酒，中火炖至肉熟。加入盐、味精调味，收汁即可。

功效：强身健体、祛暑解烦。

3.糖拌番茄

材料：番茄4个、绵白糖（依个人口味而定）。

做法：先将番茄洗净，切成月牙块，装入盘中。加糖，拌匀即成。

功效：生津止渴，健胃平肝，适用于发热，口干口渴，高血压等病症。

苦瓜和番茄搭配可治疗口臭烦渴、腹胀厌食；莲藕木耳鸡蛋番茄汤可治口腔溃疡、牙龈肿痛等症状。

食用番茄要注意以下几点：

番茄不宜和黄瓜同食。黄瓜含有一种维生素C分解酶，会破坏其他蔬菜中的维生素C，番茄富含维生素C，如果两者一起食用，会达不到补充营养的效果。

番茄忌与石榴同食。

空腹时不宜食番茄。番茄含有大量可溶性收敛剂等成分，与胃酸发生反应，凝结成不溶解的块状物，容易引起胃肠胀满、疼痛等不适症状。

未成熟的番茄不宜食用。青番茄含龙葵碱，食用后轻则口腔感到苦涩，重时还会有中毒现象。

番茄不宜长久加热烹制后食用。长久加热烹制后会失去原有的营养与味道。

番茄偏凉，脾胃虚寒者不宜生吃，可选择加热过的番茄或番茄汁。

夏季丝瓜，美丽“女人菜”

盛夏时节，很容易上火，丝瓜具有清热泻火、凉血解毒的功效，其鲜嫩、滑爽的口感，老幼咸宜，不仅营养丰富，且颇具药用价值。炎热的夏季吃上一盘用丝瓜做成的汤菜，既可祛暑清心，醒脾开胃，免除苦夏之烦恼，又可美白皮肤，特别适合女性食用。

丝瓜中含有蛋白质、脂肪、碳水化合物、粗纤维、钙、磷、铁以及核黄素等B族维生素、维生素C、葫芦素，还含有人参中所含的成分——皂苷等防病保健活性成分。

丝瓜有健脑的功效，其B族维生素含量高，有利于小儿大脑发育及中老年人大脑健康。

丝瓜可抗坏血病，其维生素C含量较高，可用于抗坏血病及预防各种维生素C缺乏症；同时还可抗病毒、防过敏，丝瓜提取物对乙型脑炎病毒有明显预防作用，在丝瓜组织培养液中还提取到一种具抗过敏性物质泻根醇酸，其有很强的抗过敏作用。

丝瓜对女性月经不调能起到治疗作用。中医认为，丝瓜性平味甘，有通经络、行血脉、凉血解毒的功效，因此民间常用它来治疗妇科疾病。

丝瓜作为美容佳品，更值一提。丝瓜中含防止皮肤老化的B族维生素，增白皮肤的维生素C等成分，能除雀斑、增白、去皱。丝瓜汁有“美容水”之称，用其擦脸，能使皮肤更加光滑、细腻，还具有消炎效果。

丝瓜不宜生吃，因为生吃时有一种怪味道，可炒、烧、做汤食用或取汁用以食疗。丝瓜吃时最好去皮。丝瓜汁水丰富，宜现切现做，以免营养成分随汁水流走。

丝瓜的做法有很多种，我们来学学最保健的烹饪方法：

1.清炒丝瓜

材料：丝瓜1根，大葱、姜、枸杞子、味精、盐、食用油各适量。

做法：丝瓜去皮洗净，切成薄片，姜切丝，葱切末。油烧至九成热时，加入姜丝、葱爆香后，放入枸杞子粒炒匀，放入丝瓜、精盐翻炒。至丝瓜熟时，加入味精稍炒即可。

功效：解毒消痈，清热利湿。

2.香菇烧丝瓜

材料：香菇（干）适量，嫩丝瓜1根，姜、精盐、味精、湿淀粉、香油、生油、料酒、食用油各适量。

做法：香菇泡发后去杂洗净，嫩丝瓜去皮切片，姜捣成姜汁。炒锅置火上，加入食用油，烧热后放香菇，翻炒数下，放丝瓜，翻炒。放姜汁、料酒、精盐、味精、适量水，武火烧沸后改为文火。烧至入味，用湿淀粉勾芡，淋入香油，装盘即可。

功效：益气血、通经络。

3.番茄丝瓜汤

材料：番茄2个，丝瓜1根，香葱1棵，高汤适量，熟猪油、味精、盐、胡椒粉各适量。

做法：将番茄洗净，切成薄片；丝瓜刮去粗皮洗净，切成薄片，香葱切末。锅置火上，下熟猪油烧至六成热，倒入鲜高汤烧开。放入丝瓜、番茄，待两者都熟时，加胡椒粉、盐、味精，撒入葱花即成。

功效：清解热毒、消除烦热。

丝瓜在烹制时应注意尽量清淡、少油，可勾稀芡，用味精或胡椒粉提味，以保持其香嫩爽口的特点。

食用丝瓜要注意以下两点：

丝瓜烹煮时不宜加酱油和豆瓣酱等口味较重的酱料，因为丝瓜的味道清甜，加酱料会抢味。

体虚内寒、腹泻者不宜多食丝瓜，丝瓜性寒，对身体不利。

夏季吃黄瓜，最爱那一口清凉

夏季，黄瓜是家庭餐桌上的“平民蔬菜”，以其营养、价廉大受青睐。夏季暑热难耐，不免心情烦躁，适当食用黄瓜可起到降压、解暑的功效，清爽之余，营养也足够充足。

黄瓜肉质脆嫩，汁多味甘，生食生津解渴，且有特殊芳香。黄瓜含水分为98%，富含蛋白质、糖类、维生素B_2、维生素C、维生素E、胡萝卜素、烟酸、钙、磷、铁等营养成分。

黄瓜中含有的葫芦素C具有提高人体免疫功能的作用，可达到抗肿瘤的目的。此外，该物质还可治疗慢性肝炎。黄瓜中所含的丙氨酸、精氨酸和谷胺酰胺对肝脏患者，特别是对酒精肝硬化患者有一定辅助治疗作用，可防酒精中毒。

黄瓜含有维生素B_1，对改善大脑和神经系统功能有利，能安神定志，辅助治疗失眠症。

黄瓜有利尿的功效，有助于清除血液中像尿酸那样的潜在的有害物质。黄瓜味甘性凉，具有清热利水、解毒的功效。对胸热、利尿等有独特的功效，对除湿、滑肠、镇痛也有明显效果。另外黄瓜还可治疗烫伤、痱疮等。此外，黄瓜藤有良好的降压和降胆固醇的作用。

黄瓜是减肥佳品。鲜黄瓜内还含有丙醇二酸，可以抑制糖类物质转化为脂肪。黄瓜中还含有纤维素，对促进肠蠕动、加快排泄和降低胆固醇有一定的作用。黄瓜的热量很低，对于高血压、高血脂以及合并肥胖症的糖尿病，是一种理想的食疗良蔬。

黄瓜也是美容菜蔬，有“厨房里的美容剂”一称。黄瓜所含的黄瓜酶，能促进人体的新陈代谢，排出毒素，其中的维生素C，能美白肌肤，保持肌肤弹性，抑制黑色素的形成。经常食用或贴在皮肤上可有效抵抗皮肤老化，减少皱纹的产生，并可防止唇炎、口角炎。老黄瓜中富含维生素E，可以延年益寿、抗衰老；黄瓜中的黄瓜酶，有很强的生物活性，能有效地促进机体的新陈代谢。

营养学家认为，凉拌菜越自然越好，能不焯的尽量不焯，因为很多维生素是水溶性物质，蔬菜一焯就易造成维生素的损失。黄瓜含有维生素C、B族维生素及许多微量微量元素，它所含的营养成分丰富，生吃口感清脆爽口，营养也不会流失。

研究证明，黄瓜皮所含营养素丰富，应当保留生吃。但为了预防农药残留对人体的伤害，黄瓜皮应先在盐水中泡15~20分钟再洗净生食。用盐水泡黄瓜时切勿掐头去根，要保持黄瓜的完整，以免营养素在泡的过程中流失。

吃黄瓜时，一定要保留黄瓜把儿，这是因为，黄瓜把儿含有较多苦味素，苦味成分为葫芦素C，是难得的排毒养颜食品，实验证实，葫芦素C具有明显的抗肿瘤作用。

如果吃腻了炒黄瓜、拌黄瓜，那么自制一杯黄瓜汁饮用，口感和营养俱佳，在夏天可以用来预防口腔疾病。

黄瓜汁的做法很简单，将新鲜的黄瓜简单用糖腌一下，或者直接加冷开水在榨汁机中，取汁饮用。如果觉得稀释后的黄瓜汁口感有点苦涩，可以适量加一点蜂蜜来调味。

早晨喝一杯黄瓜汁可以清爽肠胃，黄瓜含有的大量维生素还可以缓解一定的发炎症状，可以防治口腔溃疡。每天饮用一杯黄瓜汁可以防止头发脱落、指甲劈裂以及增强大脑的记忆力。有研究表明，饮用黄瓜汁的效果要比吃整个黄瓜的效果好。

下面给大家推荐几款黄瓜的特色吃法：

1.蓑衣黄瓜

材料：大黄瓜一根，朝天椒、白芝麻、花椒、香油、醋、白砂糖、盐各适量。

做法：将黄瓜下面垫两根筷子，从一端开始朝同一方向以45度的角度斜刀去切，不要将黄瓜切断，刀距要小，切出的黄瓜就比较柔软，将整根黄瓜翻转180度，再用同样方法斜切。朝天椒切丝，泡入冷水中。白芝麻在干炒锅中用小火慢慢焙出黄色，盛出充分晾凉。锅置火上，加热后放油，油热后，依次放入花椒和朝天椒丝，微变色后立即盛出，制成麻香油。将适量醋、白砂糖、盐、麻香油制成汁，浇在蓑衣黄瓜上，搅拌均匀后放入冰箱中腌制1小时。食用时将黄瓜撕成小段，撒上白芝麻即可。

功效：排毒解暑、降脂降压。

2.凉拌黑木耳

材料：黑木耳（干）适量，黄瓜1根、大蒜、香葱、芝麻、盐、味精、香油各适量。

做法：黑木耳泡发后去蒂洗净，蒜捣成泥。将木耳放入开水中焯一下，捞起沥干水分，盛在碗内。加入黄瓜丝、蒜泥、芝麻、盐、味精、香油，拌匀后即可。

功效：减肥、滋补、和血、平衡营养。

3.拍黄瓜

材料：黄瓜、香菜适量，大蒜、盐、白糖、醋、味精、香油各适量。

做法：将黄瓜洗净，拍酥、切段。香菜洗净切末，大蒜捣成泥。将黄瓜、香菜、蒜泥、醋、盐、白糖、香油、味精拌匀即可。

功效：解暑、清肠、利尿、降压。

黄瓜搭配豆腐，可以解毒消炎、润燥平胃。豆腐性寒，含碳水化合物极少，有调节机体和润燥平火的作用。

食用黄瓜的禁忌：

脾胃虚弱、腹痛腹泻、肺寒咳嗽者都应少吃，因黄瓜性凉，胃寒患者食之易致腹痛泄泻。

黄瓜与花生同食易引起腹泻。黄瓜性味甘寒，常用来生食，而花生米多油脂，性寒食物与油脂相遇，会增加其滑利之性，可能导致腹泻，尤其是肠胃功能不好的人不宜多食。

黄瓜不宜与含维生素C丰富的蔬果同食。黄瓜所含的维生素C分解酶如果与维生素C含量丰富的食物，如辣椒、番茄、苦瓜、菜花、芹菜、橘子等同食，维生素C分解酶就会破坏其他食物的维生素C，虽对人体没有危害，但会降低人体对维生素C的吸收。

夏季滋阴润燥，多食猪瘦肉

夏季高温炎热，对许多人来说“苦夏”的结果就是只吃蔬菜水果等完全清淡饮食，其实，夏季高温使营养素和水分大量流失，因此，夏季饮食更要注重营养。猪瘦肉含有丰富的蛋白质及脂肪、碳水化合物、钙、磷、铁等成分，可以成为夏季进补的主要食物。

猪瘦肉的营养非常全面，不仅为人类提供优质蛋白质和必需的脂肪酸，还提供钙、磷、铁、硫胺素、核黄素和尼克酸等营养元素。相对牛羊肉来说，猪瘦肉的营养优势在于含有丰富的B族维生素，能调节新陈代谢，维持皮肤和肌肉的健康，增强免疫系统和神经系统的功能，促进细胞生长和分裂，预防贫血发生，而且猪瘦肉中的血红蛋白比植物中的更好吸收，因此，吃瘦肉补铁的效果要比吃蔬菜好。

经过烹调加工后的猪瘦肉味道特别鲜美，因为猪瘦肉纤维较为细软，结缔组织较少，肌肉组织中含有较多的肌间脂肪。猪肉如果调煮得当，它也被称为“长寿之药”。猪肉经长时间炖煮后，脂肪会减少30%~50%，不饱和脂肪酸增加，而胆固醇含量会大大降低。

中医认为，猪肉性平、味甘，具有润肠胃、生津液、补肾气、解热毒、补虚强身，滋阴润燥、丰肌泽肤的功效。可作为病后体弱、产后血虚、面黄羸瘦者的营养滋补品。猪肉煮汤饮下可急补由于津液不足引起的烦躁、干咳、便秘和难产。

关于猪瘦肉的烹饪方法，相信不管是饭店大厨，还是家庭主妇，都能说出许多种做法，可谓花样繁多。但是爆炒猪瘦肉最营养，因为猪肉中的B族维生素属于水溶性维生素，红烧或者清炖营养素比较容易在汤中流失，而且烧、炖的烹饪时间较长，对营养素是更大的损失。爆炒的时候尽量搭配一些纤维素含量高的蔬菜，这样更容易增加肠蠕动，减少脂肪的吸收。比如芹菜、春笋、冬笋，都是炒肉丝的好搭配。猪瘦肉与香菇一起烹饪较好，香菇中含有的丰富的膳食纤维会抑制猪肉中的胆固醇被人体吸收。

下面来介绍几款猪肉的做法：

1.香芹肉丝

材料：芹菜、猪瘦肉各适量，胡萝卜适量，大蒜、淀粉、料酒、生抽、猪油各适量。

做法：芹菜剥去老瓣，摘去叶，切段。猪瘦肉洗净切丝。猪瘦肉加入蒜肉（略拍）、生抽、淀粉、盐，腌片刻待用。烧油锅，放芹菜炒熟盛起。烧油锅，加入蒜末爆香，放肉丝，加红萝卜丝、芹菜，芡汁，即可盛盘。

功效：清肠润肺、补铁补血。

2.香菇炒肉

材料：猪瘦肉、鲜香菇各适量，猪油、盐、味精、料酒、大葱、淀粉、姜、花椒粉、胡椒粉各适量。

做法：猪瘦肉和香菇分别切片。肉用盐、料酒、淀粉拌匀。用料酒、味精、葱、姜、汤、花椒面、胡椒面、淀粉、水兑成汁。炒锅烧热注油，油热后即下肉片，边下边用勺推动，待肉丝散开。待炒出味后加香菇炒几下，再倒入兑好的汁，待起泡时翻匀即可出锅。

功效：降胆固醇，增强食欲。

3.木须肉

材料：猪瘦肉、鸡蛋、干木耳、黄瓜各适量，酱油、盐、料酒、食用油、香油各适量。

做法：将猪瘦肉切成丝，鸡蛋磕入碗中，用筷子打匀，干木耳加开水泡5分钟，去掉根部，撕成块，黄瓜斜刀切成菱形片，葱、姜切成丝。炒锅点火，加油，烧热后加入鸡蛋炒散，使其成为不规则小块，盛装在盘中。炒锅点火，加油烧热，将肉丝放入煸炒至肉色变白，加入葱、姜丝同炒，炒至八成熟。加入料酒、酱油、盐，炒匀后加入木耳、黄瓜和鸡蛋同炒，熟后淋入香油即可。

功效：散血解毒，健脾开胃。

猪瘦肉要斜切，因其肉质比较细、筋少，如横切，炒熟后变得凌乱散碎，如斜切，既可使其不破碎，吃起来又不塞牙。

食用猪瘦肉的禁忌：

猪肉烹调前莫用热水清洗，因猪肉中含有一种肌溶蛋白的物质，在15℃以上的水中易溶解，若用热水浸泡就会散失很多营养，同时口味也欠佳。

猪肉性冷，因此手脚冰冷或消化系统薄弱的人应少吃。

身上容易生痱子的人应尽量避免吃猪肉，尤其是吃猪肉时喝酒，更不利。猪肉中会引起痱子的组胺的含量高于其他肉类，因此，边吃猪肉边喝酒，分解组胺的能力会下降。

猪肉不宜与性温的食物如人参、蜂蜜、蜂王浆、鳗鱼、黄花鱼等混吃。因为会抵消猪肉冷的成分。

不熟的猪肉不能食用。因为猪肉中有时会有寄生虫，如果生吃或不完全熟时，可能会在肝脏或脑部寄生有钩绦虫。

烹饪猪肉时最好不要吸烟。据调查，高温烹炒猪肉时所散发出的化学物质，会与香烟里致癌的化学物质结合起来提高致癌概率。

食用猪肉后不宜大量饮茶。因为茶叶的鞣酸会与蛋白质合成具有收敛性的鞣酸蛋白质，使肠蠕动减慢，延长粪便在肠道中的滞留时间，不但易造成便秘，而且还增加了有毒物质和致癌物质的吸收，影响健康。

炒焦的肉不要食用，因为含有可致癌的化学物质。

猪肉不能与牛肉同食。二者一温一寒，一补中健脾，一冷腻虚人，性味功能有所抵触，故不宜同食用。

猪肉忌与驴肉马肉同食。猪肉与驴马肉同食易致腹泻。

服乌梅、大黄等中药材时禁食猪肉。《滇南本草》记载：猪肉“反乌梅、大黄等。”《本草纲目》记载：“反乌梅、桔梗、黄连，犯之令人泻涧；反苍耳，犯之令人动风；和百合、吴茱萸食，发痔。”以上药物在食用时均不宜食用猪肉。

夏季吃兔肉，口福、美丽和健康同享

兔肉有“荤中之素”、“美容肉”、“保健肉”、“百味肉”之名，其质地细嫩，味道鲜美，营养丰富，且食用后极易被消化吸收。兔肉有四高四低的特点，四高即高蛋白、高赖氨酸、高卵磷脂、高消化率；四低即低脂肪、低胆固醇、低尿酸、低热量，适合现代生活对肉质的要求，可谓是口福、美丽和健康同享的肉类。兔肉性凉，所以夏季吃兔肉最佳，寒冬及初春季节一般不宜吃兔肉。

兔肉富含大脑发育不可缺少的卵磷脂，有健脑益智的功效。卵磷脂可以抑制血小板凝聚和防止血栓形成，还可以保护血管壁、防止动脉硬化，高血压、冠心病、糖尿病患者适合经常食用。兔肉能健美肌肉，还能保护皮肤细胞活性，维护皮肤弹性。兔肉中所含的脂肪多为不饱和脂肪酸，常吃兔肉，既不会增肥，又可强身健体。兔肉中含有多种维生素，尤以烟酸较多，微量元素和钙含量也颇为丰富，因而是老年人、孕妇、儿童的营养食品。

中医认为，兔肉味甘、性凉，具有滋阴凉血、补中益气、凉血解毒的功效，可用于病后体虚、消渴，小儿痘疹不出、便血、便秘等，还能增加人体血液中的磷脂，抑制胆固醇的有害作用，有助于避免动脉粥样硬化的发生和发展。

兔肉可红烧、粉蒸、炖汤，这些烹调方法的营养流失都很小，且制作方法也很简单，适合于每个家庭在夏季食用。

烹调兔肉前必须用凉水将兔肉冲洗干净，并应将其生殖器官、排泄器官及各种腺体和整条脊骨起出。烹制时要多放油，因兔肉瘦多肥少。选用配料时，不宜选用附子、炮姜、肉桂等燥热性的，而应选用海带、海蜇、枸杞子、香菇等温凉性的。一龄兔的肉质最好，可以煎、炒、炸、蒸，超过一龄的兔肉只宜红烧、红焖、清炖。

兔肉和一些食物搭配，可以起到很好的食疗作用。兔肉和鲤鱼等份炖食，可治疗慢性气管炎；兔肉和蛇肉等份炖食可治瘫痪；兔肉和红枣适量炖食可治疗虚弱；兔肉和枸杞子同食可以健脾美肤；兔肉加胡椒治胃寒，并具有一定抗癌防癌作用。

下面再来介绍兔肉的做法：

1.红枣炖兔肉

材料：鲜兔肉及红枣各适量，熟猪油、葱段、姜片、精盐、味精各适量。

做法：将兔肉洗净，剁成块状，红枣洗净去核。将兔肉倒入沸水中焯一下，捞出洗净沥干。锅内倒入少许熟猪油，用中火烧至四五成热时，用葱段、姜片爆锅，再倒入兔肉块煸炒一会儿。放红枣、精盐，倒入适量的清水烧沸后，连肉带汤倒入蒸碗内。将锅洗净，注入适量清水，将盛肉的蒸碗放入。用文火隔火炖至兔肉烂熟后，放入味精调味即可。

功效：补虚生血，美容养颜。

2.山楂枸杞子兔肉汤

材料：兔肉、山楂、枸杞子各适量，姜、盐、酱油、醋、香油各适量。

做法：将兔肉洗净，切成大块，山楂、枸杞子洗净待用。将兔肉放入锅内，加姜、盐少许，注入冷水适量。用武火烧开，再改用文火慢炖，炖至兔肉熟烂，将兔肉汁滗出，待用。将山楂、枸杞子放入锅内，加适量水，用武火烧开，转文火慢炖，滤出药汁。将药汁兑入兔汁。将大块兔肉捞出，切成细丁，加酱油、醋、香油调匀，盛入盘内食用。

功效：健脾和胃，滋阴补肾，益肤悦色。

3.粉蒸兔肉

材料：兔肉适量，酱油、葱、姜、蒜水、胡椒粉、香油、香菜、料酒各适量。

做法：将兔肉洗净斩成小块。加入酱油、葱、姜、蒜水，少量胡椒粉，香油、料酒搅匀，放置15分钟。加入蒸肉粉，拌匀。大火将蒸锅水烧沸，将搅拌均匀的兔肉放碗里，放入蒸锅。蒸半小时左右，将碗里的粉蒸兔肉倒扣在盘里，洒上香菜即可。

功效：滋阴养血、凉血解毒。

炒兔肉丝，最好用鸡蛋清拌一下，这样炒出的肉丝不卷起，颜色洁白，味道鲜嫩。

食用兔肉的禁忌：

阳虚体质，如四肢怕冷的女性不宜吃兔肉。

兔肉不能与鸭血、橘子、鸡蛋及姜同食，易引起肠胃功能紊乱，导致腹泻。

兔肉与芥末性味相反，不宜同食。

夏季进补，一鸽胜九鸡

夏季养生讲究清补，但不等于只吃蔬菜瓜果，追求饮食的绝对清、素。其实，清补还是强调补养，只不过饮食在补养的同时应兼具解热消暑的功用，以对抗酷热的气候。夏季可适当进补鸽肉。鸽肉四季均可食用，但以夏初时最为肥美。古人认为“一鸽胜九鸡”，鸽子的营养价值极高，既是名贵的美味佳肴，又是高级滋补佳品。

鸽肉是高蛋白质、低脂肪、易消化的食品，是人类理想的肉类食品。鸽肉所含的钙、铁、铜等元素及维生素A、B族维生素、维生素E等都比其他肉类含量高。常食鸽肉对有些疾病的治疗和预防有着一定的作用。

鸽肉含有许多人体必需的氨基酸，且易于被人体消化。鸽肉中含有最佳的胆素，可很好地利用胆固醇，防治动脉硬化。鸽肉中还含有丰富的泛酸，可以治疗脱发、少白发等症。

鸽肉细嫩鲜美，尤以乳鸽为佳。乳鸽骨内含有丰富的软骨素，可与鹿茸中的软骨素相媲美，经常食用，能改善皮肤细胞活力，增强皮肤弹性，改善血液循环，使面色红润。

乳鸽还含有较多的支链氨基酸和精氨酸，可促进体内蛋白质的合成，能加快伤口愈合。乳鸽对神经衰弱、健忘、失眠等多种疾病有特殊疗效。常吃乳鸽，还能防止高血压和血管硬化。民间称鸽子为“甜血动物”，贫血的人食用后有助于恢复健康，尤其是老年人、孕妇、儿童、体虚病弱者的理想营养食品。

《本草纲目》中记载“鸽羽色众多，唯白色入药”，中医认为，鸽肉性平、味甘、咸，有补肝壮肾、益气补血、清热解毒、生津止渴等功效，可壮体补肾、健脑补神、提高记忆力、降低血压、调整人体血糖、养颜美容、延年益寿。

鸽肉鲜嫩味美，烹饪方式有许多种，可做粥、爆炒、清蒸、煲汤、烧烤、油炸等，其中清蒸或煲汤能最大限度地保存其营养成分。

乳鸽清炖时不加任何材料，只加少许盐，可加快伤口愈合速度，但不能多吃，以免伤口处形成肉芽，影响美观。

鸽肉较容易变质，购买后要马上放进冰箱里。如果一时吃不完，最好将剩下的鸽肉煮熟保存，而不要将生肉保存。我们再来学习鸽子肉做法：

1.山药炖鸽

材料：鸽子一只，山药适量，葱、姜、精盐、味精各适量。

做法：将鸽子去毛、取出内脏洗净，放入开水锅里煮至水开时捞出。山药去皮，切成菱形块，葱切段，姜拍烂。将砂锅内倒入足够清水，放入鸽子，武火烧开后加入山药块、葱段、姜块。文火炖至鸽肉六成烂时，加精盐，并将鸽子翻在上面，使山药在下面，继续炖鸽肉熟烂，放入味精调味即可食用。

功效：健脾益气、开胃增食、补益脏腑。

2.清蒸乳鸽

材料：乳鸽1只，香菇（干）、葱、姜、精盐、味精、熟猪油各适量。

做法：葱挽结、姜切丝、香菇泡水半小时。将乳鸽去毛、取出内脏洗净，均匀地撒上盐，放入汤碗中。放入葱结、姜丝、香菇和熟猪油，加水，上蒸笼急火蒸15~20分钟，去葱姜，加入味精调味即可。

功效：美容养颜、补虚强身。

3.枸杞子炖乳鸽

材料：乳鸽1只，火腿，枸杞子各适量，高汤适量、葱、姜、料酒、精盐、味精各适量。

做法：将乳鸽去毛、取出内脏洗净，葱挽结、姜切丝，火腿切片。将乳鸽放入盘内，加葱、姜、料酒、精盐、味精，上屉蒸至七成熟，拆净骨头。将鸽肉放在砂锅内，加适量清水、葱、姜、火腿、高汤，武火烧开，中火慢煲两个小时。加入味精调味即可食用。

功效：润肺明目、延年益寿。

炒鸽肉片时最好配精猪肉；油炸鸽子时，最好以蜂蜜、甜面酱、五香粉和熟花生油为配料。

同时，鸽肉与猪肉不能同食，否则会滞气；未经煮熟的鸽肉不能食用；先兆流产者忌过多食用鸽肉；尿毒症患者忌多食用鸽肉；体虚乏力者禁忌食用；发热和热病初愈者忌过多食用；肥胖者和小儿忌过多食用。

桃李不言杏当前——大自然恩赐的福寿果

夏天是很多瓜果成熟的季节，桃子、杏、李子就是这个季节的主要水果。其中桃子自古就被看作是福寿吉祥的象征。人们认为桃子是仙家的果实，吃了可以长寿，故又有仙桃、寿果的美称。《西游记》里提到王母娘娘的蟠桃，吃上一个就可以长生不老。

长生不老的蟠桃自然是神话，但桃的确是一种营养价值很高的水果，并以其果形美观、肉质甜美被称为“天下第一果”。人们常说鲜桃养人，《本草纲目》中记载：“桃子性味平和、营养价值高”。桃中除了含有多种维生素和果酸以及钙、磷等无机盐外，它的含铁量为苹果和梨含铁量的4~6倍。其含有大量的B族维生素和维生素C，促进血液循环，使面部肤色健康、红润。中医认为，桃味甘酸，性微温，具有补气养血、养阴生津、止咳杀虫等功效。桃对治疗肺病有独特功效，唐代名医孙思邈称桃为“肺之果，肺病宜食之”。夏季桃子成熟，实为大自然对人们的福寿恩赐。

未成熟桃的果实干燥后，称为碧桃干，味苦、性温，有敛汗、止血之功能。阴虚盗汗、咯血的患者，将碧桃干10~15克加水煎服，有治疗作用。跌打外伤淤肿患者，可用桃仁、生枝子、大黄、降南香各适量放在一起研成粉末，用米醋调服，可消淤去肿，治愈外伤。

李子也是初夏时期的主要水果之一。祖国中医理论认为，李子味甘酸、性凉，具有清肝涤热、生津液、利小便之功效，特别适合于治疗胃阴不足、口渴咽干、大腹水肿、小便不利等症状。

李子中的维生素B_{12}有促进血红蛋白再生的作用，贫血者适度食用李子对健康大有益处。

李子对肝病也有较好的保养作用。唐代名医孙思邈评价李子时曾说：“肝病宜食之。”

至于杏，可生食，也可以用未熟果实加工成果脯、杏干等，具有止咳平喘、滋润补肺、润肠通便的功效。可降低人体内胆固醇含量，保护视力、预防目疾，补充人体营养，提高抗病能力，对癌细胞有灭杀作用，还具有预防心脏病和减少心肌梗死的作用。常食杏脯、杏干，对心脏病患者有一定好处。适合缺铁性贫血、伤风咳嗽、老年性支气管炎、哮喘、牙痛、肺结核、水肿患者食用。癌症患者及术后放疗者、化疗者、有呼吸系统问题的人尤其适宜食用，与猪肺同食，可使润肺效果更加显著。

民间俗语有“桃养人，杏伤人，李子树下吃死人”的说法，但这并不是说桃子就可以无限制地吃，杏和李子就一定要远离，桃、杏、李子都是夏季的主要水果，食用上要有一定的讲究，比如桃子吃多了容易上火，凡是内热偏盛、易生疮疖的人不宜多吃；产妇、幼儿、患者，特别是糖尿病患者，不宜吃杏或杏制品；多食李子会使人生痰、助湿，故脾胃虚弱者宜少吃。

清热解暑，“香薷饮”功不可挡

香薷饮是中医有名的方剂，是夏日解暑的良方，由香薷散演变而来，药味相同，制成散剂叫香薷散，熬成煎剂就是香薷饮。此方源自宋代的《太平惠民和剂局方》，由香薷、厚朴、扁豆三味药组成。香薷素有“夏月麻黄”之称，长于疏表散寒，祛暑化湿；扁豆清热涤暑，化湿健脾；厚朴燥湿和中，理气开痞，三物合用，共奏外解表寒，内化暑湿之效。

此方的主药香薷，又名香如、西香薷，是唇形科植物海洲香薷的带花全草。全身披有白色茸毛，有浓烈香气。中医认为，香薷味辛、性微温，归肺、胃经，有发汗解表，祛暑化湿，利水消肿之功，外能发散风寒而解表，内能祛暑化湿而和中，性温而为燥烈，发汗而不峻猛，故暑天感邪而致恶寒发热，头重头痛，无汗，胸闷腹痛，吐泻者尤适用。故《本草纲目》上说：“世医治暑病，以香薷为首药”。《本草正义》记载：“香薷气味清洌，质又轻扬，上之能开泄腠理，宣肺气，达皮毛，以解在表之寒；下之能通达三焦，疏膀胱，利小便，以导在里之水”。

药理研究表明，香薷发散风寒，有发汗解热作用，并可刺激消化腺分泌及胃肠蠕动，对肾血管能产生刺激作用而使肾小管充血，滤过压增高，呈现利尿作用。因此，夏日常用香薷煮粥服食或泡茶饮用，既可预防中暑，又可增进食欲。但香薷有耗气伤阴之弊，气虚、阴虚、表虚多汗者不宜选用。

除此之外，香薷还能祛暑化湿，故在暑天因乘凉饮所引起的怕冷发热无汗及呕吐腹泻等症，是一味常用的药品。但其性温辛散，多适用于阴暑病症，正如前人所说："夏月之用香薷，犹冬月之用麻黄。"故在临床用于祛暑解表时必须具备怕冷及无汗的症候。如属暑湿兼有热象的，可配黄连同用。至于暑热引起的大汗、大热、烦渴等症，就不是香薷的适应范围了。

下面，我们就将香薷饮的制作方法告诉大家，以供参考：

组成：香薷10克，白扁豆、厚朴各5克。

做法：将三药择净，放入药罐中，加清水适量，浸泡10分钟后，水煎取汁。

用法：分次饮服，每日1剂。

功效：可解表散寒，化湿中和，适用于外感于寒、内伤于湿所致的恶寒发热、头重头痛、无汗胸闷或四肢倦怠、腹痛吐泻等。

正确用膳，预防三种夏季病

感冒、腹泻、中暑是夏季常见的三种高发病。中医把夏季的感冒称为热伤风，多由阳气外泄引起。由于夏季人们出汗较多，消耗较大，容易使人体阳气外泄，而且天热了很多人吃饭不规律，造成抵抗力下降，易患感冒。所以夏季人们应多补充营养，多吃一些祛湿防感冒的食品，如绿豆粥。

对于腹泻，中医认为，夏季是阳气最盛的季节，天气炎热很多人都不想吃东西，营养容易缺乏，而且夏天人体出汗多，能量消耗较大，这时如果能量补充不足，加上不少人在夏天有贪凉的习惯，就容易导致腹泻的发生。每天吃饭时可以吃一两瓣蒜，因为大蒜对于预防急性的肠道传染病是非常有效的。

中暑最常见的是突然头冒冷汗、头晕、恶心甚至呕吐，或者突然体力不支等症状。

下面向大家推荐两道夏季防病菜肴：

1.苦瓜瘦肉汤

夏季吃苦瓜有清热祛暑，提高免疫力功能，从而可以达到清心火、补肾、预防感冒的目的，而且苦瓜还有明目解毒的作用。

2.香菇干贝豆腐

香菇中所含不饱和脂肪酸很高，还含有大量的可转变为维生素D的麦角甾醇和菌甾醇，对于增强免疫力和预防感冒有良好效果。香菇可预防血管硬化，降低血压。另外，糖尿病患者多吃香菇也能起到一定的食疗作用。

姜汤是对付空调病的有力武器

用什么办法来对付夏季的"空调病"呢？令人意想不到的是，最简便有效的东西竟然是我们厨房里常用的生姜。研究表明，适量喝姜汤不仅能预防"空调病"，而且对吹空调受凉引起的一些症状也有很好的缓解作用。针对吹空调引发的症状，我们来看看姜汤是如何对付它们的。

很多人晚上睡觉喜欢开着空调，空调的凉气再加上凉席，真可谓凉快!可是早晨起床胃部和腹部开始疼痛，伴有大便溏泻的症状，原来是昨天晚上着了凉。这个时候喝一些姜汤，能驱散脾胃中的寒气，效果非常好。而对一些平常脾胃虚寒的人，可以喝点姜枣汤（即姜和大枣熬的汤），有暖胃养胃的作用。因为生姜侧重是补暖，大枣侧重是补益，二者搭配服用可以和胃降逆止呕，对治疗由寒凉引起的胃病非常有效。

空调房里待久了，四肢关节和腰部最容易受风寒的侵袭，导致酸痛，这个时候，可以煮一些浓浓的热姜汤，用毛巾浸水热敷患处。如果症状严重，可以先内服一些姜汤，同时外用热姜汤洗手或者泡脚，这样能达到散风祛寒、舒筋活血的作用，最大限度上缓解疼痛。

长时间吹空调加之室内外温差过大，很容易引起风寒感冒。主要体现在恶寒、头疼、发热、鼻塞、流涕、咳嗽等症状，这个时候喝上一碗姜汤，你会发现感冒症状好了许多。

如果想预防“空调病”，可以在上班之前带一些生姜丝，用生姜丝泡水喝，这样就不用担心“空调病”的侵袭了。喜欢喝茶的朋友可以再配一些绿茶，这样不仅口味好，对身体也更有益处。

如果想缓解“空调病”，姜汤不可过淡也不宜太浓，一天喝一碗就可以起到作用。可以在姜汤中加适量的红糖，因为红糖有补中缓肝、活血化淤、调经等作用。

夏季我们怎样利用食物清热消暑

夏天阳光在外，人的消化功能较弱，食物的调养应着眼于清热消暑，健脾益气，因此，饮食宜选择清凉爽口、少油腻易消化的食物。酷暑盛夏，因出汗过多常口渴，适当用一些冷食，可帮助体内散发热量，补充水分、盐类及维生素，起到清热解暑的作用，如西瓜、绿豆汤、杨梅汤等，但切忌因贪凉而暴饮，否则会使胃肠道受到寒滞而引起疾病。

引起急性胃肠炎的食品主要有肉类、蛋奶类、豆制品、鱼虾、糕点等。由于这些污染食物的致病菌不分解蛋白质，因此，被污染的食品通常没有感官性状的变化，容易被忽视。可是如果进食了这些有毒食物，在6~12小时后患者常有恶心、呕吐、腹痛和腹泻等症状。

很多生的食物也可能带有致病菌，因此，进食未经彻底煮熟的海鲜，如虾、蟹、蚝等或进食未经洗净的蔬菜水果等，易引发胃肠道疾病。

在选购食物时，应该尽量选购新鲜有卫生保障的食品。从冰箱内取出的肉类和豆制品等熟食要加热消毒后再食用。熟食放置时间不要过长。

生、熟食物一定要分开处理及储存，避免熟食与生食接触。进食自助餐时，应小心选择冷冻食物，例如刺身和生蚝等，不宜过量进食，以免引起肠胃不适。

夏季里最好的降温食物全知道

盛夏，阳光炙烤，酷暑难耐，让人无处可逃。这时候也许你会躲到空调房里，也许你会抱着冰镇饮料灌个没完，可仔细想想，贪图了一时痛快可给健康留下了多少隐患？下面推荐几样果蔬，保你既能消暑解渴又能强身健体，真可谓两全其美。

（1）白扁豆。性平，味甘，有清暑化湿、健脾益气的作用，尤其是长夏之时，暑湿吐泻，食少久泄，脾虚呕逆者，食之最宜。

（2）绿豆。性凉，味甘，能清热解毒、消暑除烦，为夏季祛暑佳品。《本草汇言》中说得好："绿豆清暑热，静烦热，润燥热，解毒热。"民间常于炎夏之季，用绿豆煮成稀薄粥食用，对健康很有裨益。

（3）梨子。古代医家称之为"天生甘露饮"，意思是梨有清热润燥，生津止渴的作用，在炎夏酷暑、津伤烦闷之时，食之最宜。

（4）甘蔗。古代医家称之为"天生复脉饮"。蔗浆甘寒，有解热、生津、润燥、滋阴的作用，通常作为清凉生津剂。在炎热夏季，对口干舌燥，津液不足，烦热口渴者，食之最宜。

（5）乌梅。在民间，有用乌梅同冰糖煎成乌梅汤放凉后当冷饮供夏天饮用的习惯。乌梅味酸，同冰糖煎汤，又甜又酸，非常可口。中医有"酸甘化阴"之说，炎夏饮用乌梅汤，有生津止渴，祛暑养阴的效果。不仅如此，乌梅对大肠杆菌、痢疾杆菌、伤寒杆菌、绿脓杆菌、霍乱弧菌等多种病菌都有抑制作用。因此，夏季饮用乌梅汤，不但是清凉饮料，并且可以防止肠道传染病。

（6）草莓。有清暑解热，生津止渴的作用。果味酸甜适口，具有特殊的香味，是夏季天然的清凉止渴剂。

（7）桑椹。性寒，味甘，是一种球形多汁的小浆果，每100千克新鲜桑椹能榨出果汁40多千克，民间用它制成桑椹汽水，甜酸适度，风味别致，是夏令理想的清暑饮料。桑椹有滋阴养液的作用。《本草经疏》载："桑椹，甘寒益血而除热，为凉血补血益阴之药。"《四时月令》还说："四月宜饮桑椹酒，能理百种风热。"所以，每年4~6月桑椹紫熟时，食之最宜。

（8）葡萄。性平，味甘、酸，是一种多汁浆果，有补气血、开胃口的作用。古人对葡萄给予很好的评价，认为"葡萄当夏末涉秋，尚有余暑，甘而不饴，酸而不酢，冷而不寒，味长汁多，除烦解渴。"可谓是水果中的隽品，夏天食之颇宜。

（9）椰子浆。又称椰子汁、椰酒，为椰子胚乳中的浆液。《中国药植图鉴》云："椰汁滋补，清暑，解渴。"所以，夏季饮用椰子浆，既能补充随汗丢失的体液，又有补虚、祛暑、止渴的功效。特别是对患有充血性心力衰竭而水肿之人，食之更宜。

（10）柠檬。味极酸，有生津、止渴、祛暑、安胎的作用。《食物考》中记载："柠檬浆饮渴瘳，能避暑。孕妇宜食，能安胎。"所以，炎夏之季，宜用柠檬绞汁饮，或生食，尤以怀孕妇女食之更宜。

（11）西瓜皮。又称西瓜青、西瓜翠衣，是西瓜的外皮。有良好的清热解暑、生津止渴的效果，炎夏之季，暑热烦渴者，食之最宜。《随息居饮食谱》中说它能"凉惊涤暑"。《饮片新参》亦云："西瓜皮清透暑热，养胃津。"或洗净凉拌，或煎汤代茶饮服均可。

（12）柿子。有清热、去烦、止渴的功用。故炎热夏季，肺胃阴伤，汗多津泄，燥热烦渴之时，食之尤宜。然而柿子是大凉之物，即使在伏天，那些胃寒、脾胃虚弱者以及妇女经期，仍当忌食为妥，更注意不可与螃蟹一起食用，"凡食柿不可与蟹同，令人腹痛大泻”。

（13）菠萝。菠萝多汁，味酸甜可口，香气浓郁，别有风味。有清暑解渴、消食止泻的作用。

（14）荸荠。是夏季理想果品，它性寒多汁，无论生食或熟食，均属清热、祛暑、生津、止渴的佳品。当热天口渴、咽喉干痛、肺有热气、眼球红赤、口鼻烘热、咳吐黄痰时，吃荸荠非常奏效。炎夏时容易发生暑热下痢，饮用荸荠汁，能清理肠胃热滞污秽，可收到辅助治疗的效果。

（15）苦瓜。性寒，味苦，有清火消暑，明目解热的作用。适宜夏季烦热、口渴多饮，甚者中暑发热时服食。民间都把苦瓜当作夏季合时的蔬食。烹调时把苦瓜纵切开来，去瓤后，用盐水稍腌片刻，即除掉一半苦味，再将苦瓜切片，可炒可拌，也可用来煮鱼、肉，不仅不苦，反而更鲜美。民间还有用苦瓜煮汤作凉茶饮用的习惯，这样做更具有消暑、祛热、止渴的效果。

（16）冬瓜。性凉，味甘淡，肉质柔软，有独特的清凉感，是夏季最受欢迎的瓜类。民间常用冬瓜煨汤，是最好的消暑妙品；鲜冬瓜绞汁或捣汁饮用，更可消暑解热；夏天用以配合肉类、冬菇煨汤，特别受小朋友的喜爱，更有消除暑热烦闷的功效。

（17）节瓜。栽培于广东一带，味道清淡。节瓜不仅解暑，还有利尿作用。民间习惯在夏日用节瓜煨汤，不但能保持小便通畅，帮助消除疲劳，还能消除暑热，保持身体健康。

（18）地瓜。又称凉瓜，生熟均可食用。生吃味甜，可充当夏令水果，炒吃可当菜。《陆川本草》中记载：“地瓜甘凉，生津止渴，治热病口渴。”地瓜去皮生吃，有清暑解渴的功效。

（19）菜瓜。又名越瓜、生瓜，果肉白色或淡绿色。性寒，味甘，质脆多汁，炎夏季节烦热口渴时，可以生食之。它有清热、除烦、解渴、利尿的作用。《食物中药与便方》中说：“中暑烦渴，用生瓜捣绞汁，多量饮服，能解暑热。”尤其是在夏天酒醉后烦闷口渴时，食之更宜，因为菜瓜不仅能祛暑，又兼能醒酒。

（20）黄瓜。性凉，味甘，清凉多汁，具有清热解暑、生津止渴的功用。小黄瓜生食或凉拌，是夏日应时佳蔬，老黄瓜煨汤，又是炎夏消暑解渴的天然保健饮料。

（21）甜瓜。又称香瓜，性寒，味甘，有消暑热、解烦渴、利小便的效果。《随息居饮食谱》中亦说它能“涤热，利便，除烦，解渴，疗饥，亦治暑痢。”故夏季烦热口干时食之颇宜。

（22）菱角。《随息居饮食谱》中记载：“鲜者甘凉，熟者甘平。生食能清暑解热，除烦止渴，熟食则健脾益气。”所以，炎夏烦渴之时宜食生菱。

（23）番茄。又称番茄。据《陆川本草》记载，它“甘酸微寒，生津止渴，健胃消食，治口渴，食欲不振。”番茄含丰富的维生素，其中以维生素C最多，还含有不少钙、磷、钾、钠等元素，它既是蔬菜，又具有水果的特征，故又有“菜中之果”的美誉。炎热夏天，吃白糖拌番茄，不仅能生津止渴、健胃消食，还能增强人体免疫力。民间还用于预防夏日中暑，习惯用番茄适量，洗净切片，煎汤代茶当作饮料。

（24）苋菜。性凉，味甘，是夏天的理想蔬菜。天气酷热，往往会令人心烦气躁，用苋菜煮汤佐膳，有解暑清热的好处，尤其是青少年在夏季服食，更加适宜，不仅能解暑，另外由于苋菜含有高浓度赖氨酸，对人体成长发育很有帮助。如果是孕妇夏日临产前，食之最宜。

（25）薏苡仁。又称六谷米。性凉，味甘淡，有清热利湿和健脾补肺的作用，最适宜长夏季节，暑热挟湿者服食，煮粥服用，最为有益。

（26）百合。有润心肺、安神志、清虚火的作用，炎夏酷暑之际，常吃些百合绿豆汤，最为适宜。这是防暑清心、安神除烦的极佳饮料，百合和绿豆两者同用，相得益彰。

（27）大蒜。据现代研究，大蒜有八大功效，一有抗菌消炎作用，二有抗动脉粥样硬化作用，三有降血脂作用，四有降血压作用，五有抗肿瘤作用，六有提高机体免疫功能作用，七有降血糖作用，八有健脑作用。根据古代医家经验，炎夏之季，食之尤宜。如《本草衍义补遗》中就曾说："大蒜，多用于暑月。"《本草纲目》也认为："夏月食之解暑气。"

（28）木耳菜。又称落葵、西洋菜。性寒，味酸甜，有清热、解毒、凉血的作用。炎热夏季食之尤宜。《本草纲目》中曾说："落葵，三月种之，嫩苗可食。五月蔓延，其叶似杏叶，而肥厚软滑，作蔬和肉皆宜。"由此可见，落葵是夏令季节性佳蔬。

（29）菊花脑。性凉，味甘，有清热、凉血、开胃的作用，是江苏南京地区的夏令佳蔬。每当炎夏酷暑季节，当地市民大多喜欢用菊花脑嫩头同鸡蛋熬汤喝，有种特殊的清香气味，或以菊花脑炒食，皆相适宜。

（30）瓠子。为夏令佳蔬。性寒，味甘，能清热、利水、止渴、除烦。《唐本草》中就曾说它止渴消热。炎夏酷暑，以之煨汤，最为适宜。正如《群芳谱》中所言："味淡，夏月为日常食用。"

（31）丝瓜。性寒凉，为夏令佳蔬，有清热、凉血、祛暑的作用。《陆川本草》中还说它能"生津止渴，解暑除烦"。民间百姓也习惯于炎夏季节多吃丝瓜，或烧汤，或炒食。

（32）生姜。为常用调味作料。性温热，味辛辣，易发散。元代名医李杲指出："盖夏月火旺，宜汗散之，故食姜不禁。"尤其是现代化生活，夏天多冷饮空调，极易感受寒邪，常吃些生姜最为适宜。

（33）米醋。中医认为醋有解毒作用，相当于现代医学的抗病毒及抗菌消炎之意。现代有研究者认为：一方面，食醋能有效地抑制体内乳酸的形成，从而消除疲劳感；另一方面，人们在炎夏时节多吃些醋，能增进食欲，帮助消化，提神醒脑，保持精神健康。

（34）薄荷。性凉，味甘辛，有疏散风热、清热解暑的作用，适宜在炎夏酷暑之季当作清凉饮料服用，可起到预防中暑之效。但有两点应提醒注意：一是薄荷不宜久煎久煮，因为它的主要有效成分为挥发油，久煮则会减效；二是不宜多服久服，正如《本经逢原》所说："多服久服，令人虚冷。"

（35）决明子。性凉，味甘微苦，有清热、凉肝、明目的作用。《本草求真》中还说："决明子除风散热"。炎夏之季，常用决明子泡茶频饮，颇多裨益，尤其是患有高血压病和高脂血症患者，以及目赤肿痛之人，多饮些决明子茶，最为适宜。

（36）草菇。性寒，味甘，不仅菇肉肥嫩、味道鲜美，而且营养价值较高。它含大量维生素C和蛋白质，其中有8种人体所必需的氨基酸，而脂肪含量低，又不含胆固醇，更具有消暑和降血压的功效。因此，在炎热的夏季，宜吃性凉清热的草菇。尤其是有高血压、高血脂和肝胆疾病之人，夏天食之，颇多益处。

（37）鲜藕。性寒，味甘。据《本草汇言》云："藕，凉血散血，清热解暑之药也。"《本草经疏》亦说："藕，生者甘寒，能凉血止血，除热清胃。"可见，炎热的夏天，食用鲜藕，有清热、凉血、生津、止渴、解暑、除烦的功用。民间也常用鲜藕250克，洗净切片，加糖适量，煎汤当凉茶饮，借以防暑。

（38）紫菜。夏季炎热，人们大量出汗导致水、电解质、维生素大量丢失，此时多食紫菜，最为适宜。食后能调节机体、平衡血液酸碱度、消暑热、清心火，是夏季理想的清补食品。

（39）枸杞子子。性平，味甘，有滋补肝肾、养阴明目、防治疰夏的功用。炎夏季节，津液外泄，阴常不足，宜吃生津养阴的清淡补品为妥。尤其是干燥综合征患者和每年疰夏患者，宜用枸杞子子泡茶频饮，很有好处。

（40）金银花。性寒，味甘，最擅清火解毒。用金银花制成的凉茶，是夏季最好的清热解暑饮料。民间至今还保留着夏饮金银花露的风俗习惯，无论老幼，皆为适宜。

（41）菊花。性凉，味甘苦，以白菊花为优，有疏散风热、泻火祛暑、清肝明目的作用。对夏天头昏头涨、暑热烦渴、目赤肿痛，以及血压偏高者，宜常饮菊花茶，颇有益处。

（42）荷叶。性凉，味苦涩，有清暑利湿、升发清阳的作用。《本草再新》即载："荷叶清凉解暑，生津止渴，解火热。"《滇南本草》还说："上清头目之风热，止眩晕。"尤其是肥胖之人以及高脂血症患者，夏天食之更宜。或煎水代茶饮，或煮稀粥食用，既清暑热，又能减肥。

此外，盛夏时还宜服食茼蒿、绿豆芽、赤小豆、萝卜、菜花、芹菜、茭白、发菜、莼菜、柑橘、橙子、香蕉、橄榄、苹果、胖大海、鱼肉、鸭肉、螺蛳、蚌肉、蚬肉、甲鱼以及牛奶、豆浆、啤酒等清补食品。

夏天一碗绿豆汤，巧避暑邪赛仙方

在酷热难耐的夏天，人们都知道喝绿豆汤以清热解毒。民间广为流传"夏天一碗绿豆汤，解毒祛暑赛仙方"这一健康谚语。中国人很早开始就认识到绿豆粥清热解毒功效。唐朝医家说绿豆："补益元气，和调五味，安精神，行十二经脉，去浮风，益气力，润皮肉，可长食之。"

而《本草纲目》是这样记载绿豆的：用绿豆煮食，可消肿下气、清热解毒、消暑解渴、调和五脏、安精神、补元气。绿豆味甘性寒，归心、胃经，具有清热解毒、消暑利尿之功效。所以是夏季补心安神、清热解毒的佳品。

服食绿豆，最好的方法当然是用绿豆熬汤。制绿豆汤时，有时会因煮的时间过久，而使汤色发红发浑，失去了应有的特色风味。这里列举五种熬制绿豆的方法，简单轻松就能熬出美味又解暑的绿豆汤。

方法一：

将绿豆洗净，控干水分倒入锅中，加入开水，开水的用量以没过绿豆2公分为好，煮开后改用中火。当水分要煮干时（注意防止粘锅），加入大量的开水，盖上锅盖，继续煮20分钟，绿豆已酥烂，汤色碧绿。

方法二：

将绿豆洗净，用沸水浸泡20分钟，捞出后放到锅里，再加入足量的凉水，旺火煮40分钟。

方法三：

将绿豆洗净，放入保温瓶中，倒入开水盖好。等绿豆粒已涨大变软，再下锅煮，就很容易在较短的时间内将绿豆煮烂。

方法四：

将挑好的绿豆洗净晾干，在铁锅中干炒10分钟左右，然后再煮，绿豆很快就可煮烂。

方法五：

将绿豆洗净，用沸水浸泡10分钟。待冷却后，将绿豆放入冰箱的冷冻室内，冷冻4小时，取出再煮。

防暑降温粥伴你清凉度夏

在炎热的夏季，人的胃肠功能因受暑热刺激，其功能会相对减弱，容易发生头重倦怠、胸脘郁闷、食欲不振等不适，甚至引起中暑，伤害健康。

为保证胃肠正常工作，就要在饮食上对机体起到滋养补益的作用，增强人体抵抗力，有效地抗御暑热的侵袭，避免发生中暑。下面的防暑降温粥能帮你清凉度夏。

（1）银花粥：银花性味甘寒、气味清香。用银花30克水煎后取浓汁约150毫升，再用粳米50克，加水300毫升煮成稀粥，分早、晚两次温服，可预防治疗中暑。风热患者、头痛目赤、咽喉肿痛、高血压、冠心病患者最宜食用。

（2）薄荷粥：先取新鲜薄荷30克，或干薄荷15克，煎汤取汁备用。再取100克大米煮成粥，待粥将熟时加入薄荷汤及适量冰糖，煮沸一会儿即可。此粥具有清热解暑、疏风散热、清利咽喉的功效。薄荷叶性味辛凉，气味清香，很是可口。

（3）荷叶粥：取新鲜荷叶一片，洗净切碎，放入纱布袋中水煎，取浓汁150毫升，加入粳米100克，冰糖适量，加水500毫升，煮成稀粥，每天早、晚食一次。荷叶气香微涩，有清热解暑、消烦止渴、降低血压和减肥等功效，与粳米、冰糖煮粥香甜爽口，是极好的清热解暑良药。

（4）莲子粥：莲子有清心除烦、健脾止泻的作用。用莲子粳米同煮成莲子粥，对夏热心烦不眠有治疗作用。

（5）藿香粥：藿香15克（鲜品加倍），加水180毫升，煎煮2~3分钟，过滤去渣；粳米50克淘净熬粥，将熟时加入藿香汁再煮2~3分钟即可，每日温食3次。藿香味辛性温，是夏令常用药，对中暑高热、消化不良、感冒胸闷、吐泻等有理想的防治作用。

夏季要多补水和维生素

夏季天气炎热，应注意补充水分和维生素，这样才能使胃口更好，身体更健康。下面介绍夏季补水和维生素的具体方法：

补水要在饭前

在饭前1小时，喝1杯水，除了可以解除肠胃脱水的现象，还能促进肠胃蠕动以及胃的排空，促进食欲。

补充维生素B_1

夏天喝大量的水和冷饮，因为流汗多，容易把B族维生素冲出体外，导致食欲不振，因此B族维生素中的维生素B_1是将食物中的碳水化合物转换成葡萄糖的“媒人”，葡萄糖提供脑部与神经系统运作所需的能量；少了它，虽然照常吃饭，体内的能量却不足，就会表现无精打采。维生素B_1最丰富的来源是所有谷类，如小麦胚芽、黄豆、糙米等，肉类以猪肉含量最丰富。

补充维生素B_2

维生素B_2负责转化热能，它可以帮助身体将蛋白质、碳水化合物、脂肪释放出能量。在活动量大的夏天更需维生素B_2，因为美国康乃尔大学一项研究发现，人体对维生素B_2的需求量是随着活动量而增加的，维生素B_2的最佳食物来源是牛奶、乳酪等乳制品以及绿色蔬菜如花椰菜、菠菜等。

补充维生素B_3

维生素B_3和维生素B_1、维生素B_2一起负责碳水化合物新陈代谢并提供能量，缺乏维生素B_3会引起焦虑、不安、易怒，所以夏天常常觉得烦躁。富含维生素B_3的食物有青鱼、鸡肉、牛奶等。

补充维生素C

暑热也会给人一种压力，而维生素C具有抗压的作用，在夏天自制苦瓜汁、芹菜汁、凤梨汁等各种果汁，既可补充水分，也可以补充丰富的维生素C。

夏日喝凉茶有讲究

夏天偏热多湿的气候容易使人上火，而凉茶是祛暑败火最直接有效的方法。下面介绍的几款凉茶中，总有一款适合你。

（1）西瓜皮凉茶：可将外皮绿色的那一层利用起来，洗净后切碎去渣取汁，再加入少量白糖搅拌均匀，有去暑利尿解毒之功。

（2）陈皮茶：将干橘子皮10克洗净，撕成小块，放入茶杯中，用开水冲入，盖上杯盖焖10分钟左右，然后去渣，放入少量白糖。稍凉后，放入冰箱中冰镇一下更好。

（3）薄荷凉茶：取薄荷叶、甘草各6克放入锅内，加2500克水，煮沸5分钟后，放入白糖搅匀，常饮能提神醒脑。

（4）橘子茶：将橘子肉和茶叶用开水冲泡，可制成橘子茶，它可防癌、抗癌和预防心血管疾病，如果将经过消毒处理的新鲜橘子皮与白糖一同冲喝，还能起到理气消胀、生津润喉、清热止咳的作用。

（5）桑菊茶：将桑叶、白菊花各10克，甘草3克放入锅中稍煮，然后去渣叶，加入少量白糖即成，可散热清肺润喉，清肝明目，对风热感冒也有一定疗效。

（6）荷叶凉茶：将半张荷叶撕成碎块，与中药滑石、白术各10克，甘草6克，放入水中，共煮20分钟左右，去渣取汁，放入少量白糖搅匀，冷却后饮用，可防暑降温。

（7）淡盐凉茶：开水500毫升冲泡绿茶5克，食盐2克，晾凉待饮，能止渴解热除烦，治头晕恶心。

（8）果汁红茶：锅中加水750毫升，加热至沸倒入红茶40克，微沸5分钟，离火去茶叶，晾凉后放入冰箱。饮用时在杯中倒入红茶，放少许柠檬汁、橘汁、白砂糖，再加冰水150毫升，滴入少许白兰地酒，放橘子一瓣，碎冰少许。既可祛火，又很爽口。

祛除湿邪，夏季最当时

中医称夏末秋初为长夏时期，其气候特点是多湿，所以《理虚元鉴》特别告诫说："长夏防湿。"这个季节多雨潮湿，水汽上升，空气中湿度最大，加之或因外伤雾露，或因汗出沾衣，或因涉水淋雨，或因居处潮湿，以致感受湿邪而发病者最多。现代科学研究证实，当热环境中空气相对湿度较大时，有碍于机体蒸发散热，而高温条件下蒸发是人体的主要散热形式。空气中大量水分使机体难以通过水分蒸发而保持产热和散热的平衡，出现体温调节障碍，常常表现出胸闷、心悸、精神委靡、全身乏力。长夏防湿，主要应做到以下几点：

饮食清淡，易于消化

中医学认为，湿为阴邪，易伤阳气。因为人体后天之本——脾喜燥而恶湿，所以，长夏季节湿邪最易伤脾，一旦脾阳为湿邪所遏，则可导致脾气不能正常运化而气机不畅，可见脘腹胀满、食欲不振、大便稀溏、四肢不温、口甜苔腻脉濡等症。若影响到脾气升降失司，还能出现水液滞留，常见水肿形成、目下呈卧蚕状，也可见到下肢肿胀。因此，长夏季节最好少吃油腻食物，多吃清淡易于消化的食物，如元代著名养生家丘处机所说："温暖，不令大饱，时时进之……其于肥腻当戒。"这里还指出，饮食也不应过凉，因为寒凉饮食最能伤脾的阳气，造成脾阳不足。此外，由于消化功能减弱，一定要把好"病从口入"这一关，不吃腐烂变质食物，不喝生水，生吃瓜果蔬菜一定要洗净，应多食清热利湿的食物，使体内湿热之邪从小便排出。常用清热利湿食物，以绿豆粥、荷叶粥、红小豆粥最为理想。

避免外感湿邪

由于长夏阴雨连绵，人们极易感受外来湿邪的侵袭，出现倦怠、身重、嗜睡等症，严重者还能伤及脾阳，造成呕吐腹泻、脘腹冷痛、大便稀薄。因此，长夏一定要避免湿邪侵袭，做到外出带伞、及时避雨。若涉水淋雨，回家后要立即服用姜糖水。有头重、身热不扬等症状者，可服藿香正气水等。此外，由于天气闷热，阴雨连绵，空气潮湿，衣物极易发霉，人也会感到不适。穿着发霉的衣物，容易感冒或诱发关节疼痛，因此，衣服要经常晒一晒。

总之，根据中医学"春夏养阳"的原则，长夏防湿的关键在于要保养人体阳气。只有阳气充足，湿邪才不易侵犯。

第四章
秋季养“收”——勿兹食生冷，使运化不利，升降失常

万物收获，秋季养生注“收”

《素问·四气调神大论篇》中有：“秋三月，此谓容平，天气以急，地气以明。早卧早起，与鸡俱兴，使志安宁，使肺气清，此秋气之应，养收之道也。逆之则伤肺，冬为飧泄，奉藏者少。”

生活中我们应该如何进行“养收”呢？

秋季养生要防“秋燥症”

燥邪伤人，尤易伤人体津液。津液既耗，就会出现“燥象”，表现为口干、唇干、鼻干、咽干、舌干少津、大便干结、皮肤干燥甚至皲裂。肺喜润而恶燥，肺的功能必然受到影响，就会出现鼻咽干燥、声音嘶哑、干咳少痰、口渴便秘等一系列“秋燥症”。防秋燥要多吃芝麻、蜂蜜、银耳、青菜之类的柔润食物，以及梨、葡萄、香蕉等水分丰富、滋阴润肺的水果。要早睡早起，早起呼吸新鲜空气，以利舒肺，能使机体津液充足，从而精力充沛。

秋季养生要防“湿邪”

秋季雨水还是很多的，此时防湿气阴邪困伤脾阳而发生水肿、腹泻。防湿主要应以祛湿化滞、和胃健脾的膳食为主，如莲子、藕、山药等。

秋季养生要防“贼风”

秋天凉风习习，很多人喜欢开着窗子睡，而且秋天气候变化大。早晚温差大，冷热失常，往往使人措手不及，“贼风”往往会乘虚而入，使人生病。防“贼风”的方法有：一方面注意穿衣、盖被，不要随意减衣，另一方面不要过早穿上棉衣，“秋要冻”，才会对“贼风”有抵抗力。

秋季养生食疗方

1.莲子芝麻羹

材料：取莲子肉30克，芝麻15克，白糖适量。

做法：先将芝麻炒香，研成细末，莲子加水煮1小时，再加入芝麻细末、白糖，煮熟。

功效：此方可补五脏，强肝肾。

2.百宴南瓜

材料：嫩南瓜1个，粉丝少许，五花肉250克，鸡蛋2个，姜、葱、味精、盐等调味品适量。

做法：先将南瓜洗净，从上面切去一个盖，挖去中间的瓜瓤。五花肉剁碎，粉丝泡软后切成小段。将五花肉、粉丝、姜末、葱花、盐、味精等搅在一起，打入鸡蛋，搅匀放入南瓜内。将南瓜放入锅内，隔水用大火炖3个小时即可食用。

功效：此方能补中益气、止咳、清热解毒。

秋季进补，滋阴润肺就选乌鸡

秋季最适宜温补，因为秋季气候干燥，需要多吃点滋补养阴的食物。秋季适宜经常食用乌鸡，可抵抗秋燥。

乌鸡含丰富的蛋白质、B族维生素及18种氨基酸和18种微量元素，其中烟酸、维生素E、磷、铁、钾、钠的含量均高于普通鸡肉，胆固醇和脂肪含量却很低。乌鸡的血清总蛋白和球蛋白质含量均明显高于普通鸡。

乌鸡还含有丰富的黑色素，入药后能起到使人体内的红细胞和血色素增生的作用。因此，乌鸡自古以来都是营养价值极高的滋补品，被称作“名贵食疗珍禽”，适宜老年人、儿童、妇女，特别是产妇食用，体虚血亏、肝肾不足、脾胃不健的人也适宜食用乌鸡。

中医认为，乌鸡性平、味甘，具有滋阴清热、补肝益肾、健脾止泻等作用。食用乌鸡，可提高生理功能、延缓衰老、强筋健骨，对防治骨质疏松、佝偻病、妇女缺铁性贫血症等有明显功效。

乌鸡是一种优良的烹饪原料，肉质细嫩，味道鲜美，可以烹制出色、香、味各异，风味别具的多种菜肴，但方式却只有炖汤一种，因为乌鸡唯有炖汤，才能发挥其营养功效。

乌鸡多用于食疗，多与银耳、木耳、茯苓、山药、红枣、冬虫夏草、莲子、天麻、芡实、糯米或枸杞子子配伍，有不同的食疗功效，如乌鸡炖天麻可治神经衰弱，陈年老醋炖乌鸡可降血糖。

再来给大家推荐几款保健食谱：

1.三味乌鸡汤

材料：乌鸡、黑芝麻、枸杞子子、红枣（干）各适量、姜、盐、味精各适量。

做法：乌鸡洗净，去毛及内脏，黑芝麻不加油，炒香，枸杞子洗净，红枣泡发去核，生姜去皮洗净切片。将以上材料放入锅中，注入适量的清水。用中火煲3小时后以细盐调味，即可饮用。

功效：滋补肝肾、乌须黑发、强壮身体。

2.清炖乌鸡汤

材料：乌鸡1只，香葱2棵，生姜、料酒、精盐各适量。

做法：将乌鸡洗净，香葱洗净切段，生姜洗净切片。将乌鸡放沸水中焯一下，除去血水。把乌鸡、料酒、香葱、生姜放入砂锅内，用武火烧开。改文火炖2小时左右，加入精盐调味即可。

功效：气血双补、延缓衰老。

3.山药莲子乌鸡汤

材料：乌鸡半只，新鲜山药、莲子、红枣各适量，姜盐、味精各适量。

做法：乌鸡剁块，放入沸水中焯去血污，山药削皮洗净并切滚刀块，莲子、红枣用水泡软备用，姜切片。将所有食材放入锅中，加足量的水，武火烧开，文火炖2小时。加盐及味精调味即可。

功效：益气补血，滋阴润燥。

炖乌鸡汤时，最好将鸡骨砸碎和与肉、杂碎一起熬炖，滋补效果最佳。最好不用高压锅，用砂锅熬炖，炖煮时宜用文火慢炖。

同时，体肥及邪气亢盛，邪毒未清和患严重皮肤疾病者宜少食或忌食乌鸡，多食能生痰助火，生热动风。患严重外感疾患时也不宜食用乌鸡。

秋季补虚健脾，猪肚功效颇佳

秋季是从酷暑向寒冬过渡的季节，人的抵抗力在这个时候也相对较弱。而同时，秋季又是有利于调养生机，去旧更新的季节，最适宜进补。但秋季，人们的口、鼻、皮肤等部位往往会有不同程度的干燥感，因此，秋季饮食要选择既能增强人体抵抗力和免疫力，同时能生津养阴滋润多汁的食物，秋季食用猪肚，可缓解这些症状。

猪肚即猪胃，含有蛋白质、脂肪、碳水化合物、维生素及钙、磷、铁等，具有补虚损、健脾胃的功效，适用于气血虚损、脾胃虚弱、食欲不振、中气不足、气虚下陷等症的食疗。

中医认为，猪肚味甘，微温。《本草经疏》说："猪肚，为补脾之要品。脾胃得补，则中气益，利自止矣……补益脾胃，则精血自生，虚劳自愈。"常配其他的食疗药物，装入猪胃，扎紧，煮熟或蒸熟食用。如配党参、白术、薏苡仁、莲子、陈皮煮熟食用，可治小儿消瘦，脾虚少食。

猪肚适于爆、烧、拌、蒸和煲汤，其做法都能保存猪肚的营养成分，可根据自己的喜好烹饪出适合自己口味的猪肚菜肴。

挑选猪肚要有方法，新鲜猪肚黄白色，手摸劲挺黏液多，肚内无块和硬粒，弹性较足。猪肚的清洗也很关键，将猪肚用清水洗几次，然后放进水快开的锅里，不停地翻动，不等水开就把猪肚取出来，再把猪肚两面的污物除掉即可。

我们再来看看猪肚的保健食谱：

1.香辣肚丝

材料：猪肚适量，红辣椒1个，青辣椒1个，大葱1根，生姜1块，花椒、大料、干辣椒、香油、料酒、醋、精盐、味精各适量。

做法：大葱洗净切段，生姜洗净拍松，将猪肚反复用清水洗净，青、红辣椒洗净切丝。烧开水，把猪肚焯一下，呈白色时捞出刮洗干净，除去油脂。洗净锅，再加水烧开，放入猪肚、葱段、姜块、辣椒、大料、花椒、料酒，武火烧开后撇去浮沫，改用文火煮。约1小时后取出猪肚晾凉，切成丝装盘，然后放入辣椒丝。将精盐、味精、香醋、香油调匀，淋在肚丝和辣椒丝上，撒上姜末即可。

功效：补虚健脾、滋阴润燥。

2.油爆双脆

材料：猪肚头、鸡胗各适量，葱末、姜末、蒜末、精盐、味精、熟猪油、湿淀粉、清汤各适量。

做法：将肚头剥去脂皮、硬筋，洗净，用刀划上网状花刀，放入碗内，加盐、湿淀粉搅拌均匀，鸡胗洗净，剔去内外筋皮，用刀划上十字花刀，放入另一只碗内，加盐、湿淀粉搅拌均匀。另取一只小碗，加清汤、料酒、味精、精盐、湿淀粉，拌匀成芡汁待用。炒锅上旺火，放入猪油，烧至八成热，放入肚头、鸡胗，迅速炒散，倒入漏勺沥油。炒锅内留油少许，下葱、姜、蒜末煸出香味，随即倒入鸡胗和肚头，并下芡汁，颠翻两下，即可出锅装盘。

功效：适用于气血虚损、身体瘦弱者食用。

3.鲜莲子百合煲猪肚

材料：猪肚一副，鲜百合、鲜莲子各适量，胡椒粉、盐、味精、葱、姜各适量。

做法：把清洗干净的猪肚放进开水中用大火焯一下，加入料酒去除腥味，再用清水把猪肚洗干净并切成条，葱切段、姜切片备用。将肚条、莲子、葱、姜放入盛有开水的砂锅里，武火煮开，改文火炖30分钟。将百合放入锅中煮30分钟，加入胡椒粉、盐、味精调味，搅拌均匀后即可出锅食用。

功效：润肺益脾、除虚热、养心安神、补虚益气。

猪肚烧熟后，切成长条或长块，放在碗里，加点汤水，放进锅里蒸，猪肚会涨厚一倍，又嫩又好吃，但注意不能先放盐，否则猪肚就会紧缩。大家要注意猪肚不适宜贮存，应随买随吃。

秋季补充胶原蛋白，必吃猪蹄

秋季饮食调理以“燥者润之”为原则，应多食用一些滋阴润燥的食物。胶原蛋白就是皮肤细胞生长的主要原料，它不仅能滋润皮肤，还能增加皮肤的贮水功能，维护皮肤的湿润，所以秋季可以适当多食用一些胶原蛋白含量高的食物，比如猪蹄。

猪蹄又叫猪脚、猪手，营养丰富，富含蛋白质、脂肪、碳水化合物、钙、磷、铁、维生素等，尤其是猪蹄中富含的胶原蛋白和弹性蛋白，可促进毛皮生长，防治进行性肌营养不良症，使冠心病和脑血管病得到改善。猪蹄对于经常四肢疲乏，腿部抽筋、麻木，消化道出血，失血性休克及缺血性脑病患者有一定辅助疗效，它还有助于青少年生长发育和减缓中老年妇女骨质疏松的速度。

人体中胶原蛋白质缺乏，是人衰老的一个重要因素。猪蹄中的胶原蛋白质在烹调过程中可转化成明胶，它能结合许多水，从而有效改善机体生理功能和皮肤组织细胞的储水功能，防止皮肤过早褶皱，延缓皮肤衰老。为此，人们把猪蹄称为“美容食品”和“类似于熊掌的美味佳肴和良药”。

中医认为，猪蹄性平，味甘、咸，具有补血、滋阴、通乳、益气、脱疮、祛寒热等功能，适合用于乳少、痈疽、疮毒等病症，还有滑肌肤、填肾精、健腰脚等效能，《别录》言其“主伤挞诸败疮，下乳汁”。我国古代医家早就推崇吃猪蹄，认为它比猪肉更能补益人体，如清代《随息居饮食谱》载，猪蹄“填肾精而健腰脚，滋胃液以滑皮肤，长肌肉可愈漏疡，助血脉能充乳汁，较肉尤补。”

猪蹄是日常家庭经常食用的肉类食物，做法也简单易操作。猪蹄一般用于炖汤、红烧或卤制，都能较好地保存猪蹄的营养成分。很多以猪蹄为主的食疗方，效果都很显著，如黑芝麻炒焦为末，用猪蹄汤送服可治疗产后乳胀、少乳；猪蹄、香菇、带衣花生米、大枣共炖可补益气血，等等。

猪蹄带皮煮的汤汁最后不要浪费，可以煮面条，味道鲜美而且富含有益皮肤的胶质；作为通乳食疗时应少放盐，不放味精。

下面再给大家推荐几款猪蹄的做法：

1.黄豆猪蹄汤

材料：猪蹄、大豆各适量，料酒、大葱、姜、盐、味精各适量。

做法：猪蹄用沸水烫后拔净毛，刮起去浮皮，黄豆提前浸泡1小时，备用，姜洗净切片，大葱切段。猪蹄放入锅中，加入清水、姜片煮沸，撇沫。加料酒、葱及黄豆，加盖，用文火焖煮。至半酥，加精盐，再煮1小时。调入味精调味即可。

功效：补脾益胃，养血通乳。

2.红烧猪蹄

材料：猪蹄适量，盐、葱、姜、桂皮、八角、料酒、酱油、整干椒、花椒、糖各适量。

做法：将猪蹄刮毛洗净，剁去爪尖劈成两半，放开水中焯一下，捞出洗净沥干，姜拍烂，葱切段。把姜、葱、桂皮、八角、整干椒炒香，放猪蹄煸干水分，烹料酒、糖、酱油，炒上色加水，调正味，小火烧至酥烂，进味。食用时，拣出姜、葱及香料，盛碗中，撒葱花。

功效：预防骨质疏松。

3.山药花生炖猪蹄

材料：猪蹄2只，山药、花生各适量，盐、味精各适量。

做法：猪蹄洗净，切块，入沸水中焯一下，捞出；将山药洗净，去皮切块。将山药、猪蹄、花生放入砂锅中，加精盐及适量水，中火炖至猪蹄烂熟即成。

功效：可补充雌激素，丰乳补血。

用开水将猪蹄煮到皮发胀，然后取出用指钳将毛拔除，省力省时。同时，由于猪蹄含胆固醇含量高，有胃肠消化功能减弱的老年人每次不可食之过多；患有肝病疾病、动脉硬化及高血压病的患者应少食或不食为好；凡外感发热和一切热证、实证期间不宜多食；晚餐吃得太晚时或临睡前不宜吃猪蹄，以免增加血黏度。猪蹄也不可与甘草同吃，否则会引起中毒，但可以用绿豆治疗。

西蓝花——滋阴润燥的秋季菜

秋季干燥的气候经常会让人口干舌燥，咳嗽不断，饮食调理可以改善这一状况，营养学家提倡，秋季要多吃西蓝花，因为这时西蓝花花茎中营养含量最高。常吃西蓝花有润喉、开音、润肺、止咳的功效，还可以减少乳腺癌、直肠癌及胃癌等癌症的发病率，堪称美味的蔬菜良药。

西蓝花的营养价值在各种蔬菜中首屈一指，其中蛋白质含量是菜花的3倍、番茄的4倍，钙的含量可与牛奶相媲美。此外，西蓝花中磷、铁、钾、锌、锰等微量元素以及维生素和胡萝卜素的含量都很丰富，比同属于十字花科的白菜花高出很多，被誉为“蔬菜皇冠”。

西蓝花被誉为“防癌新秀”，尤其是在防治胃癌、乳腺癌方面效果尤佳。这是因为西蓝花含萝卜硫素，可刺激身体产生抗癌蛋白酵素。经常食用，有助排除体内有害的自由基。

西蓝花还可提高机体免疫力，它含有的丰富抗坏血酸，不但有利于人的生长发育，更重要的是能提高人体免疫功能，促进肝脏解毒，增强人的体质以及抗病能力。

西蓝花对高血压、心脏病有调节和预防的功用。西蓝花所含的类黄酮，不仅能防止感染，还是血管的“清道夫”，能阻止胆固醇氧化，防止血小板凝结，减少心脏病与中风的危险。

西蓝花还是糖尿病患者的最好食物，其富含的高纤维能有效降低肠胃对葡萄糖的吸收，进而降低血糖，有效控制糖尿病的病情。

新研究证明，常吃西蓝花还可以抗衰老，防止皮肤干燥，是一种很好的美容佳品；且对保护大脑、视力都有很好的功效，是营养丰富的综合保健蔬菜。

西蓝花在西餐上的吃法上主要是拌沙拉，或煮后作为配菜，这样避免了高温加热中的营养损失，对健康更为有利。中餐习惯与其他配菜一同炒食。

西蓝花煮后颜色会变得更加鲜艳，但要注意的是，在焯西蓝花时，时间不宜太长，否则失去脆感，拌出的菜也会大打折扣；

西蓝花焯水后，应放入凉水内过凉，捞出沥净水再用，烧煮和加盐时间也不宜过长，才不致丧失和破坏防癌抗癌的营养成分。

下面再来介绍一下西蓝花的做法：

1.香菇西蓝花

材料：西蓝花、香菇各适量，盐、味精、胡椒粉各适量。

做法：西蓝花洗净，适当切成小朵，用热水把香菇泡软，洗净挤干水分。将西蓝花、香菇同时放入开水中焯一下，捞出沥干晾凉待用；炒锅置火上，放油烧热，依次放入香菇、西蓝花快速翻炒。待炒熟后，放盐、味精和胡椒粉调味，出锅即成。

功效：防癌抗癌、润燥爽口。

2.兰花虾球

材料：西蓝花、虾仁各适量，盐、味精、湿淀粉各适量。

做法：西蓝花洗净，切成小朵，用开水焯一下，捞出用凉水过一遍，沥干水晾凉待用。虾仁去背上黑线，洗净。炒锅置火上，放油烧热，倒入西蓝花和虾仁翻炒。待两者熟后，放湿淀粉勾芡，加盐、味精调味即成。

功效：增强免疫力、健脑明目。

3.凉拌西蓝花

材料：西蓝花适量，木耳（干），小葱10克，大蒜、味精、盐、醋、香油各适量。

做法：黑木耳泡发去蒂洗净，用开水焯一下，切丝备用。将西蓝花洗净分成小块，用开水焯一下，摊开，晾凉。葱切丝、蒜切末。将西蓝花、木耳丝、葱丝、蒜末放一起，加适量盐、醋、味精、香油，拌匀即可食用。

功效：润肺止咳、滋润皮肤。

西蓝花中常有残留的农药，还容易生菜虫，所以在吃之前，可将菜花放在盐水里浸泡几分钟，菜虫就跑出来了，还可有助于去除残留农药。

西蓝花和猪肝不能同食，猪肝中含有丰富的铜、铁、锌等微量元素，西蓝花中含有大量的醛糖酸残基，同时食用能形成螯合物，影响人体对营养物质的吸收。

牛奶与西蓝花相克，同食会影响钙的吸收。

莴苣就是秋季主打菜

秋季是由热而寒的过渡季节，养生重在饮食调养心肺，如果因为秋燥而影响食欲，可以多吃莴苣（莴笋），刺激食欲，此外，秋季爱患咳嗽的人，多吃莴苣叶还可平咳。可见，莴苣应该成为秋季的主打菜。

莴苣能改善消化系统功能。因其味道清新且略带苦味，可刺激消化酶分泌，增进食欲。莴苣中含有的大量纤维素，能够促进人体的肠壁蠕动，防治便秘。莴苣的乳状浆液，能增强胃液、消化腺的分泌和胆汁的分泌，能迅速帮助人体排出宿便和毒素以及浊气，起到清肠、减肥、瘦身的作用。

莴苣有润发、利尿、通乳的功效。莴苣中钾的含量远远高于钠含量，能促进排尿，维持水平衡。莴苣也有通乳的功效，《本草纲目》记载，李时珍曾用莴苣加酒，煎水服用来治疗产后乳汁不通。因缺钾而脱发者，经常食用莴苣，可以令秀发乌黑、浓密、顺滑。

莴苣中所含的氟元素，可参与牙釉质和牙本质的形成，参与骨骼的生长，另外，莴苣中还含有铁、钙等微量元素，对儿童换牙、长牙很有好处。莴苣中的含碘量高，有利于人体基础代谢、心智、体格发育以及情绪调节，因此莴苣具有镇静的作用，经常食用有助于消除紧张，帮助睡眠。

莴苣具有调节神经系统功能的作用，其所含有机化含物中富合人体可吸收的铁元素，可治疗缺铁性贫血，莴苣的热水提取物可以抑制某些癌细胞，所以莴苣是防癌抗癌的保健蔬菜。

莴苣叶的营养远远高于莴苣茎，叶比其茎所含胡萝卜素高出72倍多，维生素B_1是茎的2倍，维生素B_2是茎的5倍，维生素C是茎的3倍。

莴苣的肉质脆嫩，是秋季餐桌上的美食，可生食、凉拌、炒食或腌渍，也可用它做汤和配料等，最常见的做法是凉拌或清炒莴苣。

凉拌莴苣可治疗上火而引起的牙龈肿痛、牙龈出血、鼻干流血；莴苣炒腰花可补肾增乳汁；鲜莴苣叶煎汤饮，可治疗水肿和肝腹水；将莴苣茎和叶捣烂后煮熟，作为饮品，能治腹痛；莴苣与牛肉同食，可以促使乳房部位的营养供应，达到丰胸的效果。

下面再来介绍一下莴苣的几种做法：

1.虾皮莴苣

材料：莴苣半个、虾皮适量，食用油、盐、味精少许。

做法：莴苣去皮，洗净，切丝。炒锅上火，加少许食用油，油热后，放入莴苣丝、虾皮，快速翻炒几下。点入少许清水，继续翻炒，待莴苣熟后，加少许盐、味精即成。

功效：利尿通乳、安神降压。

2.凉拌莴苣丝

主料：莴苣1根。

配料：熟花生米适量。

调料：盐、白糖、味精、花椒油、黑芝麻、食用油各适量。

做法：将莴苣均匀切成丝，放在一个稍微大一点的碗里待用。将炒熟的花生米去皮，擀碎洒在莴苣丝上面，再撒一点盐、白糖、鸡精、花椒油、黑芝麻。锅烧热，倒入食用油，烧热，泼在笋丝上面（要把调料都浇到）。将油和以上作料拌匀，即可食用。

功效：促进食欲、安神助睡。

3.莴苣炒牛肉丝

主料：莴苣、瘦牛肉各适量。

调料：酱油、料酒各适量。

做法：将莴苣去皮切成丝；将牛肉切丝，放酱油与料酒，浸泡约半小时。锅置火上，倒油烧热，放入牛肉丝，武火快速翻炒至熟，捞出备用。锅置火上，倒油烧热，倒入莴苣丝，武火快炒至熟。将炒好的莴苣盛入盘中铺底，将牛肉丝放在莴苣上面即可。

功效：调养气血、丰胸健乳。

焯莴苣时，焯的时间不宜过长，一定要注意时间和温度，时间过长、温度过高会使莴苣绵软，失去清脆口感。烹饪莴苣时，不宜放太多盐，因莴苣怕咸，盐要少放才好吃。

同时，食用莴苣也要注意：患有眼疾特别是夜盲症的人不宜多吃莴苣，因莴苣中的某种物质对视神经有刺激作用。莴苣下锅前不应挤干水分，虽然挤干水分可以增加莴苣的脆嫩，但从营养角度考虑，这会丧失大量的水溶性维生素。

秋季阳气“收敛”，用香蕉和梨滋阴润燥

在秋天，人们经常出现皮肤干涩、鼻燥、唇干、头痛、咽干、大便干结等秋燥症状。中医认为，在夏季出汗过多，体液损耗较大，身体各组织都会感觉水分不足，从而导致“秋燥”。预防秋燥，补水当然不可少。

秋季补水，可以从以下几个方面着手：

少言补气

中医认为“形寒饮冷则伤肺”，所以要忌寒凉之饮。“少言”是为了保护肺气，当人每天不停地说话时会伤气，其中最易伤害肺气和心气。补气的方法：西洋参10克、麦冬10克，泡水，代茶饮，每天一次。

注意皮肤保湿

秋天对应人体的肺脏，而肺脏的功能是主管人体皮肤，所以皮肤的好坏与人体肺脏相关。食物以多吃百合为最佳，这是因为百合有润肺止咳、清心安神、补中益气的功能。秋天多风少雨，气候干燥，皮肤更需要保养，多食百合有滋补养颜护肤的作用。但百合因其甘寒质润，凡风寒咳嗽、大便溏泄、脾胃虚弱者忌用。

多吃梨和香蕉

梨肉香甜可口，肥嫩多汁，有清热解毒、润肺生津、止咳化痰等功效，生食、榨

汁、炖煮或熬膏，对肺热咳嗽、麻疹及老年咳嗽、支气管炎等症有较好的治疗效果。若与荸荠、蜂蜜、甘蔗等榨汁同服，效果更佳。但梨是寒性水果，对于寒性体质，脾胃虚弱的人应少吃。香蕉有润肠通便、润肺止咳、清热解毒、助消化和健脑的作用。但胃酸过多者不宜吃香蕉，胃痛、消化不良、腹泻者也应少吃。

秋季滋阴润燥，麦冬、百合少不了

由于夏天出汗过多，体液损耗较大，身体各组织都会感觉缺水，人在秋季就容易出现口干舌燥、便秘、皮肤干燥等病症，也就是我们常说的“秋燥”。

《本草纲目》里说，麦冬可以养阴生津、润肺清心，适用于肺燥干咳、津伤口渴、心烦失眠、内热消渴及肠燥便秘等。而百合入肺经，补肺阴，清肺热，润肺燥而止，对“肺脏热，烦闷咳嗽”有效。所以，要防止秋燥，用麦冬和百合最适宜。

至于如何用麦冬和百合来滋阴润燥，还有一些小窍门。

1.西洋参麦冬茶

秋季需要护气，尤其是肺气和心气，如平时应尽量少说话。不过，那样也只能减少气的消耗，而真正需要的是补气，而补气佳品非西洋参麦冬茶莫属。

材料：西洋参10克，麦冬10克。

做法：泡水，代茶饮，每天1次。

2.蜜蒸百合

秋天多风少雨，气候干燥，皮肤更需要保养，多食百合有滋补、养颜、护肤的作用。但百合因甘寒质润，凡风寒咳嗽、大便稀溏、脾胃虚弱者忌用。关于具体的吃法，《本草纲目》中记载了这样一个润肺的方子。

材料：百合200克，蜂蜜适量。

做法：用新百合加蜜蒸软，时时含一片吞津。

除此之外，预防秋燥，补水同样必不可少。秋季天气干燥，要多吃滋阴润燥的食物，如梨、糯米、蜂蜜等；常吃些酸性食物，如山楂、秋梨膏、柚子等，具有收敛、补肺的功能。尽量不要吃辛辣食物。

再有，秋季人体内的阳气顺应自然界的变化，开始收敛，故不宜添加过多的衣服。然而，深秋时候天气变冷，应加衣以预防感冒。此时，运动也是一个不错的方法，如打羽毛球、爬山、慢跑、散步、打篮球、登山等。还有一个非常简便的方法：晨起闭目，采取坐势，叩齿36次；舌在口中搅拌，口中液满后，分3次咽下；在意念的作用下把津液送到丹田，进行腹式呼吸，用鼻吸气，舌舔上腭，用口呼气。连续做10次。

秋令时节，新采嫩藕胜仙丹

秋令时节，正是鲜藕应市之时。鲜藕除了含有大量的碳水化合物外，蛋白质和各种维生素及微量元素也很丰富。其味道微甜而脆，十分爽口，是老幼妇孺、体弱多病者的上好食品和滋补佳珍。

莲藕含有丰富的维生素，尤其是维生素K、维生素C、铁和钾的量较高。它常被加工成藕粉、蜜饯、糖片等补品。莲藕的花、叶、柄、莲蓬的莲房、荷花的莲须都有很好的保健作用，可做药材。

中医认为，生藕性寒，甘凉入胃，可消淤凉血、清烦热、止呕渴。适用于烦渴、酒醉、咯血、吐血等症，是除秋燥的佳品。而且妇女产后忌食生冷，唯独不忌藕，就是因为藕有很好的消淤作用，故民间有“新采嫩藕胜太医”之说。熟藕，其性也由凉变温，有养胃滋阴，健脾益气的功效，是一种很好的食补佳品。而用藕加工制成的藕粉，既富有营养，又易于消化，有养血止血，调中开胃之功效。

具体说来，莲藕的功效有以下几种：

（1）莲藕可养血生津、散淤止血、清热除湿、健脾开胃。

（2）莲藕含丰富的单宁酸，具有收缩血管和降低血压的功效。

（3）莲藕所含丰富的膳食纤维对治疗便秘，促进有害物质排出十分有益。

（4）生食鲜藕或挤汁饮用，对咯血、尿血等症有辅助治疗作用。

（5）莲藕中含有维生素B_{12}，对防治贫血病颇有效。

（6）将鲜藕500克洗净，连皮捣汁加白糖适量搅匀，随时用开水冲服，可补血、健脾开胃，而且对治疗胃溃疡出血效果颇佳。

藕节也是一味著名的止血良药，其味甘、涩，性平，含丰富的鞣质、天冬素，专治各种出血，如吐血、咯血、尿血、便血、子宫出血等症。民间常用藕节六七个，捣碎加适量红糖煎服，用于止血，疗效甚佳。但凡脾胃虚寒、便溏腹泻及妇女寒性痛经者均忌食生藕；胃、十二指肠溃疡者少食。

另外，由于藕性偏凉，所以产妇不宜过早食用，一般在产后1~2周后再吃藕可以逐淤。在烹制莲藕时要忌用铁器，以免导致食物发黑。

1.鲜藕茶

材料：鲜莲藕250克，红糖20克。

做法：把洗净的莲藕切成薄片，放入锅中，加水适量，以中火煨煮半小时左右，再加入红糖拌匀即可。

功效：清热祛火、养胃益血。

2.藕粉粥

材料：藕粉100克，粳米100克，红糖适量。

做法：将粳米淘洗干净，放入锅中加水煨煮，待稠粥将成时，放适量红糖和已经用冷开水拌匀的藕粉，最后搅拌成稠粥即可。

功效：安神补脑、健脾止血。

“多事之秋”要多喝温润的饮品

干燥是秋天最主要的气候特点，空气中缺少水分，人体同样缺少水分。为了适应秋天这种干燥的特点，我们就必须经常给自己的身体“补液”，以缓解干燥气候对于人体的伤害。多喝水是对付“秋燥”的一种必要手段。但对付秋燥不能只喝白开水，最佳饮食良方是：“朝盐水，晚蜜汤。”换言之，喝白开水，水易流失，若在白开水中加入少许食盐，就能有效减少水分流失。白天喝点盐水，晚上则喝点蜜水，这既是补充人体水分的好方法，也是秋季养生、抗拒衰老的饮食良方，同时还可以防止因秋燥而引起的便秘，真是一举三得。

蜂蜜所含的营养成分特别丰富，主要成分是葡萄糖和果糖，两者的含量达70%，此外，还含有蛋白质、氨基酸、维生素等。蜂蜜具有强健体魄、提高智力、增加血红蛋白、改善心肌等作用，久服可延年益寿。蜂蜜对神经衰弱、高血压、冠状动脉硬化、肺病等，均有疗效。在秋天经常服用蜂蜜，不仅有利于这些疾病的康复，而且还可以防止秋燥对于人体的伤害，起到润肺、养肺的作用，从而使人健康长寿。

秋燥时节，还要不吃或少吃辛辣烧烤之类的食品，这些食品包括辣椒、花椒、桂皮、生姜、葱及酒等，特别是生姜。这些食品属于热性，又在烹饪中失去不少水分，食后容易上火，加重秋燥对我们人体的危害。当然，将少量的葱、姜、辣椒作为调味品，问题并不大，但不要常吃、多吃。比如生姜，它含挥发油，可加速血液循环；同时含有姜辣素，具有刺激胃液分泌、兴奋肠道、促使消化的功能；生姜还含有姜酚，可减少胆结石的发生。所以它既有利亦有弊，不可多吃。尤其是在秋天最好少吃，因为秋天气候干燥、燥气伤肺，再吃辛辣的生姜，更容易伤害肺部，加剧人体失水、干燥。古代医书有记载："一年之内，秋不食姜；一日之内，夜不食姜。"

当秋天来临之际，我们最好"晨饮淡盐水，晚喝蜂蜜水，拒食生姜"，如此便可安然度过"多事之秋"。

为什么"饥餐渴饮"不适合秋季养生

渴了饮水，饿了吃饭，似乎天经地义。但是不能用它来指导秋季养生，这是因为秋燥，即使不渴也要喝水。因为秋季的主气为燥，它又可分为温燥和凉燥。深秋季节凉燥尤重，此时天气已转凉，近于冬寒之凉气。燥的结果是耗伤阴津，导致皮肤干燥和体液丢失。

正常人体除三餐外，每天需要另外补充1500毫升的水。天热出汗多时，饮水还要增加。"不渴也喝水"对中老年人来说尤为重要。如果中老年人能坚持每天主动喝进适量的水，对改善血液循环、防治心血管疾病都有利。

秋凉不能不吃早餐。有些人贪图清晨的凉爽，早上起床晚，又要赶着上班，早餐不是不吃就是吃不好。长时间不吃早餐，除了会引起胃肠不适外，还会导致肥胖、胆石症、甲状腺功能障碍，甚至还会影响到一天的心绪。

养生要防"伤春悲秋"。深秋天气渐凉，人们的胃口普遍变好，但也会有一部分人由于季节性情感障碍的缘故，变得"悲秋"，而后者又与饮食互为因果，即营养不良或饮食不当可以诱发季节性情感障碍。季节性情感障碍又会影响到人的脾胃功能，产生厌食或食欲亢进。从养生的角度上讲，入秋后应当抓住秋凉的好时机，科学地摄食，不能由着自己的胃口，饥一餐饱一顿。三餐更要定时、定量，营养搭配得当。

总之，秋季养生要有积极的心态，科学地调配自己的饮食，这样才能增强体质，预防各种疾病。

秋季可用当归把冻疮拒之门外

虽然冻疮常常发生在冬季，但其防治应从秋末开始，以当归为主的汤药最为有效。

中医认为，冻疮虽然病在皮肤上，其实多为体内阳气不足，外寒侵袭，阳气不伸，寒凝血淤而致。因此，在治疗上常采用温经散寒、活血化淤、消肿止痛的方法。

方药以当归为主，可选择“当归四逆汤”。制作方法：当归15克，桂枝12克，赤芍10克，细辛6克，通草6克，甘草6克，大枣8枚，煎服。本方可使阳气通，寒气散，气血通畅，对治疗冻疮非常有效。

除内服中药外，还可外用“红灵酒”。制作方法：当归60克，红花30克，川椒30克，肉桂60克，细辛15克，干姜30克，樟脑15克，用95%酒精1000毫升浸泡7天后外搽患处。或用鲜红辣椒3~5个放入75%酒精或高度白酒250毫升内，浸泡7天制作的辣椒酊，都有较好疗效。新发冻疮未溃破者，还可用麝香止痛膏贴患处，也可用红花油、活络油等外搽。若冻疮瘙痒，不能用手抓搔，以免抓破感染。

另外，入冬以后，要注意全身及手足保暖和干燥，衣服鞋袜宜宽松干燥。一旦发生冻疮，应当先用温水浸泡，不要立即烘烤或用热水烫洗，否则容易导致局部溃烂；伏案工作者，久坐后要适当起身活动，以促进气血流通。

第五章
冬季养“收”——勿兹食生冷，使运化不利，升降失常

寒水结冰，冬天养生注“藏”

《黄帝内经》中有：“冬三月，此谓闭藏，水冰地坼，无扰乎阳。早卧晚起，必待日光。使志若伏若匿，若有私意，若已有得。祛寒就温，无泄皮肤，使气亟夺。此冬气之应，养藏之道也。逆之则伤肾，春为痿厥，奉生者少。”

冬季养生的八益

（1）保暖。冬要“祛寒就温”，预防寒冷侵袭很重要，但不可暴暖，应保持温度恒定。

（2）健足。经常保持脚的清洁干燥，袜子要勤换，每天坚持用温热水洗脚，经常按摩足底穴位，每天坚持活动双脚。一双舒适、暖和、轻便的鞋子也很重要。

（3）多饮。冬日大脑与身体各器官的细胞需要水分滋养，保证正常的新陈代谢。冬季一般每日饮水不应少于2000毫升。

（4）防病。冬天是心脏病、慢性支气管炎等疾病的高发季节。体弱的人要注意防寒保暖，特别是预防大风降温天气对机体的不良刺激。还应重视耐寒锻炼，提高御寒和抗病能力。

（5）调神。冬天人往往情绪低落，最佳的调整方法就是活动，如慢跑、跳舞、滑冰、打球等，在家练习“五禽戏”更是好方法。

（6）早睡。冬日白天短，阳气弱，要“早卧迟起”。早睡以养阳气，迟起以固肾精。

（7）通风。冬季门窗紧闭，室内空气很差，要经常打开门窗通风换气，保持空气清新。

（8）粥养。冬季饮食忌黏硬生冷。服热粥能养胃气，特别以羊肉粥、小米牛奶冰糖粥、八宝粥等最为适宜。

冬季锻炼的四不宜

（1）不宜用嘴呼吸。冬天雾气重，空气中会有很多的粉尘，用口呼吸会让病菌直接进入肺部，而鼻腔能过滤空气，所以应养成用鼻子呼吸的好习惯。

（2）不宜突然进行。冬季锻炼要慢慢适应，不能突然开始，否则对人体的消耗较大，容易出现疲劳和受伤的情况，在锻炼前要先做好准备活动。

（3）不宜空腹进行锻炼。人在清晨时血糖往往偏低，心脏功能处于较弱的状态，空腹锻炼会使因低血糖、心脏疾病猝死的可能性增加。

（4）不宜忽视保暖。很多人认为锻炼就不怕冷，这是错误的。锻炼时要慢慢减衣，身体微热后减衣最好，锻炼结束就要立即穿上衣服，以防着凉。

再者，冬季养生也可以用些中医疗法。

（1）搓鼻法。将两手拇指外侧相互摩擦，有热感后，用拇指外侧沿鼻梁、鼻翼两侧上下按摩30次，然后按摩鼻翼两侧的迎香穴（位于鼻唇沟内，横平鼻翼外缘中点）15~20次。每天摩鼻1~2遍，可增强鼻的耐寒能力，亦可治伤风、鼻塞不通。

（2）摩颈法。上身端直，坐立均可，仰头，颈部伸直，用手沿咽喉部向下按摩，直至胸部。双手交替按摩20次为1遍，可连续做2~3遍。注意，按摩时拇指与其他四指张开，虎口对着咽喉部，自颏下向下按搓，可适当用力。这种方法可以利咽喉，止咳化痰。

（3）按摩大椎法。两手搓热后轮流搓大椎（第七颈椎棘突下），冬季可每天早起后搓大椎，较冷时出门前也要搓热大椎，对防治感冒方便又有效。

（4）捶背端坐法。腰背自然直立，双目微闭，放松，两手握拳，反捶脊背中央及两侧，各捶3~5遍。捶背时要闭气不息。同时，叩齿3~10次，并缓缓吞咽津液数次。捶背时要从下向上，再从上到下，沿背捶打，这种方法可以畅胸中之气，通脊背经脉，预防感冒。同时，有健肺养肺之功效。

冬季进补也应讲原则

俗话说“今年冬令进补，明年三春打虎”，这是在强调冬季进补对健康的益处，而传统中医也认为冬季进补有助于体内阳气的生发，能为下一年开春直至全年的身体健康打下基础。但是冬季进补也是要讲原则的，如果胡乱进补，不但不能强身健体，还会损害健康。

冬季饮食养生的总原则是：适量进食高热量的饮食以弥补热量的消耗。增加温热性食物的摄入量以增强机体的御寒能力。补充足够的维生素和微量元素。也就是说，冬季除了应该适当多进食一些五谷杂粮外，还应该注意补充足够的蛋白质、维生素、微量元素及适量的脂肪类食物。

同时要注意以下几点：

（1）不要随意服用，无须滥补。一个人如果身体很好，对寒冷有良好的适应能力，在冬季就不要刻意进补，过多进补不但对健康无益，反而会产生一系列副作用。如服用过多的人参，会出现烦躁、激动、失眠等“人参滥用综合征”。

（2）平素胃肠虚弱的人，在进补时应特别注意。药物入胃全靠胃肠的消化吸收，只有胃肠功能正常，才能发挥补药的应有作用。对于这类患者，可先服用些党参、白术、茯苓、陈皮之类调理胃肠的药物，使胃肠功能正常，再由少至多地进服补药，这样机体才能较好地消化吸收。

（3）在感冒或其患有其他急性病期间，应停服补品。尤其是有些体质虚弱的人，应该等急性病治愈后再继续进补，否则会使病症迁延难愈。

（4）在滋补的同时，应坚持参加适当的体育运动，这样可以促进新陈代谢，加快全身血液循环，增强胃肠道对滋补品的消化吸收，使补药中的有效成分能够被机体很好地吸收。

传统养生学认为，冬季应该多食用一些偏温热性的食物，特别是能够温补肾阳的饮食，以增强机体的御寒能力。

冬季喝御寒粥可预防疾病

冬季是各种疾病的多发季节，因此，保健就显得至关重要，喝粥是既方便又有营养的选择。下面介绍几种可防病御寒的保健粥。

1.腊八粥

取粳米和各种豆类、干果、坚果同煮。豆类中含有很多优质植物蛋白，干果则浓缩了鲜果中的营养物质，坚果含有丰富的蛋白质、维生素E和多种微量元素，可提高人体免疫力、延缓衰老。

2.鸡肉皮蛋粥

鸡肉200克，皮蛋2个，粳米200~300克，姜、葱、盐等调味品适量。先将鸡肉切成小块，加水煲成浓汁，用浓汁与粳米同煮。待粥将熟时加入切好的皮蛋和煲好的鸡肉，加适量的调味品。它有补益气血、滋养五脏、开胃生津的作用，适用于气血亏损的人。

3.羊肉粥

选精羊肉200克，切片，粳米或糯米200克左右，姜、葱、盐适量，同煮成羊肉粥，早晚均可食用。此粥可益气养肾、暖脾护胃。

4.决明子粥

炒决明子10克（中药店有售），大米60克，冰糖少量。先将决明子加水煎煮取汁适量，然后用其汁和大米同煮，成粥后加入冰糖即可。该粥清肝、明目、通便，对于目赤红肿、高血压、高血脂、习惯性便秘等症有显著效果。

5.桂圆粟米粥

桂圆肉15克，粟米100~200克。将桂圆肉洗净与粟米同煮。先用大火煮开，再用文火熬成粥。桂圆肉性味甘温，能补益心脾，养血安神。适合中老年人食用。

6.山药栗子粥

山药15~30克，栗子50克，大枣数枚，粳米100克。栗子去壳后，与山药、大枣、粳米同煮成粥。山药性味甘平，能补脾胃、益肺肾，尤其适用于脾肾气虚者；但一次不宜多食，否则容易导致消化不良。

药食同源，冬季养生最便宜的“药”

人们在选择补品的时候往往存在一个误区，那就是越贵重越好。其实不然，因为补品的价值和价格根本就不成比例。俗语说：“药症相符，大黄亦补；药不对症，参茸亦毒。”因此，药无贵贱，对症即行。

对于一般无病而体弱者，冬补还是以“食补”为主，兼有慢性病者，则需食补加药补。有许多食品，为“药食两兼”物品，因此食补和药补并无严格区别，关键在于合理调配，对症施补。下面介绍的这些药并不贵重，但只要合理搭配，对症进补，就能起到“贵重药”的效果。

补气类

具有补益脾胃、益气强身的作用，适用于脾胃虚损、气短乏力者。如小米、糯米、莲心、山药、扁豆、鸡肉、大枣、鹌鹑、鲫鱼等。

补血类

具补益气血、调节心肝之效。如桂圆、枸杞子、葡萄、牛羊肝、猪心、带鱼等。

补阴类

具滋阴润肺、补脾胃和益气之效。适于阴虚火旺、体弱内热者。如黑豆、百合、芝麻、豆腐、梨、甘蔗、兔肉、蜂蜜等。

补阳类

具补肾填髓、壮阳强身之效。如核桃肉、狗肉、羊肉、薏苡仁、韭菜、虾类等。

冬食萝卜，温中健脾，不用医生开药方

民间有句养生俗语“冬吃萝卜夏吃姜，不劳医生开处方”，可见冬天多吃点萝卜，是有利于健康的。

为什么提倡冬天多吃萝卜呢？冬季气温低，所以人们经常待在室内，饮食上还常进补。进补加上运动少，人的体内易生热生痰，尤其是中老年人，症状就更明显。《本草纲目》中记载，萝卜可消积滞、化痰、下气宽中、解毒，所以萝卜可以用来消解油腻、祛除火气，又利脾胃、益中气。多吃一些萝卜，温中健脾，对健康大有补益。

萝卜肉多汁浓，味道甘美，有多种烹调方法。在餐桌上，摆上一碗萝卜炖羊肉，就是一家老小的养生大餐。

将羊肉去筋膜洗净切成小方块，将萝卜去皮切成滚刀块。将羊肉块放入开水锅中，用微火煮20分钟后放入萝卜块，加入少许精盐、料酒、味精，煮5分钟后，撒上香菜末即成。

不过需要注意的是，吃萝卜也有一些禁忌。现代医学研究证明，萝卜不能与橘子、柿子、梨、苹果、葡萄等水果同食，因为萝卜与这些水果一同摄入后，产生的一些成分作用相加形成硫氰酸，会抑制甲状腺，从而诱发或导致甲状腺肿。此外，萝卜性凉，脾胃虚寒者不宜多食。

萝卜也经常用作食疗，以下是一些萝卜食疗方。

（1）扁桃腺炎。萝卜汁100毫升（用鲜萝卜制成），调匀以温开水送服，每日2~3次。

（2）哮喘。萝卜汁300毫升，调匀以温开水冲服，每次服100毫升，每日3次。若与甘蔗、藕汁同饮，则效果更佳。

（3）偏头痛。鲜萝卜捣烂取汁，加少许冰片调匀滴鼻，左侧头痛滴右鼻孔，右侧头痛滴左鼻孔。

（4）咳嗽多痰。霜后萝卜适量，捣碎挤汁，加少许冰糖，炖后温服，每日2次，每次60毫升。

（5）治咽喉痛。萝卜300克，青果10个，共煎汤当茶饮，每日数次。

在冬季餐桌上享受牛肉的滋补

牛肉是中国人的第二大肉类食品，仅次于猪肉，有“肉中骄子”的美称，营养价值很高，古有“牛肉补气，功同黄芪”之说。尤其是寒冬时节食牛肉可暖胃，是这个季节的补益佳品。

牛肉富含蛋白质、微量元素和B族维生素包括烟酸、维生素B_1和核黄素，且是铁的最佳来源。此外，牛肉脂肪含量较低，精牛肉平均脂肪含量仅为6%。适量的脂肪是健康均衡饮食的基本组成部分，热衷减肥的人可以适量食用牛肉以保持体力。

牛肉富含肌氨酸，可增长肌肉、增强力量；富含维生素B_6，可增强免疫力，适合术后、病后调养的人食用。中医认为，牛肉有补中益气、滋养脾胃、强健筋骨、化痰息风、止渴止涎的功效，适用于中气下陷、气短体虚，筋骨酸软、贫血久病及面黄目眩之人食用。

牛肉适合于爆炒、做汤、炖食、酱制等烹饪方式，清炖牛肉能较好地保存营养成分。

烹饪牛肉时有许多需要注意的细节，会令烹饪效果更佳。

肉质较嫩的牛瘦肉，适宜烧、烤、煎、炒；肉质较坚韧的牛腩、牛腱、条肉等部位则适宜炖、蒸、煮等。

牛肉的纤维组织较粗，结缔组织又较多，应横切，将长纤维切断，不能顺着纤维组织切，否则不仅没法入味，还嚼不烂。

炒牛肉前，最好将牛肉用酱油腌一下，用淀粉或蛋清拌匀。如果有时间，可在拌肉时加些油，腌1~2小时，可将油渗入肉中，当入油锅炒时，肉中的油会因膨胀将肉的粗纤维破坏，这样炒出的肉就很鲜嫩。炒牛肉时要锅热、油多、火大，牛肉炒七分熟即可，不要炒太久，以免太老。

炖牛肉时要使用热水，不要加冷水。热水可以使牛肉表面蛋白质迅速凝固，防止肉中氨基酸流失，保持肉味鲜美。武火烧开后，揭开锅盖炖20分钟去异味，然后盖盖，改用微火小开，使汤面上浮油保持温度，起到焖的作用。且烧煮过程中，盐要放得迟，水要一次加足，如果发现水少，应加开水。

牛肉搭配一些食材可以起到更好的效果，如做红烧牛肉时，加少许雪里蕻，可使肉味鲜美；牛肉与仙人掌同食，可起到抗癌止痛、提高机体免疫功能的效果；牛肉加红枣炖服，则有助肌肉生长和促进伤口愈合的功效。

下面再来给大家介绍几款牛肉的做法：

1.清炖牛肉汤

材料：牛肉若干，牛大骨1块，白萝卜适量，葱花、小葱、姜片、大料、料酒、盐、胡椒粉及香油各适量。

做法：牛肉、牛大骨洗净，用开水焯一会，捞出洗净沥干。锅中倒足够的水烧开，放入牛肉、牛大骨、葱、姜、大料和料酒炖煮约1小时。取出牛肉，切块，放回锅中，再继续炖1小时。白萝卜去皮洗净，切块，放入牛肉汤中，文火再炖煮至软烂，捞除牛大骨，加盐调味。汤碗中放胡椒粉、香油和葱花，将牛肉汤盛装至碗中即可食用。

功效：强健脾胃，补益气血，强筋健骨。

2.番茄土豆烧牛肉

材料：牛腩适量，土豆、番茄各适量，洋葱、盐、姜、植物油各适量。

做法：牛肉洗净后切成块状，土豆削皮后切成滚刀块儿，番茄用开水烫后去皮，用手撕成小块，洋葱切片。牛肉块随冷水入锅烧沸，撇去浮沫。捞出牛肉，用清水洗净沥干待用。锅内入油烧热至六七成热时，放生姜片爆香炒一会儿。放入牛肉和土豆，翻炒数十次后，放番茄和清汤。烧开后改中火烧至牛肉松软、土豆散裂。放洋葱片和精盐，改大火收汁即可。

功效：健脾开胃，益气补血。

3.葱爆牛肉

材料：牛臀肉1块，香菜、大葱、姜、白胡椒粉、老抽、米酒等各适量。

做法：牛肉竖着切成薄片，葱切丝，姜切丝，香菜切段。把所有调料倒入牛肉片中，再加上几条姜丝，用手抓拌均匀腌制15分钟。炒锅内倒油烧热，放入姜丝爆一下后倒入腌制好的牛肉片快速炒散。牛肉变色后熄火，放入香菜和葱丝，利用余热把香菜和葱丝炒软即可。

功效：补虚养身，气血双补。

牛肉不易熟烂，烹饪时放一个山楂、一块橘皮或一点茶叶可使其易烂，或将少许茶叶用纱布包好，放入锅内与牛肉一起炖煮，肉熟得快，味道清香，加些酒或醋，1公斤牛肉放2~3汤匙酒或1~2汤匙醋炖牛肉，也可使肉软烂。

同时，牛肉不宜常吃，一周一次为宜。因为牛肉的肌肉纤维较粗糙不易被消化，尤其是老年人、幼儿及消化能力弱的人不宜多吃，或适当吃些嫩牛肉。牛肉是发物，患有疮毒、湿疹、瘙痒症等皮肤病症者应戒食，且患有肝炎、肾炎者也应慎食，以免病情加重或复发。

驴肉补益气血，走俏冬季餐桌

冬季是人体进补的最佳时期，吃腻了牛羊肉，于是驴肉成了冬季餐桌的走俏菜肴。严冬季节里吃驴肉、喝驴汤可滋补保暖，补气养血。“天上龙肉，地上驴肉”是人们对驴肉的最高褒扬。民间有“要长寿，吃驴肉；要健康，喝驴汤”的说法。

驴肉的营养极为丰富，总结为“两高两低”，即高蛋白质、高氨基酸、低脂肪、低胆固醇。对动脉硬化、冠心病、高血压有着良好的保健作用。另外还含有动物胶、骨胶元和钙酸等成分，能为老年人、儿童、体弱和病后调养的人提供良好的营养补充。

中医认为，驴肉性凉、味甘、无毒，《本草纲目》载，驴肉可“解心烦，止风狂、补血益气，治远年劳损”，用于气血不足、心神不宁、短气乏力、心悸、健忘、睡眠不宁、头晕等症的调养。

除了肉质细嫩的驴肉，驴身上的其他部分也是宝贝，如驴鞭是古药典中公认的补肾保健上品，具有滋阴补肾、生精提神的功效；驴皮熬制成的阿胶具有补血益气，护肤养颜的功效；驴肝、腰、肚、肠、耳、尾、口条、蹄筋、骨髓均口味馨香、脆而柔嫩，可健脾肾、固精填髓、补血益气。

驴肉多作为卤菜凉拌食用，也可配以素菜烧、炖或煮汤。近些年，河间的驴肉火烧也火遍了大街小巷，红烧驴肉罐头是很受人们欢迎的肉制品。驴肉略带腥味，烹调不得法，不但会将驴肉做老，而且会使腥味加重或变成酸味，因此驴肉最宜酱制，食用时最好佐以蒜汁、姜末，既调味又杀菌。

下面再来给大家推荐几款驴肉的做法：

1.五香酱驴肉

材料：驴肉适量，酱油、甜面酱、精盐、白糖、葱段、姜片、鲜汤各适量，香料包1个（内装花椒、八角、桂皮各适量）。

做法：将驴肉浸泡5个小时左右，洗净污血，切块，放入沸水锅中焯透，捞出用凉水冲洗，沥干。锅内放入鲜汤，加入酱油、甜面酱、精盐、白糖、葱段、姜片、香料包，武火烧开煮20分钟即成酱汤。将驴肉放入酱锅内，武火烧开，撇净浮沫，改文火酱至驴肉酥烂捞出。晾凉后，用刀切片装盘即可食用。

功效：补气养血、滋阴壮阳、安神去烦。

2.驴肉汤

材料：驴肉适量，料酒、精盐、味精、葱段、姜片、花椒水、猪油各少许。

做法：将驴肉洗净，下沸水锅中焯透，捞出切片。烧热锅加入少许猪油，将葱、姜、驴肉同下锅，煸炒至水干，烹入料酒，加入盐、花椒水、味精，注入适量水。武火烧开，文火烧煮至驴肉熟烂，拣去葱、姜，装盆即可。

功效：适用于贫血、筋骨疼痛、头眩等症。

3.浓汤驴肉煲

材料：驴肉、驴骨头各适量，香葱、生姜、大料、香油、料酒、胡椒粉、精盐、味精各适量。

做法：驴肉和驴骨头用清水洗净，香葱洗净打结，生姜洗净拍松。将驴肉、驴骨头放入大锅中加香葱结、生姜、大料同煮，驴肉至肉烂时捞出，切片。待汤汁呈乳白时，再放入驴肉片烧开，加精盐、味精、胡椒粉、料酒、香油即可。

功效：驱寒保暖、补气益血。

炖驴肉时，因时间长，所以要看好火候，勤翻动驴肉，以免煳锅。若汁干可加入一些开水，但决不可加凉水，否则肉难煮烂。

同时脾胃虚寒，有慢性肠炎、腹泻者不宜食用驴肉；孕妇忌食驴肉，古籍记载：“驴肉，妊妇食之难产。”驴肉忌与猪肉、金针菇同食，否则易致腹泻；驴肉汤不宜加香菜。因为香菜最容易掩盖驴肉的香味；吃驴肉后不宜立即饮茶。

冬季护肤防癌，餐桌少不了大白菜

大白菜是冬季餐桌上必不可少的一道美蔬，冬季的干燥空气和凛冽寒风都对皮肤伤害很大，大白菜中含有丰富的维生素C、维生素E，多吃大白菜，可以起到很好的护肤和养颜效果。

大白菜营养丰富，除含糖类、脂肪、蛋白质、粗纤维、钙、磷、铁、胡萝卜素、硫胺素、尼克酸外，还含丰富的维生素等，有“百菜不如白菜”、“冬日白菜美如笋”之说。

大白菜中的维生素C可增加机体对感染的抵抗力，用于坏血病、牙龈出血、各种急慢性传染病的防治。同时，维生素C、维生素E能起到很好的护肤和养颜效果。

大白菜中的纤维素不但能起到润肠、促进排毒的作用，又有刺激肠胃蠕动，促进大便排泄，帮助消化的功能，对预防肠癌有良好作用。

微量的钼可抑制人体内亚硝酸胺的生成、吸收，起到一定的防癌作用。在防癌食品排行榜中，白菜仅次于大蒜名列第二。白菜中有一些微量元素，能够帮助分解同乳腺癌相联系的雌激素。

此外，大白菜还是减肥蔬菜，因为大白菜本身所含热量极少，不至于引起热量储存。大白菜中含钠也很少，不会使机体保存多余水分，可以减轻心脏负担。中老年人和肥胖者，多吃大白菜还可以减肥。

大白菜作为家常蔬菜，食用方法很多，既可生食，也可熟食。生食可做拌菜、泡菜、腌菜、沙拉等，熟食可炒、扒、熘、炖汤、做馅等。如猪肉、粉条、豆腐炖白菜、扒白菜、熘白菜、炒白菜、白菜肉末饺子、白菜丝沙拉……都是餐桌上的常见菜，既营养美味，又兼具保健功效。

切大白菜时，宜顺丝切，这样白菜易熟。烹饪大白菜时应先洗后切，因为大白菜里的维生素C等营养成分都易溶于水，若切后再洗的话，这些营养成分就容易损失。

烹饪大白菜前，最好用开水焯一下，对保护其中的维生素C很有好处。因为大白菜通过加热，可产生一种氧化酶，它对维生素C有很强的破坏作用。这种氧化酶在85℃时能被破坏。

大白菜适合与肉类一起炖食。因大白菜含较多维生素，与肉类同食，既可增添肉的鲜美味，又可减少肉中的亚硝酸盐和亚硝酸盐类物质，减少致癌物质亚硝胺的产生。

下面我们再来介绍大白菜的做法：

1.韩式辣白菜

材料：大白菜适量，苹果、胡萝卜各适量，大葱、姜、大蒜、盐、白砂糖、辣椒粉各适量。

做法：大白菜洗净，用手撕成小块（手撕比刀切的口感要好），葱姜蒜切末。胡萝卜去皮切薄片，放入容器中，放一层，撒一层盐，放满后，上置重物，置放过夜。次日，压出菜汁盐水，用清水洗净，控干。将白菜、胡萝卜、苹果、葱、姜蒜末等放在干净盆中，放入白糖、辣椒粉、少许味精拌匀，并用干净盘子压实，上罩干净纱布，室温下放置1~2天后存入冰箱。随吃随取。

功效：清淡爽口、排毒减肥。

2.醋熘白菜

材料：大白菜适量，虾皮、酱油、醋、味精、香油、食用油、湿淀粉、葱、姜各适量。

做法：将大白菜片成片，虾皮用温水泡开，葱姜切末。锅置火上，食用油烧热，放葱、姜末爆香，加白菜炒，再加虾皮（连原汤）、酱油快速翻炒，加醋，勾芡，再加味精，颠翻几下，淋上香油即成。

功效：帮助消化，调理五脏，提高免疫力。

3.猪肉酸菜炖粉条

材料：五花肉、酸菜、粉条（最好是土豆粉）、高汤（最好是大骨头炖的汤）适量，花椒、大料、葱、姜、盐、味精各适量。

做法：五花肉用水煮到七八分熟，凉了切片备用，粉条用水泡软，酸菜切细丝，葱姜切丝。锅置火上，加油烧热，放入花椒、大料先爆香，后放入葱姜丝炝锅，加入高汤，放盐调味。然后加入酸菜、粉条，开锅以后下肉片。炖至所有食材都熟，放味精调味即可。吃的时候可以附上一碟蒜泥酱油蘸肉片吃（纯正的东北吃法）。

功效：开胃提神、滋阴润燥。

在烹饪大白菜时，适当放点醋，无论从味道，还是从保护营养成分来讲，都是必要的。醋可以使大白菜中的钙、磷、铁元素分解出来，从而有利于人体吸收。醋还可使大白菜中的蛋白质凝固，不致外溢而损失。但醋应晚些放，以免破坏大白菜中的维生素C。

食用大白菜的禁忌

腐烂的白菜不宜食用。白菜在腐烂的过程中产生毒素，所产生的亚硝酸盐能使血液中的血红蛋白丧失携氧能力，使人体发生严重缺氧，甚至有生命危险。

大白菜在沸水中焯烫的时间不宜过长。烫得太软、太烂，既影响口感，又丧失营养。最佳的时间为20~30秒。

腌制时间过长的酸菜不宜吃。尽管很多人喜欢吃酸菜，但经常吃酸菜容易造成身体损害。酸菜腌制时间过长，酸菜缸内会出现一层白色的霉苔，从中可分离出霉菌，可促进亚硝胺生成，有致癌作用。另外，某些杂菌也能在制作酸菜时混入酸菜。在杂菌作用下，酸菜中的硝酸盐可还原成亚硝酸盐，能与血红蛋白结合成高铁血红蛋白，使人体出现紫绀等缺氧症状，还容易生成亚硝胺类致癌物质。

大白菜不宜和兔肉同食。大白菜含有丰富的维生素C，兔肉含有优质的蛋白质，同时食用会使蛋白质变性，降低营养价值。

隔夜的熟白菜和未腌透的大白菜不宜食用。因两者都会产生亚硝酸盐，可致癌。

腹泻及慢性痢疾患者不宜食用大白菜。《本草纲目拾遗》载："惟性滑泄，患痢人勿用。"因大白菜甘平，含有丰富的纤维素，有通便的作用，腹泻者食之会加重症状。慢性痢疾患者肠胃虚弱，其饮食以益气健脾、温补为宜，忌食生凉、黏糯滋腻之物，大白菜甘平偏凉，有通便的作用，故慢性痢疾者忌食。

冬季暖身找洋葱

进入冬季，洋葱摆上餐桌的频率高起来，特别是西餐，洋葱唱主角。洋葱是俄罗斯人一日三餐离不开的蔬菜，说明多吃洋葱可增暖、强身。很多人在冬季常常感觉身体上某些小部位，比如手、脚、耳朵、小腿等特别寒冷，而此时身体的其他部位却并不是冷得受不了，医学上把这种反应统称为"寒证"。如果有这方面的症状，那就把洋葱请上餐桌，烹饪一些抵抗寒流的冬季暖身餐吧。

洋葱的营养价值极高，集营养、医疗和保健于一身，在欧洲被誉为"菜中皇后"，含有丰富的蛋白质、糖、粗纤维及钙、磷、铁、硒、胡萝卜素、硫胺素、核黄素、尼克酸、抗坏血酸等多种营养成分。

洋葱有抵御流感的作用，是因为洋葱鳞茎和叶子含有一种称为硫化丙烯的油脂性挥发物，具有辛辣味，有较强的杀菌作用，可以抗寒，抵御流感病毒。

洋葱能增进食欲，因其气味辛辣，能刺激胃、肠及消化腺分泌，增进食欲，促进消化，对消化不良、食欲不振、食积内停等症有辅助治疗的效果。

洋葱可降血压。它是目前所知唯一含前列腺素A的，前列腺素A能扩张血管、降低血液黏度，预防血栓形成。经常食用对高血压、高血脂和心脑血管患者都有保健作用。

洋葱具有降血糖作用，因洋葱里有一种抗糖尿病的化合物，类似常用的口服降血糖剂甲磺丁胺，具有刺激胰岛素合成及释放的作用。

洋葱有提神作用，它能帮助细胞更好地利用葡萄糖，供给脑细胞热量，是神志委顿患者的食疗佳蔬。

洋葱具有防癌抗癌的功效，其含有天然抗癌物质，能阻止体内的生物化学机制出现变异，控制癌细胞的生长，其含有的微量元素硒是一种很强的抗氧化剂，它的特殊作用是能使人体产生大量谷胱甘肽，谷胱甘肽的生理作用是输送氧气供细胞呼吸，人体内硒含量增加，癌症发生率就会大大下降。

洋葱是最能够防止骨质流失的一种蔬菜。洋葱中含有一定的钙质，常吃洋葱能提高骨密度，有效防治骨质疏松症。

洋葱可预防胆固醇过高，洋葱不含脂肪，其精油中含有可降低胆固醇的含硫化合物的混合物。

洋葱根据皮色可分为白皮、黄皮和紫皮三种。白皮洋葱肉质柔嫩，水分和甜度皆高，适合鲜食、烘烤或炖煮；紫皮洋葱肉质微红，辛辣味强，适合炒烧或生菜沙拉；黄皮洋葱肉质微黄，柔嫩细致，味甜，辣味居中，适合生吃或者蘸酱。

就营养价值来说，紫皮洋葱的营养更好一些。因为紫皮洋葱的辣味较大，含有更多的蒜素。此外，紫皮洋葱的紫皮部分含有更多的栎皮素，是对人体非常有用的保健成分。

洋葱食用前要切去根部，剥去老皮，洗净泥沙，生、熟食均可。烹调中，用洋葱做主菜、配料或做调味品十分普遍，它可用于凉菜，也可用于热炒，既可用于中餐，西餐更是必不可少。用它做凉菜辛香可口、清爽不腻。如家常菜洋葱拌肉丝，用它做热菜味多醇厚，或清香滑嫩，或鲜香适口，比较常见的菜如洋葱爆猪肝、洋葱炒鸡丁等。

下面给大家推荐几款洋葱的菜谱：

1.洋葱啤酒鸭

材料：鸭1/2只，洋葱1头，啤酒1罐，八角、葱、辣椒、姜各适量。

做法：鸭肉切块，放开水中焯一下，葱切段，辣椒切末，洋葱切丝，姜切片。先将葱段、辣椒、八角与姜片爆香，倒入啤酒，再放进鸭肉及洋葱，以中火熬煮至汤汁稍干，即可起锅。

功效：滋阴润燥、降压降脂。

2.洋葱炒蛋

材料：鸡蛋4个，洋葱1个，食用油、盐、胡椒粉、味精各适量。

做法：鸡蛋磕在碗里，加入盐和少许胡椒粉打匀；洋葱去皮、洗净切丝。炒锅置火上，放少量油，烧热后，下洋葱丝炒片刻，盛出。炒锅置火上，放油烧热，将鸡蛋液倒在锅里，熟后用铲子切碎，放洋葱一起翻炒，放盐、味精，调味即可。

功效：降糖提神，暖身防病。

3.洋葱炒猪肝

材料：猪肝、洋葱各适量，大葱、姜、食用油、淀粉、酱油、胡椒粉、白糖、料酒、盐、味精各适量。

做法：洋葱切条，葱切斜段，姜切末，猪肝切片备用；猪肝放入开水中焯一下，颜色一变即捞出，过水冷；将猪肝加淀粉、酱油、胡椒粉、白糖、料酒腌10分钟；锅置火上，放油烧热，放洋葱、葱段及姜屑，再放入猪肝片改翻炒；加盐、味精调味拌炒均匀即可出锅。

功效：促进食欲、补血强身。

切洋葱的时候，菜刀放在水里浸泡一下，切一会儿用水冲一下刀，就不会泪流满面了；炒洋葱时，很容易发软粘在一起，如果在切好的葱头中拌少量的面粉就可避免，而且色泽金黄，质地脆嫩，口感好。

食用洋葱的禁忌

洋葱不宜过量食用，因为它易产生挥发性气体，过量食用会产生胀气和排气过多，给人造成不快。

患有皮肤瘙痒性疾病、眼疾以及胃病、肺胃发炎者应少吃洋葱。

热病患者应慎食洋葱，因洋葱辛温。

患有眼疾、眼部充血时，不宜切洋葱，洋葱所含香辣味对眼睛有刺激作用。

洋葱不宜久煮。洋葱中的磺脲丁酸属油脂性挥发液体，长时间烹调易挥发，从而失去降血糖功效。

洋葱与蜂蜜不宜同食。蜂蜜有清热的作用，洋葱中含有多种生物活性物质，遇到蜂蜜中的有机酸和酶类时会发生化学反应，产生有毒物质，并刺激胃肠道，导致腹胀、腹泻。

冬季吃圆白菜可杀菌消炎

冬季气候寒冷，阴盛阳衰。人体受寒冷气温的影响，机体的生理功能和食欲等均会发生变化。因此，应选择一些既能保证人体必需营养素的充足，又能提高人的耐寒能力和免疫功能等抵抗力的蔬菜。看似普通的圆白菜就完全符合这样的要求。

圆白菜中含有丰富的维生素C、维生素E、β胡萝卜素等，总的维生素含量比番茄多出3倍，因此，具有很强的抗氧化作用及抗衰老的功效。

圆白菜富含叶酸，这是甘蓝类蔬菜的一个优点，叶酸对巨幼细胞贫血和胎儿畸形有很好的预防作用，因此，怀孕妇女及生长发育时期的儿童、青少年应该多吃。

新鲜的圆白菜有杀菌、消炎的作用。咽喉疼痛、外伤肿痛、蚊叮虫咬、胃痛、牙痛时，可以将圆白菜榨汁后饮下或涂于患处。

圆白菜富含维生素U，为溃疡愈合因子，对溃疡有很好的治疗作用，能加速溃疡的愈合，是胃溃疡患者的有效保健食品。

圆白菜中含有丰富的抗癌物质，还含有丰富的萝卜硫素，能刺激人体细胞产生对身体有益的酶，进而形成一层对抗外来致癌物侵蚀的保护膜。萝卜硫素是迄今为止所发现的蔬菜中最强的抗癌成分。在抗癌蔬菜中，圆白菜排在第5位，相当显赫。

圆白菜可生食，也可熟食。生吃的食疗保健效果最好，可以将圆白菜凉拌、做沙拉或榨汁。圆白菜熟食适于炒、炝、拌、熘等，可与番茄一起做汤，也可作馅心。圆白菜不宜加热过久，以避免其中的有效成分被破坏。如果想吃醋熘圆白菜，可以在出锅前用一点儿酱油、醋和水淀粉勾芡。

圆白菜能抑制癌细胞，通常秋天种植的圆白菜抑制率较高，因此秋冬时期的圆白菜保健效果最佳。购买时不宜多，以免搁放几天后，大量的维生素C被破坏，减少菜品本身应具有的营养成分。

清洗圆白菜也很重要，因为现在的蔬菜农药含量很高，建议一片片清洗，洗过之后放在水盆里浸泡15~20分钟以去除农药后再切。

下面给大家推荐几款圆白菜的做法：

1.蔬菜沙拉

材料：圆白菜、番茄、小黄瓜各适量、青椒、洋葱（白皮）各适量，食用油、盐、柠檬汁、蜂蜜各适量。

做法：把所有准备好的材料（圆白菜、番茄、小黄瓜、青椒、洋葱）分别洗净，圆白菜、番茄切片，青椒、洋葱切环片。把切好的材料拌匀，放在盘子中，备用。最后，把所有的调味料（食用油、盐、柠檬汁、蜂蜜）混合，搅拌均匀，淋在蔬菜上即可。

功效：杀菌消炎、补充叶酸与维生素C。

2.炝炒圆白菜

材料：圆白菜适量，花椒、干辣椒、醋、糖、盐、味精、食用油各适量。

做法：圆白菜撕成大片，洗净沥干，干辣椒剪成段，去子（如果怕辣的话可不剪成段）。锅置火上，烧热下油（可比平时炒菜时多放些油）。油烧至7成热时（有烟起），放入花椒、干辣椒爆香。下圆白菜快速翻炒至断生，下糖、醋、盐、味精调味即可。

功效：增强免疫力、预防感冒。

3.多味蔬菜丝

材料：圆白菜适量，芹菜、海带（鲜）、胡萝卜、青椒、辣椒油各适量，盐、味精、香油、料酒各适量。

做法：将芹菜、胡萝卜、海带、圆白菜、青椒分别洗净，切丝，待用。将芹菜、胡萝卜、海带、圆白菜、青椒放入水中焯片刻捞出，晾凉沥干，放入盐、味精、料酒、香油、辣椒油调味，拌匀即可。

功效：开胃增食，去腻解毒。

炝炒是圆白菜的一种很普遍的烹饪方法，所谓“炝炒”，就是用热油将花椒、干辣椒的味道炝出来，待圆白菜入油后再将这股麻辣鲜香施与它，诀窍是六字方针：锅热、油多、火猛。

食用圆白菜的禁忌

皮肤瘙痒性疾病、眼部充血患者不宜食圆白菜。

脾胃虚寒、泄泻以及小儿脾弱者不宜多食圆白菜，因其含有粗纤维量多，且质硬，食后会加重症状。

腹腔和胸腔外科手术后，胃肠溃疡及其出血特别严重时不宜吃圆白菜。

平常土豆冬季不平凡

土豆是一种粮菜兼用型的蔬菜，特别适合北方干燥的冬季食用。因为冬季会引起燥热、便秘等不适，土豆甘平的属性可以养护脾胃，宽肠通便，且能滋润皮肤。

土豆的营养成分非常丰富，含有丰富的维生素A和维生素C以及优质淀粉，还含有大量木质素等，被誉为人类的“第二面包”。其所含的维生素是胡萝卜的2倍、大白菜的3倍、番茄的4倍，维生素C的含量为蔬菜之最。土豆还含有人体自身不能合成的8种必不可少的氨基酸，特别是赖氨酸和色氨酸的含量丰富。除此之外，土豆还含有比例不等的纤维素、碳水化合物、柠檬酸、钾、钙、磷、铁、镁及胡萝卜素。土豆是低热能、富含维生素和微量元素的食物，是理想的减肥食品。

土豆有和中养胃、健脾利湿的功效。土豆含有大量淀粉以及蛋白质、B族维生素、维生素C等，能促进脾胃的消化功能。

土豆含有大量膳食纤维，能宽肠通便，帮助机体及时排泄代谢毒素，防止便秘，预防肠道疾病的发生。

土豆能降糖降脂、美容养颜。土豆能供给人体大量有特殊保护作用的黏液蛋白，能促进消化道、呼吸道以及关节腔、浆膜腔的润滑，预防心血管和系统的脂肪沉积，保持血管的弹性，有利于预防动脉粥样硬化的发生。土豆同时又是一种碱性蔬菜，有利于体内酸碱平衡，中和体内代谢后产生的酸性物质，从而有一定的美容、抗衰老作用。

土豆有利水消肿的作用。土豆含有丰富的维生素及钙、钾等微量元素，且易于消化吸收，其所含的钾能取代体内的钠，同时能将钠排出体外，有利于高血压和肾炎水肿患者的康复。

土豆有调整情绪的功效。平时多吃土豆能缓解郁闷压抑、焦急自卑的情绪，使人心情开朗，摆脱烦躁。

土豆既可以凉拌，也可以熟食，适用于煎、炒、烹、炸，也可烧、煮、炖、扒，食用方法花样百出，味道也绵密可口，无论是当主食还是当配菜都很不错。土豆凉拌最能体现土豆的营养价值，如凉拌土豆丝和土豆沙拉，凉拌土豆丝最好用柿子椒、尖椒和香菜作辅料，而土豆沙拉则应加入一些绿叶蔬菜，达到中西结合，营养搭配。

食用土豆时，荤素搭配好，可以在享受美食的同时，达到保持苗条身材的目的。牛肉是土豆的“黄金搭档”。牛肉营养价值高，并有健脾胃的作用，但肉质较粗，有时会破坏胃黏膜。土豆与牛肉同煮，不但味道好，且土豆含有的丰富维生素能起到保护胃黏膜的作用。

现在洋快餐风靡全国，受到青少年及时尚一族的追捧，其中土豆泥、炸薯条很受欢迎，但土豆泥由于在加工过程中被氧化，破坏了大量维生素C，使营养成分大大降低。

炸薯条反复高温加热，产生聚合物，且含有大量热量，所以要尽量少吃。

下面给大家推荐几款土豆的做法：

1.地三鲜

材料：茄子、土豆、青椒各适量，盐、酱油、白糖、葱、姜、味精各适量。

做法：将茄子、土豆洗净后去皮，切成滚刀块；青椒洗净切成菱形块；葱、姜分别切末备用。炒锅置火上，倒油烧热，将茄子块、土豆块分别过油备用。锅内留底油，放入葱末和姜末，爆锅炒香，再放入刚刚过好油的土豆块和茄子块，翻炒一下。放入酱油、白糖、盐、适量水，待食材渗入味后加入青椒片，翻炒均匀出锅即可。

功效：开胃健脾、通便利尿。

2.醋熘土豆

材料：土豆2个，西芹3~4根，红辣椒1根，姜、盐、糖、白醋、香油、味精、食用油各适量。

做法：土豆去皮切丝，用清水泡5分钟，沥干水分。西芹切条状，红辣椒切丝备用。炒锅置火上，用少许油爆香姜丝、红辣椒，下西芹略炒，加盐、糖、味精，放土豆丝快速翻炒。熄火前，添加醋及香油调味即可。

功效：降压降脂、美容养颜。

3.煎土豆饼

材料：土豆2个，鸡蛋1枚，面粉、食用油、盐、味精各适量。

做法：土豆去皮，切成细丝（最好用擦子加工），浸泡在清水中待用。取一大碗，放入鸡蛋、清水和面粉，将其混合拌匀，调成浓稠的面糊。土豆丝捞起沥干水，加入面糊中，一同搅拌均匀。加盐、味精，与土豆面糊一同拌匀入味。烧热平底锅，加入食用油烧热，舀入一半土豆面糊，用勺子摊平成饼状，煎至其底部凝固。翻面以中小火续煎，煎至双面呈金黄色，然后将剩下的土豆面糊煎熟。将两块土豆饼分别切成几块。将切好的土豆饼排放于盘中，即可食用。

功效：宽肠通便、缓解紧张情绪。

把土豆放入热水中浸泡一下，再入冷水中，则很容易削去外皮；去皮的土豆应存放在冷水中，再向水中加少许醋，可使土豆不变色，但不能浸泡太久，以免营养成分流失；粉质土豆一煮就烂，如果用于冷拌或做土豆丁，可以在煮土豆的水里加些盐水或醋，土豆煮后就能保持完整；土豆要用文火煮烧，才能均匀地熟烂，若急火煮烧，会使外层熟烂甚至开裂，里面却是生的。

食用土豆的禁忌

不削皮的土豆不能吃。薯类尤其土豆，含有一种叫生物碱的有毒物质，多集中在皮里，人体摄入大量生物碱，会引起中毒、恶心、腹泻等反应。

发芽土豆不能吃。土豆发芽后，芽孔周围就会含有大量的有毒龙葵素，这是一种神经毒素，可抑制呼吸中枢。如要食用，须深挖及削去芽附近的皮层，再用水浸泡一段时间，煮食时间也须长一些。

绿皮土豆不能吃。绿皮土豆其生物碱毒性大大高于土豆芽眼窝的毒素。土豆生芽，只要抹去芽胚，把皮刮掉，就可以食用。而绿皮土豆则不可食用。

鲫鱼，“冬月肉厚子多，其味尤美”

鲫鱼又名鲋鱼，另称喜头，为鲤科动物，产于全国各地。《吕氏春秋》载：“鱼火之美者，有洞庭之鲋。”可知鲫鱼自古为人崇尚。鲫鱼肉嫩味鲜，尤其适于做汤，具有较强的滋补作用。冬季是吃鲫鱼的最佳季节，自然是看好其温补之功。明代著名的医学家李时珍赞美冬鲫曰：“冬月肉厚子多，其味尤美。”民谚也有“冬鲫夏鲤”之说。

鲫鱼所含的蛋白质质优、齐全、易于消化吸收，是肝肾疾病、心脑血管疾病患者的良好蛋白质来源，常食可增强抗病能力。

《本草纲目》中记载：“鲫鱼性温，味甘；健脾利湿、和中开胃、活血通络、温中下气。”对脾胃虚弱、水肿、溃疡、气管炎、哮喘、糖尿病患者有很好的滋补食疗作用；产后妇女炖食鲫鱼汤，可补虚通乳；先天不足，后天失调，以及手术后、病后体虚形弱者，经常吃一些鲫鱼都很有益；肝炎、肾炎、高血压、心脏病、慢性支气管炎等疾病的患者也可以经常食用，以补营养，增强抗病能力。另外，鲫鱼子能补肝养目，鲫鱼脑有健脑益智的作用。

吃鲫鱼时，清蒸或煮汤营养效果最佳，若经煎炸则上述的功效会大打折扣。冬令时节食之最佳。鱼子中胆固醇含量较高，故中老年人和高血脂、高胆固醇者应忌食。

蛋奶鲫鱼汤

材料：鲫鱼1条，胡椒粒5颗，蛋奶（或牛奶）20克，姜10克，葱10克，盐、鸡精各适量。

做法：将鲫鱼剖腹后，清洗干净待用。把鲫鱼放置3成热的油中过油，以去除鲫鱼的腥味。加入适量水和调料，用小火清炖40分钟。起锅时加入少许蛋奶，能使汤变得白皙浓稠，口感更佳。

功效：健脾利湿，美容除皱。

冬季喝汤固元气，祛除邪气

皇帝中的高寿者的确不多，但是清朝乾隆皇帝却一生身体健康。这是因为乾隆皇帝十分注重冬季喝汤进补，在这一点上，我们要向他看齐。

为什么乾隆要在冬季喝汤进补呢？这是他深谙养生之道的结果。冬季寒风凛冽，万物蛰伏，大自然中阳气潜藏，阴气旺盛，因此冬季养生要从养阴藏阳着手。潜藏阳气，养护阴精。所以要注意补肾。

乾隆爱喝汤，御厨将各种药材按比例配比后研磨，同牛肚一起放入锅内汲取养分，共煮六个时辰熬制成汤，传说此汤可以延缓衰老、滋阴壮阳。现在多用牛肚、牛骨，放入当归、党参、枸杞子等中药炖煮2~3小时。

用《本草纲目》中的知识来分析一下这道汤品，牛肉“安中益气，养脾胃”，当归、党参可以补充气血，枸杞子是滋肝益肾的佳品。这样慢炖出来的汤、肉或是骨头，包括放的当归、党参这些中药，不管是药效成分还是营养成分都溶解在汤里，容易吸收，尤其是对脾胃功能不好的老年人有益。冬天气候干燥，汤既有营养还能补水。此外，热乎乎的汤是御寒佳品。

除了喝汤进补以外，乾隆喝酒很有节制，他总是根据不同季节适量地喝补酒。在众多的补酒中，乾隆皇帝最喜欢的一种补酒是松龄太平春酒，每到立冬进补，乾隆就常饮这种酒。

酒有活血御寒的作用，加入药材后，药溶解在酒里起到滋补作用。另外，药酒是药不是酒，如果把中药放进酒里再喝这就是药，是一种中成药制剂，所以要根据自己的体质，对症喝酒，并且控制酒量。乾隆的长寿还在于他用药饵补养。清宫药养之品首重人参。人参可以大补元气、补脾益肺、生津止渴和益智安神。乾隆进补人参每天不超过3克，从50岁以后不断地吃，方法是人参切成片放在嘴里含着，这样不仅进药均匀，而且还能促进消化液的分泌，帮助消化。

以上是乾隆皇帝的养生良方。现在生活水平提高了，普通百姓像皇帝一样养生也不是什么难事了。我们在自己家中的厨房就可以做出古时皇帝才能享受的美味汤品。

此外，冬季养生还要注意这些问题：因为冬季排汗较少，因此不宜吃太咸的食物，多吃新鲜蔬菜和水果可有效补充维生素；热量较高的食物往往是滋阴潜阳的佳品，比如羊肉、龟、鳖；人们在冬季应保持充足的睡眠，最好早睡晚起。

冬季由于气温较低，所以人易出现脾胃虚寒、腹泻、腹部疼痛等病症，因此要适当作好保暖工作：要添加衣服但不宜过厚，要升高室内温度但不宜过高，否则出门时易感冒。此外，腮腺炎、麻疹、流感等疾病在这个季节易高发，对付它们的好办法就是注意锻炼身体，提高抗病能力。当然，也可在医生的指导下服用中药来预防疾病，如可用板蓝根来预防流感。

常喝茶可摆脱冬季瘙痒的困扰

冬季寒冷干燥，很多人一到冬季就会发生皮肤瘙痒（冬痒症）。这种季节性瘙痒症主要由于皮肤过于干燥所致。一些老年人皮脂腺和汗腺分泌功能较差，在干冷的冬季更容易出现皮肤瘙痒。

饮茶可防冬痒症，这是因为茶叶中含有保护人体皮肤的微量元素锰。锰对皮肤的保护作用体现在三方面：

（1）锰能参与人体内很多酶促反应，促进蛋白质代谢，并能促使一些对皮肤有害物质的排泄，从而减少皮肤所受到的不良刺激。

（2）锰可促进维生素B_6在肝脏中的积蓄，加强皮肤抗炎的功能。

（3）锰可以增强多糖聚合酶和半乳糖转移酶的活性，催化某些维生素在人体内的代谢，这有利于皮脂代谢的正常进行，防止皮肤干燥。

茶叶中锰含量相当高。每克干茶中的含锰量因品种而异，如绿茶中的西湖龙井茶为1.4毫克、庐山云雾茶为1毫克；青茶中的安溪铁观音茶为1毫克；黄茶中的蒙山黄芽茶为0.65毫克；红茶中的祁门红茶为0.6毫克。茶汤中的含锰量多少也因茶而异。1克茶叶用100毫升开水浸泡10分钟，西湖龙井茶汤中的含锰量为0.506毫克，庐山云雾茶汤为0.4毫克，安溪铁观音茶汤为0.238毫克，蒙山黄芽茶汤为0.198毫克，祁门红茶茶汤为0.017毫克。

如果人们每天饮用4~6克绿茶泡的茶汤，便可以从茶中摄取到人体所需锰量的1/3，甚至更多。这对保护皮肤、防冬痒无疑是有益的。

冬季洗澡从脚开始有益健康

在夏天时，许多朋友洗澡都是把水龙头打开，从头往下淋，但是在天寒地冻的冬天，如果依然这么做的话，那就对健康不利了。

冬季的低温使人体皮肤的血管处于收缩状态，而冬季洗澡水的温度又相对较高，温热的水突然从头而至，会让人体调节系统“措手不及”，引起头部及全身皮肤血管骤然扩张，大量血液集中到皮肤表面，导致心、脑等重要脏器急剧缺血，头晕、胸闷等种种不适也会随之找上门来。对素有心脑血管疾病的朋友来说更要防止意外发生。

冬天洗澡的正确做法是，洗澡前先用热水冲冲脚，待脚部暖和后再慢慢往身体上淋水，让身体有一个逐渐适应的过程。除了洗澡的“顺序”外，水温也不能太高，以37℃~40℃为宜；时间上，冬季淋浴最好不超过10分钟，盆浴不超过15分钟；洗澡前先喝一杯温开水。

另外，酒后千万不要立即洗澡。因为洗澡时，人体内储备的葡萄糖会因体力活动和血液循环加快而被大量消耗掉，而酒精会抑制肝脏的正常生理功能，使其不能将储存的肝糖原转化为葡萄糖，并及时补充到血液中去，从而造成血糖含量大幅度下降，严重者甚至引起休克。因此，洗澡时间最好选择在酒后2小时左右。

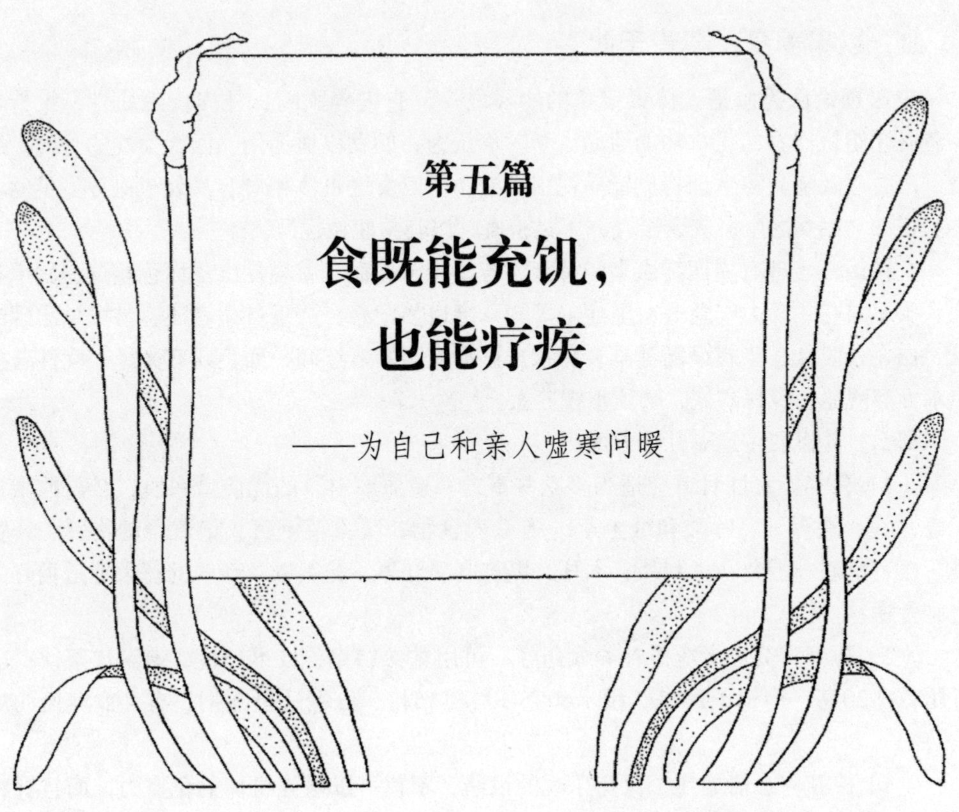

第五篇

食既能充饥，也能疗疾

——为自己和亲人嘘寒问暖

第一章
女子以血为本，避免形寒饮冷

血，以奉养身，莫贵于此

中医理论认为血是人体最宝贵的物质之一，它内养脏腑，外养皮毛筋骨，维持人体各脏腑组织器官的正常功能活动。李时珍认为，妇女以血为用，因为女性的月经、胎孕、产育以及哺乳等生理特点皆易耗损血液，所以女性机体相对容易处于血分不足的状态。正如“妇女之生，有余于气，不足于血，以其数脱血也”。

女性因其生理有周期耗血多的特点，若不善于养血，就容易出现面色萎黄、唇甲苍白、头晕眼花、乏力气急等血虚症。《本草纲目》记载，严重贫血者还容易过早出现皱纹、白发、脱牙、步履蹒跚等早衰症状。血足皮肤才能红润，面色才有光泽，女性若要追求面容靓丽、身材窈窕，必须重视养血。

那么，养血要注意哪几个方面呢？

（1）食养。女性日常应适当多吃些富含“造血原料”的优质蛋白质、必需的微量元素（铁、铜等）、叶酸和维生素B_{12}等营养食物，《本草纲目》记载，动物肝脏、肾脏、血、鱼虾、蛋类、豆制品、木耳、黑芝麻、红枣、花生以及新鲜的蔬果等是很好的造血食物。

（2）药养。贫血者应进补养血药膳。可用党参15克、红枣15枚，煎汤代茶饮；也可用首乌20克、枸杞子20克、粳米60克、红枣15枚、红糖适量煮粥，有补血养血的功效。

（3）神养。心情愉快，保持乐观的情绪，不仅可以增强机体的免疫力，而且有利于身心健康，同时还能促进骨髓造血功能旺盛起来，使皮肤红润，面有光泽。

（4）睡养。充足睡眠能令你有充沛的精力和体力，养成健康的生活方式，不熬夜，不偏食，戒烟限酒，不在月经期或产褥期等特殊生理阶段同房等。

爱上补血食物，贵妃得以集三千宠爱于一身

唐代诗人白居易在《长恨歌》中有：“春寒赐浴华清池，温泉水滑洗凝脂。”“凝脂”就是说杨贵妃的皮肤非常细嫩光滑。她为何有令众多女性羡慕甚至嫉妒的肌肤呢？为何能集三千宠爱于一身呢？原来贵妃经常吃一些补血食品。

女人要想从根本上唤起好气色，延缓衰老，使健康常驻，还要从内部调理开始，通过补血理气、调整营养平衡来塑造靓丽女人。而补血理气的最好办法就是食疗，因为红枣、阿胶、桂圆、山药、生姜、红糖、白果、枸杞子子、花生等这些补血、补肾的食物

能从根本上解决气血不足的问题，同时改善血红细胞的新陈代谢，加强真皮细胞的保水功能，这样就能实现女人自内而外的美丽。

红枣、阿胶这些补血食物，都具有滋阴润燥、补血止血、调经安胎的功效，还能使面色红润，肌肤细嫩，有光泽、弹性好，正适合女人的美容要求。

红枣是补血最常用的食物，生吃和泡酒喝的效果最好。红枣还可以在铁锅里炒黑后泡水喝，可以治疗胃寒、胃痛，再放入桂圆，就是补血、补气的茶了，特别适合教师、营业员等使用嗓子频率较高的女性。如果再加上4~6粒的枸杞子子，还能治疗便秘。常喝红枣桂圆枸杞子茶的女性朋友，皮肤白皙，精力充沛。枸杞子子不要放多，几粒即可，红枣和桂圆也只要6~8粒就可以了，每天早上上班后给自己泡上一杯，不但补气益血，还能明目，特别适合长期对着电脑的女性朋友们。

下面给大家推荐一些补血食物的食法，可供女性朋友们参考：

（1）红枣、花生、桂圆，再加上红糖，加水在锅里慢慢地炖，炖得烂烂的，经常吃，补血的效果也很好。

（2）红枣、红豆放入糯米里一起熬粥，因红豆比较不易烧烂，可以先煮红豆，红豆煮烂了，再放入糯米、红枣一起烧，也是一道补血的佳肴。

（3）红枣10粒切开，白果10粒去外壳，加水煮15~20分钟，每晚临睡前吃，可以补血固肾、止咳喘、治尿频、治夜尿多，效果很好。

（4）红枣10粒切开，枸杞子子10粒，煮水喝，补血补肾，专治腰膝酸软，长年吃，有养颜祛斑的作用。

（5）红枣10粒切开，生姜3片，煮水喝，是开胃的良方。

此外，用猪蹄加黄豆炖烂了吃；用甲鱼加上枸杞子子、红枣、生姜炖烂了吃；牛肝、羊肝、猪肝做菜、炖汤，或与大米一同煮成粥；牛骨髓、猪骨髓加红枣炖汤喝；牛蹄筋、猪蹄筋加花生、生姜炖烂了吃，这些都是补血的好食物。

大家还要谨记中医的教导，多吃补血食物，这样的女人皮肤才会红润有光泽，才能延缓衰老，让自己的青春常在。

中医气血双补要方：十全大补汤

《本草纲目》中在提到瘰疬病的治疗时说：“体虚者，可用夏枯草煎汁熬膏服，并以膏涂患处。兼服十全大补汤加香附、贝母、远志更好。”所谓瘰疬，就是现在的淋巴结核病。我们都知道结核病是容易让人虚损的，所以结核患者一定要注意补养身体。而十全大补汤具有气血双补的作用，适用于血气俱虚或久病体虚、面色萎黄、精神倦怠、腰膝乏力的人。下面就教你如何在家熬制十全大补汤。

材料：党参、炙黄芪、炒白术、酒白芍、茯苓各10克，肉桂3克，熟地黄、当归各15克，炒川芎、炙甘草各6克，墨鱼、猪肚各50克，猪肉500克，生姜30克，猪杂骨、葱、料酒、花椒、食盐、味精各适量。

做法：将以上中药装入洁净纱布袋内，扎紧备用。将猪肉、墨鱼、猪肚洗净；猪杂骨洗净，捶破；生姜拍破备用。将猪肉、墨鱼、猪肚、猪杂骨、药袋放入铝锅内，加水适量，放入葱、生姜、花椒、料酒、食盐，置武火上烧沸；后用文火煨炖，待猪肉、猪肚熟烂时，捞起切条，再放入汤中。捞出药袋不用。服用时将汤和肉装入碗内后，加少许味精，食肉喝汤。早晚各吃1碗，每天2次，全部服完后，隔5天再服。

十全大补汤虽好，但风寒感冒者不宜食用。另外，一定要注意时间间隔，不能频繁地使用十全大补汤，曾经有因为过度食用此汤而上火严重的病例。患者太心急，连着喝了好久的汤，结果发烧、流鼻血。所以，汤水再好，也不能过量。

鸡肉馄饨补气血，马上“泻立停”

拉肚子这种小毛病很多人都碰到过。其实比较轻微的腹泻，可以排除体内的湿气和毒素，对人体是有好处的。比如你吃了太多油腻的东西，或者饮食不干净，腹泻就是身体正常的保护反应。但是长期频繁的腹泻，就要警惕了。一般人遇到这种情况就会吃止泻药，但有些人却没什么效果，这是为什么呢?

庄先生是一家大型合资企业的中方老总，前一阵子总是腹泻，去医院开了很多止泻药吃，却还是没什么效果。有几次在与重要客户谈判的时候，腹痛难忍，不得不中途退场。他既担心自己的健康，更担心因为身体原因影响了工作，所以抽空去看了中医。

在大夫面前的庄先生，脸色苍白、精神疲乏。大夫询问之下得知他们公司最近受到金融危机的冲击，失去了很多重要客户。庄先生很着急，带着员工经常加班加点，忙个不停，饮食也不规律，有时忙到凌晨才吃东西。这样一段时间以后，他就开始腹泻了。

大夫告诉庄先生，他的腹泻与身体的虚损有很大关系。身体气血消耗太大，胃气也虚损，就很容易导致消化不良、腹泻等一系列的毛病。在这时单纯止泻是没有用的，必须要先补气血。大夫给他开了一个方子，让庄先生吃鸡肉馄饨。

鸡肉馄饨在《本草纲目》中有记载：“黄雌鸡肉五两、白面七两，作民馄饨，下五味煮熟，空腹吃。每天一次。”可以治“脾胃弱乏，人痿黄瘦”。鸡肉是补气的食物，人参、黄芪、红枣都是补益气血的佳品。怎么做鸡肉馄饨呢?

材料：鸡肉150克，人参10克，红枣6枚（去核），黄芪10克。

做法：鸡肉剁碎做馅，和白面做成馄饨。人参、红枣、黄芪小火慢炖，然后用此汤煮馄饨。吃馄饨，喝汤。

在中医看来，腹泻是由于各种原因导致脾胃的运化失司，小肠受盛和大肠的传导功能失常所致。比如受到外界的风寒湿热的侵袭，会使脾胃失调。尤其是湿，如果吃太多的冷饮，或者遇到雷雨季节，是很容易腹泻的。

另外，饮食不节与不洁也会导致腹泻。而情绪对肠胃的影响也很大，比如上文中的庄先生，很大的原因就是精神长期高度紧张，导致肠胃失调，最终造成脾胃虚弱，难以运化食物。没有了食物的滋养，气血就会受损。而气血失衡又加重了腹泻，如此恶性循环，当然会“一泻不止”。

津液，源自体内的天然“燕窝”

被尊为医家之宗的《黄帝内经》，曾载道：“脾为涎，肾为唾。”“肾为先天之本，脾为后天之本。”这里的唾液，中医上也称“津液”、“甘露”、“金津玉液”、“玉泉”、“天河水”等，来自脾和肾这两个人体的先后天之本，是十分宝贵的液体营养物质，能湿润和稀释溶解食物，帮助胃的消化吸收功能，还能杀灭进入口腔内的细菌。这也是为何中医养生学一向认为，唾液充盈者体质会强健，并能根据唾液的情况来判断健康和疾病的状况。

大家都知道，燕窝是女性的养颜圣品。燕窝就是金丝燕的唾液或唾液与绒毛的混合凝结所筑成的巢窝，很多美女不惜重金买燕窝来吃，其实，唾液就是我们生而带来的“燕窝”。

客观上讲，唾液也是人体津液的一种，津液是体内各种正常水液的总称，包括各组织器官的内在体液和分泌物，如胃液、肠液、唾液、关节液等，习惯上也包括代谢产物中的尿、汗、泪等。津液以水分为主体，含有大量的营养物质，是构成和维持人体生命活动的主要物质之一。各种津液因性质、分布和功能不同，又分为津和液两类，存在于气血之中，散布于皮肤、肌肉、孔窍并渗入血脉，清而稀薄，流动性较大，具有湿润作用的称为津；灌注于关节、脏腑、脑髓、孔窍等组织，稠而浓浊，流动性较小，具有滋养作用的称为液。

津液为人养生之宝，有滋润、濡养的作用，可以滋润皮毛、肌肤、眼、鼻、口腔，濡养内脏、骨髓及脑髓。所以，津液丰沛，则皮肤饱满湿润，有弹性，不易老化。若津液亏损，则皮肤干瘪起皱，易于老化，所以经常吞咽唾液，补充肌体流失的津液，是美容养颜的重要生理基础之一。

现代医学研究还发现，唾液是以血浆为原料生成的。其中一些成分既是皮肤细胞的最好营养物质，又不会引起皮肤过敏；唾液中含有多种生物酶，如溶菌酶、淀粉酶等，呈弱碱性，可以消除面部皮肤分泌的油质，杀灭面部的一些细菌，避免面部长疖生斑，平复皱纹。如果你的眼角已有细纹出现，不必花钱买昂贵的眼霜之类化妆品，每天坚持用自己的唾液涂抹眼角，两个月左右，就会有意想不到的收获。

有一种古老的吞咽唾液养生法——“赤龙搅天地”，李时珍把这种方法叫作“清水灌灵根”，是用舌在口腔内搅动，等到口内满是唾液时，便分三次将唾液咽下，并用意念将其送到丹田。

这个方法看似简单，但是作用巨大，可以加强人体五脏的功能，既能养生又能治病，而且简便易行。无论是坐在办公室、出行在外，还是休息在家，你随时随地都可以做，又不用花一分钱。

红楼养生谱，女人的最爱

《红楼梦》不仅塑造了众多栩栩如生的艺术形象，还介绍了许多保健养生的好方法。其中，饮食养生就是非常重要的一大方面，巧妙的美食秘方，为现代女性的滋补养颜提供了很好的指导。

奶油松瓤卷酥

《红楼梦》第六十二回中提到，柳家遣人给怡红院送来饭食，两菜一汤，一碗粳米饭，还有“一碟四个奶油松瓤卷酥”。这里的松瓤就是我们常吃的松子。《玉楸药解》里说，松子可“润肺止咳，滑肠通便，开关逐痹，泽肤荣毛”。此外，松子富含磷，对大脑和神经系统有益。做法如下：将松子仁洗净，焙干捣成碎粒，加芝麻、奶油、白糖、鸡蛋等和成馅备用。面粉放和面盆内，四周撒入适量泡打粉和成面团，再擀开成面片。把备好的馅料平铺在面片上，然后对头卷成如意卷形，用刀切成大小均等的块放入烤箱烘烤即成。

糟鹅掌鸭信

《红楼梦》第八回中提到，宝玉在薛姨妈处玩耍，薛姨妈已摆了几样细茶果来留他们吃茶。宝玉因夸前日在那府里珍大嫂子的糟鹅掌鸭信。薛姨妈听了，也忙把自己糟的取了些来与他尝。宝玉笑道："这个须得就酒才好。"《宋氏养生部》说："糟：熟鹅、鸡同掌、跖、翅、肝、肺，同兽属。鹅全体剖四轩，糟封之，能留久，宜冬月。"鹅掌，能益气补虚、和胃消渴；鸭信即鸭舌，能滋阴健胃。做法如下：将鹅掌及鸭舌煮熟，剔去骨头，然后放入锅中，用鸡汤煮。捞出后用香糟油、盐、黄酒等拌匀，浸渍五个小时即可。装盘时淋上少许香麻油，口味更佳。

紫茉莉花种粉

《红楼梦》第四十四回，"宝玉忙将一个宣窑瓷盒揭开道：这不是铅粉，这是紫茉莉花种研碎了，兑上香料制的。平儿倒在掌上看时，果见轻白红香，四样俱美，摊在面上也容易匀净，且能润泽肌肤，不似别的粉青重涩滞。"

据《本草纲目·拾遗》载："紫茉莉，二三月发苗，茎逢节则粗如骨节状。叶长尖光绿，前锐后大。小暑后开花，有紫、白、黄三色，又有一本五色者，花朝暮合。结实外有苞，内含青子或簇，大如豌豆，久则黑，子内有白粉。"美容时可采取成熟种子若干，研成粉末可清热和解毒，取粉搽脸可除面斑等，使面部光洁、白皙，有美容之功效。

桃红四物汤——活血养颜第一汤

公元1321年，元代名医朱丹溪出游路过桃花坞，见当地女子个个面若桃花、白里透红，经过一番调查之后，发现当地的女子都爱喝一种汤，即自制的桃红汤。他研究桃红汤的成分，发现里面有桃仁，还有红花，桃仁能健身心、养容颜，红花更能去暗黄、美白肌肤。朱丹溪由此创立了一个经典美容养颜妙方，叫作"桃红四物汤"。

这里的"桃红四物汤"，是朱丹溪根据晚唐蔺道人在《仙授理伤续断秘方》中提到的"四物汤"改进而来。

所谓"四物汤"，是由川芎、白芍、熟地黄、当归四味药组成，常规用量分别为6克、10克、12克、9克，水煎服，每日2次。川芎，性味属辛、温，作用于肝脏、胆，具有行气活血、镇定安神、祛风湿止痛、疏肝解郁等作用。白芍，性味酸苦、微寒，作用于肝、脾，具有补血滋润、缓解疼痛，以及疏肝健脾等作用。熟地黄含有甘露醇、维生素A等成分，与当归配伍后，可使当归的主要成分阿魏酸含量增加，使当归补血活血疗效增强，能治疗女性脸色苍白、头晕目眩、月经不调、量少或闭经等症。此汤被中医界称为"妇科养血第一方"。

而"桃红四物汤"，则是在四物汤的基础上加上桃仁和红花研制而成，不仅专治血虚、血淤导致的月经过多，还能对付先兆流产、习惯性流产，尤其对美容养颜有特别的功效。这也是为何在没有名牌化妆品的古代，很多美女能够拥有白里透红、水嫩细滑的肌肤。著名艺人杨采妮曾说过，多喝汤最能养人。不过，关于桃红四物汤中各成分的具体剂量，要先咨询一下专业中医，因为每个人的体质和情况不一样，所需的剂量亦有所区别。

此外，很多女性因脸上长痘痘而烦恼不已，其实，气血淤滞才会长痘痘，气血通畅就不会长痘痘。所以，喝上桃红四物汤，补血活血，自然不用担心长痘痘了。

常见的菠菜、小米最能滋阴补血

28岁的某公司白领小张，生了孩子以后觉得自己的身体状况和皮肤都变差了。她看了电视广告后，花了很多钱买了某品牌口服液，扬言要从内调养，做个“健康美丽女人”。结果喝了一段时间后，朋友们没有从她身上看出有什么变化，倒是色斑多了一些。她很气恼地扔掉了那些所谓的名牌滋补品，朋友看她沮丧，就给她推荐了菠菜小米粥。

《本草纲目》记载菠菜可以通血脉，开胸膈，下气调中，止渴润燥。所以，菠菜可养血滋阴，对春季里常因肝阴不足引起的高血压、头痛目眩、糖尿病和贫血等都有较好的治疗作用。关于小米的功效，《本草纲目》认为小米味甘咸，有清热解渴、健胃除湿、和胃安眠等功效。“治反胃热痢，煮粥食，益丹田，补虚损，开肠胃。”现代医学研究证实，小米具有防止反胃、呕吐和滋阴养血的功效。

材料：菠菜20克，小米150克。

做法：菠菜洗净，沥干水分，切碎。小米淘洗干净，略微泡一下。将泡好的小米倒进开水锅里，煮到开花，然后按自己的口味略微加一点盐和调味料搅匀，再把菠菜放进去烫软即可。

其实，你身边最简单、最廉价的食物也许就是你最需要也是最有效的选择。例如菠菜和小米，大家对其视而不见，或者认为对于身体健康的作用不值一提，其实这道粥品是滋阴补血的佳肴。

需要注意的是，菠菜含草酸较多，有碍机体对钙的吸收。故单独吃菠菜时宜先用沸水烫软，捞出再炒。由于婴幼儿急需补钙，则应少吃或暂戒食菠菜。

适合每一位女性的补气血套餐

健康、青春、活力，是每个成人都追求的身体标准，哪个女人不想面红齿白？哪个男人不想活力四射？这样我们才有足够的精力投身事业当中去。但现实生活中因为各种原因，导致很多人无法拥有这个梦想，其中最大的敌人之一便是气血两亏，随之而来的便是面容憔悴、苍白无力、头昏眼花、心悸失眠、手足发麻、脉细无力等，再好的化妆品也无法掩盖，还会让疾病乘虚而入，危害身体健康。引起现代人气滞血虚的原因有以下几种：

（1）失血过多。因外伤失血过多，（女性）月经过多，或其他慢性失血皆可造成血虚证。

（2）饮食不节。暴饮暴食，饥饱不调，嗜食偏食，营养不良等原因，均可导致脾胃损伤，不能化生水谷精微，气血来源不足，而导致血虚。

（3）慢性消耗。劳作过度、大病、久病，消耗精气，或大汗、呕吐、下痢等耗伤

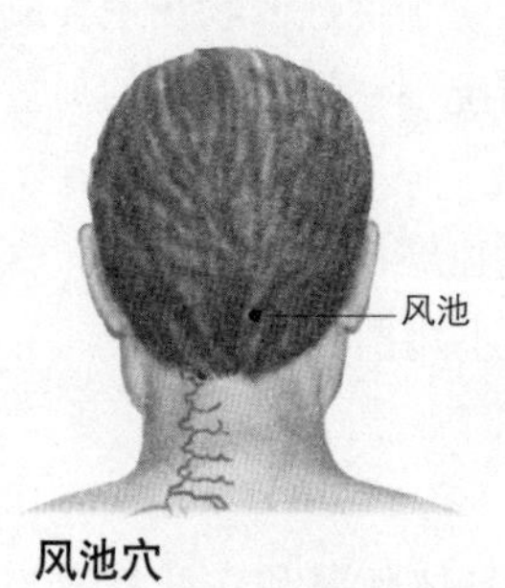

风池穴

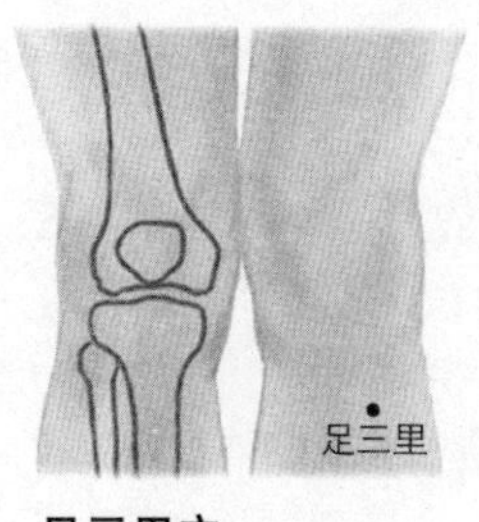

足三里穴

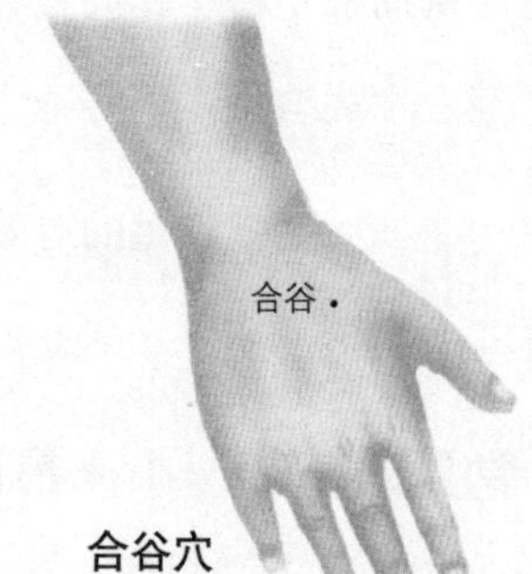

合谷穴

阳气阴液，劳力过度易耗伤气血，久之则气虚血亏；劳心太过，易使阴血消耗、心血亏虚等，均可导致血虚。

专家认为血虚体质人士养生的宗旨是补血养血、益气生血。具体方法是：

（1）不可劳心过度。人的血液循环同心有关，大脑的血液靠心脏源源不断供给，若思虑过度，挖空心思，就会耗伤心血。所以老年人，尤其是血虚体质的老年人不可用脑过度。一旦感到大脑疲劳时，就要调节一下，或欣赏鸟语，或观赏风景，使人心情愉快，精神振奋，很快消除疲劳。

（2）饮食调养。平时可常食桑椹、荔枝、松子、木耳、菠菜、胡萝卜、猪肉、羊肉、牛肝、羊肝、甲鱼、海参等食物，因为这些食物都有补血养血的作用。

（3）加强精神修养。血虚的人时常精神不振、失眠、健忘、注意力不集中，故应振奋精神。当烦闷不安、情绪不佳时，可以听听音乐，欣赏幽默剧，可使精神振奋、排解忧愁。

（4）经常参加体育锻炼。老年人经常感到这痛那痒，很重要一点是血不够用，血虚老年人则会更明显，应时常参加体育锻炼，注意运动量不宜大，运动项目的选择以传统的健身运动为佳，如太极拳、八段锦、气功导引等，还可以进行郊游、踏青，既能呼吸新鲜空气，又能活动筋骨。

（5）配合穴道按摩更有效。

合谷穴——位于手背大拇指与食指交会处，用另一只大拇指按压30秒后松开，重复5次。

足三里——膝盖正下缘约4根手指、胫骨凹陷处，利用食指弯曲的骨节来按压，至少3分钟。

风池穴——后头颅骨下缘在颈椎中线与耳后中间的凹陷处，用大拇指按压至少3分钟。

气血是母乳之源——母乳不足食来补

气血不足是造成母乳不足的首要原因。母乳是由精气生成的，如果一个人肠胃虚弱，气血不足便难以生成母乳。

中医将母乳不足划分为：因气血两虚造成易疲劳型母乳不足和因肝郁气滞造成易焦躁型母乳不足两种，并根据其不同的致病成因，提出了不同的施治方法。

易疲劳型母乳不足

患者临床症状常表现为：脸色差、容易疲惫、缺乏食欲、肌肤干燥、软便等象征气血不足的症状。治疗此类母乳不足要充分休息、恢复气血、促进气血在体内循环，并摄取容易消化的食物，以促进脾胃功能。

此类母乳不足是由于在分娩和产后出血过多，导致气血不足。食物的精华无法促进母乳分泌。对母乳不足的有效穴道是合谷穴，该穴道还有补充气血不足的作用。足三里穴则可促进脾胃功能。

另外，母乳不足的人要补充气血可以食用猪脚和金针菇，患者还可多摄取有补充气血作用的山芋、马铃薯、香菇、枣子、胡萝卜等。

易焦躁型母乳不足

此类病因是精神压力太大，导致肝功能减退，阻碍气血特征，使母亲分泌速度降低。由于气血停滞，会有乳房胀痛、腹部鼓胀、打嗝等症状，也有引发乳腺炎的病例。此类情况常见于生第一胎而精神紧张的母亲，母亲要避免压力的累积，让肝功能恢复。促进气机循环的膻中穴是本证推荐的穴位，少泽也有好的促进乳汁分泌的作用，可以配合刺激。

推荐使用治疗母乳不足的特别处方下乳涌泉散。柴胡疏肝散可以提高肝的气血循环功能。

荞麦面、萝卜、菠菜、油菜和刀豆等都具有促进气血循环的作用。另外，茉莉花也有很好的治疗效果，可以用它泡茶喝来疏解身心压力。

孕期重点补充铜元素

女性体内铜元素不足，会妨碍卵子和受精卵的运动，从而导致不孕。在妊娠期间，如果母体缺铜，会使胎膜的韧性和弹性降低，容易造成胎膜早破而流产或早产。同时，还影响胎儿的正常发育，有可能造成胎儿畸形或先天性发育不足，并导致新生儿体重减轻，智力低下及缺铜性贫血。

缺铜会影响大脑中酶的活性，铜是酶的激活剂。然而生活中，孕妇和胎儿却极容易缺铜。因为胎儿的肝是含铜量极高的器官，从妊娠开始，体内胎儿所需含铜量就急剧增加，约从女性妊娠的第200天到孩子出生，胎儿对铜的需求量约增加4倍。因此，妊娠后期是胎儿吸收铜最多的时期，这个时期如果不注意补充铜，就容易造成母子双双缺铜。

此外，铜在人体内不能储存，所以要每天摄取，特别是孕妇和哺乳期妇女。补铜的途径最好以食为主，富含铜的食物有很多，如动物肝脏、水果、海产品、紫菜、巧克力中都含有较丰富的铜，粗粮、坚果和豆类等也是较好的来源。

孕妇水肿饮食帮忙

营养不良性低蛋白血症、贫血和妊娠中毒症都是孕妇水肿的常见原因，可通过合理的饮食加以治疗。

冬瓜富含碳水化合物、淀粉、蛋白质、脂肪、胡萝卜素、钙、磷、铁以及多种维生素等。其肉质细嫩，水分丰富，性寒味甘，有利尿消肿、祛湿解闷、解毒化痰、生津止渴之功效，对妊娠水肿及各种原因引起的水肿、肝炎、肾炎的食疗效果好。取鲜冬瓜500克，活鲤鱼1条，加水煮成冬瓜鲜鱼汤，味道鲜美，可治妊娠水肿及小便短赤。

西瓜瓤多汁甜，有“瓜果之王”的美称。它富含水分、果糖、维生素C、钾盐、苹果酸等营养成分，具有清热解毒、利尿消肿的作用。

鸭肉性平和而不热，脂肪高而不腻。它富含蛋白质、脂肪、铁、钾、糖等多种营养素，有清热凉血，祛病健身之功效。不同品种的鸭肉，功效也不同。其中青头鸭肉通利小便，补肾固本，常吃可利尿消肿，对于各种水肿，尤其是妊娠水肿有很好的治疗作用。

荸荠富含淀粉、蛋白质、脂肪、钙及多种维生素等营养成分。它鲜食当水果，胜似生梨；煮熟成佳肴，荤素皆宜。中医认为，荸荠性甘味寒，归肺、胃二经。有清心泻火，润肺凉肝，消食化痰，利尿明目之功效。孕妇常吃荸荠，可以防治妊娠水肿、妊娠期间并发的急慢性肾炎、妊娠合并肝炎等。

适合孕妇的营养食物

适合孕妇的营养食物多种多样，主要分为以下四类。

主食

以谷麦类为主，每日需要量为400~450克，粗细粮、米、面、豆适当搭配。我国民间流传杂合面的饮食习惯，有利于补充身体缺乏的多种必需氨基酸，而现代化的去壳精制加工则造成大量营养丢失，故孕妇应注意多吃些粗加工的食物。

蛋白质

主要有动物蛋白质和植物蛋质白两种，孕妇每日需要量为75~108克。动物蛋白质以鱼、瘦肉、家禽和蛋奶类为主，这些食物除含有蛋白质外，还含有丰富的维生素、微量元素、饱和脂肪。植物蛋白质有豆类、米、麦、坚果和种子等。这些食物是孕妇的理想食物，但应注意搭配合理，如每天吃肉可以不喝奶，也可以每天吃2~3个鸡蛋或喝奶200~250毫升，如果其他食物中含有丰富的植物蛋白，也就不必天天食用动物蛋白。总之，要使动、植物蛋白搭配合理。

脂肪

孕妇每日需要量为60克左右，主要来源于动植物。动物脂肪来源于肥肉与动物油，植物脂肪来源于豆油、菜籽油、花生油及芝麻与核桃等。

维生素与微量元素

孕妇对维生素与微量元素的需求较大，一般大量存在于新鲜蔬菜、水果、动物蛋白、鱼肝油、海藻类及海产品等食物中，如果孕妇不偏食，一般不会缺乏维生素和微量元素，但应注意制作方法。如水果不去皮，蔬菜先洗后切，并注意烹调时尽量不用煮或炸的方法，少许油翻炒后略加盖微烧后食用，可以减少营养流失。如确因种种原因造成维生素和微量元素缺乏者，不妨在增加饮食的同时补充一些合成剂，但不要过量，以免造成不必要的危害。

七大最佳食物对母体和胎儿都有益

怀孕是女人一生中的特殊阶段，生一个健康聪明的小宝宝，又是每个孕妇的最大心愿。科学选择食物不仅有利于母体健康，更有益于胎儿的发育。

最佳防吐食物

晨吐是孕妇最难受也是最常见的反应之一，给孕妇带来相当大的痛苦。选择适合孕妇口味的食物有良好的防吐作用，营养学家认为，柠檬和土豆含有多种维生素，对孕妇尤为合适。

最佳保胎蔬菜

菠菜含有丰富的叶酸，每100克菠菜的叶酸含量高达350微克，名列蔬菜之首。

叶酸的最大功能在于保护胎儿免受脊髓分裂、脑积水、无脑等神经系统畸形之害。因此专家主张怀孕早期的两个月内应多吃菠菜或服用叶酸片。同时，菠菜中的大量B族维生素还可防止孕妇盆腔感染、精神抑郁、失眠等常见的孕期并发症。

最佳饮料

绿茶乃微量元素的“富矿”，对胎儿发育作用突出的锌元素就是其中一种。根据测定，在食谱相同的情况下，常饮绿茶的孕妇比不饮者每天多摄取锌14毫克。此外，绿茶含铁元素也较丰富，故常饮绿茶可防贫血。

最佳防早产食品

丹麦专家研究发现，常吃鱼有防止早产的作用。

最佳零食

孕妇在正餐之外，吃一点零食可拓宽养分的供给渠道，专家建议吃一点瓜子，诸如葵花子、西瓜子、南瓜子等。

最佳酸味食品

孕妇往往对酸味食品感兴趣，而孕妇吃酸也确有好处。

不过孕妇食用酸味食品要注意选择。山楂的营养较丰富，但可加速子宫收缩，有导致流产之嫌，故孕妇最好敬而远之。而番茄、杨梅、樱桃、葡萄、柑橘、苹果等是补酸佳品，孕妇宜食之。

最佳分娩食品

产妇分娩时需要足够的产力，而产力来源于食物，在各种食物中当以巧克力为最佳，美国产科医生称它为最佳分娩食品。

巧克力营养丰富、热量高，如100克巧克力含糖50克，且能在短时间内被人体吸收，并迅速转化成热能。巧克力的消化吸收速度为鸡蛋的5倍，对于急需热量的产妇来讲无疑是雪中送炭。故产妇临产时吃几块巧克力，可缩短产程，顺利分娩。

不适宜孕妇食用的食物

孕妇不同于一般人，该吃什么不该吃什么一定要小心，孕妇不适宜吃的食物有如下几种：

（1）糖。糖在人体内的代谢会大量消耗钙，孕期钙的缺乏，会影响胎儿牙齿、骨骼的发育。

（2）人参、桂圆。孕妇多数阴血偏虚，食用人参会引起气盛阴耗，加重早孕反应、水肿和高血压等。桂圆辛温助阳，孕妇食用后易动血动胎。

（3）罐头食品、油条。罐头食品中含有添加剂和防腐剂，是导致畸胎和流产的危险因素；油条在制作过程中使用的明矾是一种含铝的无机物，铝可通过胎盘侵入胎儿大脑，影响胎儿智力的发育。

（4）寒凉生冷食物。孕妇产后身体气血亏虚，应多食用温补食物，以利气血恢复。若产后进食生冷或寒凉食物，会不利气血的充实，容易导致脾胃消化吸收功能障碍，并且不利于恶露的排出和淤血的祛除。

（5）辛辣食品。如辣椒，容易伤津、耗气损血，加重气血虚弱，并容易导致便秘，进入乳汁后对婴儿也不利。

（6）含咖啡因的饮料和食品。孕妇大量饮用后，会出现恶心、呕吐、头痛、心跳加快等症状。咖啡因还会通过胎盘进入胎儿体内，影响胎儿发育。

（7）酸涩收敛食品。如乌梅、南瓜等，以免阻滞血行，不利恶露的排出。

（8）冰冷食品。如雪糕、冰淇淋、冰冻饮料等，不利于消化系统的恢复，还会给产妇的牙齿带来不良影响。

（9）过咸食品。过多的盐分会导致水肿。

（10）麦乳精。麦乳精是以麦芽作为原料生产的，含有麦芽糖和麦芽酚，而麦芽对回奶十分有效，会影响乳汁的分泌。

产后营养问题更重要

许多人在产后都很注意营养，在产后吃大量的滋补品，这种做法并不科学。其实在产后1~2天最好吃些清淡易消化的食物，以后再逐渐增加含有丰富蛋白质、碳水化合物及适量脂肪的食物，如奶、蛋、鸡、鱼、瘦肉、排骨汤及豆制品等。此外还要注意补充维生素及微量元素，可多吃些新鲜水果和蔬菜等，为了防止便秘，也要吃些粗粮。

产妇每天需要的热量约为3000千卡，其中应包括蛋白质100~200克，相当于每公斤体重2千克，钙质2克，铁15毫克。如果产孕妇每日能吃主食500克，肉类或鱼类150~200克，鸡蛋3~6个，豆制品100克，豆浆或牛奶250~500克，新鲜蔬菜500克，每顿饭后吃水果1个（苹果、橘子、香蕉都可以），基本上就可满足哺乳期的营养需要。

产后可以用下面一些食谱来补充营养：

1.火腿烧鸽蛋

材料：鸽蛋10个，火腿50克，鸡汤60毫升，花生油、味精、料酒、香菜、葱丝、生姜末、水淀粉各适量。

做法：将鸽蛋煮熟去壳，放入少许酱油，把鸽蛋放热油锅中煎炸，炸至金黄色时捞出；将火腿切成长条状，稍煮取出。铁锅烧热，加花生油，烧至八成熟时，加鸽蛋、火腿、料酒、葱丝、生姜末适量，略炒；加入鸡汤，将汤烧至将干，用水淀粉勾芡，加味精，放入香菜即可。

功效：补肾益气，帮助产妇清除子宫内淤血，促进子宫复原。

2.紫苏麻仁粥

材料：苏子10克，火麻仁15克，粳米100克。

做法：先将苏子、火麻仁捣烂，加水研磨，滤取汁，与粳米同煮成粥。

功效：润肠通便。适用于产妇体虚肠燥，大便干结难解者。

本草五验方，帮你留住青春的叶绿花香

《本草纲目》这部家喻户晓的中医名著，不仅是名医李时珍千辛万苦的呕心力作，其清水草木、天然养颜，更裨益当今无数爱美女性。下面，就向大家推荐五款本草养颜验方，帮你留住青春的叶绿花香。

薰衣草

紧张、匆忙、高压是职业女性的生活写照，不过，有薰衣草来帮忙，留住宁静的心境便不成问题。

抓一把薰衣草，用水煮过，洗澡时倒入，即使不泡澡闻着淡淡的香味就足以让你身心宁静。如果你怕薰衣草在浴缸里不好清理，可以事先将薰衣草用纱布或是毛巾包住，再来煮。这种薰衣草包还有一个妙用，就是可以在洗澡的时候，当作按摩袋，用来敷面或是针对皮肤需要保养的部位特别呵护。此外，你还可以在睡觉前将1~2滴薰衣草精油滴于枕头上，但是千万别滴多了，因为多了反而会影响睡眠。

玫瑰

玫瑰被誉为美容花茶中的皇后。《本草纲目》中有言：玫瑰花有行气、活血、化淤、调和脏腑的作用，经常饮用可使气血顺畅运行，面色红润。

工作之余，可以取玫瑰花15克泡水，气虚者可加入大枣3~5枚，肾虚者可加入枸杞子子15克。根据个人的口味，调入冰糖或蜂蜜，以减少玫瑰花的涩味，加强功效。此花性质温和，适宜天天饮用，不要与茶叶泡在一起喝，因为茶叶中有大量鞣酸，会影响玫瑰花舒肝解郁的功效。由于玫瑰花活血散淤的作用比较强，在经期最好不要饮用。

橘子皮

《本草纲目》中说，橘子皮可通气、止咳、化痰，可以用来泡水喝。其实，橘子皮还是去角质的好材料。

将橘子皮洗净晒干后掰碎，再捣成碎末，加入一点酸奶，这就是含有橘子精油的去角质乳液。这种乳液可以去面部角质，温和又不刺激，而且能提亮肤色，委实不错。此外，柠檬皮、柚子皮也可以像橘子皮那样拿来用，捣烂加酸奶混合，然后敷在嘴唇上，轻轻打圈按摩，5分钟后清洗掉即可。

豆子面膜

《本草纲目》里说，黄豆有“容颜红白，永不憔悴”的作用。黄豆是豆中之王，可以榨成豆浆来喝，而豆渣可以用来做面膜或者体膜，这是宫廷面膜的配方。使用豆渣时，可以不加任何东西，也可以和少许蜂蜜调和在一起敷在脸上或者身上，不久之后肤色就会变白变嫩。长期坚持，皮肤就会完全改观，白胜雪，嫩如玉。

鱼皮冻、肉皮冻

《本草纲目》中有很多关于鱼的记载，比如鳜鱼“补虚劳，益脾胃”，黄花鱼“开胃益气，水有积食”。经常吃鱼肉，能使肌肉更加紧致，皮肤紧绷而富有弹性。所以，女性朋友可以经常给自己熬点鱼皮冻，对紧肤大有帮助。制作方法如下：将鱼皮、鱼骨、鱼鳔等洗净，加入花椒、大料、盐，加水熬煮成鱼皮冻，放入冰箱冷藏，成块后切成长条，然后拌上蒜汁、醋即可食用。

与鱼皮冻相类似，肉皮冻也具有紧肤的效果。制作方法如下：将300克猪皮刮洗干净，用热水焯过后切块；黑豆150克、红枣20颗（去核）用水洗净，放入煲内加水煲至七成熟，再加猪皮煲半小时，最后放入调味品即可食用。

爱自己，“好朋友”才会关爱你

女性拥有正常的生理周期才是年轻健康的标志。一般来说，月经量多是气虚，月经量少是血虚，月经总是提前或推后的女性一般都肾虚，痛经则是体内寒湿过重，而呵护“好朋友”的最好办法就是利用本草。

每个月总有那么几天，身体虚弱，心情烦躁，有时甚至还有难言的疼痛。千万不要责怪自己的“好朋友”，女性拥有正常的生理周期才是年轻健康的标志。女性一生要排卵400~500次，排卵期卵子没能受精，内分泌就会减少，促使子宫内膜脱落，引起出血，这样就形成了月经。

经期来临时，有些女性肌肤就会出现异常，这些问题主要是：

（1）由于荷尔蒙减少，月经前一周肌肤会变得粗糙，也容易过敏。油脂分泌也开始增多，容易长暗疮。有这种症状的要经常补充肌肤水分，不要吃太咸的食物，否则会出现水肿。

（2）月经期时，有些人皮肤会变得极为干燥，毛孔粗大。这时我们要注意保湿，并加强营养，多吃一些含铁质、蛋白质的食物。《本草纲目》记载：“豆腐之法，始于汉淮南王刘安。”在熬贝类的鲜汤中放嫩豆腐、大葱、洋葱、鸡蛋调制的嫩豆腐酱汤，富含蛋白质和维生素。做法：加少许油炒熟蒜末，放入适量的开水，然后将沸水焯过的贝类放入锅中，水开后加豆腐及适量的盐，熄火前打入鸡蛋即可。

另外，从女性月经的情况可以看出她的身体状况，一般来说：

月经量多是气虚

有些女性在月经周期内，一天要换5次以上的卫生巾，而且每片都是湿透的，这就属于月经量过多，这类女性多半是气虚。

气是不断运动着的具有活力的精微物质，是构成人体的基本物质，聚合在一起便形成有机体，气散则形体灭亡。女性身体内的气若亏虚，防御作用减弱，则易于感受外邪，从而影响自己的健康和容颜。气虚的女性生下来的孩子也会面黄肌瘦、体弱多病。所以，月经量过多的女性一定要注意补气。

月经量少是血虚

月经量少的女性一般是血虚，也就是平常我们所说的贫血。血虚的女性，生下来的孩子也会体弱多病，因此女性平时一定要多吃菠菜，它可以有效治疗缺铁性贫血。

月经总是提前或推后的女性一般都肾虚

一般来讲，正常的月经周期应该是28~30天，提前或推后一周被称为月经提前或月经推后。月经经常提前或推后的女性一般都肾虚，肾虚不但会导致机体精、血及微量元素的全面流失，使体质变得更加虚弱，还会加速机体细胞的衰老。这表现为机体的各个系统、各种功能，包括免疫功能的紊乱失调。如果不及时治疗，长此以往，身体就会出现真正的疾病：感冒、高血压、高血脂、糖尿病、贫血等。

痛经的女性多是体内寒湿太重

痛经的女性，一般来说是体内寒湿过重。对女性来说，姜是极好的保健食品，它可以帮助女性摆脱痛经的困扰。

用小刀把姜削成薄片，放在杯子里，尽量多放几片，越辣越好，加上几勺红糖，不要怕热量高，女人在月经期间可以大量吃糖而不用担心发胖。可以再加上一点红枣和桂圆，用沸水泡茶喝。如果不够烫，可以在微波炉里热一下，姜茶越滚烫越有效。

经期正是女性身体免疫力低下的时候，所以，经期的女性一定要注意保持清洁，禁止性生活，少吃冷食。进行一些柔和的运动，比如散步等，可以加快血液循环，利于经血的排出。

经期饮食巧调理，还你好心情

月经是每个女人都要遭遇的，经前不适的人群占到80%左右：腹痛、胸闷、烦躁、长痘痘……每个月月经造访前都有这么几天，各种讨厌的症状群起而攻，叫人怎么能不烦恼？

营养专家发现，经前不适与营养素的缺乏有关，只要补充相应的维生素，你就能轻松愉快地度过这段时间。

喜怒无常

有些女性每次月经前都会变得喜怒无常，容易哭泣，抑郁，情绪的变化连自己都不明白为什么会出现。

缺乏元素：维生素B_6，研究表明，那些摄入了足够维生素B_6的女性，在经前也能够保持情绪的稳定，这是因为维生素B_6能帮助合成提升情绪的神经传递素，如多巴胺。还有一项研究表明，如果和镁制剂一起服用的话，维生素B_6还能缓解经前焦虑。

有这种症状的女性应多吃菜花、胡萝卜和香蕉。

胸部不适

有些女性一到临近经期，就发现自己的胸部变硬，乳房胀痛到一点都不能碰。其实这也是经前综合征的常见症状之一。

缺乏元素：维生素E。摄入维生素E的女性，胸部不适会降低11%。这种营养物质能减低前列腺素的产生，而前列腺素是一种能引发一系列经前疼痛的物质。维生素E也能缓解腹痛。

有这种症状的女性应多食用蛋黄、生菜、辣椒、牛奶、小麦面包、白菜和花生。

腹痛

有一部分女性在经前的一个星期就会感觉到断断续续的腹痛，当临近经期的2~3天，这种疼痛就变得更加剧烈。

缺乏元素：ω-3脂肪酸。腹痛是最为常见的经前问题，如果女性在每天的饮食中多摄入一些ω-3脂肪酸就能缓解40%的腹痛。ω-3脂肪酸能减少女性体内一种荷尔蒙的分泌，而这种荷尔蒙可能在经前期加剧子宫收缩引起腹痛。ω-3脂肪酸还能缓解因经前综合征引起的焦虑。

有这种症状的女性应多食用深海鱼类，如三文鱼、金枪鱼。

失眠，睡眠质量不高

有些女性从经前一周就开始失眠，即使睡着了也很容易惊醒，觉得疲惫不堪，体力不支。

缺乏元素：色氨酸。因为荷尔蒙的变化，大约有60%的女性在经前一周都不容易入睡。不过色氨酸能有效提高睡眠质量，身体会利用色氨酸来产生一种化学复合胺，帮助你安然入睡。

有这种症状的女性应多食用火鸡肉、牛肉和山核桃。

痘痘

有一部分女性每个月都能准确地知道自己的来潮时间，因为在那之前，讨厌的痘痘总是准时出现在她们的脸上。

缺乏元素：锌。痘痘找麻烦是女人最烦恼的事，一项研究表明，不长痘痘的女人体内锌的含量明显比长痘痘的女人高。锌能阻碍一种酶的生长，这种酶能够导致发炎和感染。此外，锌还能减少皮肤油脂分泌，减少感染机会。所以要消灭小痘痘，给自己补点锌。

有这种症状的女性应多食用牛肉、小羊肉、虾和南瓜。

嗜吃甜食

有一部分女性总是会在经前一周发胖，因为她们在这个时候特别容易觉得饿，而且对甜食有强烈的渴望。

温暖女人冰河时期的食疗方

现在女性月经不调十分普遍，特殊的那几天总是感觉身体发冷，有痛经的女性，一般来说是体内寒湿过重，如果不治好痛经，生下来的孩子也会多病。

经期正是女性身体免疫力最低下的时候，各种生理值也同时减弱。所以，经期的女性一定要注意保持清洁，每日要清洗外阴，不过不适宜盆浴，应采用淋浴的方式；经期不适宜过性生活，因为子宫腔内膜剥落，会形成创伤面，性生活容易将细菌引入，使其进入子宫腔内，引发感染；要注意禁食生冷，因为生冷食物会给身体刺激，降低血液循环的速度，从而影响到子宫的收缩及经血的排出，这就容易引发起生理疼痛；经期女性也不适宜喝浓茶、咖啡。因为这类饮料中所含的咖啡因，容易刺激神经和心血管，也会对行经产生不利影响。

有人认为女性经期要静养，其实完全不活动并不利于行经。女性在经期最好能进行一些柔和的运动，比如散步等，适当的运动可以加快血液循环，以利于经血的排出。

另外，月经期间，由于盆腔充血，多数女性会感到轻微不适，如腰酸、小腿肚或下腹部发胀、乳房胀痛、大小便次数增多、腹泻、便秘等，这些都是正常生理现象，经期过后便会自动消失，一般无须治疗。然而，不要因为腰酸就去捶腰背，否则会使局部受到震动刺激，导致盆腔进一步充血、血流加速，致使经量增多，从而引起月经过多或经期过长。另外，妇女在月经期，全身和局部的抵抗力较低，子宫黏膜剥脱形成创面，宫颈口松弛，如果经常捶打刺激，既不利于创面的修复愈合，还易受感染而患上急慢性妇科疾病。

现在介绍几个经典的温暖食疗方，希望对大家有所帮助。

1.山楂红糖饮

材料：生山楂肉50克，红糖40克。

做法：山楂水煎去渣，冲入红糖，热饮。

功效：活血调经，主治妇女经期错乱。

服用方法：非妊娠者多服几次，经血亦可自下。

2.浓茶红糖饮

材料：茶叶、红糖各适量。

做法：煮浓茶一碗，去渣，放红糖溶化后饮。

功效：清热、调经，主治月经先期量多。

服用方法：每日1次。

3.黑木耳红枣茶

材料：黑木耳30克，红枣20枚，黑木耳红枣共煮汤服之。

功效：补中益气，养血止血。主治气虚型月经出血过多。

服用方法：每日1次，连服。

4.茴香酒

材料：小茴香、青皮各15克，黄酒250克。

做法：将小茴香、青皮洗净，入酒内浸泡3天，即可饮用。

功效：疏肝理气。主治经期先期先后不定、经色正常、无块行而不畅、乳房及小腹胀痛等症。

服用方法：每次15~30克，每日2次，如不耐酒者，可以醋代之。

5.山楂红花酒

材料：山楂30克，红花15克，白酒250克。

做法：将上药入酒中浸泡1周。

功效：主治经来量少、紫黑有块、腹痛、血块排出后痛减。注意忌食生冷勿受寒凉。

服用方法：每次30~45克，每日2次，视酒量大小，不醉为度。

女人以肝为天，荞麦养肝最当先

不知道女性朋友们有没有这种经历，突然无缘无故地脸色发黄，心情郁闷，看谁都不顺眼，总想找茬吵架，结果最倒霉的就是老公了，常常被没头没脑地“打骂”一顿，弄得他莫名其妙。

其实这也没法子，谁不知道女人是以肝为天的。女人每个月都要来月经，也就是每月都要失去一部分血，流产生孩子要大量地流血，当了妈妈以后，需要哺乳，而乳汁也是由体内最优质血液的精华凝练而成的。女人的一生，都在大量地流失血液，所以，中医一直强调：“女子以养血为本。”

在女人的身体里，肝脏就是血库，负责血液的贮藏、调节和分配。所以，女人一定要养护好自己的肝，这样才能让自己时刻保持美丽的面容，优雅的姿态，健康的身心，也可以让自己的爱人少受一点耳朵和皮肉之苦。

在这里为大家介绍一款“银杞菊花粥”，它可以养肝、补血、明目、润肤。其做法为：银耳、菊花各10克，糯米60克。同放锅内，加水适量煮粥，粥熟后调入适量蜂蜜服食。

还有，荞麦也是补肝的功臣。荞麦味甘，性微寒，在祛病方面有很老到的疗效，功能主要表现为下气利肠，清热解毒，《本草纲目》中记载：“降气宽肠，磨积滞，消热肿风痛，除白浊白带，脾积泄泻。可以把荞麦做成粥来调养肝。

利肝荞麦粥

材料：荞麦、鸡腿肉、马铃薯、胡萝卜、扁豆。

做法：把荞麦米洗净，沥干水分。鸡腿肉片成小块；马铃薯去皮切小块；胡萝卜切成片。锅中倒入适量的水，放入芥麦煮20分钟，捞出沥水。把所有的调味料（高汤4杯、低盐酱油10克、盐2克）倒入锅中煮开，放入芥麦米、鸡腿肉片和马铃薯、胡萝卜、扁豆一起煮20分钟。直到所有的材料煮变软，就可以盛出来了。

功效：疏肝利胆，补充肝血。

另外，还有养肝护肝五项基本法则，需要经常“肝郁”的你牢记：

（1）多饮水少饮酒。人体容易因空气干燥而缺水，多喝水可补充体液，增进血液循环，促进新陈代谢。多喝水还有利于消化吸收和排除废物，减少代谢产物和毒素对肝脏的损害。而少量饮酒有利于通经、活血、化淤和肝脏阳气之升发。但不能贪杯过量，因为肝脏代谢酒精的能力是有限的，多饮必伤肝。

（2）服饰宽松。宽松衣带，披散头发，形体得以舒展，气血不致淤积。肝气血顺畅，身体必然强健。

（3）心情舒畅。由于肝喜疏恶郁，故生气发怒易导致肝脏气血淤滞不畅而成疾。首先要学会制怒，尽力做到心平气和、乐观开朗，使肝火熄灭，肝气正常生发、顺调。

（4）饮食平衡。食物中的蛋白质、碳水化合物、脂肪、维生素、微量元素等要保持相应的比例；同时保持五味不偏；尽量少吃辛辣食品，多吃新鲜蔬菜、水果；不暴饮暴食或饥饱不均。

（5）适量运动。做适量的运动，如散步、踏青、打球、打太极拳等，既能使人体气血通畅，促进吐故纳新，强身健体，又可怡情养肝，达到护肝保健的目的。

食疗加经络，女人的最佳减肥法

闲暇之余，我们经常听到女人们这样的抱怨或谈论：“你看人家小王，怎么吃都不胖”、“我怎么喝凉水都长肉啊”……

中医认为，那些怎么吃都不胖的人是火大，而那些吃很少就胖的人则是虚。其实，胖人分三种类型，第一类是从小就胖的，第二类是女性生过孩子后发福，第三类是中年之后的发福。

从小就胖

这种情况少部分是由于遗传因素所致，但更多的是小时候家长喂养方法不正确所致，属于小儿肥胖。对此，可以每天记下自己的食谱，如果发现自己吃得太多了，适当控制饮食。同时，配合一些健身操，效果更佳。例如，单脚蹲马步健身操，用左脚站立并重心落于左脚，右脚踮起脚后跟，然后稍微屈膝往前跨出，以右脚尖轻触地面。然后，慢慢将重心落到左脚的脚后跟，屈膝，随后双脚直立。屈膝3秒后，静止3秒，左右各做数回。

生孩子后发胖

很多女性生过孩子后为了给孩子喂奶，都会加大食量，导致发胖，同时由于生育时的损耗，很多女性都会落下肾虚、肾亏的毛病。所以，要想及时恢复体形的妈妈们，应该注意吃补血补肾的食物，尽量少吃或不吃水果，保证体内有足够热量，这样可以暖肾，又有助于燃烧脂肪，几个月下来，体重就会慢慢减轻。

中年发福

人到中年的发福分为“气虚”和“血虚”两种，气虚的人容易饿，血虚的人容易冷。气虚的胖人需要补气，应常用十几片黄芪泡水喝，晚饭少吃，用10粒桂圆、10粒红枣（这个红枣是炒黑的枣）泡水喝，这样既不会因为晚上吃得少而感觉饿，又能补气血。血虚的胖人要多吃鳝鱼、黑米糊、海虾、牛肉等，气血补足了，胖人的赘肉就会慢慢消失了。

第二章 助阳增寿，男人要养好后天之本

均衡饮食："吃饱"更要"吃好"

平衡膳食是营养的基本原则，平衡膳食也称均衡膳食，即指膳食多样化，所含营养素种类齐全、数量充足，营养素之间比例适当，膳食所提供的热能和营养素与机体需要量保持平衡，从而提高各种营养素的吸收和利用，达到合理营养的目的。简单地说，平衡膳食就是保证全面、平衡、适当。

所谓"全面"，是指各种营养素摄入要全面，食不厌杂，这是构成平衡膳食的基础。人体所需的营养素有七大类，四十多个小类，单靠一种或少数几种食物不能提供人体所需的全部营养素。例如，鸡蛋是一种营养比较全面的食品，含有丰富的优质蛋白质、卵磷脂、胆固醇、B族维生素等，但是含维生素C和膳食纤维极少，如果吃番茄炒鸡蛋就能够补充这些不足，达到全面的营养。这就是平衡膳食的一个简单例子。因此要求人们的食谱尽可能广泛，每日摄取食物的种类应尽可能地多，要注意荤素、粗细、主副食物搭配，花、果、根、茎兼顾，这样才有利于全面营养。

所谓"平衡"，是指各种营养素摄入与人体需要之间相对平衡。男人肌肉骨骼强壮需要大量的蛋白质、钙，运动员需要大量的高能量食物，一些患者补入大量维生素C能减轻病情，促进康复。一日不同时辰、一年不同季节、不同生活工作节奏和对不同环境的适应需要，男人对饮食营养的需要也有差异。对男人来说，营养摄入过少，不能满足需要，可发生营养不良性疾病；摄入过多，既是浪费又使机体产生负担，产生营养过剩性疾病。家中配置一个体重秤，经常观察自己体重变化，作为调节摄入量的参考，是很有意义的。

所谓"适当"，是指摄入各种营养之间的配比要适当，在全面和平衡的基础上制定合理膳食搭配。人体元素组成及人体不同状况下对各种营养素需要量是有一定配比的，只有符合人体需要的搭配才有利于更好地吸收和利用，过多或过少都会影响人体的健康。比如老年人饮食适宜低盐、低糖、低脂，高蛋白质、高纤维素、高维生素。另外，适当服用调节性保健食品是必要的。

只有保证膳食均衡，合理营养，才能更好地促进身体健康。

男人要食之有道：饮食因体质而异

现在涉及一日三餐的问题，可谓"公说公有理、婆说婆有理"。有人说只要遵循"一、二、三、四、五；红、黄、绿、白、黑"的原则，就可以及早登上"健康快

车”；又有人说，国人吃豆浆比喝牛奶好，吃虾比吃肉好。如此等等，莫衷一是。然而，不论公有理还是婆有理都不如自己的体质有理，只有根据自己的体质确定饮食，才是最科学的。

华先生刚到不惑之年，正是大展雄才的年纪，却不幸被直肠癌击中。虽然发现较早，及时施行了根治手术，保住生命了，但肛门“迁移”到了肚皮上，给生活带来了不便。他去请教一位老中医，老中医仔细察看了他的脉象与舌象，又详细地询问了他的饮食起居，尤其注意到他喜欢吃麻辣烫、火锅等，告诉他错就错在饮食选择有误。按照中医辨证学原理，华先生属于热体质，应该多吃凉性或平性食物，少与热性食品打交道，而麻辣烫等食物，恰恰大多属于热性食品，如辣椒、胡椒、姜、蒜等，以致热上加热，形成热毒，热毒长时间作用于机体，自然麻烦不断，甚至发生癌症临身的灾难。华先生恍然大悟，自己活了几十年了，对吃饭这门学问还没有入门，原来只凭口感好恶来选择食品是不科学的，按体质进餐才是获取健康的不二法门。

中医学把人体的体质分成4种主要类型，即热体、寒体、实体与虚体，基本上涵盖了所有的人群。而食物则有寒热温凉4性与甜酸苦辣咸5味，不同的性味进入人体后将产生不同的生理作用。如番茄、西瓜、苦瓜等性寒；红椒、桂圆、核桃等性热。怕冷的人应吃桂圆、核桃等；怕热的人宜吃番茄、苦瓜等。吃对了有营养，吃错了人反受其害。

总之，必须抓住两个要点：一个是人体体质和食物性味之间的平衡，只有贯彻“寒则热之，热则寒之，虚则补之，实则泻之”的原则才能达到平衡，否则就会失衡；二是食物与食物之间的平衡，如一种菜如何搭配才能符合某个个体的体质状态，大有讲究。

多吃这些食物对男人健康有帮助

有的食物“偏爱”女性，但也有的食物更适合男性，那么，男人多吃哪些食物更有助于健康呢?

（1）牡蛎。这种“爱的食物”的确有奇效。只要每天吃两个，就可以获得男性一天所需的抗氧化剂——锌，帮助保护前列腺和修复受损的细胞。除牡蛎外，其他贝壳类食物也是锌的好来源。

（2）香蕉。含钾丰富的香蕉也被称为“能量之源”，对于心脏、神经系统都有好处，还有降低血压的作用。香蕉还含有丰富的维生素B_6，可以提高免疫系统的“工作效率”，促进血红细胞的形成。早餐和锻炼间歇，来根香蕉很不错。

（3）海鱼。肉要吃瘦的，但鱼一定要选越肥越好的深海鱼——三文鱼、金枪鱼等。这些鱼中的不饱和脂肪酸比河鱼多很多，可以帮助降低三酰甘油水平。挪威人每周至少吃4次三文鱼，所以很少得心血管疾病。

（4）花菜。十字花科蔬菜（西蓝花、花椰菜等）一直是蔬菜中的健康典范。花菜含有丰富的维生素C，可以让你在工作时保持清醒的头脑；其中的胡萝卜素可以保护你疲惫的眼睛。

（5）鹰嘴豆。这种坚果含有大量的镁，以及男性必不可少的硒，可以保护前列腺免受伤害，还可降低胆固醇和防止血栓。

（6）谷物。麦片、糙米都不错，谷物里的纤维不产生热量，还能帮助消化、保护肠胃。

植物甾醇强化食品：这种物质对心血管有卓越的保护作用，存在于所有的蔬菜、水果中。现在，制造商们还开始把它添加到果汁、酸奶、巧克力等食品中，让你随时都能获益。

（7）大豆。大豆中富含的植物激素异黄酮不仅对女性好，对男性的前列腺同样有益。除了大豆外，豆腐、豆奶和豆制的干酪都是不错的选择。

（8）樱桃。别小看那一粒粒樱桃，里面装满了对人体有益的抗氧化剂，可以为你提供全天候的营养。有条件的话，确保自己每天都能吃上这种水果。

（9）黄绿色蔬菜。青椒、南瓜、胡萝卜等蔬菜之所以呈黄绿色，是因为里面富含胡萝卜素，可以帮助修复皮肤细胞。对于在“面子工程”上不拘小节的男性来说，这也不失为一种由内养外的好办法。

看看这些让男人望而生畏的食物

蔬果、牡蛎、坚果等食物可以催情，可是下面这几种食物则会败“性”。

（1）莲子。莲子虽然具有治脾久泻、梦遗滑精等功效，但莲子心具有清心降欲的作用，所以不能过多食用莲子心。

（2）冬瓜。又名枕瓜。它含纤维素、尼古酸等。其味甘，性凉，能降欲火、清心热。《本草经疏》说：“冬瓜内禀阴土气，外受霜露之侵，故其味甘，气微寒而性冷。”

（3）菱角。又名水菱、沙角。其味甘，性寒，有养神强志之效，可平息男女之欲火。《食疗本草》指出：“凡水中之果，此物最发冷气，人冷藏，损阳，令玉茎消衰。”

（4）芥蓝。又名玉蔓菁、苤蓝。它含纤维素、糖类等。其味甘，性辛，除有利水化痰、解毒祛风作用外，还有耗人真气的副作用。久食芥蓝，可抑制性激素的分泌。《本草求原》说它“甘辛、冷，耗气损血”。

（5）竹笋。系寒涩之品，且含有大量草酸，会影响人体对钙和锌的吸收和利用。如吃笋过多，会导致机体缺钙、缺锌，特别是缺锌，对性欲的影响极为显著。

（6）肥肉。红肉（牛肉、熏肉、香肠、午餐肉）所含的饱和脂肪和胆固醇让血管变窄，包括输送血液至性爱部位的血管，充血不充分，何况这些都是细小的血管，最容易堵塞。

（7）油炸食品。在植物油中加氢，可将油转化成固态，其所含脂肪即为反式脂肪。要论破坏度，反式脂肪比饱和脂肪有过之而无不及。薯条和油炸类食物、饼干、曲奇中都含有反式脂肪。

（8）精面粉。在全麦加工成精面包的过程中，锌元素会损失四分之三，而对于性欲的培养和生殖的健康，锌恰恰是至关重要的。人体中锌储量最高处也是在前列腺，一份高锌含量的饮食有助于防止前列腺增生。

（9）酒精。酒对性功能危害极大。长期大量酗酒者，会抑制雄性激素的代谢，使睾酮生成减少。男性表现为性欲减退、阳痿、射精障碍、睾丸萎缩、乳房女性化；女性则表现为性兴奋困难，性高潮次数、强度显著减少，甚至性高潮丧失，还可引起内分泌紊乱，导致月经不调，过早的闭经、绝经，乳房、外阴等性腺及器官萎缩，阴道分泌物减少，性交疼痛，对性生活淡漠，失去“性”趣。

（10）烟。男子吸烟，可造成阴茎血流循环不良，影响阴茎勃起，严重的可导致阳痿，并使精子变态。女子吸烟，不仅使卵子受损害而畸变，而且易发生宫外孕等异位妊娠，并且还会使女性激素分泌异常，而引起月经异常、无月经、性欲低下。

命门之火温暖，男性不育自愈

夫妇同居两年左右，因男方的原因不能使女方受孕，为男性不育症。男子不育的原因很多，中医认为男士不育多为肾虚、血淤、温热、肝郁、血虚所致。所以，男性应多吃温补肾阳的食物，以温暖命门之火。以牛鞭为例，可准备牛鞭25克，阳起石25克，板栗35克，粳米100克。先将阳起石用水煎煮，去药留汤，再将牛鞭切碎、板栗剥壳、研粉，与粳米一起放入阳起石汤中煮成粥食用，此粥可滋阴养肝。

喜爱小酌的男性还可以尝试以下药酒：

材料：熟地黄、何首乌、黄精、苁蓉各50克，巴戟天、杜仲、续断、鹿角肢、菟丝子、枸杞子子各30克，熟附子、淫羊藿、肉桂各15克，蛤蚧1对，狗鞭2条，麻雀（剥净）4只，米酒7市斤。

做法：将药浸泡入酒，50天后服，早晚各服15毫升，1剂可以连浸2次左右。

用法：服完1剂为1疗程，可以连服2~3个疗程。

另有汤剂一副：

组成：桑椹15克，菟丝子、枸杞子子各20克，车前子、五味子、胡卢巴、蛇床子、焙附子、淫羊藿、覆盆子、韭菜籽各10克。

用法：每日1剂，水煎，分2次服，连服10剂，然后每隔2天服用1剂。

锁阳，男人的“不老药”

提到锁阳，首先要说的应该是它的外形，锁阳的外形非常类似男性的阳根，其名称也是因此得来。依照中国人以像补像的观点，锁阳补肾壮阳的功效应该是毫无疑问了。

锁阳是一种神奇而名贵的天然野生植物，自古有“金锁阳、银人参”的美誉。它生于沙漠戈壁地带，自身无根系，寄生于蒺藜科植物白刺的根上，至今难以人工栽培，有沙漠“不老药”之称。锁阳富含多种活性成分和对人体有益的17种氨基酸、糖、有机酸类、黄酮类、柑橘类、甾体类、三花类、聚酯类、微量元素元素等，油性足，味道鲜美。

锁阳可以滋阴壮阳，对于中老年尿频和阳痿早泄、便秘、腰膝酸软、失眠、脱发有着非常神奇的功效，故为历代名医所珍重。锁阳的作用早在明代《本草纲目》就有“锁阳性温、补肾、润肠通便，用于骨蒸潮热、腰膝痿弱、筋骨无力、肠燥便秘”的记载。

现代研究发现：锁阳中的油酸及棕榈酸分别有抗肿瘤及抗炎作用。锁阳能够促进人体细胞再生和新陈代谢，增强免疫调节能力，具有抗胃溃疡、抑制血小板聚集、抗艾滋病病毒蛋白酶和抗癌等作用。锁阳生长之地，环境非常恶劣，但是生活在那里的人们的健康水平和平均寿命都大大高于其他地方，这就是锁阳的功劳。

锁阳的食用方法很多，可泡酒、煲汤、炖肉、做菜、泡茶、入药等。

1.锁阳壮阳粥

材料：锁阳10克，精羊肉100克，大米100克。

做法：将羊肉洗净切细。先煎锁阳，去渣，后入羊肉与米同煮为粥，空腹食用。大便溏泻及早泄者慎用。

功效：温阳补肾。适用于平素体阳虚、腰膝酸软、肢冷畏寒、阳痿、老年便秘等症。

2.锁阳酒

材料：锁阳30克，白酒500克。

做法：将锁阳洗净，切片，放入白酒瓶内浸泡，每日摇1次，7日后即可饮用。

每次5~10毫升，每日2次。

功效：补肾助阳。用于肾虚火衰、阳痿、早泄、滑精、腰膝酸痛等症。

淫羊藿：一只公羊带来的启示

淫羊藿又名淫羊藿、三枝九叶草、弃杖草、千两金等，它的来历非常有趣。

传说，南北朝时医学家陶弘景出去采药，恰好遇到一位老羊倌对旁人说他家的羊吃了一种很奇怪的草以后，公羊的阴茎极易勃起，老是赶着母羊进行交配，一天十来次，还有一只公羊一天之内竟然击败了24个性对手，非常厉害。陶弘景听了就过去与老羊倌攀谈，得知那种奇怪的草生长在树林灌木丛中，叶青，状似杏叶，一根数茎，高达一两尺。陶弘景暗想：这很可能就是一味还没被发掘的补肾良药。后来，经过反复验证，果然证实这种野草有很强的补肾壮阳的作用，后将此药载入药典，命名“淫羊藿”。

淫羊藿可促进荷尔蒙分泌，提高男女性欲，有壮阳增进性功能的效果。《开宝本草》记载淫羊藿：“味辛，寒，无毒。坚筋骨，消瘰疬，赤痈，下部有疮洗出虫。丈夫久服，令人有子。”《本草纲目》中论述淫羊藿：“仙灵脾、千两金、放杖、刚前，皆言其功力也。”中医认为，淫羊藿味辛、味甘甜、性温，入肝、肾二经，可作为强精、强壮药用。有补肝肾、强筋骨、助阳益精、补肾壮阳、兴奋性功能、祛风寒湿、降血压、抗病毒的功效。主治阳痿、遗精、尿频、腰膝冷痛、腰膝痿弱、筋骨挛急、半身不遂、神经衰弱、健忘症、风湿痹痛、高血压等病，还可治疗健忘症。

现代病理研究认为，淫羊藿的功效主要分为：增强性功能、抗衰老、对机体免疫系统进行双向调节、调节心血管系统、镇咳祛痰平喘等。

淫羊藿性温，味辛，能补命门、助肾阳，是临床上治肾阳不足的常用药物。根据临床实践体会，本品性较温和，但感冒发烧、口干舌燥、皮肤干痒、大便干硬者不宜服用。

推荐食谱：

1.二仙粥

材料：淫羊藿9克，仙茅4克，粳米100克，冰糖20克。

做法：将淫羊藿、仙茅加水煎煮，先后煎、滤两次，将两次药液兑在一起，放入锅内，再加粳米、清水，武火烧混后，转为文火慢煮，待米烂后加入冰糖，几分钟后即成。

功效：温肾阳、补骨精、泻肾火。适用于肾阳不足而致阳痿、早泄、腰酸膝冷等症，但阴虚火旺者不宜食用。

2.淫羊藿山药面

材料：干面条适量，淫羊藿10克，山药20克，龙眼肉20克，料酒、酱油适量。

做法：将淫羊藿洗净，煎煮取汁，药汁加水、山药、龙眼肉煎煮20分钟后，下面条，面条熟后加料酒和酱油即可。

每日1次，连服1周。

功效：补肾益血，增强记忆，安神定志，养颜美肤。

从赵匡胤大赞羊肉泡馍说起

相传，赵匡胤早年贫困潦倒，流落于长安街头。一日，他饥寒交迫，求羊肉铺施舍一碗滚烫的羊肉汤泡馍，吃后精神百倍，饥寒全消。十年后，赵匡胤已是宋朝的开国皇帝。一次，他出巡长安，又来到这家羊肉铺，命店主做一碗羊肉汤泡馍。店主连忙让妻子烙饼掰碎，精心配好调料，浇上汤又煮了煮，还放上几大片羊肉端上。没想到皇帝吃后大加赞赏，当即给店主赏银百两。此事很快传遍长安，来吃这种羊肉汤泡馍的人越来越多。由于生意兴隆，店小二来不及给客人掰馍，于是改为客人自己掰馍，此法一直流传至今。

现在，羊肉仍然是我国人民食用的主要肉类之一，其肉质细嫩，脂肪及胆固醇的含量都比猪肉和牛肉低，并且具有丰富的营养价值。因此，它历来被人们当作冬季进补佳品。

《本草纲目》中记载，羊肉“性温，味甘；益气补虚”。中医认为，羊肉性温，味甘，具有补虚祛寒、温补气血、益肾补衰、开胃健脾、补益产妇、通乳治带、助元益精的功效。主治肾虚腰疼、阳痿精衰、病后虚寒、产妇产后火虚或腹痛、产后出血、产后无乳等症。

寒冬常食羊肉可益气补虚、祛寒暖身，增强血液循环，增加御寒能力；妇女产后无乳，可用羊肉和猪蹄一起炖吃，通乳效果很好；体弱者、儿童、遗尿者食羊肉颇有益。

羊肉又可保护胃壁，帮助消化，体虚胃寒者尤宜食用；羊肉含钙、铁较多，对防治肺结核、气管炎、哮喘、贫血等病症很有帮助；羊肉还有安心止惊和抗衰老作用。但羊肉属大热之品，故夏秋季节气候热燥，不宜多吃羊肉。另有发热、牙痛、口舌生疮、咳吐黄痰等上火症状的人也应该少吃羊肉，以免加重病情。还有些人不喜欢羊肉的膻味，所以吃羊肉时喜欢配食醋作为调味品，其实这种吃法是不科学的。羊肉与食醋搭配会削弱两者的食疗作用，并可产生对人体有害的物质。

夏季，有很多人喜欢一边吃着香喷喷的烤羊肉串，一边喝扎啤，感觉很爽，不过这种吃法对身体也不好，烧烤的羊肉很容易产生致癌物，还是少吃为妙。

萝卜羊肉汤

准备材料：萝卜300克，羊肉200克，豌豆100克，盐、胡椒、香菜各适量。

做法：羊肉洗净，切成小块，放入砂锅内，加水煮沸，除去表面泡沫。萝卜洗净切块，与豌豆一起放入羊肉汤中，大火浇开，改用小火煨。出锅前放入盐、胡椒适量，稍煨一下，再放香菜于汤内就成了。

功效：益气养血，补中强体。

甲鱼，滋阴补阳之上上品

甲鱼又称鳖，俗称水鱼、团鱼、脚鱼、圆鱼，《养鱼经》中称“神守”。其味鲜，性平无毒，营养丰富，是滋补良品，现在越来越多的人开始食用它以滋补身体。

自古以来，甲鱼就是备受人们喜爱的滋补食品，战国时代的伟大爱国诗人屈原在《招魂》中写下了这样的诗句：“胹鳖炮羔，有拓浆些；酸鹄膇凫，煎鸿鸧些，露鸡臛蠵，历而不爽些。”大意是：文炖甲鱼，烧烤羔羊，调味有甘蔗的甜浆；醋烹天鹅，红烧野鸭，鸿雁灰鹤煎得酥黄，蒸凤鸡，焖肥龟，香味浓烈而又吃不伤。

《本草纲目》中记载甲鱼“性平，味寒；滋补肝肾、益气补虚”。中医认为，甲鱼可滋阴补肾、清热凉血、益气健胃，对骨蒸劳热、子宫下垂、痢疾、脱肛等有很好的防治作用。它还有防癌的功效。甲鱼的壳、血都有很大的药用价值，甲鱼背壳可散结消痞、滋阴壮阳，对骨蒸劳热、闭经等功效明显；其血可作为滋阴退热的良方。

甲鱼肉及其提取物能有效地预防和抑制肝癌、胃癌、急性淋巴性白血病，并用于防治因放疗、化疗引起的虚弱、贫血、白细胞减少等症。

甲鱼亦有较好的净血作用，常食者可降低血胆固醇，因而对高血压、冠心病患者有益。

甲鱼还能“补劳伤，壮阳气，大补阴之不足”。

食甲鱼对肺结核、贫血、体质虚弱等多种病患亦有一定的辅助疗效。

注意：凡脾胃虚弱、消化功能低下及便溏腹泻之人忌食甲鱼肉。孕妇及产后便秘的人也不宜食用。另外，食用甲鱼时不能同时吃苋菜、薄荷以及鸡蛋、鸭蛋、兔肉等。幼甲鱼有毒，不可食，严重者可致人死亡。

枸杞子甲鱼肉

材料：甲鱼1只，枸杞子60克。

做法：将甲鱼放入瓦锅，加入枸杞子、水，用小火煮熟，加调料。吃甲鱼肉，每天吃两餐，连服一周。

功效：滋阴潜阳、补虚扶正，对神经衰弱很有疗效。

鳗鱼被誉为壮阳补肾的“鱼类软黄金”

鳗鱼又称鳗鲡，分为河鳗和海鳗。它肉质鲜美、细嫩，纤维质很少，营养价值高，属于高蛋白食用鱼类，有“水中人参”、“鱼类软黄金”的美誉。

世界上对鳗鱼最情有独钟的要数日本，还形成一种独特的吃鳗文化：每年7月鳗鱼节的时候，家家都要吃鳗鱼，就像中国端午节吃粽子一样。日本人认为：唯鳗鱼最“壮阳补肾”，不吃鳗鱼为“人生一大遗憾”。二战后日本人的身体素质明显提高，有专家研究认为，这跟吃鳗鱼很有关系。

《本草纲目》中记载鳗鱼“性平，味甘；强肾壮精、祛风杀虫”，鳗鱼壮阳补肾的功效在李时珍的论述中得到了证实。

现代研究表明，鳗鱼具有补虚养血、祛湿、抗结核等功效，是久病、虚弱、贫血、肺结核等患者的良好营养品。鳗鱼体内含有一种很稀有的西河洛克蛋白，具有良好的强精壮肾的功效，是年轻夫妇、中老年人的保健食品。

鳗鱼也是富含钙质的水产品，经常食用，能使血钙值有所增加，使身体强壮。

鳗鱼的肝脏含有丰富的维生素A，是夜盲人的优质食品，还具有滋阴润肺、补虚祛风、杀虫等作用。适用于防治肺结核、妇女劳损和白带过多等症。但是，患有慢性疾病和水产品过敏史的人应忌食。

清蒸鳗鱼

准备材料：河鳗300克，猪油（板油）50克，火腿肠50克，大葱5克，姜5克，料酒5克，盐3克，味精2克，胡椒粉3克。

做法：鳗鱼宰净，切段，放开水锅中氽一下，捞出，用清水洗净；猪油（板油）切丁；火腿切末。盘中放鳗鱼，放入猪板油丁、火腿末、葱、姜、料酒、盐、味精、胡椒粉，上笼用旺火蒸20分钟取出，除去葱、姜即可。

功效：补虚养身。

虾是雄性力量的象征，带给肾阳亏者的福音

一直以来，虾被很多人认为是雄性力量的象征。虾主要分为淡水虾和海水虾。我们常见的青虾、河虾、草虾、小龙虾等都是淡水虾；对虾、明虾、琵琶虾、龙虾等都是海水虾。虾的肉质肥嫩鲜美，老幼皆宜，备受青睐。

虾的补益与药用价值极高，中医认为，虾性温，味甘，归肝、肾二经，具有补肾、壮阳、通乳等作用。《本草纲目》中称“虾，性温，味甘，有补肾、壮阳和通乳的功效”。由此可见，虾为补肾壮阳的佳品，对肾虚阳痿、早泄遗精、腰膝酸软、四肢无力、产后缺乳、皮肤溃疡、疮痈肿毒等症有很好的防治作用。因此，凡是久病体虚、气短乏力、不思饮食的人，都可以将其作为滋补珍品，经常食用可以强身健体。虾皮也是儿童保健食品之一。

现代营养学家也一致认为，虾营养价值丰富，脂肪、微量元素（磷、锌、钙、铁等）和氨基酸含量甚多，还含有激素，有助于补肾壮阳。在西方，也有人用白兰地酒浸虾以壮阳，鉴于此，便不难知道为何扶阳不可缺少虾了。但有一点需要注意：虾无疑对肾阳亏者有效，但阴虚阳亢者不宜多吃，急性炎症和皮肤疥癣及体质过敏者也应忌食。

吃虾时，要注意虾背上的虾线，这是虾未排泄完的废物，若吃到嘴里，会有泥腥味，影响食欲，所以应去掉；变质的虾不可食，色发红、身软、掉头的虾不新鲜，尽量不吃。虾皮补钙效果最佳，凡骨质疏松症患者、各种缺钙者特别是孕妇、老年人及小孩更适宜经常食用虾皮。

吃虾时，还有很多禁忌：不要同时服用维生素，否则可能会危及生命；吃海虾后，1小时内不要食用冷饮、西瓜等食品；食用海虾时，最好不要饮用大量啤酒，否则体内会产生过多的尿酸，从而引发痛风。

下面给大家推荐几款食谱：

1.茄酱对虾

材料：对虾500克，番茄酱、黄油各适量，熟精制植物油、麻油各适量，白糖、味精各适量。

做法：先洗净对虾，然后将对虾的长须剪掉。把对虾排列在盘中，加调味料番茄酱、黄油、熟精制植物油、白糖、味精，然后放于微波炉高功率档加热，5分钟后取出，最后淋上麻油即可。

功效：滋阴壮阳、益气通乳。

2.清蒸龙虾

材料：龙虾600克，香菜、黄酒、麻油各适量，芥末酱、盐、味精各适量。

做法：龙虾洗净去须、头、尾后切段。将龙虾段放在碗中，头、尾、须放上面，然后加黄酒、盐、少量味精隔水蒸。蒸好后，将龙虾段摆在盘中，洗净的香菜放在盘中两旁，最后淋上麻油即可。食用时可蘸芥末酱。

功效：养心补肾、滋阴壮阳。

珍贵的“水中人参”海参，真男人的好选择

海参又名刺参、海鼠、海瓜，是一种名贵海产动物，因补益作用类似人参而得名。海参肉质软嫩，营养丰富，是典型的高蛋白、低脂肪食物，是久负盛名的名馔佳肴，是海味“八珍”之一，与燕窝、鲍鱼、鱼翅齐名，在大雅之堂上往往扮演着“压台轴”的角色。

中国食用海参有着悠久的历史，有资料记载，早在两千多年前，秦始皇就已食用海参进补养生。明朝时海参进入皇家宫廷的御膳，开国皇帝朱元璋就是位喜食海参的人。

《本草纲目》中记载，海参“性温，味甘、咸；补肾益精、除湿壮阳、养血润燥、通便利尿”。中医认为，海参堪称补肾壮阳的佳品，经常食用海参，对男子肾虚引起的羸弱消瘦、梦遗阳痿、小便频数、腰膝酸软、遗精、遗尿、性功能减退者，能起到较好的食疗效果。

海参的胆固醇含量很低，脂肪含量相对较少，是典型的高蛋白、低脂肪、低胆固醇食物，对高血压、冠心病、肝炎等患者及老年人堪称食疗佳品，常食可治病强身。海参含有硫酸软骨素，有助于人体生长发育，能够延缓肌肉衰老，增强机体的免疫力。海参中微量元素钒的含量居各种食物之首，可以参与血液中铁的输送，增强造血功能。美国的研究人员从海参中萃取出一种特殊物质——海参毒素，这种化合物能够有效抑制多种霉菌及某些人类癌细胞的生长和转移。经常食用海参，对再生障碍性贫血、糖尿病、胃溃疡等病症均有良效。

要提醒的是：患急性肠炎、菌痢、感冒、咳痰、气喘及大便溏薄、出血兼有淤滞及湿邪阻滞的患者应忌食海参。另外，海参不宜与甘草、醋同食。

葱烧海参

材料：葱白100克，水发海参500克，植物油、酱油、黄酒、白糖、味精、淀粉各适量。

做法：将海参洗净，切成两条，下沸水锅中烫透沥干。把葱白切成4厘米长、1厘米宽的段。锅置火上烧热，加适量底油，下葱段煸炒出香味，烹入黄酒，加酱油、鲜汤、白糖、味精，放入焯过的海参，武火烧沸，除沫，转用文火烧至入味。见汤汁稠浓时，淋明油，翻炒均匀，出锅装盘上桌即可。

功效：滋肺补肾，益精壮阳。

男人的“肾之果”——板栗

板栗又称毛栗、栗子、瑰栗、风栗，为壳斗科木本植物栗子的种仁。它是我国的特产，素有“干果之王”的美誉；在国外，它还被称为“人参果”。它对人体有着很强的滋补功能，可与人参、黄芪、当归等媲美，故又被称之为“肾之果”。

每年八九月间，栗子成熟上市，入秋吃栗，已是民间习俗。栗子甘温，有健脾养胃、补肾强筋的作用。祖国医学认为，栗子能养胃健脾，壮腰补肾，活血止血。历代著名中医都认为栗子味甘，性温，无毒，归脾、胃、肾三经，功能为补脾健肾、补肾强筋、活血止血，适用于脾胃虚寒引起的慢性腹泻，肾虚所致的腰膝酸软、腰肢不遂、小便频数以及金疮等症。唐代孙思邈说：“栗，肾之果也，肾病宜食之。”《本草纲目》中指出：“治肾虚、腰脚无力，以袋盛生栗悬干。每日吃十余颗，次吃猪肾粥助之，久必强健。”因而，肾虚者不妨多吃栗子。

栗子中含有丰富的不饱和脂肪酸和维生素、微量元素，能预防高血压、冠心病、动脉硬化、骨质疏松等疾病，是抗衰老、延年益寿的滋补佳品。栗子含有核黄素，常吃栗子对日久难愈的小儿口舌生疮和成人口腔溃疡有益。栗子是碳水化合物含量较高的干果品种，能供给人体较多的热能，并能帮助脂肪代谢，具有益气健脾、厚补胃肠的作用。栗子含有丰富的维生素C，能够维持牙齿、骨骼等的正常功用，可以延缓人体衰老，是老年人理想的保健果品。

但是，栗子含糖分高，糖尿病患者应当少食或不食；脾胃虚弱、消化不良或患有风湿病的人也不宜食用。

板栗煲鸡汤

材料：鸡肉100克，生姜5克，枸杞子10克，板栗15~20粒，精盐和鸡精少许。

做法：先将整鸡拆散，把鸡剁成寸块，选有骨肉100克，把鸡肉在开水中焯一下，然后放入汤锅内。把枸杞子、板栗、生姜依次放入锅中，倒入高汤适量，大火将锅烧开后，文火再将汤煲一个小时。出锅时，把精盐、鸡精调入汤中。

功效：益气补血、补肝益精。

鹿龟双珍疗阳痿，男性雄风重寻回

阳痿是指阴茎不能勃起或举而不坚以致影响性生活的一种性功能障碍现象，严重影响生活质量。有“仙医”美誉的清代医学家傅青主认为阳痿是阴阳平衡失调的结果。导致阴阳失调的原因可能是突受惊恐刺激或感受湿热，也有可能是思虑忧郁、劳作心脾、饮食所伤等。

传统治疗阳痿的佳品是乌龟。取乌龟（约300克）1只，人参、鹿茸片10克，枸杞子子15克。乌龟宰杀，去内脏，洗净，切成小块；人参、鹿茸、枸杞子子洗净，和龟肉一同放入砂锅内，加料酒、姜片及清水适量，煮沸后改用小火隔水蒸至龟肉酥烂，调味后食用。此方温肾壮阳、补脾填精。

鹿血号称“得天地之阳最全”，是壮阳圣物，常饮新鲜鹿血不现实，可食用鹿肉，配合药材炖煮效果同样强劲：

材料：鹿肉200克，菟丝子、薏苡仁各15克，杜仲、淫羊藿各10克，生姜50克，葱白150克。

做法：鹿肉洗净，切成小块，备用。将全部药物装入纱布袋内，扎紧袋口，与鹿肉一起放入锅内，加水煮沸后，撇去浮沫，加入料酒、姜片，小火煨炖至鹿肉酥烂，捞出药袋，加盐、味精等调味品，稍煮片刻即可吃肉、喝汤。

另外，男性在治疗期间一定要戒疲劳、熬夜，宜适当进行轻微运动。饮食应以清淡为主。

遗精日久伤元气，煎汤备药保肾阴

遗精是性功能方面的一种病态。肾藏精，宜封固不宜外泄。发育成熟的男子，未经过性交，每月偶有1~2次梦中醒来有精液自行外泄，且无任何不适者，属正常生理现象，若遗精频繁则此病程日久，肾阴亏耗，会导致元气大伤。清代著名医学家徐灵胎认为遗精是精关不固、肾亏或肾虚，虚火扰动而致。凡劳心太过，郁怒伤肝，恣情纵欲，嗜食醉酒，均可影响肾之封藏而遗精。

有遗精病者要注意调摄心神，不要看黄色录像或黄色书刊，婚后应保持正常的性生活。还要注意个人卫生，保持性器官清洁卫生，有包茎、包皮过长者要及时手术治疗。

睡眠不实而多梦，频繁梦中遗精，失眠健忘，头昏耳鸣者，属心肾不交型遗精，可服用交通心肺的药物。取黄连、甘草各5克，当归、远志各10克，枣仁、生地黄、茯神、莲子肉各15克，煅龙骨、牡蛎各18克。水煎服，每日1剂。

梦中遗精，阴茎易勃起，性欲亢进，烦躁易怒是肝火亢盛型遗精，应清肝泻火。取丹皮、龙胆草、山栀、川楝子、黄芩、柴胡各10克，生地黄、白芍各15克，甘草6克。水煎服，每日1剂。

遗精频作，或尿时少量精液外流，小便赤热混浊，或尿涩不爽，口苦口渴，心烦少寐，是温热下注型遗精，治疗的重点在清热利湿。取茯苓、石韦、车前子、灯心草、石菖蒲、黄檗、苍术、龙胆草各10克，生牡蛎15克，甘草6克。水煎服，每日1剂。

利尿通闭是治疗前列腺增生的王道

男性如果出现尿频、尿线变细、尿流无力，终末仍旧滴沥等症状，千万不要掉以轻心，应及时去医院检查，你很有可能是患了前列腺增生。前列腺增生古称“癃闭”，是老年人常见病之一。明代医家岳甫嘉认为，前列腺增生虽病位在膀胱，却涉及肺脾肾。肾元虚亏，浊淤阻塞或热结下焦，致膀胱气化不利才会导致前列腺增生。

患前列腺增生者要调节饮食，不要过食肥甘刺激之物，不过度饮酒，还要注意个人卫生，勤换内裤，以免皮肤和尿路感染。另外，不要憋尿。

治疗此病要湿补脾肾，活血化瘀，利尿通闭。取黄芪20克，莪术15克，泽泻15克，肉苁蓉15克，熟地黄15克，当归15克，穿山甲12克，盐知母12克，盐黄檗12克，淫羊藿12克，木通9克，肉桂9克，地龙9克，水煎服，每日1剂，日服2次。

我国民间有吃什么补什么的说法。买猪肾1只，洗净、剖开，洗净切成小片，沸水中浸泡10分钟，去浮沫，再沸水煮开1分钟，调入白醋20克，再加入适量葱、姜，拌匀即食。此菜鲜香脆嫩，温肾利尿，尤其适合怕冷肢寒者食用。

日常小食物是消除疲劳的首选

对于中医来说，任何一种病都有很多方法来治，区别只是在作用大小而已。在养生祛病方面，传统医学有一个重要原则：药食相兼，针灸相配。从原则上说是这八个字，但方法却有无数种，或者可以说“战术”良多。预防疲劳综合征，不仅要注意劳逸结合，适当参加体育锻炼，睡眠时间要充足，减轻心理压力，而且最重要的是在饮食上也应多吃些碱性食物和富含维生素C、B族维生素的食物。

一般性的疲劳，我们可以通过一些食物来缓解。疲劳由于身体的环境已经出现偏酸的情况造成，适当补充一些碱性食物可以帮助消除疲劳，多食水果、蔬菜这类碱性食物能中和酸性环境，降低血液、肌肉的酸度，增加耐受力，消除疲劳。大脑正常工作需用多种维生素，维持人体的生长发育也不可缺少维生素。绿色带叶蔬菜（例如莴苣、野苣、菠菜等）、甜瓜和草莓中叶酸的含量最高。维生素C有助于保持认识活动（记忆和学习）的有效进行。维生素C含量多的蔬菜和水果有石榴、香芹、甜椒、猕猴桃、草莓和橙子等。所以每天保证要吃1~2个水果和约500克的蔬菜。

醋，帮你卸下肩上的疲劳感

醋具有独特的预防和消除疲劳的奇效。正常情况下，人体内环境是维持在一个中性或弱碱性状况中的。当劳动和工作时间长了或是休息不好时，会有大量乳酸产生，人就会产生疲劳感。醋中的醋酸进入人体参与代谢后，有利于乳酸进一步氧化，变为水和二氧化碳，水继续参与机体代谢或变成尿和汗水排出，二氧化碳则由肺呼出体外。

醋还能帮助肝脏排毒、解毒。夏季天气炎热，各种细菌、毒素易在体内聚集，使人容易感染胃肠道疾病。吃凉拌菜或熟菜时加入老陈醋，可以杀灭病菌，避免胃肠道疾病的发生。醋中的氨基酸、醋酸、乳酸、苹果酸等有利于肝脏自身排毒、解毒。所以，在感到疲劳的时候吃点醋，不仅可以增进食欲，还可以排毒、解毒，帮你赶走疲劳。

及时调整饮食，就能活得轻松

平时我们适量饮用矿泉水对于补充微量元素十分有效。矿泉水中或多或少都含有矿物盐（钙、钠、镁的含量各不相同），因此可以满足我们日常的营养需要。镁有助于体内物质的转化，钙能补充奶制品的不足，钠能避免身体脱水。含咖啡因的饮料如茶饮、咖啡等，能增加人体的呼吸频率和深度，促进肾上腺素分泌，兴奋神经系统，因而能增强抗疲劳能力。如果疲劳到了一定程度，可能就需要补充一些具有良好滋补作用的营养品如人参、银耳等，可以达到补气活血、改善神经系统、减轻疲劳的功效。适当的食用高蛋白食物，如豆腐、猪牛羊肉、家禽肉、鱼类等，可及时补充体内损失的热量：因为热量消耗过度也会使人疲劳，所以及时补充热量可很快消除疲劳感。

疲劳的上班族宜多吃馒头

在写字楼比较集中的区域，大概有90%以上的上班族是以外卖来解决午餐，其中有80%的人选择盒饭，有10%的人是自己带饭的，不过，这些人的主食几乎全部是米饭。其实对于疲劳的上班族来讲，馒头比米饭更适合。人体缺乏维生素B_1会感到乏力，缺乏维生素B_2会感到肌肉运动无力，耐力下降，也容易产生疲劳。而馒头中富含维生素B_1、维生素B_6、维生素B_{12}等B族维生素，是缓解压力、营养神经的天然解毒剂，也是消除疲劳必不可少的营养素，对慢性疲劳综合征的人尤其有益。

钙是天然的压力缓解剂，缺钙的人会精疲力竭、神经高度紧张，工作产生的疲劳无法获得缓解。而发酵的馒头中钙含量比大米中高得多。国外最新研究表明，多食用富含抗氧化物质的食物，对抗疲劳和缓解压力有显著作用。馒头中有比大米中多得多的硒、谷胱苷肽，它们具有抗过氧脂质的作用，阻断自由基对细胞的损伤，增强人体免疫能力，从而可以缓解心理和生理上的疲劳。

此外，馒头中脂肪和糖类含量比米饭更低，热量也比米饭低，前者只相当于后者的70%，所以爱美、希望保持身材的女士不必担心吃馒头会发胖。

第三章
要想小儿安，常带三分饥和寒

宝宝千万选好“第一餐”

婴儿在一岁这个阶段生长发育特别迅速。连青春发育期也无法相比，所以婴儿期营养的补充比任何年龄段都更为重要。为此我们选择多种营养方案为婴儿有个良好的“第一餐”做好充足的准备。

热能

一般来说，年龄越小，代谢越旺盛。为了适应这种高代谢，就必须摄入大量热能，以维持生长发育的需要。6个月以下的小儿，每天每公斤体重需500千焦热能，7~12个月为420千焦。

蛋白质

一般来说，1岁以内的小儿，母乳喂养每日每公斤体重需供给蛋白质2~2.5克，牛奶喂养需供给3~4克，母乳、牛奶混合喂养需供给3克。用混合膳食的婴儿，动物蛋白质最好不少于蛋白质总量的一半。

脂肪

婴儿对脂肪的需求量也高于成人，每日每公斤体重新生儿约需7克，2~3个月婴儿约需6克，6个月后的婴儿约需4克，以后随年龄增长而逐渐减至3~3.5克。婴儿每日摄取脂肪的供给量约占总热量的30%。

碳水化合物

最初3个月是靠乳糖来满足需要（乳糖含量：人乳为6%~7%，牛奶为4%~5%）。最初婴儿仅能消化乳糖、蔗糖、葡萄糖、果糖，对淀粉不易消化，故米、面类食物应在3~4个月后才开始添加。

钙和磷

足够的钙、磷能促进骨骼、牙齿的生长和坚硬度。婴儿体内的钙约占体重的0.8%，至成年为1.5%，婴儿每日约需钙600毫克、磷400毫克。钙与磷摄入的比例为1：1.5较为相宜，这关系到它们的利用程度。母乳这个比例较为适当，故母乳喂养的婴儿患营养不良与佝偻病者明显少于人工喂养。

铁

铁对婴儿营养极为重要，它是血红蛋白和肌红蛋白的重要成分，各组织的氧气运输亦离不开铁。婴儿生长发育快，对铁的需要和利用相应要多。胎儿在母体内最后1个月，肝内有较多的铁，但仅够出生后3~4个月的需要。周岁以内婴儿每日需铁10~15毫克，乳类所含的铁远远不能满足婴儿的需求。4个月以后的婴儿应从食物中供给铁，如蛋黄糊、猪肝泥、什锦猪肉菜末、豆豉牛肉末等。

锌

锌虽为微量元素，但参与很多重要的生理功能，与蛋白质、核酸及50多种酶的合成有关。婴儿每日需锌3~5毫克，人乳中锌的含量高于牛乳，初乳含量尤高，鱼、肉、虾等动物性食物也含锌丰富，故一般不易发生锌缺乏。挑食的婴儿常可因锌缺乏而出现食欲减退，生长停滞。4个月后添加的番茄、鱼、虾肉泥、猪肉小馅饼等，均含丰富的锌。

维生素

维生素与婴儿生长发育关系极为密切，其中最主要的、需要从饮食中补充的有脂溶性维生素A、维生素D和水溶性B族维生素、维生素C等。

水

水是人体最主要的成分，是不可缺少的营养素，人体内新陈代谢和体温调节都必须有水参加才能完成。婴儿生长发育迅速，代谢旺盛，活动量大，热量需要多，水的需要量也大，每日每公斤体重约需100~150毫升。

营养好了，孩子怎么还贫血

随着社会的不断发展，人们的生活水平日益提高。可是，仍有很多孩子被医生诊断为营养不良性贫血。究其原因，主要有以下两个方面：

食物搭配不合理

奶或奶制品吃得过多。孩子每日需铁6~12毫克，以供造血之需。奶或奶制品吃得过多时，可使食欲降低，铁的摄入势必减少。常言道："巧妇难为无米之炊。"没有足够的铁作为造血原料，孩子怎能不贫血呢?

常吃高热量食品。有些孩子偏食、挑食，如常吃巧克力、奶油点心等一类高热量食品，容易缺乏饥饿感。由于进食量过少，必需营养素摄入就会减少。所以，常吃巧克力等高热量食品会导致贫血。

很少吃绿叶蔬菜。维生素C能促进机体对铁的吸收，而很多父母不注意给孩子搭配一定量的绿叶蔬菜，即使有蔬菜上桌，也不注意引导孩子多吃点蔬菜，以致维生素C供应不足，从而影响了铁的吸收。孩子缺乏维生素C时，体内叶酸和维生素B_{12}可代替维生素C参与核酸代谢。而叶酸和维生素B_{12}是细胞核中脱氧核糖核酸合成的必不可少的成分，若经常让叶酸和维生素B_{12}代替维生素C参与核酸代谢，就容易造成叶酸和维生素B_{12}缺乏，严重影响红细胞核的成熟，从而发生另一种大细胞贫血。

营养素摄入不足

婴幼儿身体发育较快，对各种营养素的需求较迫切，尤其是超重和身体长得快的孩子对营养素的需求更多。如果不适当地予以补充，发生营养性贫血也就不言而喻了。

可见，要想使孩子不发生营养性贫血，必须注意食物搭配，合理加工和烹调，如紫菜、海带、虾、芝麻、蘑菇、木耳、豆制品及猪肝等都含有丰富的铁质，可以经常调换着吃。特别要注意鼓励和引导孩子多吃点绿叶蔬菜，纠正孩子的不良饮食习惯，使各类营养素摄入平衡，孩子就不会发生营养不良性贫血了。

流食最能养孩子娇嫩的脏腑

很多年轻的父母不懂得如何喂养孩子，在孩子很小的时候就给他吃干硬的食物，要不就跟着大人一起吃饭。小孩子的肠胃脆弱而窄小，过早吃干食、硬食就很容易生病。其实流食，也就是稀、烂、软的食物最能养孩子娇嫩的脏腑。

刚出生不久的婴儿，因消化酶发育不完全，特别是淀粉酶很少，是不能吃大米、面粉、玉米、小米、红薯、马铃薯、芋头等含淀粉较多的食物的。但是以前的人们并没有充足的牛奶、奶粉给孩子喝，另外还有母亲缺乳或母乳不足时，都是给孩子喂米汤、面汤等流食，孩子一样长得好好的。

我们知道消化的目的是将食物磨碎，分解成小分子物质，顺利通过消化道的黏膜进入血液，而大分子的物质只能通过粪便排出。

西方营养学中有种叫“要素饮食”的方法，就是将各种营养食物打成粉状，进入消化道后，就是在人体没有消化液的情况下，也能直接吸收。由此看来，食物的消化吸收与食物的形态有很大关系，液体的、糊状的食物因分子结构小就可以直接通过消化道的黏膜上皮细胞进入血液循环来滋养人体。

想想喂养孩子的过程，其实也是这个道理。孩子出生时喝母乳、奶粉等液体的食物，不需要任何帮助就直接进入血液。6个月后，增添的稀饭、肉泥等同样在进入消化道后被顺利地吸收化生成血液。

越细碎的食物越能滋养孩子的脏腑，固护孩子体内的阴气，但是现在许多家长图省事，孩子才几个月，就大人吃什么，孩子也跟着吃什么。孩子牙齿都没长全，胃肠又虚弱，哪能将食物消化、磨碎，只能是通过粪便排出来。所以，很多孩子的喂养问题都出现在10个月后开始增添固体食物的时候：以前不爱生病的孩子容易生病了，以前胖乎乎的健康孩子变得消瘦了、气色也暗淡了，这就说明孩子的胃、肠还没发育到能消化固体食物的程度。这时候孩子必须回到吃流食的过程中去。

大一些的孩子，生病后胃口不好，消化、吸收功能减弱，家长也应给孩子吃一些有营养的、糊状的、稀烂的、切碎的食物，能很快帮助孩子恢复健康。

孩子一定要少吃桂圆和虾

现在的父母对孩子是宠爱有加，觉得什么食物对身体好就通通给孩子吃。有的小孩个子瘦小，家长以为桂圆补血，就天天给吃桂圆，孩子爱吃海鲜，就常常买虾。家长也不去了解孩子该不该吃，吃的分量又是多少。

桂圆产于南方。南方多热，七月的夏日更骄阳似火，桂圆在那时成熟，得火气，也必然增加人体火气，偶尔食用无妨，可天天吃它，体内必然火旺。《本草纲目》记载：“虾，甘，温，有小毒。”

暂且不说古代医家的经验，单纯看虾，它的形状如同人体的脊柱，虾是水中动物，肾主水，所以吃虾能激发人体的肾气从经络外泄。肾脉沿脊柱循行，负责脊柱的营养供给。足少阴肾经本与督脉相通，食虾可抽提督脉之气，使其沿足少阴肾经外泄，所以古人用虾来壮阳。

因为人体本该储存的督脉与肾脉的精气被虾激发向外以供人体挥霍，所以人们吃了虾之后，往往会感觉仿佛生命更有了活力，但从长久的角度看，等于是提前预支了人体的精气，有害而无益，长期这样下去，会为身体埋下隐患。

桂圆和虾会直接导致孩子内热，所以孩子遇到风寒，或者皮肤的散热功能稍有障碍，身体里的大量内热便无处可泄，就会表现为高烧不退。

遇到这种情况的时候，家长就要给孩子喝骨头汤、青菜粥等常规食品，尽量不吃鱼、虾、桂圆、炒制与烤制食品。改变饮食习惯，平衡孩子的体质，一段时间后，孩子自然就不容易发烧了。

虾味道鲜美，孩子难免受到诱惑。健康的孩子，平时偶尔吃一些也无妨，但绝不能每天都给孩子吃，而且一次也不能让孩子吃得过多。容易发高烧的孩子，则不管何时何地，都要严格禁止食用虾。

给孩子喝牛奶三注意

牛奶可以补充孩子成长发育时所需的钙，于是很多父母每天都让孩子喝牛奶，然而牛奶该不该喝，又该注意哪些事项，恐怕很少有父母了解了。

能否喝牛奶的判断标准

身体寒湿较重、手指甲上的半月形比较少的，而且脾胃虚寒、容易发胀，大便溏不成形的，舌苔经常发白的孩子要少喝牛奶，特别是稀薄的鲜奶。

手指甲上半月形较多，平时吃蔬菜、水果不多，而吃荤食较多的孩子，父母应该给他们经常喝奶，能起到滋阴、润燥的作用。

牛奶不能冲得太浓

许多年轻父母喂养婴儿时，往往为了图省事，不严格按照说明按比例冲配牛奶，甚至有的家长还将干奶粉直接喂给孩子吃。殊不知，牛奶如果长期冲浓了，不仅会导致孩子发生便秘，更为严重的是此举还可能引起一种能威胁孩子生命的疾病——氮质血症，治疗起来相当麻烦，只有通过透析方法才能让非蛋白氮“排”出体外。因此，喂养婴儿时，切不可图一时省事，换来孩子终生的遗憾。

牛初乳绝不是高档营养品

牛初乳是母牛产犊后三天内的奶，一些父母认为喝牛初乳能防病，于是把牛初乳当成高档营养品给孩子吃，甚至代替母乳喂养婴儿。其实牛初乳能防的是牛的病。对于人，即使泡在牛初乳里也防不了病。拿牛初乳喂养婴儿，会造成婴儿营养不良，甚至可能喝出大头娃娃，所以父母不可以拿牛初乳给孩子喝。

保证孩子茁壮成长的饮食关键

幼儿时期的身体状况会直接影响到人的一生，所以，让孩子在发育阶段获得充分合理的营养是每个做父母的对孩子的责任。那么怎么才能让孩子全面健康地成长呢？

让孩子少吃寒凉食物

小孩子是纯阳之体，火力比较大，所以爱吃凉的东西。但是生冷之物会直接伤害脾胃，让孩子气血两亏，最后导致体内寒湿过重，影响健康。所以对于正处在生长发育阶段的孩子，父母一定不要让他贪凉，而应该让他们多吃一些性温平的食物。

给孩子吃应地应季的食物就会少生病

现在一年四季都能吃到反季节、跨区域的食物。父母要想让孩子保持健康，就要让孩子所吃的食物始终与所处的环境、季节保持一种平衡，因时、因地去选择不同属性的食物，这样才能让孩子不生病或少生病。

现在的孩子比以前更早面临学习的压力和更高的期望，10岁前的营养支持将决定孩子一生的头脑聪明，体力状况，所以父母一定要保障科学合理的饮食，不要让孩子错过一生中非常关键的脑力和体力成长时期。

孩子怎样吃饭最健康

（1）饮食要注意酸碱平衡。人体内存在自动调节酸碱平衡系统，只要饮食多样化，吃五谷杂粮，就能保持酸碱平衡。

（2）饭前喝汤好。小儿饭前喝少量的汤，好比运动前做活动，使消化器官活动起来，使消化腺分泌足量的消化液，能使小儿很好地进食，饭后也会感到舒服。

（3）吃好早餐。一日之计在于晨，早餐的好坏关系到小儿生长发育。如不注意，小儿在上学时就会发生迟钝、精力不足等保护性抑制，发生低血糖。食物摄入总量中早餐占30%，午餐占40%，晚餐占30%。

（4）午餐前不要饮纯果汁。果汁易于吸收，营养丰富，但午餐前40分钟不要让小儿饮果汁。因为饮过果汁后小儿在午餐时会少吃一些主食，而一日之内摄入量并无增加，失去的却是在正常午餐中所获取的营养。

（5）馒头营养好。面包的色香味都比较好，但它是用烘炉烤出来的，会使面粉中赖氨酸在高温中发生分解。而用蒸气蒸馒头则无此弊，蛋白质含量高，从营养价值来看，吃馒头比吃烤面包好。

（6）鲜鱼与豆腐合吃提高对钙的吸收。鱼最好和豆腐一起炖着吃，因为鱼体内含丰富维生素D，豆腐则含有较多的钙，若单吃豆腐，人体对钙就不能充分吸收，若将其与鱼一起食用，借助鱼体内丰富的维生素D，可使人体对钙的吸收提高20倍。

（7）不易喝过多饮料。可乐里的咖啡因对中枢神经系统有较强兴奋作用，也是小儿多动症病因之一，而汽水降低小儿胃液消化力杀菌力，影响正常食欲。

（8）喝豆浆注意事项。鸡蛋中黏液性蛋白容易和豆浆中胰蛋白酶结合，产生不被体内吸收的物质，使豆浆失去营养价值。红糖有机酸能够和豆浆中蛋白质结合产生变性沉淀物。

（9）谨防婴幼儿牛奶贫血症。孩子断奶后，不可全部依赖于牛奶喂养，忽视其他营养食物，应适当添加辅食，如菜泥、蛋、胡萝卜等。否则时间长了孩子易得牛奶贫血症。

（10）不吃汤泡饭。汤和饭混在一起吃，食物在小儿口腔不嚼烂就同汤一起咽进胃里去了。舌头上神经没受充分刺激，使食物不能很好消化吸收，日子长了小儿变瘦，也会引起胃病。

婴儿：母乳喂养，食品辅助

婴儿是指从出生至一周岁的孩子。这是孩子生长发育最快的一年，一年内体重可以达到出生时的两倍，因此需要在营养上满足其快速生长发育的需求。

母乳是婴儿唯一理想的均衡食物，而且独具免疫物质，有利于婴儿的健康成长。母乳喂养也有利于母子双方的亲近和身心健康。一般而言，婴儿获得母乳喂养至少在4个月以上，最好能够维持一年。如果不能提供母乳，例如，孩子患先天性疾病，或者妈妈因病不能哺乳，这时候就应该为婴儿选择各种营养齐全的、经卫生部门许可出售的配方奶制品或其他同类产品，并严格根据产品使用说明喂养。

新妈妈们要谨记以下几点：一是在孕期就应做好哺乳的准备，做好乳房的保健，保证乳房的正常发育并保证营养。二是产后应尽早开奶，做到母婴同室。

坚持喂哺母乳一般可满足婴儿出生后4~6个月的营养需求，但为确保婴儿发育的需要与预防佝偻病的发生，应在出生一个月后，在哺乳的同时，补充安全量的维生素A及维生素D（或鱼肝油），但应避免过量补充维生素。

在母乳喂养4~6个月至一岁断奶之间，有一个长达4~6个月的断奶过渡期。此时应在坚持母乳喂养的条件下，有步骤地补充为婴儿所接受的辅助食品，以满足其发育需求，保证婴儿的营养，顺利地进入幼儿阶段。过早或过迟补充辅助食品都会影响婴儿的生长发育，但任何辅助食品均应在优先充分喂哺母乳的前提下供给。

补充断奶过渡食品，应该由少量开始到适量，由一种到多种试用，密切注意婴儿食后的反应，并注意食物与食具的清洁卫生。在通常情况下，婴儿有可能对一些食物产生过敏反应或不耐受反应，例如，皮疹、腹泻等。因此每次开始供给孩子一种食物，都应从很少量开始，观察3天以上，然后才增加分量，或试用另一种食物。

辅助食物往往从谷类，尤以大米、面粉的糊或汤开始，以后逐步添加菜泥、果泥、奶及奶制品、蛋黄、肝末及极碎的肉泥等。这些食物应加入适量的食用油，但不必加入盐。

幼儿：不偏不挑，营养全面

婴儿断乳后进入幼儿阶段（1~2岁），必须全靠摄取其他食物，以供全身对营养物质的需求。幼儿阶段机体处于生长发育高峰，饮食必须含有丰富的营养。

祖国医学对幼儿的食养卫生一贯非常重视，其幼儿食养的观点可归纳为以下两点：

第一，小儿脾常不足。脾胃为后天之本，生化之源。由于小儿发育迅速，所需水谷精气的供养相对地比成人更为迫切，但饮食的质和量则必须与各个时期的需求恰当地配合。若乳食不当，或过饥过饱，均会影响其脾胃功能，导致疾病的发生。

第二，小儿为纯阳和稚阴稚阳之体。纯阳之体是指小儿犹如春天的花木，欣欣向荣，代谢异常旺盛，对水谷精气等营养物质要求殷切，需要不断补充。另一方面小儿机体柔弱，脏腑娇嫩，阴阳二气尚属不足，对水液的代谢需要也较成人为高，故易于伤阴而有失液之虞，这就是小儿的稚阴稚阳的情况。在小儿的食养中必须充分注意这些生理特点，调母乳、节饮食、慎医药是小儿食养的总原则。

幼儿处在不断发育成长的旺盛时期，尤其婴幼儿全身各种器官都在相应的按比例快速生长，是整个小儿时期中最旺盛的增长阶段，因此对热量和各种营养素的需要量也格外大些。婴幼儿所需的主要营养素如下：

供给蛋白质的食物

孩子越小，所需蛋白质的比例就越大。富含优质蛋白质的食物，主要有如下几种，家长可根据经济情况，予以选用。

（1）牛奶。牛奶是婴幼儿除母乳以外的最好的富含蛋白质的食物。它不仅含有大量优质的蛋白质，而且脂肪也多，钙质也丰富，还含有维生素A和核黄素。这些营养素都很容易被婴幼儿吸收利用。因此，1~3岁幼儿，除主食外，应以牛奶为基本食物。3岁以后，只要经济条件许可，每天至少要喝250毫升牛奶。

（2）禽蛋。禽蛋的蛋白质营养价值最高，含有丰富的维生素A和脂肪，还含有较丰富的核黄素，是婴幼儿很好的食物。

（3）瘦肉。动物的瘦肉，除了富含蛋白质外，还含有铁、硫胺素和脂肪。

（4）肝脏。家畜、家禽的肝脏，都含有丰富的蛋白质、维生素A、维生素B_2（核黄素）、维生素B_{12}和铁。幼儿每周至少应食用肝脏1~2次。

（5）动物血。动物血富含蛋白质、铁及其他营养素。动物血价格便宜，如烹调得法，让幼儿爱吃，则再好不过。

（6）大豆及大豆制品。大豆的蛋白质含量高达38%，比瘦肉高2倍。大豆中的脂肪、铁及B族维生素含量也高。但大豆的蛋白质不易消化，要长时间细火慢炖，方可让1~3岁的小儿食用。但是，大豆制品，如豆腐、豆浆、豆干等，则较易消化。4~6岁的小儿，可吃大豆制品。

供应维生素C、胡萝卜和微量元素的蔬菜和水果

（1）深色蔬菜。胡萝卜、油菜、小白菜、芹菜、菠菜等深色蔬菜，胡萝卜素含量高，而且是婴幼儿维生素A的主要来源，并含有一定的钙和铁。因此，婴幼儿吃蔬菜，应以深色蔬菜为主。

（2）浅色蔬菜。萝卜、花菜、卷心菜、大白菜等浅色蔬菜，也含有一些维生素C和微量元素，但不如深色蔬菜丰富。

（3）水果。一般水果的营养成分与浅色蔬菜相近，但枣子、山楂、柑橘、柚子等水果，含维生素C极丰富。

经济条件许可时，应安排孩子吃水果。条件有限者，可用蔬菜代替水果。很多家庭以水果取代蔬菜，这是不对的。

以提供热量为主的谷类、油脂和糖

谷类供给幼儿所需热量的50%~60%，还可提供30%以上的蛋白质，谷类还是维生素B_1、尼克酸的主要来源。谷类的维生素和无机盐主要分布在谷胚和麦皮之中，因此，应注意粗细搭配，少吃精米精面。吃糖不宜太多，要注意口腔卫生，以防龋齿。

调味品

调味品包括盐、酱油、醋、味精等，营养价值不高，但可促进小儿食欲。

但值得注意的是，不要使营养过剩而导致不良后果。现在人们生活水平普遍提高，

又均为独生子女，多备受父母溺爱。面对市场上琳琅满目的食品，父母总是顺应幼儿的心意，要啥就买啥，往往使幼儿过食、偏食及零食不离口，结果忽视了“食贵有节”而造成营养过剩。

营养过剩会造成两种不同的后果：一是养出个胖墩儿。肥胖不等于健康，如服了含性激素的小儿“保健品”，结果不仅使小孩易发胖，还可出现性早熟而引发后患；肥胖儿还会为成年后埋下糖尿病、高血压的祸根。二是摄入过多的食品，孩子不但没有发胖，反倒越多吃越瘦弱。这是由于食之过多，多而不化，伤害了娇嫩的脾胃，使消化吸收功能发生障碍，饮食的营养不能为机体所用，反而形成了营养不良的现象。因此，对小孩的饮食调理，既要富于营养，又要利于消化；既要满足机体生长发育的需要，又要防止营养过剩。

儿童：吃好早餐，少吃零食

儿童独立活动的能力逐步加强，可以接受成人的大部分饮食。在饮食上，这些孩子往往被家长当成大人对待。其实他们仍应得到多方面的关心和呵护。一般情况下，孩子应合理食用各类食物，平衡膳食。男孩子的食量应不低于父亲，女孩子应不低于母亲，应该让孩子吃饱和吃好每天的三顿饭，尤应把早餐吃好，食量宜相当于全日量的三分之一。孩子每年的体重约增加2~2.5千克，身高每年可增高4~7.5厘米。孩子们的身高在这一阶段的后期增长快些，故父母往往直觉地认为孩子的身体是瘦长形的。少数孩子饮食量大而运动量少，故应调节饮食和重视户外活动以避免发胖。

要引导孩子吃粗细搭配的多种食物，但富含蛋白质的食物如鱼、禽、蛋、肉应该丰富些，奶类及豆类应该充足些，并应避免偏食、挑食等不良习惯。应该引导孩子饮用清淡而充足的饮料，控制含糖饮料和糖果的摄入，养成少吃零食的习惯。吃过多的糖果和甜食易引起龋齿，应重视口腔卫生和牙齿的保健。

另外儿童调补须根据小儿体质和病症变化特点进行，儿童脏腑娇嫩，以肺、脾、肾三脏最为显著，如明代医家万密斋所说：肺常不足，脾常不足，肾常虚。因此，补肺、补脾、补肾为调补最常用的方法，也是调补的重点所在。

脾为后天之本，主运化水谷精微，为气血生化之源。由于儿童脾常不足，运化功能相对薄弱，在使用药食调补时应以健脾益胃为准则，同时需量其脾胃运化能力而给予，不可操之过急，短期内大量施补，或过用滋腻之品，以致碍滞气机，反而损伤脾胃。值得一提的是儿童对食品的营养益气，相对质量比成人要高。与此同时，由于儿童“血气未充……肠胃脆薄，精神怯弱”，故供给儿童的饮食必须适应其肠胃的消化能力。又由于消化能力从初生到成年是逐渐增加的，所以儿童的饮食营养供给也应逐年阶段性地调整，否则即会给小儿造成偏食而缺乏营养的后患。

肾为先天之本，关系到人的禀赋体质与成长，各脏之阴取之于肾阴的滋养，各脏之阳依赖于肾阳的温养。对于先天不足的儿童，在调补时应着重补肾，以促进小儿生长发育及增强抗病能力，但也要注意防止温补太过而适得其反。

总之，儿童处于生长发育时期，尤其是患病后若及时予以调补，可促进其早日康复。反之，若不注意及时给予调补，迁延日久，必然造成营养缺乏，脏腑功能失调，生长发育迟缓。因此，审辨虚证，及时调补，并补之得当，需要高度重视。

白开水是孩子最好的饮品

如今，关于饮料的广告铺天盖地，再加上人们腰包渐鼓，喝饮料的孩子越来越多，年龄也越来越小。殊不知，人体内水分的来源主要靠喝水，而长期喝饮料会危害孩子的健康，影响孩子的正常发育。其实，白开水才是孩子最好的饮品。

白开水是孩子健康的保护神

纯净的白开水进入人体后，不仅最解渴，而且可立即发挥功能，促进食物的消化分解、气血精津的生成，起到调节体温、输送营养、洗涤清洁内部脏器的作用。尤其是25℃左右的新鲜凉开水，表面张力、密度、黏滞度等都发生了很大的变化，其生物活性和细胞内水分子活性近似，最易透过细胞膜发挥作用，加快代谢，增加体内血红蛋白含量，提高机体免疫力，使孩子身体变得结实健美。

以饮料代水是大忌

元代名医朱丹溪说，人在十六岁之前血气旺盛，但是阴气不足，所以这个时候一定要注意补阴。白开水是最好的养阴圣品，但如今很多孩子却对白开水不怎么“感冒”，而是喜欢甜滋滋、酸溜溜的饮料，于是很多家长就用饮料浇灌自己心爱的幼苗。

不可否认，饮料中含有大量的水，而且还含有一些对身体有益的物质，与此同时，我们也不能否认，饮料中还含有大量脱水因子，这些脱水因子进入身体后，不仅让进入身体的水迅速排除，而且还会带走体内储备的水，这对孩子的健康来说是大忌。调查研究表明，经常喝饮料易造成儿童肥胖、营养不良、身体免疫力降低，易患多动综合征，某些特殊饮料还可导致儿童性早熟。

饮用多少水才好

水的需要量与人体的代谢和饮食成分相关，小孩的新陈代谢比成人旺盛，需水量也就相对要多。3个月以内的婴儿肾脏浓缩尿的能力差，如摄入食盐过多时，就会承受尿排出，因此需水量就要增多。母乳中含盐量较低，但牛奶中含蛋白质和盐较多，故用牛乳喂养的孩子需要多喂一些水，来补充代谢的需要。总之，孩子年龄越小，水的需要量就相对要多。

10岁之前孩子饮食五不要

孩子在10岁之前的饮食是非常重要的，它关乎孩子一生的健康，所以身为父母，一定要知道孩子成长过程中的一些饮食禁忌。

3个月内不要咸

3个月内的婴儿从母乳或牛奶中吸收的盐分已足够了。3个月后随着生长发育，宝宝肾功能逐渐健全，盐的需要量逐渐增加了，此时可适当吃一点点。原则是6个月后每日可将食盐控制在1克以下。

1岁以内不要蜜

周岁内小儿的肠道内正常菌群尚未完全建立，吃蜂蜜后易引起感染，出现恶心、呕吐、腹泻等症状。宝宝周岁后，肠道内正常菌群建立，肉毒杆菌孢子可被肠道内的有益菌双歧杆菌等抑制，故食蜂蜜无妨。

3岁以内不要茶

3岁以内的幼儿不宜饮茶。茶叶中含有大量鞣酸，会干扰人体对食物中蛋白质、微量元素及钙、锌、铁的吸收，导致婴幼儿缺乏蛋白质和微量元素而影响其正常生长发育。茶叶中的咖啡因是一种很强的兴奋剂，可能诱发少儿多动症。

5岁以内不要补

5岁以内是宝宝发育的关键期，补品中含有许多激素或类激素物质，可引起骨骺提前闭合，缩短骨骺生长期，造成个子矮小；激素能干扰孩子生长，导致性早熟。此外，年幼进补，还会引起牙龈出血、口渴、便秘、血压升高、腹胀等症状。

10岁以内不要腌

10岁以内的儿童不要吃腌制食品。一是腌制品（咸鱼、咸肉、咸菜等）含盐量太高，高盐饮食易诱发高血压病；二是腌制品中含有大量的致癌物亚硝酸盐。研究资料表明：10岁以前开始吃腌制品的孩子，成年后患癌的可能性比一般人高3倍，特别是咽喉癌的发病危险性高。

“蛮补”的效果无异于“拔苗助长”

现在的家长为了给孩子增加营养，经常是大补特补，恨不得把全天下所有的补品都拿过来。但是“补”的结果却不容乐观。

一位年轻的妈妈因为两岁的孩子经常生病，就用一枝东北人参炖鸡，想让孩子补一补。没想到，孩子吃下去三小时后就大哭大闹，还出现呕吐和出鼻血症状，送到医院才知道孩子是人参中毒，抢救了半天才捡回一条命。

一棵小树，因为它长不高就拼命给它施肥，那么它可能连小命都要受到威胁；一粒种子因为它不能很快发芽就不停地给它浇水，那么它可能因涝而亡；同样，一个孩子因为体弱、厌食、长不高等原因就给他进补，那么他原本健康的身体可能由此改写。

一些家长往往过于迷信补品保健强身、防病治病的作用，擅自给孩子服用滋补品，殊不知，小儿不宜都进补，很多时候，进补反而会让本来健康的孩子出现性早熟等问题。

乐乐今年7岁，是一个不爱吃饭的孩子。父母害怕长期下去孩子会营养不良，于是就给她服用增强食欲的保健品。有一天，乐乐起床后发现床上有血迹，吓得大哭起来，乐乐的父母也吓了一跳，赶紧带孩子去医院。医生告诉乐乐的父母，孩子可能是因为长期服用补药而导致了性早熟。

厌食、挑食、不爱吃饭，很多孩子都有这种情况，作为父母应该从饮食上去调教，而不是从“补”上下手。

中医所说的“补”是对“虚”而言的，对于身体健康的儿童来说，则没有进补的必要。

每个孩子都有自己的成长规律，“蛮补”的效果无异于“拔苗助长”。对处于生长期的儿童来说，只要吃得科学，补得合理，就有利于机体和智力的成长发育。但大部分家长还不知道儿童“蛮补”易生一系列儿童病症。

补钙过多易患低血压

缺钙的儿童应该在医生指导下合理补钙，不宜补得过多。因为医学研究认为，儿童过多补钙易患低血压，并使他们日后有患心脏病的危险。

补锌过多易出现锌中毒

儿童补锌必须有医生的检查指导，才能确保安全。因为补锌过量会造成锌中毒，其表现为食欲减退、上腹疼痛、精神不振，甚至于造成急性肾功能衰竭。

吃糖过多易生“儿童嗜糖精神烦躁症”

此症表现为情绪不稳定，爱哭闹，好发脾气，易冲动，睡眠差，常在梦中惊醒，注意力不集中，面色苍白，抵抗力降低，易患感冒、肺炎等病。此外还会引起腹泻腹胀、厌食、呕吐、消化不良、水肿、肥胖症、糖尿病、心血管疾病、龋齿等。

培养健康的饮食和生活习惯，提高孩子免疫力

每天孩子们都会接触到细菌病毒和其他微生物，孩子在接触这些微生物时是否会得病，很大程度上取决于他们的免疫力的强弱。为了孩子免受各种细菌和病毒的伤害，能够健康茁壮地成长，做父母的就一定要提高孩子的免疫力。

父母可以通过培养孩子的健康习惯，来改善孩子的免疫系统。

多吃水果和蔬菜

胡萝卜、青豆、橘子、草莓等，都包含提高免疫力的植物营养素，如维生素C和胡萝卜素。植物营养素可以增加体内产生白细胞和干扰素的数量，前者与病菌感染作战，后者是一种覆盖在细胞表面阻止病毒进入的抗体。研究显示，植物营养素丰富的饮食，也可以保护孩子长大后不得慢性病，如癌症和心脏病。因此，设法让你的孩子每天吃5次水果和蔬菜。

增加睡眠时间

对成年人的研究显示，睡眠的剥夺会减少体内淋巴细胞的产生，这样，人会更容易生病。淋巴细胞是免疫系统攻击微生物和癌细胞的武器。对孩子来说，也是如此。孩子需要多少睡眠呢？专家建议，新生儿每天需要多达18小时的睡眠时间，初学走路的孩子需要12~13小时，学龄前儿童需要大约10小时。如果你的孩子在白天不能或者不愿意小睡，那么，晚上让他早点上床睡觉是一个好办法。

坚持母乳喂养

母乳中含有能提高免疫力的抗体和白细胞。母乳喂养可以防止孩子耳朵发炎、过敏、腹泻、肺炎、脑膜炎、尿道感染和婴儿猝死综合征。它还可以提高孩子的智力，并帮助孩子在长大后不会患胰岛素依赖型糖尿病、结肠炎以及某些类型的癌症。初乳是生育最初几天从乳房留出的淡黄色的“前乳汁”，它尤其富含防病的抗体。根据情况，建议你坚持母乳喂养孩子1年。如果不能，至少要在最初的2~3个月进行母乳喂养，以增强孩子在子宫内时获得的免疫力。

全家一起来运动

锻炼可以提高成年人体内产生淋巴细胞的数量。有规律的活动同样也能使你的孩子受益。为了使孩子养成终身锻炼的习惯，首先家长要做好榜样，与孩子一起运动，而不

要只是催促他到外面去玩，自己每天懒洋洋地躺在沙发上。有趣的家庭活动包括骑自行车、徒步旅行、溜冰、篮球和羽毛球。

防止细菌传播

从技术上讲，与细菌战斗并不会提高免疫力，但这可以减少孩子免疫系统的压力。让孩子养成经常洗手的习惯，并且要用肥皂。你应该特别留意他饭前饭后、外面玩回来后、触摸宠物、擤鼻子、上厕所以及从幼儿园回家后的卫生情况。当你外出时，随身携带一次性毛巾，这样，可以很方便地帮他进行快速清洁。为了帮助孩子养成在家洗手的习惯，让他挑选自己喜欢的小手巾和肥皂。

另一个重要的对抗细菌的策略是：如果孩子确实生病了，立刻扔掉他的牙刷。一个孩子不可能得两次同样的感冒或流感，但是病毒可以从一个牙刷跳到另一个牙刷上，感染其他的家庭成员。如果是细菌感染，那么你的孩子就有可能再次感染与他第一次生病的同一种细菌。在这种情况下，扔掉牙刷既保护了你的孩子，也保护了家里的其他成员。

别忘了给大孩子补钙

钙的重要性已众所周知，但对10多岁的大孩子是否需要补钙、如何保证足够的钙摄入，人们却知之不多，或不够重视。

青少年期的年龄范围为11~18岁。这个时期正是人类生长发育的第二高峰期（第一高峰期为婴儿期），尤其在11~15岁阶段生长更快，每年体重可增加4~5公斤，身高增加6~8厘米。一般身高每增加1厘米，体内平均钙量要增加20克。因此，为了满足生长发育的需要，青少年对钙的需求比成人更多。

其次，人体的骨密度一般在30岁达到最高峰（称为骨峰值），以后随着年龄增大，骨内微量元素（主要是钙）会逐渐丢失，骨密度慢慢下降，最后出现骨质疏松。显然，骨峰值越高，老年时患骨质疏松症的危险性就越小，而骨峰值的高低主要取决于青少年时期摄入钙量是否丰富。可见，青少年的钙质补充是极为重要的，具有“历史”意义的。

钙质的补充主要应从膳食中得到，钙的食物来源以乳和乳制品为最好，乳制品不仅含钙量高（100毫升牛奶约含钙120毫克），而且容易被人体吸收利用。同时，乳制品还提供优质蛋白质、丰富的维生素，可供生长发育所需。因此建议青少年每天应喝1瓶牛奶。

此外，绿叶蔬菜、大豆和豆制品、芝麻酱、小鱼、小虾、海带、紫菜中都含有丰富的钙。尤其是虾皮含钙量最高，100克虾皮中含钙2000毫克，青少年应多选用这些食物以补充钙。有些食物则不宜多吃，如菠菜、笋、莴苣、茭白等因含草酸较多，易和钙结合形成不溶于水的草酸钙，影响钙的吸收。

维生素D可以促进肠道对钙的吸收，提高血浆钙的水平。补钙的同时适当补充含维生素D丰富的食物，可起到事半功倍的效果。维生素D也可由皮肤自行合成，皮肤形成维生素D的量与阳光的强度、皮肤暴露的面积和照射的时间成正比。因此青少年应多做户外活动，尤其在夏秋季，衣服穿得少，皮肤暴露面积大，可使体内蓄积较多的维生素

D，有利于钙质吸收。

青少年还需要有一定的运动负荷，运动可以刺激青少年骨骼生长，促进骨质形成，提高骨密度。

人体每次摄入钙低于或等于50毫克时，吸收最好，所以每天尽可能地拉长每次的补钙时间，以达到最好的吸收效果。另外，碳酸钙的最佳服用时间是饭后半小时。补钙后最好多晒太阳，使体内生成维生素D，促进钙的吸收。补钙后不宜过多饮水，以免冲淡钙质。

锌可不能胡乱补

锌对于青少年的生长发育尤为重要，缺锌引起生长缓慢，严重可为侏儒，第二性征不发育。青春期锌的营养作用正引起各方面重视，但是补锌也不能盲目补，要讲究科学。

锌是所有有机体必需的微量元素之一。自1869年发现锌与生物生长发育有关以后，大量研究证实，锌有重要的生理功能和营养作用。

营养性发育不良往往与缺锌有关。由于锌元素摄入不足时，脱氧核糖核酸（DNA）的含量减少，氨基酸合成蛋白质的速度减慢，氮的利用率降低，所以孩子的生长发育受到阻碍，体重不增，从而表现为个子矮小。

儿童和少年是生长发育的旺盛时期，对锌特别敏感。如果儿童缺锌，就会引起生长发育停滞，骨骼发育障碍，身体长不高，生殖器官发育不良，第二性特征不出现，女性则月经闭止或不来潮，智力发育差，甚至导致侏儒症。有人对一批7~13岁的矮小儿童做了头发中含锌量的测定，其中约有8%的儿童含锌量很低，这些儿童的身高和体重都不及其他正常儿童。他们往往胃口不好，纳呆，对食物的味道不敏感，如果适当给他们补充含锌的食物以后，他们对食物的味道和敏感性以及食欲都会有所改善，身高和体重值也会增加。

人体每天需要15毫克左右的锌。蔬菜中的黄豆、大白菜、萝卜、胡萝卜、小米、玉米、扁豆、土豆、南瓜、茄子、大葱、大蒜、甜菜和水果中的橙子、柠檬等均含锌量较多。此外，牡蛎是专门采锌的“高手”，它体内的含锌量比海水多35000倍。

但长期大量服用锌制剂可出现发热现象，而且会引起铜缺乏、电解质失调、脱水，并可影响铁和钙的吸收，导致缺铁性贫血。盲目补锌造成锌过量，会引起腹痛、恶心、呕吐等中毒反应。

为了正确合理地服用含锌药物或吃一些加锌强化食品，有关专家指出：

（1）儿童补锌，必须经检查确诊为缺锌后，才可服用锌制剂。小儿每日补锌量为0.6~1.5毫克/公斤体重。对缺铁性贫血和佝偻病患儿，在进行补铁、补钙治疗期间，如需补锌，则剂量不宜过大。

（2）牛奶不利于锌的吸收，故锌制品不宜与牛奶同服。

（3）母乳喂养的婴幼儿，一般不会缺锌，故不必补锌。

（4）对食欲不佳的儿童，应做血清铁和血清锌的测定，查明原因后，对症治疗。

（5）对经常吃瘦肉、鱼、蛋、肝、贝类、核桃、花生和西瓜等食物的儿童，平时只要注意饮食结构，也不用补锌。

（6）锌制剂不宜空腹服用，应在饭后吃。

总之，如青少年确诊为缺锌时，应在医生的指导下用药，切勿盲目滥用含锌药物。

给孩子喂药“三知道”

孩子生病了，如果能用饮食调理、按摩等物理方法时，尽量不要给孩子用药。但有时候孩子得了病不得不吃药时，那么父母就要知道一些用药的注意事项。

不能用糖给孩子解苦

孩子一般都怕药苦而拒绝服用，尤其是一些中药，父母为了让孩子顺利喝下，就在药里放点糖，或者喝完药后就让孩子喝糖水，其实，加糖后的药剂在降低了苦味的同时也降低了药效。这是因为，中药的化学成分一般都比较复杂，一些苦味的中药都具有特殊的疗效。糖特别是红糖中含有较多的铁、钙等元素，一旦与中药里的蛋白质和鞣质等成分结合后，就会引起化学反应，使药液中的一些有效成分凝固变性，这就从一定程度上影响了药效。

不可用果汁、牛奶、茶水送服药物

给孩子服西药时忌用果汁。这是因为果汁中含有酸性物质，能使药物提前分解，或使药衣提前溶化，不利于肠胃的吸收。而一些碱性药品更不能用果汁送服，因为两者中的酸碱中和会使药效大减。

此外，牛奶中含蛋白质、脂肪酸较多，可在药片周围形成一层薄膜将药物包裹起来，从而影响机体对药物的吸收。

茶叶中含有咖啡因、茶碱、鞣酸、硅酸等，如与药中成分发生反应，会使药物失效或产生不良后果。

不能给孩子服用成人药

有许多家长在孩子生病时，因离医院较远，为了阻止病情或是为了省事，就给孩子服用成人药。

7岁的小浩感冒了，小浩的爸爸便从家用小药箱里找出感冒胶囊让儿子服下，当晚，小浩开始出现胡言乱语、无故发笑、幻视、幻听等现象，精神异常兴奋。后经医生检查确认，小浩是因服用过量药物而引发药物中毒。

小儿体内各组织器官未完全发育好，生理功能尚未成熟，解毒功能也较差，家长切不可图方便、省钱，而将大人的药给孩子服用，否则，会产生严重的不良后果。

让孩子吃出一口健康的牙齿

大多数孩子都爱吃零食且不肯刷牙，那么，如何让孩子“吃”出一口健康的牙齿呢？

消除牙内细菌：吃橘子、猕猴桃、哈密瓜、木瓜、草莓

孩子口腔中可能滋生各种细菌，引发牙龈炎。以上水果中都含有丰富的维生素C，不仅可以消灭细菌，还会促进牙龈所需胶原蛋白的生成，使牙龈更健康。此外，番茄、红薯以及红色、黄色和橙色的柿子椒中也含有比较丰富的维生素C，可以适当多吃。但

是孩子在刷牙前半小时内，尽量不要吃橘子等较酸的食物。因为这些酸性物质会使牙齿外层的保护膜变得脆弱，暂时削弱牙齿的抵抗力，如果马上刷牙，容易损害牙齿。

清洁牙齿残留物：吃生胡萝卜、芹菜、花椰菜、豌豆

口感清脆的蔬菜可以作为孩子的“咀嚼食物”，它们可以清洁牙齿和牙龈，在咀嚼的同时，将牙缝里藏着的残余食物轻松去除掉。咀嚼的速度要放慢，而且要让每个牙齿都能参与。

改变口腔pH值：喝牛奶、酸奶，吃奶酪

面包、土豆和面条等淀粉类食物，糖分含量高，留在孩子的口腔中，容易形成某些细菌的温床，加速蛀牙的产生。而牛奶、酸奶或奶酪含有丰富的钙质、维生素D，它们能使口腔中的pH值升高，酸性降低，这样就会大大降低蛀牙的概率。

强健牙釉质：吃芝麻、瓜子、南瓜子和坚果

坚果和植物种子中含有天然的脂肪，可以起到保护牙齿和抵抗细菌的作用，还能够强健牙釉质，让这种人体最坚硬的物质更加坚固，并且能有效预防蛀牙。

山药粥和蛋黄油能治孩子腹泻

孩子腹泻一般多是由于肠道感染引起的，在夏季多为细菌感染，在秋末冬初多为轮状病毒感染，大多与小儿肠胃消化功能不足加之喂养不当有关，因此调理脾胃功能可有效治疗孩子腹泻。

下面介绍两款家庭食疗法，对孩子腹泻很有效：

1.山药粥

取山药100克洗净切薄片，小米100克洗净后加水适量，旺火煮开，然后文火慢煮至稀粥状，分次给孩子喂食即可。

2.蛋黄油

将若干个鸡蛋煮熟，去蛋白取蛋黄，把蛋黄置于小锅内加热翻炒，蛋黄逐渐变焦，变黑，最后渗出蛋黄油，去渣后服用。2岁以下的孩子每次服5毫升，其他年龄孩子根据症状酌情加减。

健脾消积，掐断小儿腹泻的病根

婴儿期腹泻多为水样便或蛋花汤样便，有急性及慢性肠炎之分。婴儿腹泻病因很多，可为肠道内或肠道外感染、饮食不当及气候改变等引起，但重型腹泻多为肠道内感染引起。

如果孩子是急性腹泻，短期内禁食，减轻肠道负荷，适应于较重腹泻及有频繁呕吐者。禁食时间6~8小时，营养不良者禁食时间短些，禁食期间给予静脉输液。禁食后，给予部分母乳及米汤，米汤含有淀粉，易于消化吸收，可供给少量热量。然后给予脱脂奶。约7天左右过渡到全脂奶。再给予胡萝卜汤，因富有电解质及果胶，有利于大便成形。慢性腹泻：根据肠道功能逐渐增加营养素，特别是蛋白质供应。尽可能争取母乳喂养。除短期内用5%米汤、脱脂奶及稀释奶治疗外，争取蛋白奶喂养。

下面这款山楂神曲粥对于小儿健脾消积很有帮助，大家不妨一试：

材料：山楂30克，神曲15克，粳米100克，红糖6克。

做法：将山楂洗净，神曲捣碎，一起放入砂锅，加水煮半小时，去渣取汁备用。将粳米洗净，放入砂锅，加少量水煮沸，改文火加入药汁煮成粥，加入红糖即可食用。

功效：健脾胃，消食积，适用于消化不良、小儿腹泻。

警惕孩子成为“小胖墩”

随着生活水平的提高，现在的“小胖墩”也是越来越多了，小孩子胖嘟嘟的会很招人喜爱，可是年轻的爸爸妈妈一定要注意，一旦6个月以上的婴儿发生肥胖，那孩子今后的肥胖概率就会很大。而且，肥胖儿童大多伴有血压、血脂异常，高度肥胖的儿童还有患糖尿病的危险，此外，大约三分之一的儿童肥胖会延续到成年，从而造成心血管疾病早发。

那么是什么原因导致儿童肥胖呢？

饮食习惯

在城市，很多儿童从小就接触了各种各样的西式快餐：麦当劳、肯德基、必胜客……这些高热量、高脂肪的西式速食很容易导致儿童肥胖。

缺少运动

据统计，7~12岁的小孩每天平均花两个小时看电视、半个小时用电脑、40分钟看漫画，到了假日，看电视的时间更长达3小时50分钟，很少有户外活动或体能运动行为。这也是导致儿童肥胖的一个主要原因。

针对这些问题，专家给出了几个办法，既能让你的孩子营养均衡，又能“保持身材”。

喂奶要定时

在满月以后，尽量间隔3~4个小时，定时给宝宝喂奶。如果宝宝吵闹要吃东西，你就可以在奶中加些水，降低浓度，或者妈妈和宝宝分开睡，避免奶香“引诱”孩子。

添加辅食有讲究

待宝宝4个月以后再添加菜泥、米粉等辅食，如果孩子已经偏胖，就多加菜泥，少加米粉。从宝宝6个月开始，就应该用勺子一点点喂，训练孩子的咀嚼吞咽能力。这样可以帮助宝宝养成良好的饮食习惯，防止他将来偏食挑食。

宝宝也要活动

对于6个月以下的宝宝，爸爸妈妈可以帮他经常翻翻身，七八个月可以开始练习爬，宝宝微微出汗了，运动的效果便达到了。

总之，无论是在婴儿阶段还是孩子大一点以后，家长都要把握以下8条原则，以避免孩子肥胖：

（1）一日三餐，规律饮食，营养全面。

（2）拒绝煎炸食物和西式快餐。

（3）菜以蒸、煮为主，清淡、少油、少盐、不油腻。

（4）培养孩子细嚼慢咽的习惯。

（5）保证维生素和植物蛋白营养素的摄入，多吃新鲜蔬菜、低糖水果、豆制品等。

（6）晚餐不要吃得太迟和太饱，餐后应适当活动，不宜立即长时间看电视、看书或做作业。

（7）经常陪孩子一起锻炼，针对孩子的情况选择他感兴趣的运动。

（8）杜绝糖果、巧克力、薯片等高热量食物，包括一些含糖的口香糖，不要给孩子饮用碳酸饮料和一些所谓的果汁类饮料。

青春期饮食要诀

孩子进入青春期后，生长发育的速度会达一个高峰，而青春期发育的好坏，直接影响着以后的健康状况，那么为了使孩子青春期的身体发育良好，家长在饮食上应该注意些什么呢？

强调平衡膳食

食物中含有人体所需的各种营养成分，但每种食物的营养成分及其数量差别很大，一般来说，米、面等主食中含糖类较多，蔬菜、瓜果中各种维生素、无机盐较多，鱼、肉、蛋、牛奶、大豆含蛋白质和脂肪多一些。三餐热量的合理比例是：早餐约30%，午餐约40%，晚餐约30%。蛋白质、脂肪、碳水化合物的比例应分别占总热量的12%~14%、20%~25%、55%~60%。

蛋白质

每日膳食中蛋白质的供给量，青春期男性为80~90克，女性为80克。饮食中蛋白质主要来源于动物性食物、粮食和大豆。蛋白质也不是摄入越多越好，因为食物中多余的蛋白质都会转化为热能散失掉，或转变为脂肪贮存起来，大量氮转化为尿素排出体外，还会加重肾脏的负担。

碳水化合物

碳水化合物的主要功能是供给人热量。一个成年人每天需要的热量中有20%用于大脑。青春期孩子需要的热量比成年人更多，除满足能量消耗外，更重要的是用于脑组织的补充和修复。碳水化合物的主要来源就是米饭和面食。

脂肪

脂肪产热量要比碳水化合物、蛋白质高出一倍。脂肪能促进脂溶性维生素的吸收，供给人体需要的必需脂肪酸。一个人每天所需的脂肪量是因体重而异的，一般每千克体重每天需要1克就够了。

微量元素

发育成长中的青少年微量元素需要量特别大。钙和磷是造骨成齿的主要原料。铁构成红细胞，缺少了就会造成贫血。含钙丰富的食物有豆类、蛋类、牛奶等。含磷丰富的食物有豆类、马铃薯、谷类等。含铁丰富的食物有动物性食品、豆类、菠菜等。动物性食物铁的吸收率高于植物性食物。

维生素

维生素有利于青少年身体发育，增强抵抗力，促进新陈代谢，帮助消化与吸收人体所需要的各种营养。人体所需要的维生素绝大部分来自于蔬菜和水果。

水

青少年身体的需水量要比成年人多7%左右。饮用足够的水，有益于消化，调节体温，滋润皮肤，排出废物，促进身体健康成长。

青少年的营养均衡搭配

青少年时期，特别是11~18岁阶段，正处于青春发育期，身高和体重都在迅速增长，对营养物质消耗大，需求多。这一阶段的孩子机体对能量和营养需要比成人高出25%~50%。青春期孩子的营养搭配应注意以下几方面：

（1）吃多种不同的食物。每天选择不同类型的食物，能确保获得所需要的蛋白质、维生素和微量元素。

（2）维持健康的体重。多余的体重能够增加高血压、心脏病、脑血管病、某些肿瘤和常见类型的糖尿病的发病风险。

（3）选择低脂肪、低饱和脂肪酸、低胆固醇膳食。脂肪含有的热量是相等重量蛋白质或碳水化合物热量的两倍多，能够增加心脏病和某些肿瘤的发病风险。

（4）选择包含足够的蔬菜、水果和谷物的膳食。这些食物能够提供维生素、微量元素、膳食纤维和碳水化合物。

（5）食用蔗糖要有节制。蔗糖，相对于它所提供的热量，所提供的营养物质很少，并且会导致蛀牙。

（6）食用盐和钠要有节制。过多摄入盐和钠，可增加高血压病的发病风险。

青少年养好大脑，才能有好成绩

青少年处于生长发育的快速期，不仅身体迅速成长，而且智力也处在快速发育阶段，是获得科学文化和社会知识的黄金时期。

当今时代，科技和信息的发展很快，需要青少年掌握更多的知识与技能，需要得到更多的营养补充，获得足够能量，保证以充沛的体力和脑力去更好地学习。这个时候怎么能让大脑缺乏营养呢？只有把大脑“伺候”好，才能保证大脑有效工作。

脂类是构成脑细胞的主要成分

脑干重的50%~60%是由脂类构成的，其中的40%~50%是人体自身无法合成的多不饱和脂肪酸。如亚油酸、亚麻酸和花生四烯酸，因此必须由食物不断地供给，它们能促进脑神经发育和神经髓鞘的形成，并保证它们有良好的功能。

食品中富含大脑所需的脂类食物有大豆制品、蘑菇、核桃、芝麻、葵花子、松子仁、花生、植物油及动物脑、骨髓、蛋黄等。

蛋白质是脑细胞的物质基础

蛋白质占脑干重的30%~50%，主持着大脑的兴奋剂和抑制过程，并在记忆、语言、思考、运动、神经传导等方面起着重要作用。

益智类食物中含蛋白质较多的有芝麻、芡粉、鸡心、木耳、瘦肉、鸡蛋、豆制品、鱼类、淡菜、绿豆、乳酪、火腿、羊肾等。

碳水化合物是脑活动的能量来源

碳水化合物在体内分解为葡萄糖后，即成为脑的重要能源。食物中主要的碳水化合物含量已可以基本满足机体的需要。糖质过多会使脑进入高度疲劳状态，诱发神经衰弱或抑郁症等。最佳食物有杂粮、糙米、红糖、糕点等。

钙是保证脑持续工作的物质

钙可保持血液呈弱碱性的正常状态，防治人陷入酸性易疲劳体质。充足的钙可促进骨和牙齿的发育并抑制神经的异常兴奋。钙严重不足可导致性情暴躁、多动、抗病力下降、注意力不集中、智力发育迟缓甚至弱智。最佳食物有牛奶、海带、骨汤、小鱼类、紫菜、野菜、豆制品、虾皮、果类等。

青少年正处在勤奋学习的时期，大部分时间是用脑力劳动，怎样才能使学习的效率高，收到的效果好呢？那就需要有一个好脑子。

人的脑子是世界上最复杂、最灵敏的一个器官，人每天要接受成千上万的各种各样刺激（信息），有些刺激对人是有害的，有些是对人有利的。人能准确地避开有害的，及时利用有利的来保卫自己，发展自己。不仅这样，人还能学习前人的经验，预见将来的发展规划自己的工作，进行发明创造。

常用脑的人，大脑的活动就比较频繁和紧张，活动的时间也比较长。如果脑的营养不足，人就会出现注意力不集中，想问题不深入。严重的时候，还会发生头昏脑涨，不能再继续学习和思考问题了。那么大脑究竟喜欢吃些什么，而什么才是对它最好的呢？

牛奶

牛奶是一种近乎完美的营养品。它含有丰富的蛋白质和钙，尤其是大脑所必需的氨基酸。牛奶中的钙最易被人吸收，是脑代谢不可缺少的重要物质。而且，它还含对神经细胞十分有益的维生素B_1。另外，如果用脑过度而失眠时，睡前喝一杯热牛奶有助尽快入睡。

大蒜

大脑活动的能量来源主要依靠葡萄糖，要想使葡萄糖发挥应有的作用，就需要有足够量的维生素B_1的存在。大蒜本身并不含大量的维生素B_1，但它能增强维生素B_1的作用，因为大蒜可以和维生素B_1产生一种叫“蒜胺”的物质，而蒜胺的作用要远比维生素B_1强得多。因此，适当吃些大蒜，可促进葡萄糖转变为大脑能量。

鸡蛋

鸡蛋中所含的蛋白质是天然食物中最优良的蛋白质之一，它富含人体所需要的氨基酸，而蛋黄除富含卵磷脂外，还含有丰富的钙、磷、铁以及维生素等，适于脑力工作者食用。

豆类及其制品

优质蛋白和8种必需氨基酸，这些物质都有助于增强脑血管的功能。另外，大豆还含有卵磷脂、丰富的维生素及其他微量元素，特别适合于脑力工作者。大豆脂肪中含有85.5%的不饱和脂肪酸，其中又以亚麻酸和亚油酸含量最多，它们具有降低人体胆固醇的作用，对中老年脑力劳动者预防和控制心脑血管疾病尤为有益。

核桃和芝麻

现代研究发现，这两种物质营养非常丰富，特别是不饱和脂肪酸含量很高。因此，常吃它们，可为大脑提供充足的亚油酸、亚麻酸等分子较小的不饱和脂肪酸，以排除血管中的杂质，提高脑的功能。另外，核桃中含有大量的维生素，对于治疗神经衰弱、失眠症，松弛脑神经的紧张状态，消除大脑疲劳效果很好。

水果

菠萝中富含维生素C和重要的微量元素锰，对提高人的记忆力有帮助；柠檬可提高人的接受能力；香蕉可向大脑提供重要的物质酪氨酸，而酪氨酸可使人精力充沛、注意力集中，并能提高人的创造能力。

深色绿叶菜

蛋白质食物的新陈代谢会产生一种名为类半胱氨酸的物质，这种物质本身对身体无害，但含量过高会引起认知障碍和心脏病。而且类半胱氨酸一旦氧化，会对动脉血管壁产生毒副作用。维生素B_6或维生素B_{12}可以防止类半胱氨酸氧化，而深色绿叶菜中维生素含量最高。

鱼类

鱼肉脂肪中含有对神经系统具备保护作用的ω-3脂肪酸，有助于健脑。研究表明，每周至少吃一顿鱼特别是三文鱼、沙丁鱼和青鱼的人，与很少吃鱼的人相比较，老年痴呆症的发病率要低很多。吃鱼还有助于加强神经细胞的活动，从而提高学习和记忆能力。

全麦制品和糙米

增强机体营养吸收能力的最佳途径是食用糙米。糙米中含有各种维生素，对于保持认知能力至关重要。其中维生素B_6对于降低类半胱氨酸水平最有作用。

生姜

常吃生姜能使人思路开阔，因为生姜中含有姜辣素和挥发油，能够使体内血液得到稀释，血液更加通畅，这样会给大脑提供更多的营养物质和氧气，从而有助于激发人的想象力和创造力。脑力工作者常吃姜也可提高工作效率。

第四章
中老年人饮食要注重固守精气神

固守精气神，是中老年健康长寿的秘诀

古人认为，天有三宝“日月星”，地有三宝“水火风”，人有三宝“精气神”。养生，主要养的就是人的“精气神”。古代养生家遵循正确的修炼方法，往往能够获得健康和高寿。中医有“精脱者死”、“气脱者死”、“失神者亦死”的说法，可见“精气神”三者，是人体生命存亡的关键所在。只要人能保持精足、气充、神全，自然会祛病延年。《灵枢·本藏篇》云：“人之血气精神者，所以养生而周於性命者也。”（人体血气精神的相互为用，是奉养形体，维护生命的根本。）可见古人对这三方面的调护、摄养极为重视。

那么，精气神到底是什么呢？“精”就是食物的精华，说明养生首要在于良好的饮食，充沛的营养；“气”可以当作是外在之气，如“地气”、“清气”等，代表了人们生存的外在环境，气还可以当作是人体的元气；而神则代表了人的思想、心灵、精神和灵魂及其表现。

精气神，构成中国传统养生和生命学说的重要部分。那么，我们如何来养护我们的精气神呢？可以说方法有很多种，而食补则是其中极为重要的一环。

所谓“食补”，就是根据身体的需要，调整膳食结构，科学配餐。注重蛋白质、碳水化合物、脂肪、微量元素、维生素、水、膳食纤维等营养素的比例，粮食、果蔬和动物性食物的合理搭配。“五谷宜为养，失豆则不良，五畜适为益，过则害非浅，五菜常为充，新鲜绿黄红，五果当为助，力求少而数，气味合则服，尤当忌偏独，饮食贵有节，切切勿使过。”这是中华民族对传统膳食结构的精辟论述。

此外，膳食应结合四时气候、环境等情况，做出适当的调整。

比如，夏季暑热兼湿，肌腠开泄，出汗亦多，因此，炎暑之季，宜食甘寒、利湿清暑、少油之品，如西瓜、冬瓜、白兰瓜等，常饮绿豆汤，并以灯芯、竹叶、石膏、酸梅、冰糖煎水代茶饮，取其清热、解暑利湿、养阴益气之功。盛夏季节，平素为阳虚体质，常服人参、鹿茸、附子等温补之品的人，也应减少服用或暂停服用。

还有，人到中年后感觉人生却好像进入了一个不断失去的过程，健康的退化、子女的成家、婚姻的冷漠、时代的变迁，这些使得中年人心情长期处于郁闷，感到灰色，也影响了健康。中年人要保住健康还要有个良好的心态。

释放忧郁

巴西医学家戈麦斯说：“长期处于忧郁状态，会引起过多的肾上腺素和糖皮质激素

的产生，它除了降低机体的抵抗力外，还会加速产生单胺氧化酶，加快衰老进程。”实践充分说明，忧郁是人生的一个隐形杀手，而消除这个杀手的最好方式，就是将长期积郁在胸的忧愤、抑郁释放出去。

培养信心

在人生的道路上，信心的重要性是不言而喻的。不但人生道路是如此，就是养生益寿也如此。芬兰的流行病学专家断言，长期对自我前途和未来持冷淡态度，是身体健康不良的预兆。长期持有这种绝望意识的人，其死亡率高于心脏病、癌症和其他病因造成的平均死亡率。绝望情绪与诱发冠心病和癌症关系密切。因此，培养信心是防治衰老、保持身体健康的前提。培养自信的方法很多，以下是专家们的部分建议，可供参考。

（1）树立一个明确的奋斗目标。

（2）不要逼迫自己产生信心。树立信心固然重要，但不能勉强自己一心一意要产生自己所需要的信心，那样会增加自己的心理负担和精神压力。

（3）不要向恐惧屈服，因为这是一种消极的心理现象，必须在进行重大行动之前加以克服，否则只会失败。

（4）不要认为自己什么都能干，因为一个人的能力是有限的。许多人之所以失败，没有信心重新奋斗，就是因为当初过于自信，选择目标不加分析。

（5）保持良好的感觉。

（6）从失败中吸取教训，有信心的人不仅不害怕它，反而会从失败中吸取教训，增强智慧，迈上一个新的台阶。

（7）对信念要持之以恒。对于别人的批评当然要虚心接受，认真对待，但对于恶意的攻击或嫉妒，则不必理会，千万不要因此而改变自己的信心与奋斗目标。

笑口常开

俗话说：“笑一笑，十年少。”笑口常开，青春常在，这是有一定道理的。

笑可以治病，增进健康。哲学家卡拉肖夫认为：“笑的时间是一段特殊的时间。”这段时间完全改变人和世界之间惯常的关系。笑能治愈气喘、偏头痛、背痛及某些性障碍；笑还可以增强心脏功能，降低血压，刺激消化和促进睡眠。法国心理学家认为，笑能够使人的机体返老还童。1分钟的笑，抵得上45分钟的松弛活动，能起到服用维生素的作用。

笑的时候，可使人机体产生一场真正的“生物化学暴风雨”。这场“暴风雨”能消除疲劳，改善血液循环。笑是肠道健康的保健操。女人常笑，可使其终生永葆青春，皮肤可保持弹性，不起皱纹。正因为笑可以治病，目前有些国家专门设立了“笑疗医院”，由幽默大师和医师共同承担对患者的“笑疗”，效果甚好。

有了好的心情才能应对所有的困难，才不会给自己造成更大的麻烦，中年人要保持活力的话不妨释放你的心情。

强壮中年人身体的六大宝

人到中年，机体便会开始滑坡，由盛而衰。要消除和减轻这种衰老则要关注养生保健的各个环节，除生活保健与运动锻炼外，饮食调理亦很重要，不但要做到饮食有节、营养均衡，还要重视“食补”环节。营养学家推荐中年时期需要适量补充的食物有下列几种：

坚果

坚果中的果实，如核桃仁、松子仁含有丰富的蛋白质及不饱和脂肪酸等，有益于增强体质及预防动脉粥样硬化，长期服食可延年益寿，中年人可将这些食品作为饭后茶点来吃。

藻类

紫菜、海带等藻类食物，含有藻胶酸、海带氨酸、钾、磷、钙、胡萝卜素和维生素B_1、维生素B_2、维生素C、维生素P及多种氨基酸，具有软化血管，预防冠心病、脑动脉硬化、肿瘤和老年痴呆等作用。藻类食物中还含碘，可预防碘缺乏症，有利于能量代谢。

豆类

大豆含优质蛋白达40%以上，并且有多种人体必需的氨基酸，以精氨酸及赖氨酸为最，是人体合成蛋白质的重要原料。大豆含有丰富的维生素E和大豆皂苷，可防止氧化脂质生成，延缓衰老并降低血清胆固醇，防止动脉粥样硬化。大豆中的磷可补充脑的需要，铁、钙含量丰富，可防止贫血和骨质疏松。这些对中年人保持身体健康是十分必要的。一般而言，大豆及豆制品易于消化吸收，坚持每日适量进食有很大益处。

水果蔬菜

大枣、刺梨、苹果、香蕉、猕猴桃、柑橘、葡萄等水果含有丰富的维生素和有益微量元素，可增强机体免疫功能，改善物质代谢。冬瓜、黄瓜、南瓜、胡萝卜、番茄、大蒜、洋葱、油菜、芹菜、韭菜、扁豆、辣椒、生姜、芦笋、红薯等蔬菜也含有丰富的维生素、纤维素，有利于消化吸收和防止便秘。

菌类

如香菇、蘑菇、木耳、银耳等含有多种氨基酸，能够提高机体抗病毒、抗血栓形成及防止动脉硬化和抗癌的能力，菌类食物还有助于增强消化功能，对消化不良、食欲不振有所帮助。所以，经常买些菌类食物来吃，对中年人来说是必要的。

鱼类

鱼肉中含有丰富的氨基酸，可促进人体蛋白质、酶、激素的合成，构成机体活动和调节的物质基础。鱼还含有磷、硒、钙等人体必需的微量元素，可延缓衰老，防止发生骨质疏松。

因此，中年人要注意多吃鱼，每周至少吃2~3餐鱼类及其他水产品（如虾、蟹）为好。

适当补充维生素

中年，是人的机体衰退老化的开始，这一阶段的养生保健对于延缓衰老、保持较高的生命质量十分重要。除了坚持运动锻炼、纠正不良习惯、保证平衡膳食之外，人从中年开始，适当补充三大维生素是十分必要的。

补充维生素C预防白内障

白内障是老年人常见的眼部疾患，严重时可致完全失明，引起阅读障碍，影响日常生活。专家认为，白内障的形成是由于晶体状的氧化所致，维生素C可抑制这种氧化作用，每日服用维生素C三片（每片100毫克）就可起到保护效果。除此之外，服用维生素C对于保护肝脏、预防胃癌还有积极作用。

补充维生素D预防骨质疏松

骨质疏松是中年人的常见疾病，特别是那些缺乏运动锻炼，终日限于办公室中的职业女性更是多见。过去，许多人只是强调补钙对于预防骨质疏松的重要性，忽视维生素D的作用，结果钙吸收并不尽如人意。

补充维生素E抗衰老、防癌症

维生素E是一种优秀的抗氧化剂。一是有助于延缓衰老，增强机体免疫力，帮助人体清除积累的自由基，使皮肤更细腻、更富有弹性。二是有助于推迟女性更年期的到来，改善性欲，提高夫妻生活质量。三是在预防癌症中发挥着重要作用，这主要是通过对抗自由基的致突变作用和完善机体免疫监控功能而实现的。另外，维生素E在防治心血管脑病、糖尿病等方面也功不可没。维生素E的补充应是每日50~100毫克。当然，服用大量维生素E也并非多多益善，应根据具体情况具体对待。另外，各种维生素尽管抗氧化补益作用好，也不宜高浓度超量服用，不然会弄巧成拙，影响健康。

适合中年人的八大钻石级食物

人到中年，需要在饮食上引起重视，切忌肥甘厚腻，暴饮暴食。这时应适当地控制体重，多吃植物性食品，针对自己的身体状况，挑选一些适合自己的食品。在补充全面营养素的同时，利用食品的偏性来调整机体的功能。

柿子预防心脏病

柿子含有大量纤维素、微量元素和苯酚（一种抗氧化剂），这些都是阻止动脉硬化的要素。柿子的纤维含量比苹果多一倍，苯酚和钾、镁、钙、铁、锰等元素的含量均比苹果高出许多，只有铜、锌含量略低于苹果。因此，人到中年多吃点柿子，对预防心脏病大有裨益。

生吃番茄抗血栓

番茄抗血栓的作用显著，对于预防脑梗死和心肌梗死等疾病有很高的价值。每天晨起正值体内水分不足之际，血液容易凝结，这时正是生吃番茄的好时机。为最大限度地发挥番茄的这一作用，以生吃最佳。

常喝骨汤延衰老

随着年龄的增长，人体骨髓内造血细胞的功能逐渐衰退，此时人们就需要从食物中摄取造血物质，来增强骨髓制造血细胞的能力，而富含造血物质的食物首推各种脊椎动物的骨头。只要持之以恒，常喝骨头汤可延缓人的衰老速度。

喝葡萄酒防治胃病

葡萄酒的杀菌能力相当强，可杀死引起胃病的螺旋杆菌。因为葡萄酒在酿制过程中产生了一种被称为“多酚”的物质，正是这种物质起到了杀菌的作用，给胃在无形之中增添了“保护膜”。

黑木耳防治尿道结石

尿道结石症患者，若能坚持每天吃黑木耳，会缓解疼痛感。其中的奥妙在于：黑木耳含发酵素与植物碱，可刺激腺体分泌，润滑尿道，促进结石排出。

草莓医治失眠症

医治失眠的方法除了依赖药物，多吃草莓也有医治失眠的神奇功效。这种功效主要得益于草莓所含丰富的钾、镁两种元素，钾有镇静功能，镁有安抚机体的作用，两者结合就可达到安眠的功效。

南瓜子防治前列腺病

前列腺肥大是50岁以上男性的一大苦恼。经常食用南瓜子可使前列腺肥大第二期症状恢复到初期，并且明显改善第三期病情。因为南瓜子中的活性成分可消除前列腺初期的肿胀，同时还有预防前列腺癌的作用。

鱼肉预防糖尿病

鱼肉中含有丰富的ω-3脂肪酸，可增强人体对糖的分解、利用能力，维持糖代谢的正常状态，鳗鱼、墨鱼、金枪鱼等皆为预防糖尿病的佳品。

中年人患病后要讲究饮水

当中年人患了某种疾病的时候，需要喝多少水，怎样选择饮水时间是非常重要的，而且不同的疾病讲究不同的饮水方式。

（1）冠心病、高血压患者。除正常饮水外，临睡前和清晨空腹各饮水200毫升左右，这样可稀释血液，降低血液的黏稠度，减少发病。

（2）胆结石、痛风、肾结石患者。需要大量饮水，最好保持每天饮水2000~3000毫升以上。对痛风患者来说，这样可以降低尿酸的浓度，增加尿酸的排出；对胆结石、肾结石患者，可增加结石排出的机会。

（3）心肾功能不全患者。要记录出入水量，根据病情适当控制进水，千万不要随意饮水，以免增加心、肾负担，加重病情。

（4）长期便秘患者。清晨空腹时，喝温淡盐水260~450毫升，可促进胃肠蠕动，有利于排便顺畅。

（5）糖尿病患者。会出现多饮、多尿症状，此时，不应限制水分，否则会加重体内水电解质代谢紊乱，使血液中渗透压增高，甚至导致高渗性昏迷。对糖尿病患者要进行综合治疗，血糖下降后，患者自然也就不会多饮、口渴了。

是否人到中年就一定要补肾

随着年龄的增长，加上现代人生活节奏快，工作压力普遍比较大等因素，再加上诸多广告所宣传的“十男九虚”、“疲劳就是肾虚”、“肾虚就要补肾”，使得不少疲于生计的中年人总觉得自己“虚”。因此，有许多人买补药吃。那么，人到中年就一定得补肾吗？

肾虚一般会表现出与肾相关的功能减退。比如脑子反应慢、性功能低下、容易骨折、贫血、憋不住尿、腰腿发软等。虽然这些症状在中年人中比较常见，但中年人出现上述症状的原因多是因心理压力过大造成的，而并非真正意义上的肾虚。因此，这些患者是不需补肾治疗的。

其实很多人根本就没必要去补肾，因为疲劳、年龄都不是界定补肾的标准。如果本来不需要补肾的人吃了补肾药，不但对身体无益，还会破坏人体内各脏器的阴阳平衡，加重病情。而且肾虚也有“肾阴虚”和“肾阳虚”之分。如果该补“阴虚”的时候补了“阳虚”，也会使病情加重。

因此，中年人不一定要补肾，而是要注意保护肾气。适宜的运动能改善体质，强壮筋骨，从而使肾气得到巩固；性生活要适度，不可放纵；充足的睡眠也是恢复肾气的重要保障。

中医常讲“药补不如食补”，我们常吃的食品中就有补肾的功能，比如猪腰花、牡蛎、核桃等。猪腰花和牡蛎含有大量的锌，对补肾很有好处。当然，如果怀疑自己肾虚，为保险起见，最好找医生确诊后再对症治疗。

营养素助中年人防衰老

大脑的衰退，主要表现为智力减退、记忆力下降、思维紊乱和反应迟钝等。通过饮食调整可以推迟大脑衰老的进程。饮食调整的关键是营养素的摄入要平衡，要多吃新鲜蔬菜、水果，多吃植物性蛋白、含钙食品，适量补充维生素E，少吃肉、少吃糖等。下列营养素都具有健脑作用，而且都可以通过饮食得到补充。

维生素C

维生素C在促进脑细胞结构的坚固，防止脑细胞结构松弛与紧缩方面起着相当大的作用，并能防止输送养料的神经细管堵塞、变细、弛缓。摄取足量的维生素C能使神经细管通透性好转，使大脑及时顺利地得到营养补充，从而使脑力好转，智力提高。猕猴桃、鲜枣、草莓、金橘、辣椒、青蒜、小白菜、菠菜等食物中含维生素C较丰富。

钙

钙可抑制脑神经的异常兴奋，保持脑的正常状态。摄入充足的钙还能减轻精神疲劳。海带、芝麻、牛奶及其制品、大豆及其制品、金针菜、野菜、茶叶、大黄鱼、虾等食物中含钙丰富。

蛋白质

蛋白质是脑细胞的主要成分之一，约占脑重量的35%，仅次于脂质。蛋白质在脑神经的兴奋与抑制方面起重要作用。蛋白质中的氨基酸被脑使用3小时就要更新，所以要经常从饮食中摄取蛋白质。优质蛋白质食品有鱼、禽、蛋、大豆及其制品、花生、核桃、芝麻等。

B族维生素

B族维生素在脑内帮助蛋白质代谢。维生素B_1可防酸性体质，保障脑的正常功能，防精神疲劳和倦怠，防多发性神经炎和急性出血性脑灰质炎；维生素B_2是增进脑记忆功能不可缺少的物质。小米、玉米、大豆等谷类、豆类食物和黄色蔬菜、水果中B族维生素含量较丰富。

维生素E

维生素E是强抗氧化剂，维生素E供应不足会引起各种智能障碍或情绪障碍。小麦胚芽、大豆油、芝麻油、玉米油、豌豆、红薯、禽蛋、黄油等含维生素E较丰富。

此外，中年人谨防衰老还要注意下面六个方面：

一戒懒惰。人到中年，不知不觉感到两腿沉重，身心疲劳，因而不爱运动，这说明“衰老”已悄悄降临。因此，人到中年力戒懒，应经常参加一些力所能及的体育活动，如慢跑、散步、打拳、做操、游泳等。

二戒过劳。人到中年肩挑工作、家务两副重担。如若生活、学习、工作等安排不妥，则身体各组织器官得不到适当休息，时间久了就会积劳成疾，诱发睡眠不好、饮食不振、体重减轻，甚至血压升高、心肌缺氧而诱发心脏病。

三戒烟。人到中年，由于懒或劳累使人易想吸烟，但吸烟这种不良生活方式是威胁中年人健康和生命的元凶。尤其是大量吸烟，患慢性病的危险迅速增加。所以人到中年应力求戒烟或少吸烟。

四戒发怒。人到中年家庭琐事多、工作任务重，情绪易波动，特别易动“肝火”。人在发怒时，情绪剧变，交感神经极度兴奋，肾上腺素分泌增加，心跳加剧，血压升高，体内血液循环需重新调配，各器官的正常生理功能受到干扰，容易诱发胃肠溃疡、高血压、冠心病等。故中年人要善于控制自己的情绪。

五戒纵欲。人到中年，夫妻情深意浓，往往此时易引起冲动多欲，这对健康极为不利，易感到头晕眼花、腰膝酸软，甚至危及生命。故只可有情，不可纵欲。

六戒多食。多食会增加体重，导致肥胖。而肥胖者往往有“四高”，即高血糖、高血压、高三酰甘油、高胆固醇，这“四高”又与动脉粥样硬化的形成有密切关系，动脉粥样硬化是造成心脏血管疾病的祸根。同时，每餐食过饱还会使血液过多地集中于胃肠而诱发其他疾病。为了健康，人到中年必戒多食。

据医学专家多年的研究成果证实，英年早逝者有91%属后天自身因素造成。世界卫生组织指出：人的健康长寿，60%取决于自己，如果你有了强烈的自我保健意识，防病重于治病，那么健康长寿并非神话。

从压力中突围，食物是“先锋”

男人是社会和家庭的顶梁柱，尤其是中年男性，承受着来自各方面的压力，身体和心理上的过度操劳，日益透支体力，免疫系统遭到极大的破坏，也给了疾病可乘之机。成功男人的背后必定有一个贤淑女人，健康男人的背后也必定有一个合理的饮食结构。

人们常说，“有压力才有动力”，适当的压力对人体是有好处的。但是长期处于压力之中，会给健康带来隐患，如果我们长期承受超负荷的压力，就会耗尽恢复元气的能力。在较大的压力下，人们会感到疲劳、乏力，紧接着会出现失眠、头痛等症状。这种状态持续下去，会导致内分泌系统紊乱、身体功能失调，甚至诱发疾病。

如果我们很匆忙并处于压力之下时，快餐是首选，健康也首遭损害。要想从压力中突围，必须要有健康的饮食，多吃纤维性、少吃油腻的食品。纤维能够降低胆固醇及防止胆固醇停留在肠胃中。麦类制面包、豆类食品、谷类等食品不仅富含纤维，而且富含维生素及其他营养素，多吃对人体有益。肉类、乳类、猪油、巧克力、蛋糕（饱和脂肪）、葵花油、玉米油、色拉油、核桃及油质鱼（非饱和脂肪）等脂肪类食物不宜多吃，以免招致肥胖症、心脏病等。在遇到不顺心的事、性情急躁、脾气不好时，选择含钙丰富的食物，具有安定情绪的效果，像牛奶、乳酸等乳制品以及鱼干等，都含有丰富的钙质，吃后有较明显的疗效。

但食物的摄入量有一定的限制，过犹不及，过多摄入不仅不会起到缓解压力的作用，甚至还会破坏人体的健康。公认的影响情绪的四大食品有：

糖

高糖分虽然可以使人在短时间内拥有充沛的精力，但长期下来，高糖分会使体重增加及造成蛀牙。此外，高糖分也会使肾上腺过度分泌而降低身体抵抗力，造成情绪不安、易怒等症状。

咖啡因

咖啡、可乐均含咖啡因，会刺激肾上腺素使血压增高、刺激心脏及产生压力反应。

盐

每人每天只需要1克盐，但我们往往吃多了含盐量高的食品，以致无形中摄入过多的盐分。食用太多盐将会导致高血压、脑卒中或心脏病。

酒

短期内，酒可使人放松，但长期过量饮用会导致食欲不振、紧张、头痛，影响和破坏肝、胆功能。

此外，速食、冷冻食品均含有高单位脂肪及盐分，应尽量避免或少量食用。要知道，我们的身体精神状态与饮食有着密切的关系。所以，当我们受到压力时，应当特别注意饮食。健康的饮食总能进一步减轻我们所承受的压力。缓解压力，让我们从改掉不良饮食习惯做起吧！

老年人更应“以食为天”

随着年龄的增长，老年人的基础代谢水平逐渐下降，过量饮食很容易增加心脏负担。因此老年人要特别注意适量饮食，尤其要注意对富含脂肪的食物的摄入，这有利于避免高血脂等心血管疾病。

适量饮食还得注意营养的搭配。

第一是多吃粗粮，以保证膳食纤维的供给。

第二是多吃鱼肉、豆制品，以保证蛋白质的及时补充，切不要误以为老年人蛋白质越少越好，素食习惯对健康不利。

第三是饭菜要咸淡适中。过咸容易引发高血压、心脏病，过甜会引发糖尿病，都不利健康。

第四是进补要适当。目前，市场上涌现出令人眼花缭乱的营养品、保健品，老年人是其重点推销对象。同时大多数保健品的有效成分均可由普通食物中得到一定的补充，而且各种保健品均有一定的适用范围，并非适合所有的老年人。

有些老年人爱喝酒，要知道喝酒会加重心脏负担，诱发心肌梗死，不如多喝牛奶、酸奶或者豆浆，不仅可以补钙，还对老年人的便秘、高血压有辅助治疗作用，这才是老年人健康的法宝。

老年人的膳食有三个需要注意的地方。年纪大了，胃肠功能会逐渐减弱，对各种油腻食物很难享用。带馅食品非常适合老年人食用。比如猪肉、鱼肉、鸡蛋、韭菜，配上葱、姜、盐等调味品，搭配做成水饺等带馅食品，既富含多种营养成分，又利于消化吸收，老年人吃这种食物，很容易补充营养。

虾皮虽小，却对老年人的健康有好处。一是肉质松软，易消化。二是营养丰富，它含蛋白质、维生素、微量元素，尤其是富含的钙，对老年人因缺钙引起的骨质疏松症有帮助。

老年人吃水果，首先不要一次吃太多，可采用“少食多餐”的办法，否则会加重肠胃负担。其次根据自己的身体状况选择合适的水果。比如，便秘的老年人可以多吃桃子、香蕉、橘子，这些水果有缓下的作用；有心脏病的老年人就不宜吃水量较多的水果，例如西瓜、椰子；有糖尿病的老年人，梨、苹果、香蕉等含糖量多的水果就不适合了。

用好老年人的“膳食金字塔”

世界上好多国家都有居民“膳食金字塔”来指导人们的膳食。其实老年人也有适合自己的膳食金字塔。20多年来，营养学家们不断更新知识。近年来，美国托福大学研究人员对70岁以上老年人的膳食“金字塔”做了修订和补充。

原有金字塔的底部由占份额最大的谷物组成，包括玉米、米饭、面包和面条等。现今，金字塔的基底部以8个份额的水、果汁或汤组成，与谷类粮食仅占6个份额的上一层相比，水分占的位置更为重要。因为老年人的生理特点是即使口渴对水分的要求也不如年轻人那样明显，时常有体内缺水的危险。新的金字塔强调老年人应多饮水，以防止大便秘结和机体缺少水分。

充足的特殊营养物质。老年人活动量与食入量日渐减少，为了保持老年人机体的体重和健康状态，金字塔严格要求每日必须提供充足的特殊营养物质，例如抗氧化物质以防止伴随老年产生的自由基损害；提供足够的维生素D和钙质来保护骨骼的健壮；提供丰富的叶酸来维护脑力活动的充沛并减少脑卒中和心脏病的发生。金字塔还提醒老年人要注意摄入营养密度高的食物，主要指蔬菜、水果，如菠菜、橘子、黄色的红薯和南瓜、色泽鲜艳的水果等。水果往往含有大量的维生素A、维生素C和叶酸，如草莓、芒果等。

高纤维素的摄入。在新的金字塔中，几乎每层都尽可能加入纤维素的象征性标志。多吃全谷类粗粮，选择糙米而不是精米，多吃胡萝卜、橘子而不仅是喝胡萝卜汁和橘子汁，每周至少两次吃豆荚类食物，用大豆、扁豆来代替肉类食品。由于老年人大多数存在肠功能逐日衰退的问题，这些高纤维食物同时含有较低的胆固醇，从而减少了老年人患心血管疾病和癌症的危险性。

某些营养素需要额外补充。新的金字塔尖部竖起一面小旗以示提醒。由于老年人机体代谢功能的减弱而影响了部分老年人所必须营养物质的摄入和吸收，因此老年人额外补充一些机体需要的营养素是必不可少的。比如钙和维生素D的补充对防止骨质疏松是必要的。补充维生素B_{12}能帮助机体维持正常神经功能以及减少痴呆的发生。有1/3的老年人会逐渐出现萎缩性胃炎和胃酸、胃蛋白酶的分泌减少，并由此导致对食物中维生素B_{12}吸收减少，而纯维生素B_{12}补充剂则能很好被吸收。但大多营养学家都认为维生素的补充不能取代健康食物的选择，如每日一杯牛奶是钙、钾和维生素B_{12}最好的来源。

和传统金字塔相同的是，塔的顶尖部分是份额最小并提倡限制的脂肪、油类和甜食的摄入，如蛋糕、饼干、快餐和各种小吃。这些食品热卡高但营养物质少，老年人不宜多吃。蛋白质的供给要注意相互搭配，如谷类、豆类、瘦肉、蛋禽的相互搭配以减少饱和脂肪和胆固醇的摄入，从而做到平衡膳食。

最简单的植物、动物食物是最佳的长寿佳品

人人都想长寿，所以从古代就开始研究长寿秘方。可以说，我国医学典籍在这方面的知识和药方是非常丰富的。所谓的长寿食品，其作用、机制以及实际效果尚有待全面的科学验证，但它们都是含有丰富营养素的有益健康的食品，这是确定无疑的。现挑些精华介绍如下：

有益老年健康的植物类食物

常见的有枸杞子子、黑豆、菱角、大枣、猕猴桃、胡麻仁、胡桃、葡萄、莲子等。古代医药书中还记载着很多植物类食物具有延年益寿的功效，如芡实、高粱米、山药、刺五加、桂圆、桑椹、柏子仁等。一般说古代中医和民间所认为的长寿植物类食物都具有补气益血、调补内脏的功效，从现代药理研究来说，这类食物大都具有降低血糖、降低血脂、降低血压以及保护心血管，增加免疫功能，调节内分泌和抗肿瘤等作用。

有利老年健康的动物类食物

常见的有蜂蜜、花粉、龟、鳖等。古今中外还有很多医术和民间流传着某些动物类食品也具有一定的延年益寿的功效，如鹿茸、人乳、酸牛奶、马奶酒、蚂蚁、牡蛎等。一般来说，中医和民间所认为的长寿动物类食品都具有益肾填精、补养气血的功效。从现代医学研究来说，大都具有增强抗病能力，强壮机体，降低血糖，调节内分泌，促进细胞再生以及抗肿瘤等功效。当然，有的食物抗衰老作用尚未被现代医学研究所证实。

老年人不要盲目补铁，小心中毒

老年人常因各种原因导致贫血，但有的人误认为贫血都是缺铁引起的，因此，盲目服用补铁药物，大量食用含铁丰富的食物或各种补铁保健品。其实这样做是不正确的，因为日常的合理膳食完全可以满足人体对铁的需要，如果不是因为缺铁导致的贫血，不要盲目补铁。

如误服大量硫酸亚铁，或食用铁器煮的海棠、山里红等酸性食品，可能导致急性铁负荷过重；如长期给非缺铁性贫血患者补充铁剂或高铁饮食，则会出现慢性铁负荷过重。即便是缺铁性贫血患者，补铁也要适可而止，并不是补得越多越好，否则会引起恶心、呕吐、腹泻、昏迷等急性铁中毒症状，严重者会致人休克、死亡。

虽然贫血患者中缺铁性贫血者占多数，但除此以外，还有巨幼细胞贫血、溶血性贫血、再生障碍性贫血等，如果不论贫血原因就盲目补铁，不仅不利于病情改善，反而危害身体健康。

据了解，成年人一般每日从食物中摄取铁量为10~15毫克。老年人因消化功能减退，可能会影响对食物中铁元素的吸收。另外，患有各种消化道疾病，如十二指肠溃

疡、慢性胃炎、肠道肿瘤等疾病，同样易使铁的吸收减少，进而出现缺铁性贫血症状。不过，对于非缺铁因素引起的贫血，没有必要大量补铁。

人体内铁的代谢处于平衡状态，从食物中摄取的铁与丢失的铁保持动态平衡。成人需要的铁，约95%来自衰老的红细胞释放出的血红素铁，仅5%来自于食物，每天从食物中摄取的铁，足够补偿所丧失的少量的铁。

由此可见，老年人发生贫血，先要查清引起贫血的病因，然后对症施治，不可盲目补铁。正常情况下，用食物补铁是最安全有效的，当患有营养不良性缺铁性贫血时，除按医师指导用药外，多食用含铁高的食物是最好的“补血”佳品，比如血豆腐、豆制品等。

饮食保健，预防中老年人疾病

人到中年，人体各系统功能逐渐由盛而衰。中医认为，年四十阴气自半，年五十耳目不聪。中年人的新陈代谢减慢，体重增加，免疫功能降低，记忆力减退，如不注意合理调配饮食，科学安排膳食营养，势必会加速衰老，致患肥胖症、糖尿病、冠心病、高血压、中风甚至癌症。

为了降低中年人上述疾病的发病率，国内外很多专家对中年人的膳食构成进行了研究，提出了一些具体要求。

控制总热能，避免肥胖

中年人脂肪组织逐渐增加，肌肉与运动组织相应减少，所以中年人的饮食应做到摄取的热能与消耗应大致相等。资料表明，从事轻体力劳动的干部、知识分子或技术工人，从事站立时间较长的轻体力劳动的教师、营业员，他们所消耗的热量，加上每日步行、睡眠、娱乐及其他家庭活动等，采用下面的食谱，就可做到摄取与消耗大致相当。每日早餐：豆浆1碗，馒头100克；午、晚餐：共吃馒头（或米饭）400克，肉类100克，油25毫升，蔬菜250克。

要进低脂肪、低胆固醇饮食

冠心病的发病原因虽很复杂，但饮食中过量摄入饱和脂肪酸则是不可忽视的重要因素。饱和脂肪酸在猪油、肥肉、动物内脏中含量较高，摄入过多会使血浆中的三酰甘油与胆固醇增加，导致动脉硬化、冠心病。中年人每日摄取脂肪的热能，以占每天摄取总热能的20%~25%较为合适。每日吃肉类100克，恰好相当于这个水平。为了增进饭菜滋味，可多用含不饱和脂肪酸的植物油。不饱和脂肪酸可促进胆固醇的分解代谢，防治动脉硬化和冠心病。

摄取适量的蛋白质

蛋白质是生命的物质基础，是构成人体组织的重要成分。人体中与生命活动有关的活性物质，如与代谢有关的酶、抵抗疾病的抗体、与生理功能有关的激素，都是蛋白质的衍生物。此外，它还参与体内酸碱的调节、体液的平衡、遗传信息的传递等。中年人每天需摄入70~100克，其中优质蛋白质不得少于1/3。含蛋白质丰富的食物有牛奶、禽蛋、瘦肉、豆类与豆制品。

控制糖的食用量

吃糖过多不仅容易肥胖，而且由于中年人的胰腺功能减退，甜食吃得过多，会增加胰腺负担。特别是蔗糖、果糖在体内比葡萄糖更容易转变成脂肪，因而应严加控制。

少食盐

每天进盐量不宜超过8克，以防治脾胃疾病和高血压。

多吃新鲜蔬菜、水果和粗粮

这对于预防贫血，增加血管韧性，降低胆固醇，都有一定作用。另外，要吃低盐膳食，以免引起脑血管疾病和高血压等。

多吃含钙质丰富的食物

如牛奶、海带、豆制品等，对预防骨质疏松，预防贫血和降低胆固醇等都有作用。中年人膳食的合理安排，对于消化器官的保健和人体健康尤其是减少疾病的发生都有十分重要的意义。因此，中年人的合理膳食与健康长寿有极大的关系。

老年人日常生活中一定要注意以上七点，才能保持一个健康的身体。还有老年人随着年龄的增长，常常会出现耳鸣、听力下降的现象，尤其是耳鸣，使老年人的生活备受滋扰，容易引起头痛、失眠、健忘、脾气暴躁等不适症状。

耳鸣是一种在没有外界声、电刺激条件下，人耳主观感受到的声音，是发生于听觉系统的一种错觉，其声响有高有低、音调多样，或如蝉鸣，或如风声，或如流水声夹杂蟋蟀的叫声。耳鸣可为阵发，亦可为持续性，有的耳鸣伴有耳聋，也有的单有耳鸣而不耳聋。中医认为，老年人耳鸣、听力下降主要是由于老年人肝肾亏虚造成的。

我们经常说“年老气虚”，其实这里主要就是说肾气虚。为什么肾虚与耳鸣、听力下降有关系呢?

首先，肾为人体的先天之本，肾阴肾阳是全身各个器官的阴阳之本，所以，若肾气虚了，全身器官的能源供应就跟不上了，自然器官的功能就下降了。因此，补肾就是增加全身器官的“能源”，肾气充足了，力量强大了，耳朵就能多获得一些气血，供维护其功能之用。

其次，中医认为，我们身体上的五官九窍都和不同的脏腑有着密切的联系，而耳朵和肾的形状十分相似，因此，“肾主耳”，耳为肾之外窍。老年人肾中的精气随着年龄的增长也正在逐渐衰弱，耳朵得不到足够的精气来濡养，自然会出现耳鸣、听力下降。

因此，要治疗老年人耳鸣、听力下降，根源就在于补肾，涌泉、太溪都是补肾的重穴，只要每天在家里按揉两侧太溪、涌泉穴3~5分钟，1周之后，耳朵就没事了。

唐代“药王”孙思邈的养生铭中就明确提到“亥寝鸣天鼓，寅兴嗽玉津”。孙思邈活了100多岁，百余岁时仍视听不衰，神采甚茂，是历史上有名的健康长寿老年人，可见其养生得法。他发明的养生十三法中有一法名“耳常鼓”：双手掩耳，将耳朵反摺，双手食指按住中指，以食指用力弹后脑风池穴，咚咚有声。

具体的操作方法是：双肘支在桌子上，闭目低头，用两掌心紧贴双耳，十指放于后脑，食指抬起，搭放于中指之上，两食指同时用力，从中指上滑下弹击脑后枕骨的凹陷处（风池穴），此时会发出“咚、咚”的声音，犹如鸣鼓一样。

鸣天鼓每天可做3次，每次可做60下左右，动作的轻重程度视耳鸣、耳聋的情况而定，如听力较差，动作可适当重一点，反之则轻些。此法动作简单，易学易行，可作为老年人日常护耳的保健方法。

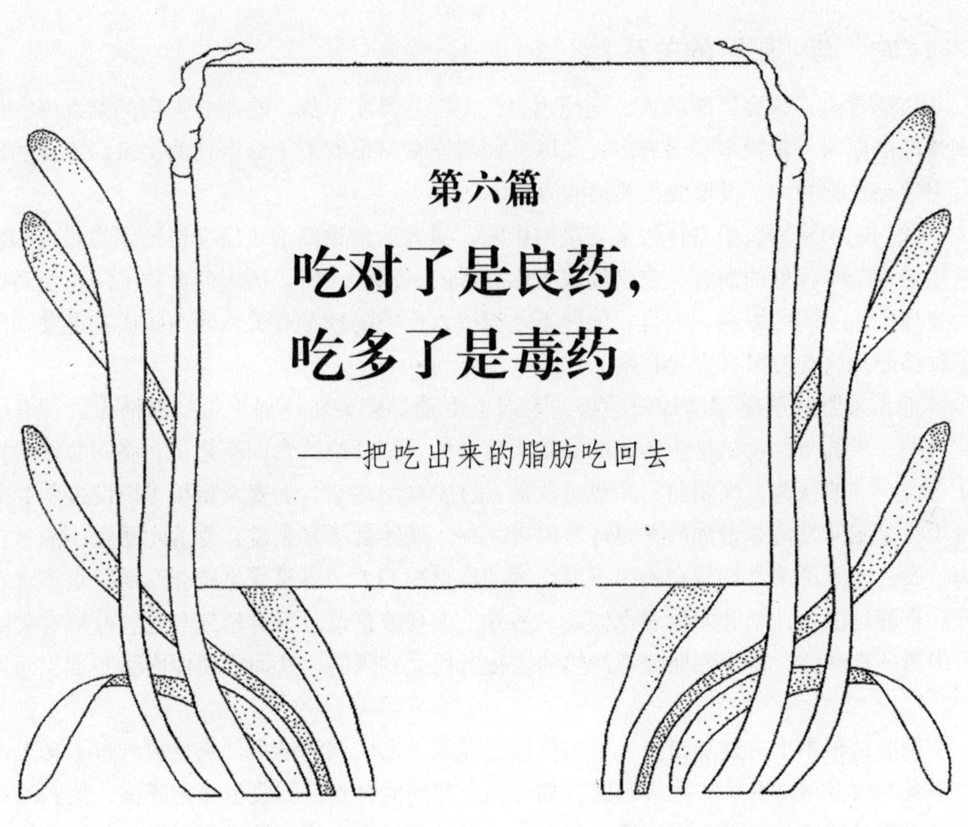

第六篇

吃对了是良药，吃多了是毒药

——把吃出来的脂肪吃回去

第一章
饮食有方，你的体重你做主

"吃"与"肥"的关系

俗话常说："容易胖的人，喝凉水也长肉"。其实不然。在肥胖人群的调查中，发现长肉的原因与食物本身没有多大关联，而与饮食习惯有着十分密切的关系。不良的饮食习惯是致肥的一个很重要很关键的原因。

我们吃的食物会给身体带来直接的影响。摄入的食物经消化后会通过你的器官和血液输送到全身各处的血管，它已经成为你身体的一部分。所以摄入的食物不同，会对你的身体产生不同的影响。而且，肥胖不是与摄入食物的数量有关，而与我们吃进食物的品种搭配及饮食习惯有直接联系。

近年来肥胖呈逐年增加的趋势，人们也更爱骨感美女。似乎是物以稀为贵。有研究表明，肥胖与饮食结构由传统的高碳水化合物、高纤维饮食向高热量、高脂肪饮食转化有关。一般认为，高脂肪、高热量饮食，过少食用蔬菜、大麦及粗粮可以促进肥胖的发生，是肥胖发病率增加的重要环境因素之一。就饮食嗜好来说，喜欢吃甜食、油腻食物，及喜欢吃稀汤及细软食物而不愿吃纤维素食物的人，容易发生肥胖；而好吃零食及食后喜静卧的人，肥胖发生率也较高。另外，偏食或食谱过窄会招致与脂肪分解有关的若干营养素缺乏，造成脂肪分解产热的生化过程受到限制，从而致使体内脂肪堆积而发胖。

肥胖从根本上讲是热量摄入量与热量消耗间平衡失调的结果。热量摄入过多又大多与不良的饮食习惯有关，很多肥胖者都有一个共同的特点，即食欲非常旺盛，他们的食欲已不再是满足一般的生理需要，他们的热量摄入量大大高于消耗量，多余的热量以脂肪形式沉积于体内，从而造成肥胖。

在饮食习惯中，进食的频次减少也会促进肥胖，成人若是少餐多吃会使脂肪沉积，而增加体重，同时还容易升高血清胆固醇而降低糖量。根据调查发现，在同一地区，在一天总食量相似的情况下，每天只进食1餐的比每天进食2餐的人群发生肥胖的比例高，而进食2餐的又比每天进食3餐的发生肥胖的比例高。

还有一项调查结果表明：在超过肥胖倾向指数24的被调查者中，有43%的人是速食主义者；此外，50%吃饭犹如囫囵吞枣的人都具肥胖倾向。吃饭速度过快，咀嚼时间过短，迷走神经仍在过度兴奋之中，从而引起食欲亢进，往往导致饮食过量。

另外，进食时看书、看报、看电视，进食时间无规律和晚餐吃得太多等也可促进肥胖的发生。这是由于大脑皮质兴奋泛化、胃肠道功能紊乱，饱腹感不能及时发生应有的反馈作用所致。因此，尽量做到少食多餐、营造良好的进食氛围，有助于控制肥胖。

可见，要想有效改善肥胖，要从饮食组合、饮食结构及饮食习惯上下工夫，减肥保健的效果才最显著、最可靠。与此同时，还应改变多静少动的坏习惯，多去户外活动，使当天摄入的能量失去转化成脂肪的机会。若长期坚持，又何胖之有？

先上饮食课，再解决减肥问题

食物是从泥土里长出来的，一定带来泥土中的巨大力量，减肥就是要以毒攻毒，用食物伟大的力量与赘肉抗衡。

减肥的人总是考虑食物中的脂肪、热量，却没有想到其他。其实食物中藏有一种神秘的、最好的养颜瘦身之能量，就是让我们的脏腑向上，让我们的气血流畅，然后消耗掉那些多余的可恶的赘肉。不过，吃食物的方式却要非常讲究。

食物要应季吃，贴心又瘦身

现在，人们都快没有季节感了，因为青菜水果一年四季都有卖。如果我们在夏天吃本应冬天出产的食物，我们的身体与自然之间那种拥有微妙联系的感觉就会消失。

应季的食物往往最能应对那个季节身体的变化。过去我们讲究冬吃萝卜夏吃姜，春天多吃葱韭，到夏天就吃大冬瓜，都是很有道理的。

比如，夏天虽然热，但阳气在表而阴气在内，内脏反而是冷的，因此人很容易腹泻，所以要多吃暖胃的姜。而冬天就不同，冬天阳气内收，内脏反而易燥热，所以要吃萝卜来清胃火。

比如，很多女孩很喜欢吃肉，却不能每个季节都吃一样的肉，秋冬季节可选择吃大量的红肉，到了春夏，就多吃一些鱼和鸭子。

如果我们不分时节乱吃东西，可能在需要清火时却吃下了热得要命的东西。体重增加不说，对健康也是很不利的。

身在何方，就选这一方食物

一个地方的饮食习惯和它的气候风土有关，比如，爱吃辣的地方一般都是湿气重或是易发生食物中毒的地方。比如四川女孩子吃很多麻辣食物也不上火，那是因为四川就是湿气重。可是到了干燥得要命的北方也流行四川菜，身体本来就没什么水分了，再除点湿，不长痘痘才怪。墨西哥和印度也吃辣，是因为那些地方热，辣味多可以清除肠道寄生虫。我们没有虫也吃，身材啊，都坏在这张嘴上。

原味的食物才能结出漂亮身材的种子

现在的食物好像切一小块就能吃饱了。而且食物品种极大丰富，一个水果还要充分利用，吃出几种花样来。有些人还专门吃食物的某一部分。比如只吃鱼唇、鸭舌。

一个完整的食物的能量和效用是完整的，分割开来就不是那么回事了。比如一个鸡蛋，蛋白是凉性的，蛋黄是温热的，合起来吃，鸡蛋是性平，这对我们的身体最好了。荔枝是最热气的，可是荔枝皮很凉，所以吃荔枝的方法是先吃个够本，再拿几个皮洗干净来泡茶喝。橘子吃多了会上火，可是橘皮却可以清热化痰。

建议大家吃粗加工甚至未加工过的食物，这样能保证食物的最好成分没有被去除。我们现在吃的精米，米胚芽基本上就没了，如果再做成米饼，实际上就变成了没有任何作用的东西。

被扔掉的东西比吃下去的更瘦身

有时候，那些被我们扔掉的东西其实比吃下去的更有用。

比如吃玉米，玉米里最有美容功效的是玉米胚芽，就是接近玉米芯那里一个小小的、半圆形的东西，里面富含维生素E，和我们花大钱去买小麦胚芽油来吃是一个效果。

再说吃鱼，我们总是会把鱼鳞扔掉，其实，鱼鳞里含大量胶原蛋白，鱼鳞和鱼骨头熬的鱼鳞冻比皮冻还好吃。

葡萄的皮和籽比果肉更有用，可是我们却只吃果肉，把皮和籽吐了，大价钱去买葡萄籽精华素来瘦身，真是可惜啊。其实市面上买得到带籽的葡萄干，里面的籽晒干后脆脆的，很好吃，还润肠通便，治疗过敏体质。

膳食纤维是胖人最需要的营养素

膳食纤维曾经不被人重视，因为它是不能被消化、吸收的食物残渣，包括部分纤维素和木质素。膳食纤维不具有营养作用，吃多了还会影响人体对食物中营养素，尤其是对微量元素的吸收，对身体不利。所以很长的一段时间内，膳食纤维被当作可有可无的东西。但后来人们发现，这种“非营养”物质，却与人体健康密切有关。尤其是在对抗便秘上，膳食纤维更是功不可没。

膳食纤维对形成大便不可或缺。纤维本身就是食物的残渣，从而成为大便的“材料”，还可以积存、增加水分，而大便有了水分就会增加量，从而使得大便变软，最终易于排泄。所以如果你的食物中含膳食纤维太少，是不容易形成大便的。

另外，适量的膳食纤维可以吸附胆固醇，抑制人体对胆固醇的吸收，具有降低血清胆固醇值、预防动脉硬化、减少罹患心脏病、胆结石的概率。它还能促进肠内有益细菌的繁殖，使肠内环境保持干净。

膳食纤维有这样的奇效，我们在平时就应该多摄取一些含膳食纤维的食物。不过需要提醒你注意的是，过多地摄取膳食纤维会致腹部不适，如增加肠蠕动和增加产气量，影响其他营养素，如蛋白质的消化和钙、铁的吸收。所以掌握好度也是很重要的。

减少热量的几个饮食细节

一提到热量，需要减肥的人们，总是会被吓出冷汗。其实热量不是恶魔，它是维持我们生命活动的朋友。下面就教给大家怎么让热量变成我们苗条身材的奴隶。

热量主要来自于碳水化合物、脂肪、蛋白质、酒精。饮食中可以提供热量的营养素是糖类（碳水化合物）、脂肪、蛋白质、酒精、有机酸等。它们所含的热量，以每克为单位，分别是：糖类（碳水化合物）4大卡、脂肪9大卡、蛋白质4大卡、酒精7大卡、有机酸2.4大卡。

成人消耗的热量利用在三方面：基础代谢量+活动量+食物热效应。

热量消耗的途径主要有三个部分，第一部分是基础代谢率，占了人体总热量消耗的65%~70%，第二部分是身体活动，占总热量消耗的15%~30%；第三部分是食物的热效应，占的比例最少约10%，这三者的比例大致已经固定。

计算食物或饮食所含的热量，首先要知道其中热量营养素的重量，然后利用以下公式计算：

热量（大卡）=糖类克数×4+蛋白质克数×4+脂肪克数×9+酒精克数×7+有热量的需要=热量的消耗

减少热量的摄取则应选择热量低的食物，例如：减少油炸、烘焙类食物，以馒头代替面包，以开水代替含糖饮料。具体如下：

选择体积大、纤维多的食物

因为这种食物可增加饱足感，从而有效地控制你的食欲。如新鲜蔬菜、水果。减肥达人介绍蔬菜水果在防治肥胖和肿瘤中的作用已被认同。

选择新鲜的天然食物

新鲜天然食物一般热量都比加工食物要低。例如，胚芽米的热量低于白米，新鲜水果的热量低于果汁，新鲜猪肉的热量低于香肠、肉干等。

选择清炖、水煮食物

这些食物比油炸、油煎、油炒食物热量低得多，例如，清蒸鱼、凉拌青菜、泡菜等都是可供选择的上好的低热量食物。

另外，要记住，油炸食品热量高，含有较高的油脂和氧化物质，经常进食易导致肥胖，是导致高脂血症和冠心病的最危险食品。

肉类尽量选择鱼肉和鸡肉

肉类所含热量的高低不同，大致是：猪肉>羊肉>牛肉>鸭肉>鱼肉>鸡肉。

降低脂肪吸收的几大法门

很多人为了达到减肥的目的，严格控制自己的饮食。其实这种做法是错误的，在消化食物的过程中，身体也在消耗热量。有些食物在消化过程中需要耗费比自身更多的热量，还有些食物能够提高我们的代谢水平，它们就是让我们越吃越瘦的燃脂食物。

要“饮”以为荣

身材丰满的美眉平常要多喝水，如果一天喝上500毫升的水，身体的代谢速度就能提高30%。饮用适量的奶制品，每日饮用3~4次牛奶、酸奶或食用奶酪的人，其体内脂肪可以减少70%以上，女性在每日食用奶制品的同时，吃些含钙多的食物，能获得最佳燃脂效果。茶，当然是不能放过的燃脂佳品。绿茶不仅有抗癌、抗氧化作用，还有提高新陈代谢的作用。每日喝3次，能消耗60千卡热量。

多吃燃脂蔬菜

菠菜。能促进血液循环，令距离心脏较远的双腿也吸收到足够养分，平衡新陈代谢，起到排毒瘦腿的效果。

西芹。西芹含有大量的钙和钾，可减少下半身的水分积聚。

番茄。常吃新鲜的番茄可以利尿，去除腿部的疲劳、减少水肿，生吃效果更好。

甘蓝。含大量的钙和维生素C，能提高代谢速度。

燃烧脂肪的蛋、肉制品

蛋。蛋内的维生素B_2有助去除脂肪，除此之外，它蕴涵的烟碱酸及维生素B_1可以去除下半身的肥肉。

海鱼。经常吃海鱼，对降脂减肥十分有益，每星期可以吃3~4次。

五谷杂粮是燃烧脂肪的佳品

芝麻。它的亚麻仁油酸可以去除附在血管内的胆固醇，令新陈代谢效果更好。

红豆。所含的石碱酸成分可以增加大肠的蠕动，促进排尿及减少便秘。

花生。含有极丰富的维生素B_2和烟碱酸，一方面带来优质蛋白质，长肉不长脂，另一方面可以消除下身脂肪肥肉。

燕麦。它被称为“燃脂斗士”，能提供饱足感和身体能量，还能有效地帮助身体燃烧脂肪。

下面再为大家推荐一下加快燃脂的六大要诀：

（1）人体进食后体温会上升，从而加快能量消耗。所以，一天吃三餐比只吃两餐时的能量消耗更大。摄取蛋白质时，所消耗的能量最多，有益减肥。

（2）当体内肌肉增加时，基础代谢率就会上升。所以，体脂肪过高者应进行肌力训练，强化瘦肉组织。

（3）以减肥为目的的运动必须在饭前进行，最好能早、晚各进行一次，每星期至少三次，每次进行30分钟以上。

（4）产热性药物可以提升新陈代谢率达14%，但一定要在医生指导下服用。

（5）快乐的心情可以减少脑中血清素的消耗，产生抑制食欲的作用。

（6）经常拍打皮肤表面来刺激经络，特别是背部两侧膀胱经，中下腹两侧的脾、胃经，可以调节新陈代谢功能。

三餐巧搭配，想不瘦都难

一日三餐功能各不相同，为了给身体提供充分的营养，我们应该掌握科学配餐的原则。科学配餐能给身体提供全面的营养，为更好地安排三餐提供帮助。

日常膳食中，要提倡荤素搭配、粮菜兼食、粮豆混合、粗粮细作等方法来调配一日三餐，以提高食物蛋白质在人体内的消化吸收率。以下3点值得强调：

（1）膳食中搭配的食物种类越多越好。一日三餐都要提倡食物多样化，这样不仅能提高食欲，促进食物在体内的消化吸收，而且食物中的氨基酸种类齐全，也能充分发挥蛋白质的互补作用。

（2）食物的种属越远越好。最好包括鱼、肉、蛋、禽、奶、米、豆、菜、果、花，还有菌藻类食物，组合搭配、混合食用。将动物性食物与植物性食物搭配在一起，比单纯植物性食物之间搭配组合更有利于提高蛋白质的营养价值。

（3）最好是几种食物同时吃。摄入人体所需要的各种氨基酸，使吸收的部分氨基酸重新合成，构成人体需要的组织蛋白质。

要做到以上几点就要科学配餐，科学配餐的原则有以下5点：

（1）确保每日膳食中有合理的食物结构，各种食物及营养素种类齐全、数量充足、比例适当，满足营养平衡的要求。三大营养素即蛋白质、脂肪、碳水化合物占总热量的百分比应分别是10%~15%、20%~30%、60%~65%。

（2）一日三餐的热量应当与工作强度相匹配，避免早餐过少、晚餐过多的弊病。热量分配以早餐占全日总热量的25%~30%、午餐占40%、晚餐占30%~35%较为适宜。

（3）保证富含优质蛋白质和脂肪的食物供应量。蛋白质除由粮食提供一部分外，所需蛋白质总量的1/3~1/2必须由肉类、蛋类、大豆等优质蛋白质食物供给。此外每天应搭配部分动物脂肪，这通过食物中肉类的搭配就可以解决，如猪的后臀尖肉含有30.8%的脂肪、后肘肉含脂肪28%，一般瘦猪肉含脂肪量为6%~8%左右。

（4）蔬菜的供给量一般每人一天约500~600克左右，水果100~200克左右。蔬菜中最好要有一半是绿色或有色蔬类，同时蔬菜品种应尽量多样化。若新鲜蔬菜中维生素C含量不足或在烹调中损失过多，则应适当补充富含维生素C的新鲜水果。

（5）主副食搭配要注意酸碱平衡。主食要做到粗与细、干与稀的平衡；副食要做到生熟搭配、荤素搭配平衡。

总之，食物不要太单一，一天内或一星期内达到平衡即可。

在科学配餐的同时，专家还推出了一周营养食谱：

星期一

早餐：低脂牛奶250克，全麦面包（或全麦面粉）50克，煮鸡蛋1个，苹果150克。

午餐：馒头或米饭，白菜氽肉丸子（瘦肉75克、白菜100克、原生橄榄油或芝麻油少许），芹菜豆腐干（芹菜75克、豆腐干50克、橄榄油10克），水果200克。

星期二

早餐：大米粥，素菜包，盐茶蛋1个，花生米拌芹菜（花生米20克、芹菜100克、原生橄榄油2克）。

午餐：馒头或米饭，牛腩炖萝卜（牛腩75克，萝卜100克），青菜豆腐（青菜200克、豆腐100克），橄榄油10克，水果250克。

星期三

早餐：豆浆250克，玉米面发糕（玉米面30克、面粉20克），炝莴苣腐竹（莴苣100克、干腐竹10克、原生橄榄油2克）。

午餐：炒米粉（猪肉或牛肉丝25克、豆芽100克），火腿沙拉（火腿25克、鸡蛋白30克、马铃薯20克、色拉酱5克），青菜汤（时令青菜80克），橄榄油10克，水果200克。

星期四

早餐：小米粥，花卷或馒头，咸鸭蛋1个，拌海带胡萝卜丝（水发海带100克、胡萝卜25克、原生橄榄油2克）。

午餐：什锦炒饭（鸡肉50克、蔬菜50克、米饭），凉拌黄瓜，酸奶，橄榄油15克，水果200克。

星期五

早餐：低脂牛奶250克，三明治（面包50克、去皮鸡肉40克、生菜25克），橘子150克。

午餐：米饭或面点，肉片扁豆（瘦肉50克、扁豆150克），番茄炒蛋（鸡蛋2个、番茄100克），水果羹250克，橄榄油15克。

星期六

早餐：牛奶麦片粥（牛奶200克、麦片20克），麻酱饼（麻酱5克、面粉30克），煮花生20克，香蕉1只。

午餐：水饺或米饭，熟瘦酱肉25克，炒韭菜250克，酸辣豆腐汤（豆腐50克、鸡蛋1个、原生橄榄油或芝麻油少许），梨300克，橄榄油10克。

星期日

早餐：酸奶130克，蛋糕或面包，煎鸡蛋1个（普通橄榄油即可），番茄150克。

午餐：米饭或炒面，白菜拌千丝（白菜150克、豆腐皮50克、原生橄榄油2克），青椒肉片（瘦肉50克、青椒150克），蘑菇蛋汤（75克、鸡蛋1个、原生橄榄油或芝麻油少许），水果，橄榄油10克。

晚餐根据自己的身体情况自己搭配，符合科学配餐的原则就可以。

根据自己的体质、健康状况科学搭配饮食，必要时可咨询营养专家，听听他们的建议。科学、全面、营养地搭配自己的一日三餐是保证营养供给的重要手段，也是身体健康的基石。

早餐丰盛能抑制一天的食欲

人体经过一夜睡眠，体内储存的葡萄糖已消耗殆尽，这时急需补充能量与营养，然而不少人并不重视早餐的食用，经常只是随便吃一点，或干脆不吃。这样的确省事，但对健康的影响却不可忽视。是否食用早餐，如何搭配早餐的品种，对人体健康的影响都至关重要。

经医学研究表明，人体能量的主要来源是血液中的糖即血糖，血糖多少决定人的身体能够产生多少能量，而能量的多少则决定人的精力和自我感觉。早餐对人体血糖水平有直接影响。

一般情况下，上午身体消耗的热量很多。而从晚餐取得的热能，满足不了次日上午对热能的需求。特别是青少年，肝脏还不能贮存大量的肝糖原，因此更容易出现热能不足的现象。如果不吃早餐，血糖减少，大脑功能将随之下降，注意力分散，精神不集中，使工作学习都不能正常进行。

另外，不吃早餐，容易患消化道疾病、胆结石，加速衰老，导致肥胖，影响儿童发育等。为了避免疾病的威胁并保持充沛的精力，最好的方法就是吃好早餐。吃好早餐，还要注意以下几个问题：

早餐时间：7：30

人在睡眠时绝大部分器官都得到了充分休息，而消化器官却仍在消化吸收晚餐存留在胃肠道中的食物，到早晨才渐渐进入休息状态。若早餐吃得太早，势必会干扰胃肠的休息，使消化系统长期处于疲劳应战的状态，扰乱肠胃的蠕动节奏。所以，在7时左右起床后20~30分钟吃早餐最合适，因为这时人的食欲最旺盛。

早餐食品：温热、柔软

（1）早餐宜少不宜多。饮食过量会超过胃肠的消化能力，使食物不能被消化吸收，久而久之，会使消化功能下降，引起胃肠疾病。另外，大量的食物残渣贮存大肠中，被大肠中的细菌分解，其中蛋白质的分解物会经肠壁进入血液中，对人体十分有害，导致人体易患血管疾病。

（2）早餐不适宜过硬。由于清晨人体的脾脏困顿呆滞，常使人胃口不开、食欲不佳，故早餐不宜进食油腻、煎炸、干硬以及刺激性大的食物，否则易导致消化不良。因此，早餐适宜吃容易消化的温热、柔软食物，如牛奶、豆浆、面条、馄饨等，最好能喝点粥。如在粥中加些莲子、红枣等，将更有益于健康。

幼儿的早餐常以一杯牛奶、一个鸡蛋和一个小面包为佳。

青少年比较合理的早餐是一杯牛奶、适量的新鲜水果或蔬菜、100克干点（面包、馒头、大饼或饼干等含碳水化合物较高的食品）。

中年人较理想的早餐是一个鸡蛋、一碗豆浆或一碗粥、少量干点（馒头、大饼、饼干和面包均可），适量的蔬菜。

老年人的早餐除了供应牛奶和豆浆以外，还可多吃粥、面条、肉松和花生酱等既容易消化又含有丰富营养的食物。

九成肥胖源于晚餐吃得太好

早餐要看“表”，午餐要看“活”，只有到了晚上才能真正放松下来稳坐在餐桌前，美美地大吃一顿，这是大部分上班族的饮食习惯。殊不知，这是极不符合养生之道的，医学研究表明，晚餐不当是引起多种疾病的“罪魁祸首”。

越来越多的科研成果表明，危害人类健康的高血脂、心血管疾病、糖尿病、肥胖症以及癌症等，部分与饮食不当有关。特别是晚餐摄入不当，很容易导致多种疾病，最常见的疾病有以下8种：肥胖症、高血脂、高血压、糖尿病、冠心病、急性胰腺炎、肠癌、尿道结石、神经衰弱。

由此可见，晚餐与身体健康有着密切的联系，那么，如何吃好晚餐呢？要吃好晚餐还真有学问呢！

晚餐早吃少患结石

晚餐早吃是医学专家向人们推广的保健良策。据有关研究表明，晚餐早吃可大大降低尿路结石的发病率。

人的排钙高峰期常在进餐后4~5小时，若晚餐过晚，当排钙高峰期到来时，人已上床入睡，尿液便滞留在输尿管、膀胱、尿道等尿路中，不能及时排出体外，致使尿中钙不断增加，容易沉积下来形成小晶体，久而久之，逐渐扩大形成结石。所以，傍晚6时左右进晚餐较合适。

晚餐素吃可防癌

晚餐一定要偏素，以富含碳水化合物的食物为主，而蛋白质、脂肪类吃得越少越好。

由于大多数家庭晚餐准备时间充裕，吃得丰富，这样对健康不利。据科学研究报告，晚餐时吃大量的肉、蛋、奶等高蛋白质食品，会使尿中的钙量增加，一方面降低了体内的钙贮存，诱发儿童佝偻病、青少年近视和中老年骨质疏松症；另一方面尿中钙浓度高，罹患尿路结石病的可能性就会大大提高。

另外，摄入蛋白质过多，人体吸收不了就会滞留于肠道中，会变质，产生氨、硫化氢等毒质，刺激肠壁，诱发癌症。若脂肪吃得太多，可使血脂升高。研究资料表明，晚餐经常吃荤食的人比吃素者的血脂要高2~3倍。

晚餐避甜防肥胖

晚餐和晚餐后都不宜经常吃甜食。国外科学家曾以白糖摄入进行研究发现，虽然摄取白糖的量相同，但若摄取的时间不同，会产生不同的结果。这是因为肝脏、脂肪组织与肌肉等的白糖代谢活性在一天24小时的不同阶段中会有不同的改变。摄取白糖后立即运动，就可抑制血液中中性脂肪浓度升高，而摄取白糖后立刻休息，结果则相反，久而久之就会令人发胖。

晚餐适量睡得香

与早餐、中餐相比，晚餐宜少吃。晚间无其他活动，或进食时间较晚，如果晚餐吃得过多，可引起胆固醇升高，刺激肝脏制造更多的低密度与极低密度脂蛋白，诱发动脉硬化；长期晚餐过饱，反复刺激胰岛素大量分泌，往往造成胰岛素B细胞提前衰竭，从而埋下糖尿病的祸根。

晚餐过饱还可使胃鼓胀，对周围器官造成压迫，胃、肠、肝、胆、胰等器官在餐后的紧张工作会传送信息给大脑，引起大脑活跃，并扩散到大脑皮质其他部位，导致失眠。

晚餐适量吃少也是因人而异的，有些人晚上不能少吃，如果少吃反而会影响身体健康。

晚餐后还要“开夜车”的人不宜少吃

晚饭后还要进行较长时间工作或学习的知识分子，一定要吃好晚餐。晚餐食谱以安排富含维生素C和粗纤维的食物为佳。这类食物既能帮助消化，防治便秘，又能供给人体需要的微量元素，防止动脉硬化，改善血液循环，有利健康。

儿童不宜少吃

孩子的生长发育一刻也不会停止，夜间也是一样，仍需一定的营养物质。若晚餐吃得太少，则无法满足这种需求，长此以往，就会影响孩子的生长发育。所以，孩子的晚餐不仅不能少吃，还应吃饱吃好。

火锅吃得巧，健康又苗条

爱吃辣的人大概都知道“麻辣锅热量很高”这回事，于是，遇到减肥期间，是不是就要牺牲掉向往许久的麻辣锅聚会？下面告诉大家，如果你以为减肥就要完全忌口、减肥还同时“减朋友”，那就大错特错了。

其实，秘诀同样也是在热量控制的原则之下，聪明地挑选低热量的食物，特别是天然的蔬果类，可以彻底地贯彻“吃”到“饱”的精神！另外，遇到高热量的地雷食物，则采取过水去油、浅尝辄止、食物替代和避开地雷等小技巧来减少负担。所以，这些小技巧同样也可以套用在吃火锅上面，减肥期间的人们也可以快快乐乐地吃麻辣锅。接下来就来看看减肥时吃火锅的小技巧。

清汤锅底

吃火锅要吃得健康，首先由选择锅底开始。汤中的“肥霸”是麻辣汤、沙拉汤等，油分和热量均高，其他如骨汤亦不宜多喝。胡萝卜马蹄汤、皮蛋香菜汤、清汤和冬菇汤有健康锅底之称，可以选择。

患患者士多注意

味道香浓的火锅汤底，是各种材料的精华聚集之所，汤底含极高的磷、钾、钠，是尿酸过高、痛风和肾脏病患者的大敌。除此之外，清汤底经过几小时的烹煮后，脂肪含量也不小。

先菜后肉

肉类中含有不少脂肪，涮煮时会不停地渗出。传统吃法是先涮肉后涮菜，蔬菜像海绵般吸掉汤中的油分，令本来低脂健康的蔬菜，变得又肥腻，又高脂。想吃得健康，要先涮菜后涮肉，或者同时涮菜和肉。

选肉秘诀

选择肉类应以瘦肉为主，不妨以去皮鸡肉、兔肉和各类海鲜等代替高脂的肥牛肉。牛丸、鱼丸的热量较墨鱼丸、猪肉丸低，但由于都是加工食品，还是多选新鲜的牛、鸡、猪、鱼肉为佳。

不同部分的肉类也会影响食物的热量，可以鱼片代替鱼腩；而豆腐泡、炸鱼等属油炸食物，少吃为妙。海鲜是较健康又美味的选择。

火锅酱料

火锅蘸料如沙拉酱、辣椒油等，除了热量高，盐分也不少，怕胖又患有高血压者，切忌食用。

也应避免将生鸡蛋作为酱料，以免其中所含的沙门菌引发呕吐、腹泻及腹痛等。

多喝水

很多人都有吃火锅后喉咙痛的经历，原因主要是进食时，对着热烘烘的火炉，水分大量流失所致。要改善这种情况，应多喝开水，同时要待食物冷却后才进食。

选择饮品时应避免啤酒、酸梅汤、汽水、橙汁等高热量饮料，应选择清茶、保健的汽水等。

选健康食材，精明吃烧烤

时下很流行烧烤，吃烧烤似乎成了一种时尚。可是烧烤含有致癌和导致肥胖的危机，因此，烧烤要吃得健康才行。

五谷杂粮烤烤更健康

一日三餐要均衡营养，烧烤也不例外。一般烧烤都很着重肉类、蔬菜。其实可供烧烤的原料有很多健康选择；五谷杂粮有玉米、红薯、全麦面包等，还可选择比较低脂的海鲜以及金针菇、茄子等蔬菜。

尽量选择低脂食物

一只烧烤的全鸡翅，热量有150千卡，相当于一大碗米粉。而香肠，每条也有90千卡热量。要烧得有营养，就要多选择新鲜的肉类，如牛排、猪排；海鲜类，如鲜虾和海带等。肉丸中，鱼丸、牛丸里虽含味精，但属低脂食物，也可适量选吃。

吃点水果可抗氧化

烧烤后，不妨吃一个含丰富抗氧化物的奇异果、橙子，可减少烧烤时致癌物质对人体的伤害。

勿食用刚烧热的食物

避免将刚烧熟的食物立即放入口中，经常进食过热的食物，容易诱发食管癌及喉癌。

自己腌食物

若与朋友一起郊游烧烤，应尽量避免食用已腌制的烧烤包，而尽可能自己腌制，以控制油分及调味料。避免涂上蜜糖或酱汁，以免提升食物的热量。

我行我“素”，身轻体健

也许你有这样的疑问：现在人们从事的多是脑力劳动，不吃肉会不会影响大脑的营养供应而导致脑力衰退、记忆力下降等问题呢？

其实，这种担心完全没有必要。吃素不但不会影响你的脑力，还能使大脑细胞充分发挥作用。大脑细胞的养分主要是麸酸，其次为B族维生素及氧气等，食物中以谷类及豆类等含麸酸、B族维生素最多，肉类相比之下其含量就微乎其微了，所以素食主义者都能获得健全的脑力，不仅思维敏捷，而且与常人相比，智慧与判断力方面更有优势。就像莎士比亚、牛顿、萧伯纳、爱因斯坦，这些伟大的智者都无一例外地偏爱素食。

以往人们总认为素食会导致饮食不均衡，其实这种观点很不准确。难道只有素食者会营养不良吗？很多肉食者也会有偏食和饮食不均的情况发生。人体所必需的4种物质：奶类、蛋白质、谷类及蔬果类都可以从素食中获得。蛋白质及奶类亦可从豆类中获得（比如黄豆、豆奶）。因此只要懂得配搭，不偏食，素食者同样可以获得均衡的营养。当然，吃素也要讲正确的方法，既要循序渐进又要合理搭配。每个人可以根据自身的情况合理搭配。

一般说来，吃素分为全素、半素。但从广义上讲，吃素指不吃动物性蛋白质。吃全素的人只吃谷物、豆类和蔬菜，连鸡蛋都不吃；吃半素的人除了素食外，还进食一些鸡蛋、海鲜。刚开始吃素的女性可以先从每周一素（吃一天素食）、每日一素（吃一顿素食）开始。对于女性而言，健康的素食方案，一定要注意以下几个方面：

（1）多吃豆制品：大豆在植物性食品中蛋白质质量最佳并含钙较丰富。

（2）主食多样化：除米面外可增加薯类、玉米类。多吃酵母发酵的馒头面包以提高微量元素的摄入。同时尽量多吃杂粮。

（3）新鲜蔬菜水果足量供应：每天摄入量应在500克以上，尤其以红绿色蔬果为佳。品种应多一点，以保证β胡萝卜素、维生素C、食物纤维等各种营养的均衡。同时补充多种辅助食品，如紫菜、黑木耳、芝麻酱、花生酱、黑芝麻、核桃等，这样也不会缺乏钙及铁等微量元素及维生素E了。

（4）不忌油：适量植物油可避免人体热量不足，还可避免脂溶性维生素和必需脂肪酸缺乏。

（5）充足日光浴：可以弥补植物性食品中极少含有的维生素D，增加钙质的吸收。

（6）蛋奶不可少：每天喝一瓶牛奶吃一个鸡蛋，健康、增寿还有利于美容。

零食与赘肉的“无间道”

肥胖者总想着吃下零食会影响体重，于是零食就成了一种心理负担。其实，不需要你改掉吃零食的习惯，而是要学会科学合理地选择零食。

含盐较多的话梅类食品并不安全

话梅、话李等零食含盐量过高，如果长期摄入大量的盐分会诱发高血压。另外，嘴不停地吃话梅也是不可取的。

坚果要慎吃

坚果中的确含有非常丰富的营养，并且可以说是零食中的首选。但坚果中的脂肪含量过高，热能也较高。比如，50克瓜子仁中所含的热量相当于一碗半米饭，如果食用过量就会有发胖的危险。

果冻是一种很没营养的零食

多吃果冻不仅不能补充营养，甚至会妨碍营养素的吸收。目前，市场上销售的果冻基本成分是一种不能为人体所吸收的碳水化合物——卡拉胶，并基本不含果汁，其甜味来自制精糖，而香味则来自人工香精。

不过，果冻中没有脂肪，并含有一些水溶性膳食纤维，少量吃些并没有坏处，也不会让你发胖，但是，你不要指望用它来增加营养。

鱼干和肉干的脂肪含量并不低

鱼干和肉干是经过干燥而成的食品，水分含量低，而其中的营养物质得到浓缩，是补充蛋白质的好食品。但同时肉干也是一种高热量的食物，大量食用和吃肉没什么区别，尤其是那种味道鲜美、质感较软、多汁的肉干，其脂肪含量更高。大量食用肉干、鱼干除了对减肥不利之外，它们所含的蛋白质一旦超过了人体的利用能力，还可能形成致癌物质，威胁到你的健康。

当然，零食不能取代主食，应在量上加以控制，在品种上进行选择。

巧吃甜点，控制热量

减肥者最难过的就是不能随便吃点心，想想告别那香香甜甜的巧克力蛋糕、慕斯、提米苏蛋糕、奶油饼干，真是心有不甘啊。其实，只要吃得有方法，吃得聪明，享受美味与维持身材是绝对可以兼得的。下面就教你几招让你尽享甜食也不会发胖的秘诀。

甜食要留到早上吃

晚上睡觉前吃甜食，这真的是很危险，因为我们吃的甜食中的糖必须得通过运动来代谢，所以晚上吃甜食让你非常轻易地被肥胖纠缠。甜食爱好者们完全可以尝试在早晨和上午吃自己所喜欢的甜食，在上班前吃点甜食，不但心情美丽，甜食提供的热量还能抵御上班路上的寒冷。

通常，吃甜食绝对不能狼吞虎咽，点心、零食吃得越快，血糖上升得就越快，热量就越无法消耗，就会停留在体内转变成脂肪。因此，慢慢享受甜点可有助于热量的消耗，而且对稳定情绪有帮助。

早晨或者上午吃的甜食，你会用一天的工作和运动来代谢分解它，在这样的条件下，100~200克水果，50~100克蛋糕或者饼干，一小块巧克力，这些吃了都等于没吃过一样，就看你会不会节制了。

如果上午的甜食吃多了，那么在中午和晚上最好多吃一些蔬菜，帮助消化的同时也分担了糖摄入量高的压力。

果糖代替蔗糖

虽然说果糖和蔗糖都能引起肥胖，但是果糖更甜，果糖的甜度值通常接近200，而蔗糖只有100左右，相差大约一倍。这也就意味着你的用量可以更少，还可以达到更好的效果。果糖和蔗糖的热量不相上下，但是果糖转换成脂肪的速度比蔗糖慢，意味着你有更多的时间去代谢它。

蜂蜜和苹果糖就是很常见的果糖，当你烤蛋糕或者是曲奇的时候，干脆就不要再放砂糖了，改放一些蜂蜜或者苹果糖，别有一番风味。

高热量甜点饭后吃

除了早晨和上午的时间，尽量避免空腹吃甜点，因为空肚子的时候，热量吸收的效果是最好的，而且很容易在不知不觉中就吃多。高热量点心如芝士蛋糕，则放在饭后吃比较好，因为与用餐中的食物纤维一起消化，热量吸收会比较少，且不容易吃太多。但是晚餐以后吃甜点是一定要杜绝的，过了晚餐之后，身体对热量的吸收有神奇的力量，如果吃了甜点或油炸零食当夜宵，又马上上床睡觉，那么糖就很容易转化成脂肪留在你的体内，危害比任何时候都要大。

此外，疲劳的时候要避免吃甜食，因为甜食会消耗身体的B族维生素，让身体更加疲劳，无形中也会增加赘肉。

逛逛食品添加剂店面

假如你酷爱甜食，假如你体重超标，假如你控制不了自己的糖勺，那么你可以去食品添加剂商店转转。用作甜味剂的甜菊糖与甜蜜素，甜度往往是蔗糖的几倍，并且属于植物提取，对身体不会造成损害。而木糖醇的甜味比较柔和，甜度和蔗糖相当。这些“代糖”都可以作为我们平时制作甜点的原料。它们虽然很甜，但是热量却几乎为零，化学性质也与糖完全不同，所以不用担心吃了以后会长胖，更不用担心它对牙齿有损害。

甜味剂更适合做果冻、布丁，或者熬制罐头，口感和香味比糖更好。值得注意的是，甜蜜素等甜味剂不能长期代糖，因为它没有任何的营养，长期食用而不吃糖的话，身体很容易低血糖。比较好的方式是与蔗糖穿插食用。

巧克力，该让嘴巴拒绝吗

大多数胖人都喜欢吃巧克力，但是，巧克力的热量高得令人发指。不过，下面提供的这些食用技巧让巧克力一族再也不必心惊肉跳了。

虽然巧克力有不少好处，但是并不代表可以把它当成保健食品，因为它的高热量可导致肥胖。此外，巧克力中的可可脂为饱和脂肪酸，吃多易提高血胆固醇，影响心脏血管的健康，所以有心脏血管疾病的人还是必须减少食用。

由于巧克力的热量主要来自脂肪及糖类，所以如果多吃了巧克力，在其他饮食上就应该减少烹调用油及糖类的摄取，以免总油脂摄取过量，造成身体热量的负担。此外，多吃蔬菜来减少脂肪的吸收，加速脂肪的排泄，亦是很好的补救办法。

最后，高油脂、高糖的巧克力由于不容易消化，会延迟胃排空的能力，对于消化不良及胃溃疡的患者并不适合，至于要控制血糖的糖尿患者也应该节制食用。

巧克力的健康吃法

（1）把无糖巧克力粉加入脱脂奶调制饮品。

（2）饮用低脂巧克力奶。

（3）水果如梨、哈密瓜等，切粒加点巧克力酱进食。

（4）用薄薄一层巧克力酱涂面包。

（5）购买独立小包装的巧克力，只买少量的。

（6）选购时可选可可成分高又低糖低脂的巧克力。

杏仁，美味营养不长胖

现在上班族经常省略早餐，或是简单地吃点面包饼干；午餐就近快餐代替，然后埋头苦干到晚上八九点；晚上呼朋唤友，大吃大喝一顿，回去倒头就睡。这种不良生活方式极易引起消化不良、机体功能紊乱。正常情况下我们全天各餐食物的分配比例，应该是早餐摄入的能量占全天总能量的30%，午餐占40%，晚餐占30%。两餐的间隔时间以4~5小时为宜。如果间隔时间太长，会引起饥饿感，血糖降低，从而影响工作效率。所以，如果工作到六点以后，白领一族很有必要在下午给自己加餐，补充营养。

如何选择加餐食品呢？营养专家推荐了干果，因为它们营养丰富，可以迅速给身体“充电”，还有健脑益智的功效。以杏仁为例，一把杏仁含有160~170卡的热量、6克蛋白质、6克碳水化合物、14克脂肪，还含有纤维及多种微量元素。杏仁露充分保留了杏仁的天然营养，是加餐的好选择。

杏仁最突出的特色是可以迅速补充能量，又不会令人发胖，还有美容养颜的功效，特别适合爱美的女士。随着年龄的增长，很多女士容颜逐渐衰老，尤其是怀孕后很容易起黄褐斑，及时补充维生素E是留住青春的关键。维生素E在蔬菜、水果和肉类中含量较多，在坚果中尤以杏仁的含量最高。常喝杏仁露能帮助脆弱的肌肤抵抗氧化，抑制黄褐斑生成，使皮肤更加光滑细致。而且，杏仁中所含的脂肪可以使人不需吃很多，就有饱腹感；它还是一种对心脏有益的单不饱和脂肪，为担心体重的女士们解决了后顾之忧。

很多人不知道减肥不是减脂肪，而是在于降低热量的摄入。有些脂肪如杏仁中所含的就可以使你不需吃很多就有饱腹感。同时，吃杏仁又能获得丰富的蛋白质和营养。杏仁中所含的脂肪是健康人士所必需的，是一种对心脏有益的高不饱和脂肪。

科学家研究发现杏仁中的脂肪不会导致体重增加。研究发现每天吃50~100克杏仁（40~80粒杏仁）体重不会增加。杏仁中不仅蛋白质含量高，其中的大量纤维可以让人减少饥饿感，这就对保持体重有益。纤维有益肠道组织并且降低了肠癌发病率、胆固醇含量和心脏病的危险。

第二章
食以饮为先，喝什么决定你的体重

健康生命，水为根基——因为缺水所以会生病

药王李时珍说："水为万化之源，水去则营竭。水是生命的本源，一个人可以一年不食，但不可以三日无水。"

"人是一只行走的水袋。"人体内食物的消化、吸收、血液循环以及废物排泄等每一个生命过程，都离不开水。免疫力也不例外。

首先，人的各种生理活动都需要水，如水可溶解各种营养物质，脂肪和蛋白质等要成为悬浮于水中的胶体状态才能被吸收；水在血管、细胞之间川流不息，把氧气和营养物质运送到组织细胞，再把代谢废物排出体外，总之人的各种代谢和生理活动都离不开水。

其次，水在体温调节上有一定的作用。当人呼吸和出汗时都会排出一些水分。比如炎热季节，环境温度往往高于体温，人就靠出汗，使水分蒸发带走一部分热量，来降低体温，使人免于中暑。而在天冷时，由于水储备热量的潜力很大，人体不致因外界温度低而使体温发生明显的波动。

最后，水还是体内的润滑剂，它能滋润皮肤。皮肤缺水，就会变得干燥失去弹性，显得面容苍老。体内一些关节囊液、浆膜液可使器官之间免于摩擦受损，且能转动灵活。眼泪、唾液也都是相应器官的润滑剂。

更重要的是：水是医疗三大法宝之一。因为患者为了排出人体病源代谢物和多余的废物，则需大量饮水以便产生大量尿液、汗液，通过生理现象，将病源排出体外，同时，促进药物的代谢、减少药物的毒副作用。

另外，水能打通经络，水是良好的导电体，如果身体缺水，经络就会产生导电不良的现象，而使气血滞塞，无法将身体所需的能量送达各器官组织，从而使代谢物无法正常排出，导致气血不畅，生理紊乱，以致体弱、生病。

长期以来，很多人一旦生病就花上一大笔医药费，或是为了保证生命的延续，维持健康而努力吃些"健康食品、无农药蔬菜、水果、无添加剂的食品"等东西，但其效果却甚微。药补不如食补，食补不如水补。人体七大营养素中，水占第一位，人们若是能够认识到水的作用及重要性，并有效地利用它，就能维持和促进健康。

正确饮水，既可排毒又可瘦身

喝水是最简单的养生方式，但如果喝的水不健康，不仅起不到养生保健的作用，还

会对身体造成危害。所以，我们一定要了解哪些水对身体有利，哪些水对身体有害。

水温30℃以下最好。30℃以下的温开水比较符合肠胃道的生理功能，不会过于刺激肠胃道造成血管收缩或刺激蠕动。同时古语还有“朝朝盐水、暮暮蜜糖”的说法。按照中医理论，咸属水归肾经，如果早上喝一杯淡盐水，可以保养一天的精神。到了傍晚的时候，再用温开水（不超过60℃）冲一杯蜂蜜喝，这样可以濡养脾胃，促进健康。

我们再来总结一下对人体有害的水：生水，生水中含有各种各样对人体有害的细菌、病毒和人畜共患的寄生虫；老化水，即死水，也就是长时间储存不动的水；千滚水，即在炉上沸腾了一夜或很长时间的水及电热水器中反复煮沸的水；蒸锅水，即蒸馒头等的蒸锅水，特别是经过多次反复使用的蒸锅水，亚硝酸盐浓度很高；不开的水，比如自来水；重新煮开的水，这种水烧了又烧，水分再次蒸发，亚硝酸盐会升高，常喝这种水，亚硝酸盐会在体内积聚，引起中毒。

由上我们知道了怎样区分健康水和有害水，下面我们再看看喝水的方式，正确的喝水方式，才能提高免疫细胞的功能。

少量多饮。喝水过多、过少都不利健康。一下子饮水过多，即使没有水中毒，但大量的水积聚在胃肠中，使人胸腹感到胀满，还会冲淡胃液，导致胃肠的吸收能力减弱。而饮水过少，则不能令身体真正吸收、利用。正确有效的饮水方法是：一口气将一整杯水（约200~250毫升）喝完，而不是随便喝两口便算。

未渴先饮。有些人没有养成定时喝水的习惯，只有口渴了才想起来要喝水。口渴，实际上是体内已严重缺水，人体很多器官可能已经受到脱水的伤害，因此不要等到身体告诉你它“缺水”了才喝。

不要喝得太快太急。喝水太快太急，无形中会把带着的很多空气一起吞咽，容易引起打嗝或是腹部胀气。肠胃虚弱的人，喝水更要慢。剧烈运动后的喝水方法是，先用水漱漱口，润湿口腔和咽喉，然后喝少量水，停一会儿，再喝一些，让机体慢慢吸收。

喝哪些水是对身体有益的，怎么去喝我们都知道，还有一条我们也不能忽视，就是喝的量。

一般说来，健康的人体每天消耗2~3升水，这些水必须及时补充，否则就会影响肠道消化和血液组成。因此建议每天至少喝两升水，相当于8杯水。天热的时候适量增加，喝4升水也不为过。而那些爱运动、服用维生素或正在接受治疗的人，更应该多喝。

那么这8杯水又该怎么喝呢?

每天起床后，空腹先喝一杯水，过十几分钟后再去吃早饭，这是第一杯水。

在早上九十点的时候再喝一杯水，在中饭前半小时再喝一杯水，有助于润肠。这是早上3杯水的喝法。

下午时间段较长，可以在13~14点喝一杯水，15~16点喝一杯水，然后在饭前半小时再喝一杯水，这样是6杯水。

晚上在19~20点之间再喝一杯水，然后在睡前半小时再喝一杯水，这样一天8杯水就喝完了。有的人在睡前喝水，第二天眼睛有水肿现象，这样的人可以减去睡前的这杯水。

水疗，治愈百病最低廉的药

大多数人判断体内缺水的信号是“口干”，其实很多慢性疼痛，比如腰部疼痛、偏头痛、肠炎疼痛等，都是身体因缺水而发出的危机信号。换句话说就是，疼痛是体内缺水的缘故，可以用水来治疗。

以肠炎性疼痛为例。左腹下方出现的肠炎性疼痛是身体缺水的一种信号。这种疼痛往往与便秘有关，是持续缺水造成的。

大肠的主要功能之一是吸收大便中的水分，以免在消化食物的过程中失去太多水。必须有一定量的水才能排便顺畅。在脱水状态下，食物残渣的含水量自然小于正常含水量，由于食物残渣蠕动的速度减缓，大肠就得加强吸收挤压作用，大肠中的固体残渣的最后一点水分也被吸走。因此，便秘不畅是脱水症的并发症。如果摄入较多食物，输送到大肠的固体废物就会增加，加重排便的负担。这一过程就会引起疼痛。如果我们能摄入足量的水，左腹下方由便秘不畅引发的疼痛就会消失。

再有就是一些冠心病患者，由于出汗、活动、夜尿增多、进水量过少等原因可致血液浓缩、循环阻力增高、心肌供血不足，导致心绞痛。早晨由于生理性血压升高、动脉内的斑块易松动脱落、血小板活性增高等原因，容易诱发急性心肌梗死。若能于每晚睡前及晨间各饮一杯温开水，可使血黏度大大降低，流速加快，有效地预防和减少心绞痛及心肌梗死的发生。

缺血性脑梗塞所致的中风占急性脑血管病的半数以上，尤以老年人为多，且常发生于夜间。由于动脉粥样硬化，管腔狭窄，夜间迷走神经功能亢进，血流减慢，血液变稠，极易发生缺血性脑梗塞，不常饮水及夜尿增多的老年人若能在睡前及半夜各饮一杯开水，可降低血黏度，在很大程度上能预防或减少缺血性中风。

另外，水还可以预防癌症。国外专家研究认为，每日饮水2.5升可减少致癌物与膀胱内壁接触的数量及时间，使膀胱癌的发病率减少一半。此外，每日清晨饮一杯开水可清洁胃肠道，清除残留于消化道黏膜皱襞之间的食糜，促进肠蠕动，软化粪便，加速排泄，减少食糜及粪便中有害物质及致癌物对胃肠道黏膜的刺激，既可通便，防止习惯性便秘的产生，又可预防和减少消化道的癌症。

水是世界上最廉价、最有治疗力量的奇药，我们一定要及时、科学地饮水，这样才能缓解病痛，促进健康长寿。

常喝茶，即使发福也不发“腹”

茶叶是很常见的饮品，茶叶中的儿茶素还有增强微血管弹性、降低血脂和溶解脂肪、防止血液及肝脏中胆固醇和中性脂肪的积聚、预防血管硬化、收缩微血管和消除体内的自由基的作用。茶叶一般分为：绿茶、红茶和乌龙茶。

绿茶中含有多种多酚成分，以儿茶酚为主。儿茶酚是一种抗氧化剂，而且比任何一种抗氧化剂都具有更高的活性。研究证实绿茶有下列作用：抗紫外线伤害、保护表皮内抗氧化剂、防御酶系统免于衰竭、抗癌、抗病毒等。但是绿茶的性质寒凉，胃有寒疾者不宜。

红茶是全发酵茶，茶中的多酚物质主要是儿茶素经多酚氧化酶与过氧化物酶的作用，氧化并聚合生成茶色素。通过动物实验和体外实验发现，口服或皮肤外涂红茶提取物均可抑制化学剂诱导的皮肤癌，还可减轻化学剂或紫外线诱发的皮肤炎症，对射线诱导的人体细胞的DNA损伤具有保护作用。同时，红茶还具有抗突变、抗细胞增生和促进癌细胞凋亡的作用。但是，发热的人并不适合高浓度的红茶。

乌龙茶属于两者之间，作用相似，寒温适中，对大多数人来说都比较合适。

并不是喝茶就对人体有益，要挑选适合自己体质状况的茶叶，才能达到养生的效果。

绿茶偏凉，体质发胖和患有心血管病的人喝绿茶好。但喝得过量，会引起神经失调，睡前喝浓绿茶会导致失眠。

红茶偏温，刺激性小，并有提神益智，解除疲劳和温胃消食等功能。因此，喝红茶后胃有舒适感，老年人和有胃病者饮之比较好。但红茶是经过发酵的，维生素C大都被破坏，有效成分损失大。花茶是以绿茶窨制成的，其吸附鲜花香气的性能好，特别是茉莉花茶最受人们喜爱。由于花茶所含营养成分与绿茶基本相同，所以和绿茶有相似的功能和疗效。到底喝哪种茶好，要根据自己的身体情况及嗜好加以合理选择。

果蔬汁是“脂肪杀手”

平常喜欢喝碳酸饮料的人，不妨换个口味。碳酸饮料热量高，还容易胀气，不如试着用家中的蔬菜水果搅成美味的果蔬汁，又天然又健康，对促进排便也是大有益处。

1.菠菜苹果汁

本品具有润肠通便之功效。

材料：菠菜100克，苹果50克，脱脂奶粉10克，凉开水60毫升。

做法：先将菠菜用水冲洗干净，入果汁机中取汁；苹果洗净，去核，入果汁机中取汁；脱脂奶粉用水溶解，搅拌均匀，与菠菜汁、苹果汁搅拌均匀，即成。

2.胡萝卜芹菜汁

本品作为一般饮料使用，常饮此种生菜汁比吃这种熟菜对通便疗效更佳。

材料：胡萝卜50克，芹菜100克，柠檬汁5克，凉开水80毫升。

做法：先将胡萝卜、芹菜充分冲洗干净，去杂、切碎，入果汁机取汁；然后将三种汁与水同入玻璃杯中，搅拌均匀，即成。

3.海带根饮

本品具有刺激肠道蠕动之功效。适用于肠道功能弱之便秘患者。

材料：4~5厘米长的海带根3~5片。

做法：将海带充分洗净，放入一杯温开水中，用保鲜膜封上杯口，浸放一夜，泡出海带里的藻朊酸、果胶酸等成分。

4.香蕉苹果奶

本品可随意适量饮用。可增加食物纤维，促进肠胃蠕动，有利排便。适用于各种类型的便秘患者。

材料：香蕉1根，苹果半个，牛奶100毫升，小麦胚芽50克，蜂蜜50克。

做法：将香蕉去皮；苹果去皮、核，切成小碎块；然后将所有材料一并倾入搅拌器内，充分搅拌成糊状，即成。

5.胡萝卜草莓汁

本品和胃消食，便秘者饮之有益。

材料：胡萝卜、草莓各250克，柠檬1片，白糖和冰块适量。

做法：将胡萝卜洗净，切成黄豆大小的块；草莓洗净，除去根蒂；分别用消毒纱布挤压汁液，注入玻璃杯中，再加碎冰和白糖；扭挤柠檬片，把柠檬汁滴入玻璃杯中。

6.香蕉卷心汁

材料：香蕉150克，卷心菜250克，柠檬汁5毫升，蜂蜜15克，冰水（或凉开水）适量。

做法：将卷心菜洗净，切丝剁碎（若不习惯饮用生菜汁，还可将卷心菜洗净后用沸水焯一下，然后再剁碎），再将剁碎的卷心菜用纱布挤压出汁，待用；把香蕉去皮，然后切成黄豆大小的块状，再捣成香蕉泥，与卷心菜汁混合，加入柠檬汁及蜂蜜，调和均匀，放入冰箱内镇凉，即成。

7.蜜汁三果

本品晶莹透明，鲜艳美观，酸甜适口。苹果中的果酸、纤维素和半纤维素具有吸附胆固醇，并使之随粪便排出体外的功能。苹果因含钾元素，能促进钾盐的排出，因而能降低血压。

材料：香蕉、苹果、鸭梨各150克，橘子80克，白糖50克。

做法：将苹果、鸭梨去皮、核，洗净，均切成 1 厘米见方的丁块；橘子去皮，摘净络膜。将清水300毫升倒入锅内，烧开后下入梨丁，煮8分钟，下入苹果丁和白糖，再煮8分钟，放入橘子瓣，见沸时全部取出，晾凉，倒入汤碗内，放入冰箱镇凉，即可食用。

8.山楂核桃茶

本品有助消化、宽肠通便的作用。

材料：核桃仁150克，白砂糖200克，山楂50克。

做法：核桃仁加适量水浸泡30分钟，洗净后再重新加少许水，磨成浆，加适量水稀释调匀，装容器备用。山楂洗净入锅加适量水，在火上煎熬3次，每次20分钟，过滤去渣，取汁浓缩为2000毫升。锅置火上，倒入山楂汁，加入白糖搅拌，待溶化后，再缓缓倒入核桃浆，边倒边搅匀，烧至微沸出锅装碗，即成。每日2次，每次15~20毫升。

9.山楂橘子汁

本品酸甜可口，美味清香，具有润肠通道，防便秘之功效。

材料：山楂汁30毫升，橘子汁150毫升，荸荠60克，白糖70克，清水200毫升。

做法：将荸荠洗净，剥皮捣碎，加水200毫升，置火上煮40分钟，离火过滤，去渣取汁，加入白糖、山楂汁、橘子汁及少量凉开水，充分搅拌，混合均匀。晾凉后放入冰箱内镇凉。

喝对牛奶，也会变得玲珑有致

牛奶对身体是十分有益的，只要正确饮用，不仅不会肥胖，还能减去多余脂肪。

下面可以通过一个小测试来测一测你对牛奶的态度是否科学：

（1）牛奶对减肥有益吗？

A：有益　B：无益

（2）减脂牛奶和全脂牛奶对于减肥而言有区别吗？

A：有区别　B：没有区别

（3）钙和减肥有联系吗？

A：有关系　B：没有关系

如果你都选择了B，你对牛奶的“偏见”可是有点大了。正确认识牛奶和正确对待减肥可是同等重要的。

补钙可以减肥

如果和你说钙摄入量高的女孩的体重可能要比摄入量较低的女孩体重轻，你可能会产生怀疑，多吃富含钙的乳制品，可强健骨骼、预防骨质疏松，但和体重有什么关系呢？

钙和减肥有什么关系

钙（尤其是从奶制品中摄入的）有助于控制体重和脂肪。在不增加膳食总热量的前提下，增加膳食钙摄入量，可以显著减少人的体脂比例，减少发生肥胖的危险。反之，当膳食钙不足时，人体活性维生素D水平会自动提高，从而增加细胞间的钙含量，减少机体散热。同时，胰岛素释放增加，提高脂肪合成酶活性，减少脂肪分解。因此，应该鼓励人们在日常的饮食中添加更多的奶类制品，这将有助于通过改变生活方式来控制体重。

该用什么来补钙

乳制品和碳酸钙等无机钙都有一定的预防肥胖的作用，但两者相比起来，乳制品（尤其是低脂牛奶）效果更佳。

一方面，乳制品含有较丰富的维生素D、有活性肽类物质，可调整肠道菌群，促进微量元素吸收。尤其是乳制品钙的生物有效性高于其他膳食钙来源。另一方面，乳制品中还含有脂肪分解物质，以及血管紧张素转换酶抑制肽等，也有助于减脂。

每天要摄入多少钙

如果要获得最佳的减脂效果，成年人的推荐量为800毫克，一般来说，每天从传统膳食中可获取400~500毫克钙，再加上每天3杯牛奶（或酸奶、低脂酸奶），就可以达到这个水平。

下面为大家推荐牛奶减脂的私家配方。

可以选用减脂牛奶

选用牛奶的时候，可能会因为脂肪的含量而左右为难，其实，这大可不必。适量的脂肪对人体是有益的，我们应该及时补充，如果为了补充足量的钙质而饮用牛奶，你可以选择减脂牛奶，这样可以做到脂肪、钙质、减肥三不误。

早餐喝牛奶前先加“底料”

每天早晨洗漱完毕，先喝一杯白开水或淡蜂蜜水，以补充身体水分。然后再喝牛奶或酸奶，并摄入少量淀粉类食物，如1~2片全麦面包或一碗燕麦粥。早餐若喝酸奶，最好提前一小时从冰箱里取出，或用热水温一下，以免太凉引起腹泻。有胃溃疡或胃酸过多的人，不要空腹喝酸奶。

奶制品可以作为两餐之间的点心

牛奶和酸奶有上佳的饱腹感，可以代替饼干、糖果、零食等，作为两餐之间的点心。也可以在餐前食用，适当减少下一餐食量。

把酸奶或牛奶当夜宵

建议晚餐减少三分之一食量，把酸奶或牛奶当夜宵。要注意，最好在临睡前2~3小时喝下，有利于睡眠质量。

三餐营养要平衡

虽说乳制品营养丰富，但铁、锌和维生素C含量较低，因此，必须从其他食物中补充。营养学家建议，午餐宜补充100克瘦肉或鱼，再加200克蔬菜；晚餐宜补充100克豆制品和200克绿叶菜如花菜、芥蓝、油菜等。如果喜欢无糖酸奶或不加糖牛奶，还要摄入少量水果。

将豆浆去脂生活进行到底

《本草纲目》中记载，“豆浆性平味甘，利水下气，制诸风热，解诸毒”。

经常为家里的老年人准备豆浆，每天一杯就能让他们远离骨质疏松，也不会便秘。女性常喝豆浆可以调节体内雌激素与孕激素水平，使分泌周期的变化保持正常，能有效预防乳腺癌和子宫癌、卵巢癌的发生，提高机体的免疫能力。

豆浆适宜四季饮用：春秋饮豆浆，滋阴润燥，调和阴阳；夏饮豆浆，消热防暑，生津止渴；冬饮豆浆，祛寒暖胃，滋养进补。现代医学也证明，豆浆内含丰富的氧化剂、微量元素和维生素，还含有一种牛奶所没有的植物雌激素“黄豆苷原”，具有调节女性内分泌系统的功能。每天喝一杯鲜豆浆，可明显改善女性心态和身体素质，延缓皮肤衰老，使皮肤细白光洁。

豆浆是女性的养颜圣品，但是在饮用时一定要有所注意，否则很容易诱发疾病。那么，喝豆浆要注意什么呢?

不要空腹喝。空腹喝豆浆，豆浆里的蛋白质大都会在人体内转化为热量而被消耗掉，不能充分起到补益作用。喝豆浆的同时吃些面包、糕点、馒头等淀粉类食品，可使豆浆内的蛋白质等在淀粉的作用下，与胃液较充分地发生酶解，使营养物质被充分吸收。

不能冲入鸡蛋。很多人以为豆浆加鸡蛋会更有营养，殊不知，鸡蛋中的蛋清会与豆浆里的胰蛋白酶结合，产生不易被人体吸收的物质。

不能与药物同饮。有些药物会破坏豆浆里的营养成分，如四环素、红霉素等抗生素类药物。忌饮未煮熟的豆浆。生豆浆里含有皂素、胰蛋白酶抑制物等有害物质，未煮熟就饮用，会发生恶心、呕吐、腹泻等中毒症状。

现在市面上卖的豆浆机种类很多，可以选一款自己喜欢的，喝自己亲手打出来的更卫生，需要注意的是不要把各种豆子放在一起磨，因为不同的豆子有不同效果，混在一起，会互相影响疗效。

喝豆浆时最好不要加糖或蜂蜜。如果纯豆浆不适合你的口味，你可以用豆浆煮粥。

做法：把洗净的大米和豆浆一起放入锅里，如果豆浆过少，可以加清水，以达到平时煮粥所需要的水量。先用大火烧开，再转为小火，一直到粥熟。用豆浆和大米煮粥有你想不到的滑腻香甜。

DIY美肤清肠瘦身美酒

酒，人们印象中是伤身体的东西。人们忽视了食物有坏也有好的道理。其实，酒水只要喝得恰到好处也可增强身体的免疫能力，在平常的日子里，做一些自己调制的“保健酒水”，也是十分有用的。这些增强免疫功能的家庭饮品都制备简便，取材容易，下面就教大家几招：

1.香菇甜酒

香菇酒具有确实的增强免疫和降压、降胆固醇、开胃健脾的功能。

做法：取香菇50克、蜂蜜200~250克、柠檬3个、白酒1千克。将香菇洗净，柠檬切片，和蜂蜜一起浸入白酒（30~60度）中发酵。若采用干香菇，15天就可饮用；若采用鲜香菇，则10天即成。

注意事项：柠檬应在第7天时取出，以保持香菇的风味。

2.枸杞子酒

枸杞子本身可以使免疫抗体时间延长，具有健肾补肝之功效，对老年人正气虚弱有治疗效果；其根入药而成的地骨皮也是强身益精的重要药物。

做法：取用枸杞子100~150克（鲜品则需500克）、地骨皮20克、蜂蜜100克（如果枸杞子子是鲜品，则改用砂糖200克）、30~60度白酒1千克，浸泡1~2个月后滤除残杂，即可饮用；每天临睡前饮用15毫升，效果更佳。

3.松竹酒

松树叶和竹叶都含有丰富的叶绿素和维生素A、维生素C，并具有净化血液的高效功能，对消除疲劳、提起精神和治疗动脉硬化有益处。

做法：取用松树叶200克、竹叶100克、蜂蜜100克、60度白酒2千克浸泡一个月后即可饮用。由于近年发现竹叶中含有抗癌的多糖成分，所以这种酒不仅适用于一般保健，也适用于患肿瘤的患者。只需每日饮用10毫升左右（不能饮酒的人，可用白开水稀释），就能有一定效果。

4.青核桃酒

核桃具有很高的营养价值，可以润肌肤，对神经衰弱和免疫功能低下等有良好功效。在这里向大家介绍法国修道院的保健药酒酿做法：

做法：取青核桃1000克、蜂蜜400克，白酒2000。用刀叉把核桃的青皮挑破并放入白酒中，浸泡1~2年，这样才能把色、香、味全部酿出。

第三章
食物化解便秘，大腹便便与我无缘

通便不畅，身体发胖

便秘，现在成为很多人的通病。很多人把这看成一个小毛病，但是这个小毛病却会给身体造成巨大的负担，让很多人痛苦不堪，甚至将小毛病拖成大毛病，将慢性病拖成顽症。暂且你不认为它会导致疾病，但是“便秘”绝对是损害你身材的罪魁祸首。

便秘如此可怕，那么我们如何判断自己是否患了便秘呢？

一、便秘的自我检测

如果你有以下症状，就很可能得便秘了。

（1）排便次数减少，2~3天或更长时间一次。

（2）没有固定而规律的排泄时间。

（3）粪质干硬，常觉得排便很困难。

（4）常觉得腹胀，腹痛，食欲减退。

（5）会排出难闻的屁。

也有这样的情况，有些人2~3天才排便一次，但很规律，而且排泄也很顺畅，没有不舒服的感觉，这种情况就不属便秘，因为便秘是很痛苦的身体感受。

二、便秘的危害

便秘对身体有多种危害，如果长期与便秘为伍，就很有可能引起下列疾患：

（1）诱发痔疮。便秘是痔疮的罪魁祸首之一。长时间用力排便，或蹲便时间过久，都可使直肠肛周静脉丛压力增高，逐渐使静脉曲张而形成痔疮。

（2）诱发肛裂。因为粪便干硬，可能会造成肛管处的皮肤损伤，然后继发细菌感染，从而形成肛裂。

（3）诱发胃肠功能紊乱。积存在体内的粪便，会放出有毒物质，让人食欲不佳、腹胀或痛，呃逆嗳气等。

（4）诱发脑出血。由于用力排便，可使腹压升高，静脉血回流增多，心脏负担加重，血压升高，导致脑出血。

（5）诱发心脏病。道理与引起脑出血相同，可以导致心绞痛，甚至心肌梗死。据统计，脑出血、心梗有大约四分之一的病例是由便秘诱发的。

（6）诱发肿瘤。由于粪便长时间潴留，致癌物质不能有效排出，导致大量吸收，可能诱发肿瘤，首先是肠癌。研究表明，有便秘史的女性，患乳腺癌的概率更高。

（7）影响儿童发育。小儿如果长期便秘，影响消化功能，吸收太差，可使发育不良。由于粪便经常滞于肠道，毒素吸收入血，循环到大脑后，可使神经敏感性降低，导致智能发育落后。

以上可不是危言耸听，便秘的危害就是这么大，要从根本上解决这种“难言之隐”，我们首先要找到引发便秘的原因。

三、导致便秘的因素有哪些

（1）“吃”出来的问题。大多数人的便秘与饮食有着不可分割的关系。一些人饮食过少、食品过精过细、食物中的纤维素和水分不足，不能对肠道形成一定量的刺激，导致肠蠕动缓慢，不能及时将食物残渣推向直肠。这样一来，食物残渣在肠内的停留时间就会延长，水分过多吸收而使粪便干燥。进入直肠后的粪便残渣因为量少，不能形成足够的压力去刺激神经感受细胞产生排便反射而引起便秘。

（2）排便缺乏“动力”。排泄也是个“体力活”，因为排便时不仅需要肛门括约肌的舒张、肛提肌向上向外牵拉，还需要膈肌下降、腹肌收缩、屏气用力来推动粪便排出。所以年老体弱、久病卧床、产后等，可因膈肌、腹肌、肛门括约肌收缩力减弱，腹压降低而使排便动力不足，使粪便排不干净，粪块残留，发生便秘。所以产妇、老年人、患者都容易出现便秘。

（3）拖延的毛病。有些人觉得大便无关紧要，或者因为工作繁忙及其他原因，有了便意以后不立即排便而是拖着、忍着，拖延了大便时间，使已到了直肠的粪便返回到结肠；或因患有肛裂和痔疮等肛门疾病、恐惧疼痛、害怕出血、不敢大便而拖长大便间隔时间。这都可能使直肠壁上的神经细胞对粪便进入直肠后产生的压力感受反应变迟钝，使粪便在直肠内停留时间延长而不引起排便感觉，形成习惯性便秘。

（4）疾病原因。排除以上原因，便秘很有可能就是因为你的身体内部有重大疾患。如肠管内良性和恶性肿瘤、慢性炎症、腹腔内巨大肿瘤，如卵巢囊肿、子宫肌瘤，以及妊娠、腹水压迫大肠、大肠病变如过敏性结肠炎、大肠憩室炎、先天性巨结肠等疾病可引起大肠痉挛、运动失常，这些都有可能导致便秘。

此外，肠胃道的疾病也与我们的精神状态很有关系。精神上受到强烈刺激、惊恐、情绪紧张、忧愁焦虑或注意力高度集中于某一工作等会使便意消失，形成便秘。

总之，便秘是一种对身体危害非常大的疾病，会对我们的正常生活产生不良影响。所以，排便有问题的朋友千万不要掉以轻心，在通过改变饮食和生活习惯还是不能改善时，一定要及时就医治疗。

清洁肠道，给你的肠道一点关爱

肠道每天不停地消化、吸收食物，以保证身体养分充足，是身体最劳累的器官。此外，它还是人体内最大的微生态系统，共有400多种菌群，掌管着人体70%以上的免疫功能，成为维护人体健康的天然屏障。但是，长期以来，人们对胃肠营养健康问题的认识非常有限，很多人对肠胃方面的不适都不太在意，认为只是一些小毛病而已。其实，肠道的作用非常重要，我们应该给自己的肠道多一点关爱。

微生态学家指出，保持肠道年轻的一个关键因素就在于保持肠道清洁，大便畅通。而膳食纤维就能促进肠道蠕动，加快粪便排出，从而抑制肠道内有害细菌的活动，维护肠内微生态环境平衡。因此，日常饮食中要多吃粗粮，有意识地增加膳食纤维的摄入量，膳食纤维含量丰富的食物包括米、大麦、玉米、燕麦、小麦、荞麦、裸麦（青稞）、薏苡仁等。但粗粮并非吃得越多越好，研究发现，饮食中以六分粗粮、四分细粮最为适宜；正常人吃粗粮的频率以每两天一次为宜。

另外，黄豆、黑豆、红豆、绿豆等豆类及豆制品，对维护肠道微生态环境平衡起着至关重要的作用。但油炸豆腐、熏豆腐、卤制豆腐等加工食品，营养物质遭到破坏较多，应少吃。

蔬菜与水果也都含有丰富的维生素、微量元素及膳食纤维，成人应每天都摄取。高纤蔬菜主要有：芹菜、南瓜、莴苣、花椰菜、豆苗、洋山芋及荚豆类。高纤水果主要包括：橘子、葡萄、李子、葡萄干、无花果、樱桃、柿子、苹果、草莓。高纤的根茎类包括：红薯、马铃薯、芋头。

除此之外，花生、腰果、开心果等坚果类，瓜子、芝麻等种子类，食物膳食纤维的含量也都较高，但是除了栗子、莲子外，坚果类的脂肪含量都很高。还有，洋菜（琼脂）、果冻、魔芋也是高纤食物。

同时，要严格控制某些食物的摄取量。例如，肉类如果没有充分咀嚼就不易消化，容易成为肠内腐败的元凶；主要存在于动物脂肪和人造奶油中的饱和脂肪，如果聚集会打破肠道内的菌群平衡，增加那些促使胆汁酸盐变为致癌物的细菌含量；白糖有利于细菌特别是大肠杆菌在肠道内的迅速繁殖，摄入过量的白糖将对肠道微生态环境平衡产生致命的危害。

总体来说，膳食平衡要做到以下几点：

（1）尽量少吃过季或者反季食品。

（2）每天吃饭的时间、数量都要有规律。

（3）吃饭时要身心愉悦，细嚼慢咽。

（4）饮食要依据自己的身体状况而定，不要盲目跟风。

清宿便，排肠毒——几款天然通便茶

如果你有便秘的烦恼，就不要喝浓茶。因为茶叶中的茶多酚类物质对肠胃黏膜具有一定的收敛作用，影响了对食物的消化吸收功能，会使大便干结，引起便秘或加重便秘。不过有一些淡茶却具有通便的功能。

1.当归茶

当归可以刺激肠胃蠕动，使排便润滑，尤其对慢性便秘和神经性便秘有特殊疗效。

材料：当归20克，水900毫升。

做法：将当归洗好，按自己的喜好切成好看的样子，加水，用大火煮。烧开后，改为小火，再煮15分钟。待到香味四溢的时候，把当归捞出，即可饮用。

2.长寿茶

用各种中草药熬制出来的长寿茶不仅可以使胃肠道更加健康，而且还可以缓解便秘症状，润肠通便。

材料：当归10克，枸杞子子10克，五味子10克，山茱萸10克，灵芝5克。

做法：将材料洗净，滤干水分。将滤干水分的材料放到锅中，根据需要加水。水开后，改为小火，继续熬煮20~30分钟，最后将材料捞出，只剩汤汁。每次饭后两小时饮用1杯即可。

3.桃仁大黄桂枝茶

此茶适合急性、慢性便秘患者，口淡无味的时候也可饮用。

材料：桃仁70克，大黄30克，桂枝15克，水2升。

做法：将桃仁捣碎，放到纱布袋中，加水2升，煮10分钟左右。将纱布袋捞出，在水中再加入大黄和桂枝，继续煮5~7分钟。最后将渣子滤除，一道完美的桃仁大黄桂枝茶即做好了。

4.决明子茶

决明子茶可以作为温和的通便剂，决明子还具有治疗高血压和醒酒的功效。

材料：决明子20~30克，水700毫升。

做法：将决明子放入水中，上火熬煮，熬到汤收到一半时关火，将渣滓过滤，只取汤汁。饭后两小时饮用一杯。

5.槐花蜂蜜茶

本品具有清热润肠、凉血止血之功效，可代茶频频饮用。适用于老年性及习惯性便秘。但糖尿病患者禁忌使用。

材料：槐花10克，蜂蜜少许，绿茶适量。

做法：将槐花洗净，与绿茶一起用适量沸水冲泡，加入蜂蜜搅拌均匀，即成。

芦荟，清洁肠道最好的“植物医生”

芦荟是一种草本植物，叶肉质嫩而肥厚，叶缘呈锯齿状，从叶中采汁，可以入药。关于其名字，“芦”字为黑的意思，“荟”是聚集的意思。芦荟叶子切口滴落的汁液呈黄褐色，遇空气氧化就变成了黑色，又凝为一体，所以称作“芦荟”。《本经逢原》、《本草纲目》及《中华本草》等诸多医典中均阐述了芦荟神奇的保健功能，概括起来就是其性味苦、寒、无毒，具有润肠通便，调节人体免疫力，保护肝脏，抗胃损伤，抗菌，降低血脂、血糖和血压，修复组织损伤等作用。因此，芦荟在民间还拥有一个家喻户晓的名称——“植物医生”。

在芦荟的诸多功效中，润肠通便、养颜排毒算是比较普及的。事实上，想要利用芦荟通便排毒，在遵医嘱的情况下服用些已制成的芦荟药品，还可以自制芦荟汁饮用。

一般来说，人体经过8小时睡眠，消耗了大量的水分和营养，体内存储的糖原快要消耗殆尽，早晨起床后常处于一种生理性缺水状态。所以，在开始一天的活动前，最好喝250毫升温开水，以补充水分，让肠胃慢慢恢复活力。若在水中再加入适量芦荟粉，冲调成一杯可口的芦荟汁，可帮助调节肠胃，排毒通便，减少胃溃疡的发生率，促进细胞修复，助益胃肠健康。

当然，除了上述的相关药品和芦荟汁液外，也可以选择一些以芦荟为主要成分的保健品，这就依个人情况而定了。

下面为大家推荐一款芦荟茶：

芦荟中的成分具有调理肠胃和导泻的作用。

材料：新鲜芦荟适量。

做法：把洗净的芦荟切成8毫米厚的薄片，放入锅中加入水，没过芦荟即可；用小火煮熟后滤出芦荟即可饮用。

通腑将军，大黄当仁不让

中医认为："六腑以通为用，欲得长生，肠中常清；欲得不死，肠中无滓。"意思是说保持大便通畅而无积滞，就能有益于健康长寿。元朝朱丹溪受王充的启示，提倡"倒仓法"以祛病延年，即通畅大便及时排出肠胃中的糟粕，保持肠胃的清洁，从而减少疾病，延缓衰老。

欲使肠中常清，大便通畅，中药大黄可谓是一味良药，堪称名副其实的"通腑将军"。它在保持大便通畅，减少肠中有毒物质对机体的侵害以及抗衰延年中屡建奇功，立下了汗马功劳。早在《神农本草经》中就记载："大黄能荡涤肠胃，推陈致新，通利水谷，调中化食，安和五脏。"《汤液本草》中说大黄："泄满，推陈致新，去尘垢而安五脏，谓如勘定祸乱以致太平无异，所以有将军之称。"《本草正义》中亦说："大黄迅速善走，直达下焦，深入血分，无坚不破，荡涤积垢，有黎庭扫穴之功。"中老年人如能定期服用大黄，就像定期大扫除一样，可使体内的积滞隐患及时得以清除干净，肠中"垃圾"一清理，就可达到防病、健身的目的。

现代药理研究证实：大黄有泻下、消炎、抗菌、抗病毒、抗肿瘤、利胆、止血、降血胆固醇和性激素的作用，大黄具有的泻下作用不妨碍小肠对营养物质的吸收。另外，进食少量大黄有健胃作用，可助胃吐故纳新，以滋后天之化源。老年人往往因血失调而诱发疾病，少量服用大黄，有行气活血，疏通经络之功，气血调和，经络畅通，则病不生。

服用时，每次取生大黄5~10克，水煎服或沸水冲泡代茶饮，以大便稀软而不形成水泻为度，每隔2~3日服一次。总之，应根据个人体质及具体情况酌情服用大黄，使其在保持大便通畅，抗衰延年中发挥应有的作用。

麻子仁粥治便秘

便秘可以发生在人生的任何一个年龄段，它与我们的饮食不均衡、运动不足、压力过大、生活不规律等有着密不可分的关系。用饮食调理便秘自然是长久之法，但有的时候也要适当辅之以药物，当然可不是让你去吃泻药，听听中医的方法，去中药店抓点麻子仁就行。

麻子仁可以润肠通便，滋养补虚，适用于邪热伤阴，或素体火旺，津枯肠燥所致的大便秘结，脘腹胀满，恶心欲呕等。医学盛典《本草纲目》里是这样记述的："大便秘，小便数。用麻子仁二升，芍药半斤，厚朴一尺，大黄、枳实各一斤，杏仁一升，一起熬研，加炼蜜和成丸子，如梧子大。每服十丸浆水送下。一天服三次。此方名'麻仁丸'。"麻仁丸是我国中医用来治疗便秘的一个良方，不过觉得这个方子用起来太复杂，不妨试用食疗的方法，喝一碗麻子仁粥。

麻子仁粥

材料：麻子仁20克，大米100克，白糖适量。

做法：将麻子仁洗净，放入锅中，加清水适量，浸泡5~10分钟后，水煎取汁，加大米煮粥，待熟时调入白糖，再煮一二沸即成，每日1剂，连续3~5天。

不过还应当提醒大家注意的是，中医都讲究辨证施治，便秘也有类型之分。这点我们在前面已经提到过。热秘是由体内热毒引起的，需要润肠来通便。而气虚则是大肠传导无力，血虚则因津枯不能滋润大肠。乍一看症状差不多，但病因往往不同。因此，对于体内毒素，切忌不可“一泻了之”。用食物泻法来清肠就比较安全而没有副作用了。

告别便秘，还需拜求些民间偏方

在民间，很多让医生束手无策的疑难杂症用一些民间土方却能药到病除。便秘自然也不在话下，这里介绍一些历来民间解决便秘的中药偏方，你可以在中医的指点下酌情选用。

（1）白术散治疗便秘。取生白术适量，粉碎成极细末，每次服用白术散10克，每天3次。此法对虚性便秘疗效颇佳，一般用药3~5天，大便即可恢复正常。大便正常后即可停药，以后每星期服药2~3天，即可长期保持大便正常。

（2）芍甘汤加味治便秘。取生白芍30克，生甘草20克，枳实15克，加水2碗煎成大半碗，每天1剂，分两次服用。此方治疗各种原因所致的便秘95例，疗效满意。此法特别适用于老年、久病体弱的成人便秘患者，孕妇慎用。

（3）连翘治疗便秘。取连翘15~30克，煎沸当茶饮，每日1剂。小儿可兑白糖或冰糖（不兑糖效果更好）服用。持续服用1~2周，即可停服。此方特别适用于手术后便秘、妇女（妊期、经期、产后）便秘、外伤后（颅脑损伤、腰椎骨折、截瘫）便秘、高血压便秘、习惯性便秘、老年无力性便秘、脑血管病便秘及癌症便秘等。

（4）车前子治疗便秘。每日取车前子30克，加水煎煮成150毫升，每日3次，饭前服，1周为1个疗程。一般治疗1~4个疗程即可痊愈。服药期间停服其他药物。本方不仅可以治疗便秘，而且还有降血压作用，特别适用于高血压而兼便秘患者。另外，以车前子为主治疗糖尿病便秘患者，均有明显的近期、远期疗效。

（5）昆布治疗便秘。60克，温水浸泡几分钟，加水煮熟后，取出昆布待温度适宜，拌入少许姜、葱末，加盐、醋、酱油适量，1次吃完，每天1次。

（6）生甘草治疗便秘。取生甘草2克，用15~20毫升开水冲泡服用。每日1剂。本法专治婴幼儿便秘，效果满意，一般用药7~15天即可防止复发。

（7）胖大海治疗便秘。取胖大海5枚，放在茶杯或碗里，用沸水约150毫升冲泡15分钟，待其发大后，少量分次频频饮服，并且将涨大的胖大海也慢慢吃下，胖大海的核仁勿吃，一般饮服1天大便即可通畅。

（8）蒲公英治疗便秘。取蒲公英干品或鲜品60~90克，加水煎至100~200毫升，鲜品煮20分钟，干品煮30分钟，每日1剂饮服，年龄小服药困难者，可分次服用，可加适量的白糖或蜂蜜以调味。

（9）桑椹子治疗便秘。取桑椹子50克，加水500毫升，煎煮成250毫升，加适量冰糖，以上为1日量，1日服1次，5天为1个疗程。

（10）决明子治疗便秘。取决明子20克，放置茶杯内，以白开水冲浸，如泡茶叶一样，20分钟后，水渐成淡黄色，香味四溢，即可饮用。喝完药液后，再加1次开水泡饮。

为肠子着想，千万别滥用抗生素

因为抗生素可以杀死病原菌，很多人感冒之后，会自己服用一些抗生素类药物。这似乎是司空见惯的事情，但实际上这个行为对我们的健康可是害处多多。

因为滥用抗生素，可以导致菌群失调。前面就说过，正常人类的肌体中，往往都含有一定量的正常菌群，它们是人体正常生命活动的有益菌。肠道内就有很多这样的有益菌。他们会参与人身体的正常代谢。只要这些有益菌群的存在，其他对人体有害的菌群是不容易在这些地方生存的。而抗生素的滥用则破坏了这个平衡。抗生素是不能识别对人类有益还是有害菌群的，它会蛮横地杀死所有菌群，结果那些有益菌群也被杀死了。这样一来，其他的有害菌就会在此繁殖。如果这些细菌是病原菌，就会引起腹泻。另外，大量使用抗生素，细菌也会产生抗药性，以后服用这类药物可能就没有效果了。

所以，使用抗生素一定得遵循医嘱。在服用抗生素以后，也得想一些补救的方法。有报告说，服用抗生素后大量服用双歧杆菌制剂可以有效预防抗生素的不良反应。所以，如果我们在医生的指导下服用了抗生素，之后要坚持食用酸奶和低聚糖类食品，这样可以增加肠子内的益生菌，肠道内的环境才能重新恢复正常、平衡。

久坐伤身，白领也为便秘烦

办公室一族们，由于工作性质长期久坐，难得一动。而长期保持坐姿缺乏运动，就很容易造成消化不畅，大肠蠕动无力，导致便秘。同时，紧张的工作、不规律的生活也让白领们经常处于焦虑状态中，这种状态很容易引起胃肠道功能紊乱，这些都是造成白领便秘的原因。

所以，白领们的便秘与老年人就不同。年轻人的便秘往往是受到外界因素的干扰，便秘不但会聚集体内的毒素，时间长了，还会引起其他疾病。想要彻底告别便秘，首先要让身体处于一种良性循环的状态中，然后再维持这种科学的状态。

保证正常的三餐也是白领预防便秘以及其他疾病的基本要求。虽然数不清的案头工作、会议、出差让你不得不在工作中匆匆解决一日三餐，大大小小的商务午餐、晚宴也不会让你吃得痛快。但为了健康着想，也要经常制定工作日健康食谱并坚持执行。

早餐的选择最好是一些消化较慢含糖分高的碳水化合物，这类食物会平稳地提升血糖浓度，维持你一上午的营养供给。例如，一小碗燕麦粥、一根半熟的香蕉、一杯原味酸奶或新鲜果汁都是很聪明的选择。

午餐最好选择高蛋白的鱼肉、鸡肉、牛肉、鸡蛋或豆腐。这些食物内含的蛋白质可以帮助消化，也可以驱除餐后的睡意。但一定不要忽视了搭配高纤维的蔬菜和水果。

晚餐则可以选择土豆、荞麦面的面条、大米等主食。他们对脑细胞有舒缓作用。但为了预防便秘，经常性吃一些糙米也是有好处的。

虽然食用高纤维的水果是治疗便秘的佳法，但是水果不能随便吃。白领通常都处在高度压力下，精神紧张就容易患溃疡病，所以不宜吃柠檬、杨梅、李子、山楂等酸性高的水果。而新鲜菠萝容易诱发过敏、头痛，吃前最好在盐水中浸泡30分钟以破坏过敏物质。甘蔗、新鲜荔枝、柑橘等含糖量很高，不宜空腹食用，否则刺激胃黏膜，使得胃痛、脾胃胀满。

饮食、运动、按摩三方面加起来就可以改善白领便秘。在肚脐眼上抹一些清凉油，按顺时针方向按摩，面积由小到大，力量由轻到重，早晚各一次，每次10分钟，揉到手和肚皮都发热，也对缓解便秘有很好的效果。不过，任何方法都贵在坚持，如果是顽固的便秘者，刚开始可能效果不明显，坚持一段时间效果会很明显的。

准妈妈一族，易受肠道“纠结”之苦

准妈妈们经历着人生很重要的过程，而这个过程中要遭遇很多苦痛，便秘就是其中之一。很多孕妇都经受着这种肠道“纠结”之苦，不仅心情压抑，也对皮肤有很大的伤害。最直接的反应是肤色灰暗、粗糙出现类似粉刺的黑斑。而为了腹中的宝宝着想，准妈妈们又不敢尝试药物解便秘的方法。

为什么孕妇易受到便秘的困扰呢？这是因为孕妇怀孕后体内孕激素增多，孕激素具有抑制肠蠕动的作用，所以孕期肠蠕动减弱。又因子宫逐渐增大可压迫直肠，使粪便在肠内停留的时间延长。膨大的子宫体也会压迫结肠，使粪便运转速度减慢，导致准妈妈不能正常排便。

此外，怀孕之后，准妈妈们为了体内的宝宝都会吃得又多又精致。这种膳食结构的改变，粗粮减少，缺少膳食纤维，就会缺乏对肠壁刺激的推动作用。而孕期的女人也会减少活动，这也是影响结肠蠕动的原因之一。

还有一种情况可能是所服用药物的原因。如用镇静药物来缓解孕期不适症状，但这些药物又常对肠道功能产生副作用，这是造成孕妇便秘的又一重要原因。

为了对抗这种纠结之苦，女性朋友们最好在怀孕前半年就做好充分的准备，这包括锻炼身体，多做按摩，坚持冷水擦浴，增强皮肤的弹性。不吃高糖、不吃含味精、咖啡因、防腐剂、辛辣等食品。可提前多摄入含硒、镁等微量元素的食物。如黑芝麻、麦芽、虾、动物肾、肝等含较高的硒。镁主要来源于含叶绿素多的有色蔬菜等植物性食物，此外，小米、大麦、小麦、燕麦、豆类、坚果类、海产品等的摄入也是镁的良好来源，可防止出现类似粉刺的黑斑。每天喝点绿茶，亦可起到良好美容作用。

总之，提早预防，保持正常、健康的饮食，这些困扰准妈妈们的烦恼也是可以解决的。

新母亲，产后别为便秘烦

除了孕妇容易为便秘纠缠，刚当上新妈妈的产妇们还没来得及享受快乐，便会发现便秘又悄然而至了。

美国科学家的一项研究显示，不仅孕妇容易便秘，刚生下孩子3个月的产妇也容易便秘，尤其是补充过铁剂及有过便秘史的概率更高。由此可见，便秘这个祸手也不会放过新妈妈们。为什么产妇在头三个月里容易患上便秘呢？原因有二：一是分娩之后长期卧床休息，很少活动，肠蠕动减慢，同时怀孕时腹壁扩张，产后腹壁松弛无力、腹压降低。这都会使肠内容物易停滞在肠腔里，难以排出。另一方面更主要的是产后饮食不太得当，过多地进食精细食物，不吃或很少吃蔬菜、水果等富含纤维的食物，有些人还饮水少。这就难免要发生便秘，甚至诱发肛裂。

所以在孕初期就有便秘史及需要补充铁剂的孕妇，在孕早期就应该针对可能出现的便秘采取些必要措施。

产后便秘这个问题要以预防为主，在孕期就应该养成定时排便的习惯，最好还能进行散步等相对舒缓的运动。当然，饮食是绕不过去的坎，一定要均衡，膳食中要加强蔬菜、水果等含纤维素食品的摄入，多食用玉米、红薯、芹菜、香蕉、梨等。另外，常吃黑芝麻、核桃仁、蜂蜜等对防止便秘也有一定的作用。

万一产后发生便秘，可以做一些轻度运动来缓解，如提肛、仰卧起坐、仰卧做倒蹬自行车运动等。此外，腹部按摩也是不错的方法，在肚脐周围沿顺时针或逆时针方向画圈按摩，每次5~10分钟，每天可做3~5次。剖宫产的女性要注意力度，可在拆线1周后再进行。

当上了新妈妈的女性朋友别再为便秘烦恼了，用合理的饮食和运动计划来对抗这个顽敌，尽情享受做母亲的快乐吧。

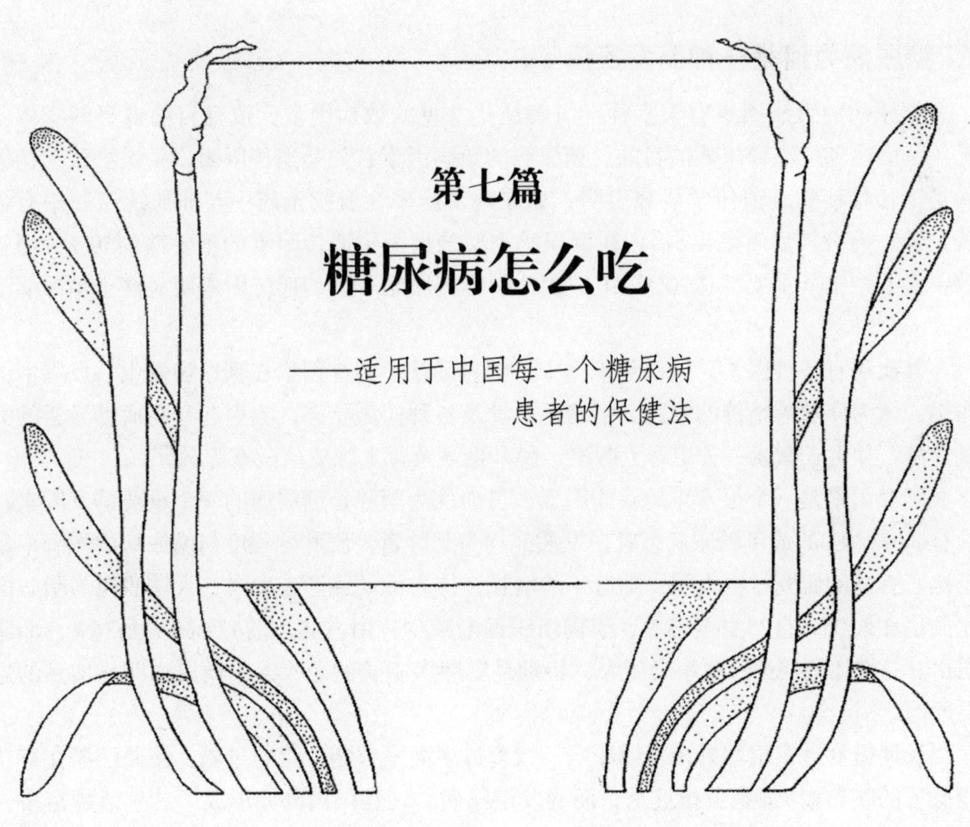

第七篇

糖尿病怎么吃

——适用于中国每一个糖尿病患者的保健法

第一章
认识糖尿病——糖尿病患者要知道的饮食原则

糖尿病为何是一种高发疾病

糖尿病的致病因素有很多种，了解这些常见的致病因素，改变目前自身的身体状况，从而达到远离糖尿病的目的。糖尿病的致病因素首先是遗传因素。举世公认，糖尿病是遗传性疾病，遗传学研究表明，糖尿病发病率在血统亲属中与非血统亲属中有显著差异，前者较后者高出5倍。在糖尿病Ⅰ型的病因中遗传因素的重要性为50%，而在糖尿病Ⅱ型中其重要性达90%以上，因此引起糖尿病Ⅱ型的遗传因素明显高于糖尿病Ⅰ型。

其次还有精神因素。近十年来，中外学者确认了精神因素在糖尿病发生、发展中的作用，认为伴随着精神的紧张、情绪的激动及各种应激状态，会引起升高血糖激素的大量分泌，如生长激素、去甲肾上腺素、胰升糖素及肾上腺皮质激素等。

肥胖因素是一个很常见的致病因素。目前认为肥胖是糖尿病的一个重要诱发因素，约有60%~80%的成年糖尿病患者在发病前均为肥胖者，肥胖的程度与糖尿病的发病率呈正比。有基础研究材料表明：随着年龄增长，体力活动逐渐减少时，人体肌肉与脂肪的比例也在改变。自25岁至75岁，肌肉组织逐渐减少，由占体重的47%减少到36%，而脂肪由20%增加到36%，此系老年人，特别是肥胖多脂肪的老年人中糖尿病明显增多的主要原因之一。

长期摄食过多很容易诱发糖尿病。饮食过多而不节制，营养过剩，使原已潜在有功能低下的胰岛素B细胞负担过重，而诱发糖尿病。现在国内外亦形成了“生活越富裕，身体越丰满，糖尿病越增多”的概念。因此糖尿病也被叫作“富贵病”。

还有人提出感染也是致病因素。幼年型糖尿病与病毒感染有显著关系，感染本身不会诱发糖尿病，仅可以使隐形糖尿病得以外显。

有关专家发现妊娠次数与糖尿病的发病有关，多次妊娠易使遗传因素转弱诱发糖尿病。

此外，科学认为糖尿病是由几种基因受损所造成的：Ⅰ型糖尿病——人类第六对染色体短臂上的HLA-D基因损伤；Ⅱ型糖尿病——胰岛素基因、胰岛素受体基因、葡萄糖溶酶基因和线粒体基因损伤。总之，不管哪种类型的糖尿病，也不论是因为遗传易感而发病，还是环境因素、病毒感染发病，归根结底都是基因受损所致。换言之糖尿病是一种基因病。

警惕糖尿病的早期信号

李时珍提醒人们，要尽早地发现自己身体的不适，才能尽早对症治疗。下面我们来看看糖尿病的早期信号。

糖尿病发病前有早期信号，如果发现自身有这些疾病的信号要提高警惕，改变不良的生活习惯，这也能帮助你早日发现也好早些时间治疗。

糖尿病可引起白内障，导致视力下降，进展较快，有时也会引起急性视网膜病变，引起急性视力下降。

研究证明，糖尿病有明显的遗传倾向，如果父母有一人患病，其子女的发病率比正常人高3~4倍。

糖尿病引起的皮肤瘙痒，往往使人难以入睡，特别是女性阴部的瘙痒更为严重。

糖尿病可引起末梢神经炎，出现手足麻木、疼痛以及烧灼感等，也有的人会产生走路如踩棉花的感觉。在糖尿病的晚期末梢神经炎的发病率就更高。

糖尿病引起尿路感染，通常有两个特点：（1）菌尿起源于肾脏，而一般的尿路感染多起源于下尿道。（2）尽管给予适宜的抗感染治疗，但急性肾盂肾炎发热期仍比一般的尿路感染发热期延长。

糖尿病伴发胆囊炎的发病率甚高，而且可能伴有胆石症，有时胆囊会发生坏疽及穿孔。

男性糖尿病患者出现排尿困难者约为21.7%。因此，中老年人若发生排尿困难，除前列腺肥大外，应考虑糖尿病的可能。

糖尿病可引起内脏神经病变，造成胃肠道的功能失调，从而出现顽固性的腹泻与便秘，其腹泻使用抗生素治疗无效。

糖尿病可引起神经病变和血管病变，从而导致男性性功能障碍，以阳痿最多见，据统计，糖尿病患者发生阳痿者达60%以上。

女性腰围与臀围之比大于0.7~0.85（不论体重多少），糖耐量试验异常者达60%。有人认为，这种体型可作为诊断糖尿病的一项重要指标。

糖尿患者容易发生脑梗塞，在脑梗塞患者中，有10%~13%是由糖尿病引起的。因此，脑梗塞患者应常规化验血糖。

健康自测：你已经被糖尿病盯上了吗

20世纪60年代，如果医院发现了一个糖尿病患者，医生很可能把他作为此病的研究对象，但是现在，糖尿病患者大有让医院“人满为患”的趋势，这说明糖尿病已经成为人类的高发病之一。那么，怎样知道自己是否已经被糖尿病盯上了呢？下面我们来看一个测试：

下列几种糖尿病的易患因素，如超过2种符合的情况，就应每年至少监测1次血糖，以警惕糖尿病的发生：

年龄超过40岁；肥胖；与糖尿病患者有血缘关系；工作繁重，精神压力大；患有高血压、高血脂、冠心病、痛风；女性分娩时婴儿体重大于4千克，或曾反复流产；低出生体重儿。

如果身体有下列情况，当几种情况同时出现时，就应到医院多次检查空腹及餐后2小时血糖，以确定是否患有糖尿病：

食欲增强，体重反而下降，全身无力；长疮长疖，反复发作，久治难愈；皮肤瘙痒或会阴部瘙痒，排除其他病因者；反复尿路感染，抗感染疗效不佳；顽固性腹泻，经久不愈；40岁以上便发生白内障、冠心病、心肌梗死、脑梗塞；不明原因的双下肢发麻灼痛。

控制饮食，不让糖尿病“发难”

要想不让糖尿病影响我们的生活，同时远离其引发的并发症危害，就要十分注重饮食的作用。血糖与进食量的大小和食物种类密切相关，故而控制饮食是糖尿病治疗的首要原则。

定时定量

糖尿病患者要根据自身体质和工作性质选择适合的饮食。轻体力劳动者每千克体重每日消耗30~35千卡路里热量；中等体力劳动者每千克体重每天消耗35~40千卡路里热量；重体力劳动者每千克体重每天需40千卡路里热量。如体重有较大幅度改变，应总结阶段经验，制订出下一阶段饮食方案。

调整三大营养素的比例

目前美国糖尿病协会（ADA）主张糖尿病患者饮食中碳水化合物应占总营养成分的55%~60%，蛋白质摄入量不应超过每日总营养成分的15%，以每日每千克体重0.8~1.2克为宜。每日脂肪摄入总量不能超过总营养成分的30%，以每日每千克体重0.6~1克为好，如肥胖患者尤其有血脂过高或有动脉硬化者，脂肪摄入量应视具体情况进行调整。

少吃甜食和油腻食品

糖尿病的主要病因是高血糖，因此患者饮食应以优质蛋白质即植物蛋白和粗纤维食物（蔬菜）为主，严格控制糖的摄入量，少吃含糖食物，如餐后甜品、蛋糕、哈密瓜、香蕉这样的甜水果都要少吃，而适宜选择一些含糖量少、水分多的水果，如苹果、杏、不太甜的西瓜、橙子等。

饮酒会引起并发症

酒是糖尿病患者的禁食之品，长期饮酒会恶化糖尿病病情。酒中所含的酒精在体内会产生大量热量，而长期饮酒对肝脏也不利，并容易使血中三酰甘油（三酰甘油）升高。酒还可能与磺脲类药物相忌，使患者出现心慌、气短、面颊潮红等不良反应；对使用胰岛素的患者，空腹饮酒会引起低血糖。

吸烟会使血糖上升

吸烟能刺激肾上腺释放更多的肾上腺素，使血管收缩，并抑制胰岛素的分泌，使血糖上升。情绪波动吸烟是火上浇油，促进血管收缩，肾上腺素分泌增加、血糖上升。

食用含淀粉的食物会使血糖升高

淀粉能使血糖升高，因此糖尿病患者忌吃土豆、红薯、藕粉、栗子、粉条等淀粉含量高的食物。

食用高蛋白食物会引起酸中毒

因蛋白质中的氨基酸可在体内生成酮体而加重中毒，酸中毒对于糖尿病患者是相当危险的。因此，高蛋白饮食如乌鸡、螺蛳、牛奶、牛肉等对于糖尿病患者来说均不宜食用。

饮热茶会使降糖疗效降低

糖尿病患者可饮冷茶而不宜饮热茶。因为茶叶中含有能抑制胰岛素合成的物质，同时也含有能除去血液中过多糖分的多糖类物质。倘若用开水或温开水泡茶，就使茶叶中的多糖类物质受到严重破坏而降低疗效。因此，糖尿病患者饮茶时，最好是用冷开水浸泡。

力降血糖，但要严防“低血糖”

糖尿病患者在治疗过程中容易引起低血糖症，轻微低血糖症的状况包括嘴巴麻痹、皮肤湿冷、胸部有颤动的感觉，还伴有饥饿感，这些症状只需服用现成的糖类即可缓解。当血糖水平降得过低或下降速度过快，就可导致低血糖反应。低血糖反应常见于用胰岛素治疗或采用口服磺脲类降糖药的糖尿病患者。常见的引发低血糖反应的原因包括胰岛素使用过量、胰岛素注射时间错误、饮食摄入量不足、未能按时进餐、运动量增加但未及时调整饮食或胰岛素用量、空腹运动、空腹饮酒和滥用口服降糖药等。严重的低血糖或低血糖昏迷者若不给予及时抢救，延误6小时以上会造成患者大脑严重损伤，甚至死亡。

低血糖反应的症状大致包括头晕、头痛、打冷战、心慌、手抖、过度饥饿感、出汗、面色苍白、行为改变或异常（如烦躁、哭喊、易怒、富有攻击性）、口唇麻木、针刺感、全身乏力、视物模糊等。严重者可能出现神志不清、全身抽搐、昏睡、昏迷，这时如不及时纠正，将进一步损害心、脑、肾等主要脏器，危及生命，故应引起糖尿患者的高度重视。

一旦出现上述这些症状，就表明血糖水平可能过低，须立即进行治疗。立即吃“糖”，快速增高血糖水平，是应对低血糖反应的主要措施。可采用普通饮料（雪碧、可乐、果汁等）、糖果（水果糖、奶糖、巧克力糖）、糖水（温开水冲白糖或葡萄糖25~50克）、口服葡萄糖片、蜂蜜或果酱等。应注意对不同的患者采取不同的措施：

（1）如果患者神志相对清楚，低血糖症状较轻，可通过立即口服糖类食品来升高血糖。如果是低血糖反应重者，还需要增加口服碳水化合物的量，如馒头（或面包）25克或水果1个。

（2）为防止低血糖反应反复出现，注射长效胰岛素者要注意加食牛奶或鸡蛋等吸收较慢的富含蛋白质的食品。

（3）如果患者已出现神志障碍的症状，但尚有吞咽能力，可将白糖或葡萄糖放入其口颊和牙齿之间，使之溶化后咽下。

（4）应避免喂食陷入昏迷的糖尿病患者，以免由于喂食不当而引起吸入性肺炎或肺不张。

一般来说，低血糖患者在服糖5分钟后就可升高血糖，使症状得到缓解。如果5分钟后依然维持低血糖症状，应立即吃更多的糖。如果10分钟内仍然无改善，应立即送医院抢救。在改善了低血糖症状之后，还要在下一餐前吃少量含复合碳水化合物的点心或水果、牛奶等，以预防低血糖的再次发生。

食材相配，不为糖尿病“开门”

糖尿病的发生很大程度上是由于人们饮食上的不良习惯。糖尿病的治疗也以饮食治疗最为重要。合理的饮食搭配，能有效预防糖尿病和缓解糖尿病症状，把好身体健康这道大门。

预防

俗话说“请神容易送神难”，糖尿病这个“沉默的杀手”往往有来无回，目前的医疗手段只能缓解，无法拔出病根。糖尿病滋生的病根在于饮食，人们要想远离糖尿病，必须建立合理的膳食结构，从根上保证身体的健康。比如不暴饮暴食，生活有规律，吃饭要细嚼慢咽，多吃蔬菜，尽可能不在短时间内吃含葡萄糖、蔗糖量大的食品，这样可以防止血糖在短时间内快速上升，对保护胰腺功能有帮助。更不要吃过量的抗生素，以免诱发糖尿病。

食疗

糖尿病患者要控制食糖，并非完全不食糖，关键要选用血糖生成指数比较低的食物，同时要供给充足的膳食纤维，即多吃含糖量低的水果与蔬菜，如没有出现肾功能异常，可适当食用一些肉、鱼、虾、豆制品等。要控制脂肪摄入量，每日10~20克，还要注意限制盐的摄取，每日不要超过6克，通过摄取蔬菜，来保证充足的维生素和微量元素的供应。糖尿病患者也不宜饮酒，还应合理安排每日三餐，定时定量，早、中、晚餐能量按25%、40%、35%的比例分配。每日总热量按每千克体重为25~40千卡热量计算，糖类约占60%，蛋白质占15%，脂肪占25%。

下面为大家推荐几个降血糖的食谱：

1.苦瓜烧豆腐

材料：苦瓜150克，水豆腐100克。植物油、食盐适量。

做法：苦瓜去子切薄片，入锅炒至八成熟，加入豆腐、食盐，烧至熟透食用。

功效：豆腐有清热、利尿、降糖之功。

2.香菇烧豆腐

材料：嫩豆腐250克，香菇100克，盐、酱油、味精、香油各适量。

做法：豆腐洗净切成小块。在砂锅内放入豆腐、香菇、盐和清水。中火煮沸改文火炖15分钟，加入酱油、味精，淋上香油即可食用。适量服食，不宜过热。

功效：清热益胃，活血益气。豆腐味甘性凉，益气和中，生津润燥，清热解毒；香菇有益气活血，理气化痰之功。此方对烦热、消谷善饥兼见淤血型糖尿病患者尤为适宜。

3.玉竹猪心方

材料：玉竹20克，猪心500克，罐头荸荠50克。玉竹洗净切片，加水煎煮二次，去渣合并二次煎液，浓缩至20毫升。猪心切薄片，放在碗内用精盐、水淀粉抓一抓。韭黄择洗干净切成寸断。荸荠切片，葱、姜、蒜分别切成细末。料酒、酱油、白糖、味精、精盐各15克，与胡椒粉、鸡汤、水淀粉、玉竹液浓缩汁调匀，兑成芡汁，备用。

做法：取锅置旺火上，倒入植物油烧热，下入猪心滑透，倒在漏勺中控油。锅内留少许油，重新上火烧热，先放蒜末，再放葱、姜末炸出香味，然后放入荸荠片煸透，倒入猪心，继而烹入对好的芡汁，撒上韭黄段，翻炒均匀，淋醋、香油少许，离火盛装盘内。

功效：养阴生津，对因糖尿病胃阴不足所致的多食易饥，形体消瘦，小便量多，大便干结等有良好的作用。

4.菠菜根汤

材料：鲜菠菜根60~120克，干鸡内金15克。

做法：水煎服。每日1剂，2~3次分服。

功效：敛阴润燥、止渴。适用于糖尿病、消渴饮水无度。

5.豌豆方

材料：豌豆适量。

做法：每日取适量豌豆煮食，长期坚持，可见疗效。

功效：和中生津、止渴下气，适用于糖尿病。

6.田螺水

材料：田螺数百只。

做法：将田螺养于清水中，以吐出泥污，换置清水中浸一夜，取其水煮沸，每日饮其水，或煮熟饮汁亦可。

功效：清热利水、除烦止渴。适用于糖尿病消渴饮水、日夜不止。

7.茶鲫鱼

材料：鲫鱼500克，绿茶适量。

做法：将鲫鱼剖杀，去鳃及内脏，留鳞，洗净，鱼腹内填满绿茶，上笼蒸熟，不加任何调料，淡食。每日1剂。

功效：健脾益气、清热利尿。适用于糖尿病消渴、饮水不止等。

8.山药粥

材料：生山药60克，粳米60克，酥油适量。

做法：粳米加水如常法煮粥。山药去皮为糊后用酥油炒，令凝，用匙揉碎，放入粥内拌匀，可作早点食用。

功效：润肺健脾，益气固精。适用于脾肾气虚，腰酸乏力、大便溏泄、多食易饥者。

9.葛根粉粥

材料：葛根30克，粳米50克。

做法：将葛根切片，水磨澄取淀粉，粳米浸泡一宿，与葛根粉同入砂锅内，加水500毫升，文火煮至粥稠服用。

功效：清热除烦，生津止渴。现代药理研究证明葛根有降低血糖作用，并能扩张心脑血管，具有温和的降血压作用。

除了上面的食疗方外，以下几个食疗方也对糖尿病有不错的效果：

（1）醋泡黄豆。将生黄豆浸泡在醋中，三天后开始食用。可由醋中捞起直接食用，也可捞起后风干食用。风干后便于保存，注意防止发霉。每日早晚饭前各服30粒。

（2）消渴速溶饮。鲜冬瓜皮和西瓜皮各1000克，白糖适量，瓜蒌根250克。瓜皮切薄片，瓜蒌根捣碎水泡，放锅内水适量煮1小时，捞去渣再以小火继续加煎煮浓缩，至稠黏停火，待温，加白糖粉，把煎液吸净、拌匀、晒干、压碎，每次10克，以沸水冲化，频饮代茶。适用于各型糖尿病。

（3）消渴茶。麦冬、玉竹各15克，黄芪、通草各100克，茯苓、干姜、葛根、桑白皮各50克，牛蒡根150克，干生地黄、枸杞子根、银花藤、薏苡仁各30克，菝葜24克，共研末制成药饼，每个15克，每取一个放火上令香熟勿焦，研末代茶饮。

（4）枸杞子子蒸鸡。枸杞子子15克，母鸡1只加料酒、姜、葱、调料，共煮熟，食枸杞子子、鸡肉，饮汤。适用于糖尿病肾气虚弱者。

（5）苦瓜焖鸡翅。苦瓜250克，鸡翅膀1对，姜汁、黄酒、调料、植物油适量，先炒鸡翅膀，后入苦瓜、调料，熟后食肉饮汤。

（6）玉米粉粥。粳米50~100克，加水煮至米开花后，调入玉米粉30克（新鲜玉米粉），稍煮片刻服用。适用于各种糖尿患者。玉米含蛋白质、脂肪、糖类、维生素和微量元素，玉米油是一种富含多不饱和脂肪酸的油脂，是一种胆固醇吸收抑制剂。

糖尿患者日常饮食安排

《本草纲目》中记载了许多用饮食来调整身体的良方，可见李时珍特别推崇食疗。糖尿病患者的饮食调养是糖尿病治疗过程中很重要的一个方面，合理安排饮食，避免摄入过多的糖分能有效地控制糖尿病的发生。

对于每一位糖尿病病友，无论Ⅰ型还是Ⅱ型，饮食控制永远都是治疗的基础。对于接受胰岛素治疗的糖尿病患者更是要求强调饮食、运动及胰岛素治疗三者的和谐与平衡。那么，怎样的饮食才算是健康饮食呢？糖尿病患者固然不能像健康人那样无所顾忌地饮食，但也绝对不只是少吃或不吃。不管怎样，饮食应该是每个人生活中的重要部分，健康人和患者都有权利享受饮食给生活带来的乐趣和滋味。糖尿病患者要享受健康饮食，是一件很不容易的事，这需要患者们掌握许多有关糖尿病饮食的知识，这也是许多病友很难做到的原因。

为了能正确地享受健康饮食，每一位患者都应该请教专门的营养师，在那里您能得到关于健康饮食的详细指导。

糖尿病饮食治疗绝对不只是少吃、不吃！饮食治疗的意义在于：保持健康的体重；维持营养平衡；控制血糖。

糖尿病饮食疗法的原则是“在规定的热量范围内，达到营养平衡的饮食。”为保证营养平衡，糖尿患者应在规定热量范围内做到主食粗细搭配，副食荤素搭配，不挑食，不偏食。

有些患者以为吃粮食血糖就会升高，不吃粮食就能控制糖尿病，这种认识是不正确的。粮食是必需的，糖尿病患者的饮食应该是有足够热量的均衡饮食，应根据患者的标准体重和劳动强度，制定其每日所需的总热量。总热量中的50%~55%应来自碳水化合物，主要由粮食来提供；15%~20%的热量应由蛋白质提供；其余25%~30%的热量应由脂肪提供，脂肪包括烹调油。如果不吃或很少吃粮食，其热量供应靠蛋白质和脂肪，长此以往，患者的动脉硬化、脑血栓、脑梗塞、心肌梗死及下肢血管狭窄或闭塞的发生机会就会大大增加。

目前市场上出现了“无糖”的食物，一般是指这些食品中没有加进蔗糖，而是采用甜味剂制成的。美国纽特健康糖是天冬氨酸和苯丙氨酸组成的双肽糖，是较好的甜味剂。吃甜味剂与麦粉制作的各种食品时，麦粉或米粉等这些粮食应该计算在规定的主食量中，也是不能随意吃的，多吃后血糖是会增高的。

既然甜食不敢多吃，食用肉类等食品过多，也会使患者血脂升高，增加冠心病的发生机会，肉类食品提供的热量较高，患者容易发胖。因此，肉类食品的摄取量应计算在蛋白质和脂肪的分配量中。

糖尿病患者宜少量多餐。每天多吃几顿饭，每顿少吃一点，可以减少餐后高血糖，有助于血糖的平稳控制。

此外，糖尿病患者的饮食宜低盐、低脂，多吃新鲜蔬菜。对能否进食水果的问题，糖尿病患者的饮食是控制总热量的均衡饮食。根据食品所含热量，我们制定了食品交换份，每份90千卡。例如25克大米是1份，200克的苹果也是1份。假如某患者每日需热量1800千卡，就是20份。粮食占10份，吃1份苹果就少吃25克大米。吃水果也应计算在总热量内，并且不要和饭同时吃，而是作为两餐之间的加餐，这样安排比较恰当。食品交换份的办法，患者需要掌握。

糖尿病患者宣言：不做水果绝缘人

李时珍在《本草纲目》里一再强调人吃东西关键要吃对，吃得合适了不仅不生病，还会有强身健体的作用。然而，很多糖尿病患者出于忌口的原因，始终与水果保持距离。其实糖尿病患者可以吃水果，关键是根据病情科学合理地选用。

水果中的糖类包括果糖和葡萄糖及蔗糖。这些糖都属于单糖，食后血糖很快上升。其中果糖在代谢过程中不需要胰岛素的参与，所以糖尿病患者可以在营养师的指导下，根据病情选用部分水果。

不是所有的糖尿病患者都能吃甜的水果，只有病情稳定，血糖基本控制的患者才可以吃。一般说来，空腹血糖7.8毫摩/升以下（140毫克/分升），餐后2小时血糖在10毫摩/升（180毫克/分升）以下，以及糖化血红蛋白75%以下，病情稳定，不常出现高血糖或低血糖的患者，可以在营养师的指导下选用含糖量低、味道酸甜的水果。对于一些血糖高、病情不稳定的患者只能选用含糖量在5%以下的蔬菜、水果，像草莓、番茄、黄瓜等。

糖尿病患者选择水果的依据主要是根据水果中含糖量及淀粉的含量，以及各种不同水果的血糖指数而定。

推荐选用每100克水果中含糖量少于10克的水果，包括青瓜、西瓜、橙子、柚子、柠檬、桃子、李子、杏、枇杷、菠萝、草莓、樱桃等。此类水果每100克可提供20~40千卡的能量。

每100克水果中含糖量为11~20克的水果要慎重选用，包括香蕉、石榴、甜瓜、橘子、苹果、梨、荔枝、芒果等。此类水果每100克可提供50~90千卡热量。

每100克水果中含糖量高于20克的水果不宜选用，包括红枣、红果，特别是干枣、蜜枣、柿饼、葡萄干、杏干、桂圆等干果，以及果脯应禁止食用。含糖量特别高的新鲜水果，如苹果、柿子、莱阳梨、肥城桃、哈密瓜、玫瑰香葡萄、冬枣、黄桃等也不宜食用。此类水果每100克提供的热量超过100千卡。

水果是糖尿病食谱的一部分。每100克新鲜水果产生的能量约为20~100千卡。严格地讲，每天每个患者适宜吃多少水果都应该由营养师进行计算。但是一般情况下，血糖控制稳定的患者，每天可以吃150克左右含糖量低的新鲜水果。如果每天吃新鲜水果的量达到200~250克，就要从全天的主食中减掉25克（半两），以免全天总能量超标。

吃水果的时间最好选在两餐之间，饥饿时或者体力活动之后，作为能量和营养素补充。通常可选在上午9点半左右，下午3点半左右，或者晚饭后1小时或睡前1小时。不提倡餐前或饭后立即吃水果，避免一次性摄入过多的碳水化合物，致使餐后血糖过高，加重胰腺的负担。

每个人的具体情况不同，每种水果对血糖的作用也不一样。家中有血糖仪的患者如果在吃水果之前，以及吃水果后2小时测一下血糖或尿糖，对了解自己能否吃此种水果，吃得是否过量，是很有帮助的。

糖尿病患者的饮食禁忌

除了药物治疗和饮食控制之外，糖尿病患者一定要牢记以下饮食禁忌，以免前功尽弃。

（1）减少食盐的摄入。人体不能缺食盐，否则会出现乏力、头痛、厌食、恶心、嗜睡甚至昏迷。但并不是食盐越多越好，过多的食盐对身体有害，如导致高血压或对抗治疗高血压药物疗效，发生水肿，甚至心、肾功能衰竭。食盐摄入过多还可能增强食欲，不利于糖尿病的饮食控制。对于糖尿病患者来说，其本身患高血压的机会比正常人高两倍。因此限制食盐摄入就非常必要了。

（2）减少精制糖的摄入，不用蔗糖烹调食物，在茶、咖啡等饮料中不加蔗糖，不喝富含蔗糖的饮料，买一些无糖罐头或人工甜味剂制品代替糖制品。

（3）禁用含碳水化合物过高的甜食，如葡萄糖、蔗糖、麦芽糖、蜂蜜、甜点心、红糖、冰糖、冰淇淋、糖果、甜饼干、糕点、蜜饯、杏仁茶等含纯糖食品。

（4）糖尿病患者应少吃动物内脏、鱼子、肥肉、猪油、牛油、羊油等。少吃油炸食物，因高温可破坏不饱和脂肪酸。

（5）糖尿病患者不宜多吃水果。水果中含有较多的果糖和葡萄糖，而且能被机体迅速吸收，引起血糖增高。香蕉、葡萄、柿子、橘子等最好不吃。

（6）糖尿病患者不可饮酒。酒精对机体代谢的影响是多方面的。对于糖尿病患者来说，饮酒的后果是十分严重的。在执行糖尿病饮食控制的患者中，非饮酒者60%可见血糖控制改善，而饮酒者只能达到40%，在不实行饮食治疗的患者中，病情大多会发生恶化，如果再加上饮酒则后果更为严重。饮酒对糖尿病患者的影响是多方面的，主要表现在①发生高脂血症；②糖尿病难于控制；③引起营养不良；④发生低血糖；⑤低血糖的症状有时与醉酒的症状相似，容易混淆，从而耽误了低血糖的抢救；⑥引起糖尿病症状性酮症酸中毒；⑦长期饮酒可引起酒精性肝炎，肝硬化及多种脏器损伤，并产生酒精依赖性、成瘾性；⑧使某些降糖、降脂或降压药的作用降低。

运动疗法——治疗糖尿病的一把双刃剑

运动疗法对于糖尿病患者来说，是把双刃剑。如果运动不当，可能导致血糖进一步升高。糖尿病患者的眼睛容易并发视网膜疾病，因此过度运动还可能导致患者眼底出血，从而加剧对眼睛的伤害。

但是，糖尿病患者做适量的运动，还是有好处的。运动可以使人心情舒畅，增强心肺功能，减少高血压及冠状动脉疾病，从而降低心血管疾病的发生；运动可保持理想的体重，以减少对胰岛素的抗拒性；促进肌肉和组织对糖的利用，从而减少尿糖、降低血糖，避免或延迟各种并发症。

那么，糖尿病患者究竟应该如何运动呢?

首先，运动前要做好充分的准备工作。

（1）首先作一次全面的体格检查，检查内容包括：血糖、糖化血红蛋白、血压、心电图、心肝肾肺功能、眼底、神经系统、周围血管等。评估实际生活中的活动量情况，如让患者带着计步器测定，活动量过少者为每日2000步以内，活动量中等者为每日2000~10000步，活动量较大者为每日>10000步。如果让每日活动量在2000步以下的糖尿病患者突然增加至每日10000步是不合适的。

（2）选择合适的运动鞋、棉袜和运动装。

（3）寻找合适的运动伙伴，让他们了解病情，了解出现意外要如何处理。

（4）天气不好、身体不适时要停止运动。

（5）随身携带糖尿病救助卡，并带一些糖果、饼干等小食品，以预防低血糖的发生。

糖尿病患者有其特殊情况，因此在运动锻炼中除遵循正常人的循序渐进、持之以恒及因人而异选择运动量、运动项目外，还有以下几点是应当提请注意的：

（1）尽可能在饭后1~2小时参加运动，这时血糖较高，不会发生低血糖。

（2）避免在胰岛素或口服降糖药作用最强时进行运动，注意降糖药放在餐前30分钟左右服用，这样患者在饭后1~2小时参加运动是比较安全的。

（3）不宜在空腹情况下运动，有晨练习惯的患者运动前要进点食，如喝一杯牛奶加几块饼干，并随身带几块糖果。

（4）避免在恶劣气候条件下户外运动。户外特别是野外运动后，要检查脚和手，及时发现外伤，预防感染。

（5）若运动中出现不适，例如饥饿感、出冷汗心悸、心跳加快，应考虑低血糖反应，及时补糖；如果出现胸闷、胸痛或腿痛，应立即停止运动，并尽可能到附近医院就诊、检查。

标本兼治——中医治疗糖尿病的自然疗法

中医治疗糖尿病是以整体观念、辨证论治为主，采用益气养阴、清热活血等治疗原则，调整人体内环境，改善患者代谢状况。中药降血糖短期效果较西药弱，但作用缓和而持久，且由于许多中药具有双向调节作用，一般不会引起低血糖。传统中医治疗糖尿病是根据临床症状进行治疗。随着现代医学诊断技术的发展，现时治疗糖尿病已将现代医学检查项目包含在内，做到中医辨证和西医辨病相结合。临床一般将患者分为阴虚型、气阴两虚型和阴阳两虚型三型分型论治：

（1）阴虚燥热型（多见于糖尿病的早期）。临床表现：烦渴多饮、随饮随喝；咽干舌燥、多食善饥；溲赤便秘；舌红少津苔黄、脉滑数或弦数。主要采用养阴清热方法。一般选用一贯煎加味治疗（主要中药有生地黄、沙参、枸杞子子、麦冬、川楝子等）。

（2）气阴两虚型（多见于糖尿病的中期）。临床表现：乏力气短；自汗、动则加重；口干舌燥；多饮多尿；五心烦热；大便秘结；腰膝酸软；舌淡或红暗、舌边有齿痕、苔薄白少津或少苔、脉细弱。主要采用益气养阴方法。一般选用生脉散加味治疗（主要中药有太子参、麦冬、五味子、生地黄、苍术等）。

（3）阴阳两虚型（多见于糖尿病病程较长者）。临床表现：乏力自汗；形寒肢冷、腰膝酸软、耳轮焦干；多饮多尿、混浊如膏；或水肿少尿、或五更泻、阳痿早泄；舌淡苔白、脉沉细无力。主要采用温阳育阴方法。一般选用金匮肾气丸治疗（主要中药有肉桂、附子、生地黄、茯苓、山萸肉等）。

第二章
小小食物神通广大，抗击血糖的食物就在身边

白菜——低糖蔬菜，具有降血糖的功效

大白菜是冬季上市最主要的蔬菜种类，有“菜中之王”的美称。由于大白菜营养丰富，味道清鲜适口，做法多种，又耐贮藏，所以是人们常年食用的蔬菜。

但是，冬天是人们吃大白菜最多的时候，这是为什么呢？因为冬季天气寒冷，人们都会穿得很厚，很多时间待在温暖的室内，人体的阳气处于潜藏的状态，需要食用一些滋阴潜阳理气之类的食物，于是大白菜就成了这个季节的宠儿。

大白菜的营养价值很高，对人体有很好的保健作用。《本草纲目》中说大白菜“甘渴无毒，利肠胃”。祖国医学认为，大白菜味甘，性平，有养胃利水、解热除烦之功效，可用于治感冒、发烧口渴、支气管炎、咳嗽、食积、便秘、小便不利、冻疮、溃疡出血、酒毒、热疮。由于其含热量低，还是肥胖病及糖尿病患者很好的辅助食品；此外，常吃大白菜还能防癌。

大白菜还是一款美容佳蔬，它含有丰富的纤维素，不仅可以促进肠蠕动，帮助消化，防止大便干燥，还可用来防治结肠癌。特别值得推崇的是，大白菜中维生素E的含量比较丰富，可防治黄褐斑、老年斑，是一种经济健康的美容美颜蔬菜。因为，维生素E是脂质抗氧化剂，能够抑制过氧化脂质的形成。皮肤出现色素沉着，老年斑就是由于过氧化脂质增多造成的。所以，常吃大白菜，能防止过氧化脂质引起的皮肤色素沉着，抗皮肤衰老，减缓老年斑的出现。

俗话说“萝卜白菜，各有所爱”，这句话是有来源的。在凉拌白菜和炖白菜的时候最好不要放萝卜，因为那样可能会产生一些相互破坏营养成分的不利影响。

北方的冬天，人们经常把大白菜腌制成酸菜，但是，酸菜不宜常吃，特别是大白菜在腌制9天时，是亚硝酸盐含量最高的时候，吃了容易使人中毒，因此腌制白菜至少要15天以后再食用。

有的人食用大白菜还喜欢炖着吃，而实际上各种蔬菜都是急火快炒较有营养，炖的过程中各种营养素尤其是维生素C的含量会损失较多。

另外，有慢性胃炎和溃疡病的人，大白菜要少吃一些。

推荐食谱：

1.栗子炖白菜

材料：生栗子200克，白菜200克，鸭汤、盐、味精各适量。

做法：栗子去壳，切成两半，用鸭汤煨至熟透，白菜切条放入，加入盐、味精少

许，白菜熟后勾芡即可。

功效：健脾补肾、补阴润燥。

2.海米白菜汤

材料：白菜心250克，海米30克，高汤500毫升，火腿6克，水发冬菇2个，精盐3克，味精2克，鸡油6克。

做法：将白菜心切成长条，用沸水稍烫，捞出控净水，海米用温水泡片刻，火腿切成长条片，把冬菇择洗净，挤干水后，切两半。汤勺内加高汤、火腿、冬菇、海米、白菜条、精盐烧开，撇去浮沫，待白菜烂时加味精，淋上鸡油即成。

功效：排毒养颜、预防感冒。

卷心菜——调节糖代谢，预防心脏病等并发症

卷心菜，也叫包心菜、甘蓝、蓝菜等，《本草纲目》中记载："卷心菜补骨髓，利五脏六腑，利关节，通经络，中结气，明耳目，健人，少睡，益心力，壮筋骨。"中医认为，卷心菜性平，味甘，可入脾经、胃经，有健脾养胃、行气止痛之功，适用于治疗脾胃不和、脘腹胀满或拘急疼痛等症。德国人认为，卷心菜是菜中之王，能治百病。

卷心菜是一种天然的防癌食品，能抑制体内致癌物的形成。还能清除体内产生的过氧化物，保护正常细胞不被致癌物侵袭。从卷心菜中提取到的萝卜硫素，是能活化人体组织的一种活化酶，能够抑制癌细胞的生长繁殖，对治疗乳腺癌和胃癌特别有效。

卷心菜还含有抗溃疡因子，能促进上皮黏膜组织的新陈代谢，加速创面愈合，对胃和十二指肠溃疡有较好的辅助治疗作用。它还含有植物杀毒素，有抗微生物功能，可预防、治疗咽喉疼痛及尿路感染。

但是，卷心菜含少量的致甲状腺肿物质，会干扰甲状腺对碘的利用，如果你生活在缺碘地区，那么最好不吃或少吃卷心菜。

那么，怎样来挑选卷心菜呢？一般来讲，优质卷心菜相当坚硬结实，放在手上很有分量，外面的叶片为绿色并且有光泽。但是，春季的新鲜卷心菜一般包得有一些松散，要选择水灵且柔软的那种。

羊肉卷心菜汤

材料：羊肉、卷心菜、调味品各适量。

做法：羊肉洗净后切成小块，放入锅中。用清水将羊肉煮熟，然后放入洗净且切碎的卷心菜稍煮，加入调料即可。每日一次，可佐餐食用。

功效：温中暖胃，适合脾肾阳虚所致的脘腹冷痛且胀满不适、纳差食少等症。

芹菜——防止餐后血糖值迅速上升

芹菜是一种能过滤体内废物的排毒蔬菜。《本草纲目》中这样说芹菜："旱芹，其性滑利"。意思就是芹菜能清肝利水，可帮助有毒物质通过尿液排出体外。

芹菜中含有丰富的纤维，可以像提纯装置一样，过滤体内的废物。经常食用芹菜可以刺激身体排毒，预防由于身体毒素累积所造成的疾病。不仅如此，芹菜的食疗功效也让人吃惊。

降压：医生常告诉高血压患者要多吃芹菜，就是因为芹菜有良好的降压效果。而且芹菜生吃比熟吃降血压的效果更好。

镇静安神：从芹菜籽中分离出的一种碱性成分，对动物有镇静作用，对人体起安定作用。

防癌、抗癌：芹菜是高纤维食物，它经肠内消化作用产生一种木质素或肠内脂的物质，这类物质是一种抗氧化剂，高浓度时可抑制肠内细菌产生的致癌物质。它还可以加快粪便在肠内的运转时间，减少致癌物与结肠黏膜的接触，从而达到预防结肠癌的目的。

养血补虚：芹菜含铁量较高，能补充妇女经血的损失，经常食用能避免皮肤苍白、干燥、面色无华，而且可使目光有神、头发黑亮。

大多数人食用芹菜都去其叶，其实芹菜叶营养价值比芹菜茎高，芹菜叶的抗坏血酸含量远大于芹菜茎，且抗癌功效更为显著。芹菜不能和苋菜、鳖同时食用，若食之会中毒。一旦中毒，可用绿豆解毒。

1.芹菜粥

材料：芹菜40克，粳米50克。

做法：把芹菜洗净去根备用。倒入花生油烧热，爆葱，添米、水、盐，煮成粥，再加入芹菜稍煮，调味精即可。

功效：清热利水，可作为高血压、水肿患者的辅助食疗品。

2.芹菜拌干丝

材料：芹菜250克，豆干300克。

做法：芹菜洗净切去根头，切段；豆干切细丝，备用。下锅煸炒姜、葱，加精盐，倒入豆干丝再炒5分钟，再加入芹菜翻炒，味精调水倒入，炒熟起锅即成。

如果你实在难以接受芹菜的味道，那还有如下方法来帮你利用它的美容价值。将芹菜的根和叶粉碎，加两杯水煮15~20分钟，过滤后备用。早晚各擦一次脸和手，有很好的润肤效果。

功效：降压平肝，通便。

韭菜——改善糖尿病症状，防治并发症

韭菜也叫起阳菜、壮阳菜，是我国传统蔬菜，它颜色碧绿、味道浓郁，自古就享有“春菜第一美食”的美称。这是因为，春天气候渐暖，人体内的阳气开始生发，需要保护阳气，而韭菜性温，可祛阴散寒，是养阳的佳蔬良药，所以春天一定要多吃韭菜。

韭菜的味道以春天时最美，自古以来，赞扬春韭者不计其数。“夜雨剪春韭，新炊间黄粱。”这是唐朝大诗人杜甫的名句。《山家清供》载，六朝的周颙，清贫寡欲，终年常蔬食。文惠太子问他蔬食何味最胜？他答曰：“春初早韭，秋末晚菘。”《本草纲目》也记载“正月葱，二月韭”。就是说，农历二月生长的韭菜最适合人体健康。

按照中医“四季侧重”的养生原则，春季补五脏应以养肝为先，而它正是温补肝肾的首选食物。可如果到了夏季就不宜过多食用韭菜，因为这个时期韭菜已老化，纤维多而粗糙，不易被吸收，多食易引起腹胀、腹泻。

韭菜性温，味甘、辛，具有补肾壮阳、温中开胃、散淤活血之功效。可以治疗跌打损伤、噎嗝、反胃、肠炎、吐血、鼻出血、胸痛、阳痿、早泄、遗精、多尿等症。

韭菜有扩张血管，降低血脂，从而有效预防心肌梗死的作用。

韭菜中含膳食纤维较多，有预防便秘和肠癌的作用；所含α-胡萝卜素、β-胡萝卜素可预防上皮细胞癌变；所含维生素C和维生素E均能抗氧化，帮助清除氧自由基，既可提高人体的免疫功能，又可增强人体的性功能，并有抗衰老的作用。

此外，春天人体肝气易偏旺，从而影响到脾胃消化吸收功能，此时多吃韭菜可增强人体的脾胃之气，对肝功能也有益处。《诗经·国风·豳风》："四之日其蚤，献羔祭韭。"说明在几千多年前，我国已经有了韭菜，它还是祭品，在菜蔬中地位很高。《礼记》也说，庶人春荐韭，配以"卵"，大概是用鸡蛋炒韭黄祭祖宗之意。

需要注意的是，韭菜不要与白酒、蜂蜜、牛肉、菠菜同食。

虾仁韭菜

材料：虾仁30克，韭菜250克，鸡蛋1个，食盐、酱油、淀粉、植物油、麻油各适量。

做法：先将虾仁洗净水发涨，约20分钟后捞出淋干水分待用。韭菜择洗干净，切3厘米长段备用；鸡蛋打破盛入碗内，搅拌均匀加入淀粉、麻油调成蛋糊，把虾仁倒入拌匀待用；炒锅烧热倒入植物油，待油热后下虾仁翻炒，蛋糊凝住虾仁后放入韭菜同炒，待韭菜炒熟，放食盐、淋麻油，搅拌均匀起锅即可。

功效：补肾阳、固肾气、通乳汁。

菠菜——含类似胰岛素样物质，使血糖保持稳定

菠菜又名菠薐、赤根菜、鹦鹉菜等，其根红叶绿，鲜嫩异常，十分可口。在古代，中国人称菠菜为"红嘴绿鹦哥"。现在是我国各地普遍食用的一种蔬菜，一年四季均有，但以春季为佳。

菠菜含大量维生素A、B族维生素、维生素C，尤其含有造血不可缺少的元素——铁，以及蛋白质、钙、叶酸、草酸和纤维等营养元素。

中医认为菠菜性甘凉，具有养血、止血、敛阴、润燥的功效。

菠菜中含有丰富的铁，维生素C能够提高铁的吸收率，并促进铁与造血的叶酸共同作用，有效地预防贫血症。

菠菜中含有一种类胰岛素样物质，其作用与胰岛素非常相似，能使血糖保持稳定。

菠菜含有丰富的胡萝卜素、维生素A、维生素B_2等，能够保护视力，防止口角炎、夜盲等维生素缺乏症。

菠菜中含有大量的抗氧化剂，具有抗衰老、促进细胞增殖、激活大脑功能、增强青春活力的作用。

宜食者：一般人都可食用，特别适宜贫血和电脑工作者。糖尿患者（尤其2型糖尿病之人）经常吃些菠菜有利于血糖保持稳定。

忌食者：脾胃虚寒、腹泻、便溏者应少食，肾炎和肾结石患者不宜食。

生煸菠菜

材料：菠菜500克，植物油、精盐、白糖、味精皆适量。

做法：把菠菜择好洗净，切成3厘米的长段。炒锅上火，倒入植物油烧热，烧至八成热时放入菠菜段翻几下，菜软近熟，添加精盐、白糖、味精，淋上植物油，翻炒两下即可。

功效：养血润燥，润肠通便；对慢性胃炎、贫血、习惯性便秘、痔疮、肛裂有疗效。

绿豆芽——补充蛋白质，减少消化系统对糖分的吸收

绿豆芽清爽可口，是不少人非常青睐的食物，但是很多人只知道绿豆芽好吃，却不知道绿豆芽的营养非常丰富。

我国栽培制作绿豆芽已有近千年的历史。《本草纲目》说它"解酒毒热毒，利三焦"。绿豆芽性凉、味甘，不仅能清暑热、通经脉、解诸毒，还能调五脏、美肌肤、利湿热，适用于湿热郁滞、食少体倦、热病烦渴、大便秘结、小便不利、目赤肿痛、口鼻生疮等患者。

体质属痰火湿热的人，平日面泛油光，胸闷口苦，头昏，便秘，足肿汗黄，血压偏高或血脂偏高，而且多嗜烟、酒、肥腻者，应该常吃绿豆芽，因为它可以清肠胃，解热毒。

绿豆芽的维生素C含量很高。据说，第二次世界大战中，美国海军就是因为无意中吃了受潮发芽的绿豆，竟治愈了困扰全军多日的坏血病，这就是豆芽中维生素C的功劳。此外，绿豆芽可清肠排毒，是便秘患者的健康蔬菜。它还可以用来治疗口腔溃疡。而且绿豆芽所含的热量很低，经常食用，还能起到减肥的目的。

但是，绿豆芽所含的膳食纤维较粗，不易消化，且性偏寒，所以脾胃虚寒之人不宜久食。在吃绿豆芽的时候不要吃猪肝。

1.炝绿豆芽

材料：绿豆芽1000克，精盐25克，花椒油25克，葱丝5克，姜3片，香菜2棵，醋15克。

做法：将绿豆芽择好，用清水漂洗干净，放入开水汆一下，捞出控干，盛入盘里。将盐、醋撒在豆芽菜上拌匀，最后放上葱、姜、香菜段，浇上花椒油即可食用。

功效：清热解毒。

2.凉拌绿豆芽

材料：绿豆芽400克，糖、醋少许。

做法：将绿豆芽洗净，用沸水焯30秒，沥干水分，加入糖、醋拌匀，即可食用。

功效：清热、利尿、排毒。

苦瓜——植物胰岛素

盛夏时节，烈日炎炎，用苦瓜做菜佐食，能消暑涤热，让人胃口大开，备受人们欢迎。苦瓜因外皮有瘤状突出，又有"葡萄酒"之称。因苦瓜从不把苦味渗入别的配料，所以又有"君子菜"的美名。

苦瓜营养丰富，有清热解毒的功效。苦瓜还可促使人体免疫系统抵抗癌细胞，经常

食用，可以增强人体免疫功能。

历代医学都认为苦瓜有清暑涤热，明目解毒的作用。李时珍认为：“苦瓜气味苦、性寒、无毒，具有除邪热，解劳乏，清心明目，益气壮阳的功效。”苦瓜还具有降血糖的作用，因此它是糖尿病患者的理想食品。

夏季吃苦瓜可以清热解暑同时又可补益元气，可贵的是苦瓜还有补肾壮阳的功效，这对于男人来说是更好的选择，当然女人同样也需要补肾。

但是，尽管夏天天气炎热，人们也不可吃太多苦味食物，并且最好搭配辛味的食物（如辣椒、胡椒、葱、蒜），这样可避免苦味入心，有助于补益肺气。另外，脾胃虚寒及腹痛、腹泻的人最好少吃苦瓜。

苦瓜粥

材料：苦瓜100克，玉米50克，冰糖适量。

做法：先把玉米淘净，再将苦瓜洗净，剖开去籽和瓤，切成片。将玉米和苦瓜一起放入锅中加适量水煮粥，粥快好时，放入冰糖搅拌均匀即可。

功效：清热祛暑、降糖降脂。

丝瓜——对燥热伤肺、胃燥伤津型的糖尿病患者有益

丝瓜又名天丝瓜、天罗、蛮瓜、天吊瓜等，是葫芦科一年生草本植物丝瓜的鲜嫩果实，也是人们常吃的蔬菜之一。它有两副模样：普通型的呈细长圆筒形、长棒形，密生茸毛，无棱，嫩时瓜果清脆；棱角型的瓜形体大、短粗，无茸毛，有棱角，嫩时软脆，适于炒食。丝瓜的药用价值很高，全身都可入药。

丝瓜含有人体所需的水分、维生素、蛋白质、脂肪、钙、铁、磷以及干扰素的诱生剂、糖、核酸等营养成分，所含的微量元素、木糖胶等物质对人体也非常有益，其营养成分含量在瓜类中名列前茅。

中医认为丝瓜性凉，味甘，具有清热化痰、凉血解毒、安胎通乳的功效。可治疗热病烦渴、痰喘咳嗽、肠风痔漏、血淋、疔疮、乳汁不足、痈肿等病症。

因为丝瓜中维生素C较多，所以常食可防治坏血病；又因为其维生素B_1含量较多，所以可以促进小儿大脑发育和保持中老年人大脑健康。

丝瓜是增白、祛皱的天然美容品，据医学家实验证明，长期食用丝瓜或用丝瓜液擦脸，可以让肌肤柔嫩、光滑，并可预防和消除痤疮和黑色素沉着。丝瓜中含有丰富的维生素、微量元素、植物黏液和木糖胶，因此许多精华液中都加入了丝瓜水提取物，在日本化妆品市场，这类精华液是许多女性的美容必备品。

宜食者：身热烦渴、痰喘咳嗽、肠风痔漏，妇女月经不调和产后乳汁不足等病症的人适宜食用；儿童和老年人也适宜食用。

忌食者：脾胃虚寒、腹泻者忌食丝瓜。

蜂蜜丝瓜花茶

材料：鲜丝瓜花10克，蜂蜜适量。

做法：将鲜丝瓜花洗净、晾干，放在茶盅里，拿开水冲泡，闷20分钟后，倒进蜂蜜，搅拌均匀即可。

功效：清热生津、补虚止喘；对支气管哮喘、咽喉炎、肺结核有疗效。

黄豆芽——辅助降血糖，防治心血管并发症

黄豆芽又名大豆芽、清水豆芽，我国的豆芽菜是当今世界上最“天然”、“健康”的食物之一，特别是金灿灿的“如意菜”——黄豆芽。黄豆在发芽过程中有更多的营养元素被释放出来，更利于人体吸收，营养更胜黄豆一筹。

黄豆芽含有丰富的营养成分，富含维生素A、维生素B_2、维生素C、维生素E、胡萝卜素、叶酸等维生素类营养素，还有钙、铁、磷、镁、锌、硒等多种微量元素元素。

黄豆芽能营养毛发，使头发保持乌黑发亮，对面部雀斑有较好的淡化作用。黄豆芽中富含纤维素，是便秘患者的健康蔬菜，有预防消化道癌症（食管癌、胃癌、直肠癌）的作用。同时它又含有丰富的维生素B_2，可防治维生素B_2缺乏症。其中还含有丰富的蛋白质和维生素C，具有保护肌肉、皮肤和血管，消除紧张综合征的作用。还含有一种干扰素诱生剂，能诱发干扰素，增强体内抗病毒、抗癌肿的能力。常吃黄豆芽对青少年生长发育、预防贫血也大有益处。

宜食者：普通人群都可食用。

忌食者：黄豆芽性寒，慢性腹泻及脾胃虚寒者忌食。

黄豆芽蘑菇汤

材料：黄豆芽250克，鲜蘑菇50克，猪油、精盐、味精各适量。

做法：将黄豆芽放入清水中去壳，用水冲洗干净，待用。把蘑菇放入水中加精盐浸泡半小时，换水洗净，切成丝，待用。将煮锅洗净，置于火上，煮沸后放入猪油、豆芽、蘑菇丝，到沸点时，点入精盐、味精调味，再煮3~5分钟，起锅，温食。

功效：清热利湿，消水肿，清积热。孕妇常食可治高血压、妊娠水肿等症。

黄瓜——防治糖尿病合并高脂血症

说起黄瓜，我们都再熟悉不过，其实，它本来是叫胡瓜的，那为什么改成黄瓜了呢？这里面还有一个故事。

据说，后赵王朝的建立者石勒是入塞的羯族人，也就是百姓口中的“胡人”。他登基做皇帝后，对这个词很恼火，于是制定了一条法令：无论说话写文章，一律严禁出现“胡”字，违者问斩。法令听起来严酷无比，不过也只是石勒用来警醒人民的，真的遇到了犯忌的人，倒不一定真的会问斩。某次，石勒召见地方官员，襄国郡守樊坦就无意间犯了忌讳。他急忙叩头请罪，石勒也并没有多加指责，不过等到召见后例行“御赐午膳”时，石勒指着一盘胡瓜问樊坦：“卿知此物何名？”樊坦看出这是石勒故意整他，便恭恭敬敬地回答道：“紫案佳肴，银杯绿茶，金樽甘露，玉盘黄瓜。”石勒听后，龙颜大悦。自此，胡瓜就有了新名字——黄瓜。

《本草纲目》中说黄瓜有清热、解渴、利水、消肿的功效。也就是说，黄瓜对肺、胃、心、肝及排泄系统都非常有益，能使人的身体各器官保持通畅，避免堆积过多的体内垃圾，生吃能起到排毒清肠的作用，还能化解口渴、烦躁等症。

黄瓜是难得的排毒养颜食品。黄瓜能美白肌肤，保持肌肤弹性，抑制黑色素的形

成。经常食用它或贴在皮肤上可有效地对抗皮肤老化，减少皱纹的产生。而黄瓜所含有的黄瓜酸能促进人体的新陈代谢，排出体内毒素。

黄瓜就像是人身体内的“清道夫”，认认真真地打扫着人的内环境，保持着它的清洁和健康。

不过需要注意的是，黄瓜性凉，患有慢性支气管炎、结肠炎、胃溃疡的人宜少食为妥。如果要食用，也应先炒熟，而要避免生食。

香干炒黄瓜

材料：黄瓜500克，豆腐干100克。

做法：将黄瓜和豆腐干洗净切片，放置一边备用。锅置火上，烧热油后，下入葱末炝锅，放入黄瓜煸炒片刻后再下豆腐干，烹入料酒，加入味精、盐，淋上香油，颠炒几下即可出锅。

功效：清热、降糖。

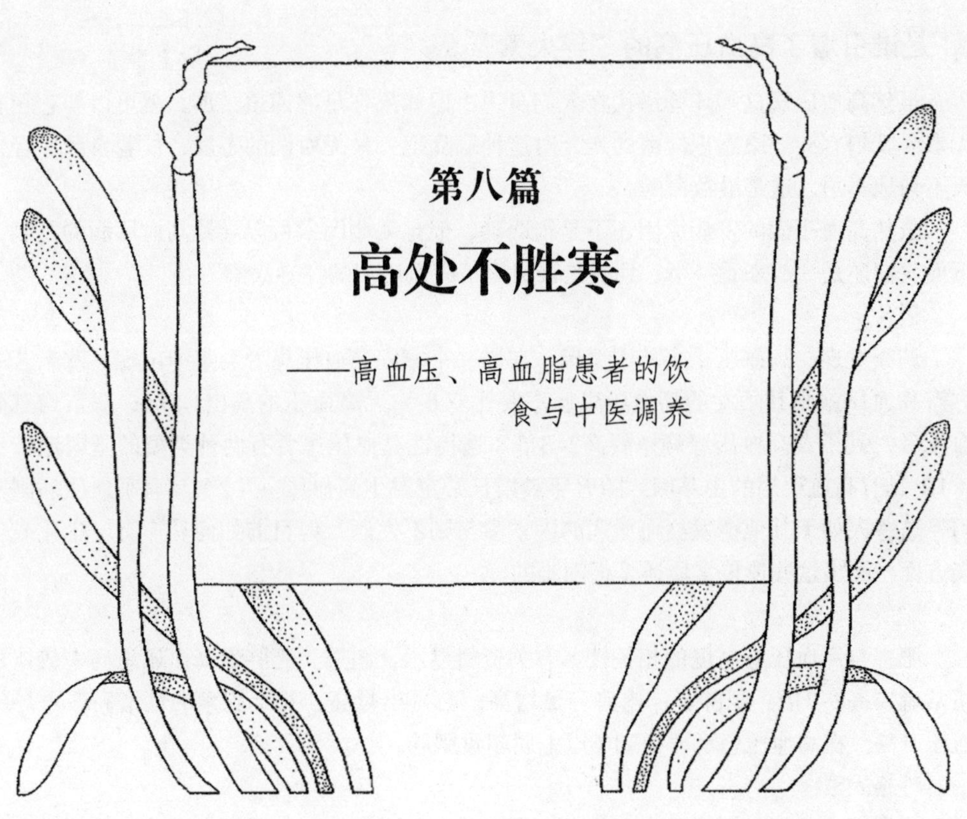

第八篇

高处不胜寒

——高血压、高血脂患者的饮食与中医调养

第一章
血压高莫惊慌，食物让高血压“低头”

是谁引爆了高血压病的“导火索”

虽然高血压病这颗炸弹潜伏在人们身边，但如果你足够谨慎，那么就可以与它相安无事。就怕有些健康意识淡薄的人，对这种病症抱一种无所谓的态度，仗着自己年轻，天不怕地不怕，这是最致命的。

虽然高血压病的发病原因还不是很明确，但是一些因素可以导致高血压病的发病，下面我们还是一起来看一下，到底是谁引爆了高血压病的“导火索”：

遗传

调查发现，高血压是多基因遗传，在同一个家庭高血压患者会集中出现。双亲若一方有高血压，则其子女的高血压患病率要比双亲均无高血压的高出1.5倍；双亲均有高血压者，其子女高血压患病率要高2~3倍。遗传性高血压患者有两种类型的基因遗传：（1）具有高血压病的主基因，随着年龄增长必定发生高血压。（2）具有高血压病副基因，这些人如无其他诱发高血压病的因素参与则不发病，但目前如何从形态、生化或功能方面检测出这些遗传素质还是很困难的。

肥胖

肥胖与高血压有高度的相关性。有关资料显示，超重、肥胖者高血压患病率较体重正常者要高2~3倍。肥胖者体内血容量增高，心排出量高，肾上腺素活性增高，可导致血压升高。在高血压患者群中30%以上属超重肥胖。

性格因素

已发现高血压与性格及心理状态密切相关。急躁、易怒、爱激动可使人体的肾上腺素、去甲肾上腺素、多巴胺和胰岛素分泌明显高于正常人。这些物质能引起神经系统兴奋，心跳加快，血管收缩，血压升高，时间长了就易患高血压病。

神经、精神因素

如一个人长期处于精神紧张状态或常遭受精神刺激，易引起高血压。比如那些长期从事紧张度高的职业，如司机、售票员高血压的患病率达11.3%，其次是电话员、会计、统计人员，患病率达10.2%。这说明高血压病在从事注意力高度集中、精神紧张又缺少体力活动者中易发生。

膳食影响

食盐摄入过多也是高血压最常见、最重要的原因之一。钠摄入过多可造成水分在体内潴留，增加血容量。钠还能增加交感神经的紧张度，促使血管收缩压上升。高血压患者每日盐摄入量应低于6克。世界卫生组织建议每日食盐摄入量应当控制在5~6克以下，大约相当于一个3口之家每月食用500克盐左右。此外饮酒过量，长期喝咖啡，膳食中缺少钙，饱和脂肪酸摄入过多，不饱和脂肪酸与饱和脂肪酸比值降低等均可使血压升高。

吸烟

烟草中尼古丁可使人体血管活性物质增多，诱发血管痉挛，导致血压升高。

健康自测：你的血压“高”吗

高血压是指收缩压和（或）舒张压持续升高，一般要在数周之内非同日两次测血压均增高，方可诊断为高血压。血压处于临界水平，则需3~6个月的时间来肯定测定值，如果血压明显升高或患者已有心、脑、肾等脏器并发症，观察时间可缩短。1999年2月，世界卫生组织规定，血压增高达到140/90毫米汞柱，方可诊断为高血压。血压在130~139/85~89毫米汞柱为血压的“正常高值”。

自测血压的方案目前虽不统一，但根据临床上高血压患者的情况，可采取下列方法：

（1）血压计的选择：可根据需要选购小巧、携带方便、操作简单、读数准确、使用方法容易掌握的血压计。

（2）自测血压的部位：最好在上臂肱动脉处。手腕部位因明显低于心脏水平，测量数据可能相对偏低；手指部位的动脉压力波形提前受到反射波叠加，测量数据相对偏高并且变异较大，因此在手腕和手指部位进行自测血压有待继续研究。

（3）测血压的体位：平卧或坐位，使上臂与心脏保持在同一水平。

（4）自测血压的方法：可根据患者的需要，血压平稳时每周测1~2次，血压波动时至少每天1~2次；最好是在晨起7：00~8：00点和下午19：00~20：00点测量，每次测量3次取平均值记录。

（5）家庭用的血压计特别是电子血压计，读数可能会有偏差。建议与医院的水银柱血压计校对。

高血压患者的健康套餐

高血压是一种以血压持续升高为主的全身慢性疾病，与长期精神紧张，缺少体力活动，遗传等因素有关。患者除血压升高外，还伴有头痛、头昏、眼花等症状。饮食是控制高血压的最有效也最治本的办法，高血压患者在饮食上应该注意以下几点：

无盐饮食

在食品包装上避免含有“盐”、“苏打”、“钠”或带有“Na”标志的食品。

脂肪限量

限制脂肪，减少动物脂肪的摄取，并减少摄取含丰富胆固醇的食物，如蛋黄、肥肉、动物内脏、鱼子及带鱼等。应多摄入不饱和脂肪，常吃新鲜水果、蔬菜。

谨防低钾、低钙、低镁

低钾、低钙、低镁也是高血压发病因素之一。新鲜食物含钾高，所以应多进食新鲜蔬菜和水果，少吃腌制食品等。如果在高钠饮食中加入钙，多吃一些含钙的食物，那么血压会降低。多吃含镁的食物，如坚果、大豆、豌豆、谷物、海鲜、深绿色蔬菜和牛奶，也可降低血压。

清淡饮食

饮食清淡有利于降低血压。有利于治疗的食物有豆类、胡萝卜、芹菜、海带、紫菜、冬瓜、银耳、食用菌、花生、芝麻、核桃、香蕉等。少食一些高脂肪、高胆固醇的食品，如蛋黄、奶油、猪肝、猪脑等。

对症开方：不同类型高血压的食疗法

李时珍认为，对待疾病，要辩证饮食。这句话放在这里，其意为：同为高血压，也有不同的类型，因此，当高血压患者选用食疗方的时候，一定要先认清自己的身体情况，下面介绍几则简易食疗方供高血压患者选用。

一、肝阳上亢型

表现为：眩晕、头胀痛、耳鸣、易怒、面红、目赤、口唇舌红，苔黄，脉弦数。

（1）绿豆粥：绿豆50克，白米50克。先煮绿豆，放入少许碱、矾，至熟，再入米煮成粥，加糖食，可常用。

（2）海蜇拌菠菜：菠菜根100克，海蜇皮100克，香油、盐、味精适量。先将海蜇洗净切丝，再用开水烫过，然后将用开水焯过的菠菜根与海蜇加调料同拌，即可食用。每日1次。

（3）海蜇荸荠汤：海蜇头60克（漂洗去咸味），荸荠60克，共煮汤服。每日1次。

二、肝肾阴虚型

表现为：眩晕、耳鸣、健忘、失眠多梦、腰酸腿软，舌质红，苔白，脉弦细数。

（1）海参粥：海参20克，白米60克，煮粥调味食用。

（2）淡菜皮蛋粥：淡菜30克，皮蛋1个，粳米60克，共煲粥调味服食。

（3）发菜蚝豉粥：发菜3克，蚝豉60克，瘦猪肉50克，大米60克，煲粥调味服食。

（4）淡菜紫菜汤：淡菜50克，紫菜6克，先将淡菜加水煮软煮熟，再加紫菜，稍煮片刻，调味服食。

三、阳气虚弱型

表现为：眩晕、耳鸣、心悸、腰膝酸软，畏寒肢冷、便溏、小便清长，舌质淡红，苔白，脉沉细。

（1）杜仲炖猪腰：猪腰2个，杜仲30克，一同炖熟调味食用。

（2）桂心粥：白米100克，桂心末7克，先用白米煮粥，粥半熟入桂心末，再文火煲片刻，熟时趁热食用。

（3）韭菜煮蛤蜊肉：韭菜100克，蛤蜊肉150克，加水适量煮熟，调味服食。

四、淤血阻络型

表现为：眩晕、健忘、失眠、心悸，面或唇色紫黯，舌有紫斑或淤点，脉弦涩或细涩。

（1）桃仁莲藕汤：桃仁10克，莲藕250克，将莲藕洗净切成小块，加清水适量煮汤，调味饮汤食莲藕。

（2）醋煲青蟹：青蟹250克，醋50克，煮熟，加糖调味服，每日1次。

山楂、芹菜、玉米中的降压密码

高血压是由多种发病因素综合影响的结果。主要与情绪激动、饮食变化、生活规律改变、肥胖、运动量减少等有关。其中膳食营养因素在高血压发病中起着重要的作用，比如：饮食中的动物脂肪，胆固醇含量较高，钠盐过多，钾、钙过少，蛋白质质量较差，饮酒过多等。尽管原发性高血压不能治愈，但它能通过饮食被有效控制。合理的饮食结构有助于保持血压平稳。合理的饮食原则是低盐、低脂饮食，适当吃些高纤维素，多吃水果、蔬菜和谷物。

根据《本草纲目》的记载，山楂、芹菜、玉米等都是不错的降压药。下面为高血压患者提供一些食疗方：

（1）山楂30~40克，粳米100克，砂糖10克。先将山楂入砂锅煎取浓汁，去渣，然后加入粳米、砂糖煮粥。可在两餐之间当点心服食，不宜空腹食，以7~10天为一疗程。健脾胃，消食积，散淤血。适用于高血压、冠心病、心绞痛、高脂血症。

（2）鲜芹菜半斤，洗净，以沸开水烫约2分钟，切细捣烂，绞汁加蜂蜜适量服用，每次服1小杯，一日服2次。可使血压下降。

（3）桃仁10~15克，粳米50~100克。先将桃仁捣烂如泥，加水研汁去渣，同粳米煮为稀粥。每日1次，5~7天为一疗程。活血通经，祛痰止痛。适用于高血压、冠心病、心绞痛等。

（4）芹菜红枣汤：鲜芹菜250克，红枣4个。芹菜洗净，切碎加红枣，水适量煮汤分次饮用。或芹菜30克，杭菊花12克，共煎汤，代茶饮。或者鲜芹菜250~500克，洗净榨汁，饮服。每日分次饮用。

（5）玉米须冰红茶：玉米须100克，冰糖适量。将玉米须加水适量煎水，去渣，加冰糖，再煎片刻至冰糖溶解，代茶饮。每天1剂，连服用数天。

治标又治本，降低血压先拯救肝脏

作为一种世界性的常见疾病，高血压严重地危害着人类的健康，此病在各国的患病率高达10%~20%，甚至会导致脑血管、心脏、肾脏的病变。现在我国高血压患者大约有1亿多，基本上都在服用着降压药。其实，高血压最可怕的是它带来的隐患，比如，心、脑、肾最容易受到波及，当然危害性最大的还是心脑血管病了。所以，得了高血压之后，最重要的是从日常生活入手，防止疾病的进一步发展，控制好血压。这样的话，即使血压没有降到正常值，身体的各个器官也会适应这种状态，重新达到一种新的平衡，人一样能够健康地生活。

高血压一般分肝阳上亢和肝肾阴虚两种类型。肝阳上亢的人经常脸色发红，脾气也相对比较暴躁，特别容易着急，这种人血压的波动比较大。肝肾阴虚的人经常会觉得口渴、腰酸腿软、头晕耳鸣等，一般血压波动不大。但是，不管什么类型的高血压患者，都要好好地利用我们人体自身快速降血压的三个关键部位——太冲、太溪和曲池。因为，不管是什么类型，肝阳上亢或者肝肾阴虚，都是肝肾两脏的问题，前者以实证为主，后者主要是肝肾阴虚。

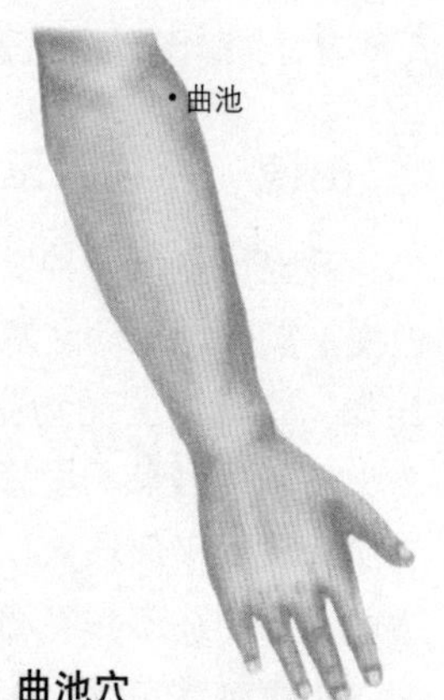

曲池穴

肝五行属木，主藏血，性升发，肾属水，水生木，肝木如果没有肾水的滋润，它就生发太过，血管的压力会加大，血压就会升高；如果肾水充足的话，就可以以柔克刚，把肝的那份“刚性”给中和一下，血管也会变得相对柔韧，血管弹性变好了，就能大大减少心脑血管发病的概率。

太冲穴可以疏肝理气，平肝降逆，不让肝气生发太过；肾经上的太溪穴补肾阴就是给“肝木”浇水；大肠经上的曲池穴可以“扑灭”火气，降压效果最好。如果坚持每天按揉这3个穴位3~5分钟，每次不低于200下，两个月就会有效果。

另外，用中药泡脚也是比较简易有效的降压方法：取钩藤30克剪碎，放到盆里煮，不要大火，10分钟以后端下，稍微凉一点的时候加一点冰片，然后把双脚放进去，泡20分钟。长期坚持，就会有明显的降血压作用。

在饮食上，高血压患者一定要戒掉一切寒凉的食物，多吃补肾补肝的食品。平时保持心情舒畅、豁达，也能让心经、心包经畅通，有助于血压的控制。总之，高血压是需要从日常生活入手精心调养的病，患者本人一定要注意防治结合。

第二章
化敌为友，食疗让你远离高脂血症

健康自测：简易自查高脂血症

高脂血症本来是中老年人的常见病，但是由于人们越来越不注意饮食，因此，高脂血症也开始威胁年轻人的健康。血脂增高，特别是血胆固醇增高，既是动脉硬化性心、脑血管病的主要原因之一，又与缺血性心脏病的发生率有明显关系，应引起重视。而人体内的胆固醇与中性脂肪需通过血液检查才能查出。以下方法可供自我判断。

（1）胆固醇过高时，皮肤上会鼓起小黄色斑块。多长在眼皮、胳膊肘、大腿、脚后跟等部位。

（2）中性脂肪过高时，皮肤内会出现许多小指头大小的柔软小痘状物，皮色正常，主要长在背、胸、腕、臂等部位，不痛不痒。

（3）手指叉处如果变成黄色，表示体内的胆固醇和中性脂肪都过高。

（4）肥胖者胆固醇积于肝脏内会引起肝肿大，在深呼吸时可触到肝脏下缘。

（5）睑黄疣是中年妇女血脂增高的信号。睑黄疣为淡黄色小皮疹，多发生在眼睑上，初起如米粒大，微微高出皮肤，与正常皮肤截然分开，边界不规则，甚至可布满整个眼睑。

高脂血症患者也要大胆地吃

在《本草纲目》里，虽然李时珍也记载了饮食的注意事项，但他从来没有要求哪种疾病的患者这不能吃，那也不能吃。而现代人呢，尤其是高脂血症的患者，往往被医生告知，不能吃的东西多，能吃的东西少。因此经常为吃而“提心吊胆”，生怕吃得不合适了，“铸成健康大错”。其实高脂血症患者大可不必如此紧张。

高脂血症是指血浆脂质的一种或多种成分的浓度高于正常。一般成人的血脂正常值是：胆固醇不超过250毫升，三酰甘油不超过150毫克。

合理的饮食是治疗高脂血症的有效和必要的措施。由于目前使用的降脂药物均有一定的副作用，所以只有在饮食治疗无效时，才考虑药物治疗。若是单纯高胆固醇，则应限制胆固醇的摄入，每天摄入胆固醇应低于200毫克。一只鸡蛋即含胆固醇约250~300毫克，故蛋黄、动物内脏等，皆应控制食用。动物油的摄入也应减少。若是单纯高三酰甘油，则应限制食物的总量，尤其是要限制糖类食物的摄入，并适当限制动物脂肪和胆固醇的摄入。如果胆固醇与三酰甘油一并增高的，则应将以上的原则结合起来考虑。

那么，高脂血症在饮食上应该注意哪几点呢？

（1）控制饭量。过量的碳水化合物会转化为脂肪，所以每餐的主食应定量食用。

（2）控制脂肪的摄入量。少吃高脂肪食物，如动物油、肉类等。

（3）控制胆固醇的摄入量。少食动物肝脏、蟹黄、鱼子等。

（4）增加不饱和脂肪酸的摄入。多吃富含不饱和脂肪酸的食物是有好处的，因为它有降低胆固醇的作用。各种植物油、深海鱼油等都含有不饱和脂肪酸。

（5）多食豆类食物。多吃含纤维素、维生素的食物，如粗粮、大蒜、芹菜、粗燕麦、苹果、洋葱、茄子、海带、香菇、山楂等食品可以促进胆固醇的排泄，降低血脂，有预防动脉硬化的作用。

用山楂等食物拦住血脂上升的趋势

李时珍认为，山楂能“化饮食，消肉积”，用于治疗肉类脂肪过多所致疾患。现代研究证明，山楂还可以扩张血管，降血压，强心，抗心律不齐等。因此，中医常用山楂来治疗高脂血症、动脉粥样硬化、冠心病等疾病。下面我们就来看一些和山楂有关的食疗方：

1.山楂大枣酒

材料：山楂片300克，大枣、红糖各30克，米酒1000毫升。

做法：将山楂片、大枣、红糖浸入米酒内，密封贮存，每日摇荡1次。5日后即成。每次饮30~50毫升。每日1~2次。

功效：破气行淤，养血活血。适用于高脂血症。

2.山楂粥

材料：山楂30~45克（或鲜山楂60克），粳米100克，砂糖适量。

做法：将山楂煎取浓汁，去渣，与洗净的粳米同煮，粥将熟时放入砂糖，稍煮1~2沸即可食用。10日为1疗程。

功效：健脾胃、助消化、降血脂。适用于高血脂、高血压、冠心病，以及食积停滞，肉积不消。但不宜空腹及冷食。

3.山楂消脂饮

材料：鲜山楂30克（干品15~20克），荷叶15克，生槐花5克，草决明10克。

做法：上药洗净，放锅中煎煮，去渣去汁，加白糖少量调味，代茶频饮，可常服，有明显降脂作用。

功效：降低血脂。

4.山楂瓜皮饮

材料：山楂4~5颗，西瓜皮50克。

做法：山楂、西瓜皮洗净切碎，以开水泡茶饮用。

功效：降低血脂，防治“三高”。

5.山楂荷叶茶

材料：山楂30克，荷叶10克。

做法：将上2味洗净，水煎取汁，代茶饮用。每日1~2剂。

功效：清热降脂、活血化瘀。

除山楂外，下面这些食疗方，对高脂血症也有明显的疗效。

1.枸杞子泽泻汤

材料：枸杞子子30克，泽泻、山楂各15克。

做法：水煎服，每日1剂，2次分服。

功效：补肾养肝、清热降脂。

2.素炒洋葱

材料：洋葱150~200克，调料适量。

做法：按常法烹制食用。每日1剂，常食有效。

功效：化湿去痰、和胃下气、解毒杀虫。适用于高脂血症、高血压、糖尿病等。

3.海带豆腐汤

材料：水发海带150克，豆腐200克，调料适量。

做法：按常法煮汤服食。每日1剂。

功效：清热利水、化淤软坚。

4.大蒜萝卜汁

材料：生大蒜60克，生萝卜120克。

做法：先将生大蒜剥皮，洗净、切碎，剁成大蒜糜汁，备用。将生萝卜除去根须，洗净、切碎，放入家用果汁捣绞机中绞压取汁，洁净纱布过滤后，将大蒜与萝卜汁充分拌和均匀，也可加少许红糖调味，即成。早晚各1次分服。

功效：杀菌消炎、降脂，适用于各种类型的高脂血症，对中老年湿热内蕴、气血瘀滞型高脂血症患者尤为适宜。

5.芹菜红枣饮

材料：新鲜芹菜150克，红枣15枚。

做法：先将芹菜洗净，切碎，与红枣同入砂锅，加水浸泡片刻，中火煎煮30分钟，过滤取汁即成。早晚2次分服。

功效：平肝清热、补虚降脂。主治各种类型的高血脂。

6.绿豆萝卜灌大藕

材料：大藕4节，绿豆200克，胡萝卜125克。

做法：将绿豆洗净，置温水中浸泡30分钟后滤干。胡萝卜洗净，切碎捣成泥，用适量白糖将绿豆和胡萝卜调匀。藕洗净，用刀切开靠近藕节的一端，切下部分留作盖，将和匀的绿豆萝卜泥塞入藕洞内，塞满为止，将切下部分盖在原处，用竹签插牢，上锅隔水蒸熟，当点心吃。

功效：降低血脂。

7.海带绿豆汤

材料：海带150克，绿豆150克，红糖150克。

做法：将海带浸泡，洗净，切块。绿豆淘洗净，共煮至豆烂，用红糖调服。每日2次，可连续食用。

功效：清热，养血，适用于高血脂、高血压症。

8.杜仲茶

材料：杜仲叶5克，优质乌龙茶5克。

做法：用开水冲泡，加盖5分钟后饮用，每日1次。

功效：补肝肾，强筋骨，降血压。适用于高血压、高血脂、心脏病等症。

9.泽泻粥

材料：泽泻15~30克，粳米50~100克，砂糖适量。

做法：先将泽泻洗净，煎汁去渣，入淘净的粳米共煮成稀粥，加入砂糖，稍煮即成。每日1或2次，温热服。

功效：降血脂、泻肾火、消水肿。适用于高脂血症、小便不利、水肿等。阴虚患者不宜用。

10.菊花决明子粥

材料：菊花10克，决明子10~15克，粳米50克，冰糖适量。

做法：先把决明子放入砂锅内炒至微有香气，取出，待冷后与菊花煎汁，去渣取汁，放入粳米煮粥，粥将熟时，加入冰糖，再煮1~2沸即可食。每日1次，5~7日为1疗程。

功效：清肝明目，降压通便。适用于高血压、高脂血症，以及习惯性便秘等。大便泄泻者忌服。

高血脂患者的饮食禁忌

高血脂患者日常是需要一些忌口的，但不能什么都不吃，其实除了下面这些东西要少吃以外，其他的都可以吃。总不能因噎废食。那么，高脂血症患者为了有效控制胆固醇，应忌食哪些食物呢？

（1）忌食脂肪含量高的食物，如肥猪肉、肥羊肉、肥鸡、肥鸭、肥鹅；忌食含胆固醇高的食物，如猪皮、猪蹄、带皮蹄、肝脏、脑髓、鱼子、蟹黄、蛋黄等。

（2）忌食精制糖，如白砂糖，绵白糖、冰糖等。食糖宜选用含灰分高的红糖、糖蜜，或用玉米糖、蜂蜜等。

（3）严格忌食富含油脂类成分的黄油、奶油、乳酪等添加类食品。

第九篇

癌前革命

——防癌抗癌，食物披挂上阵

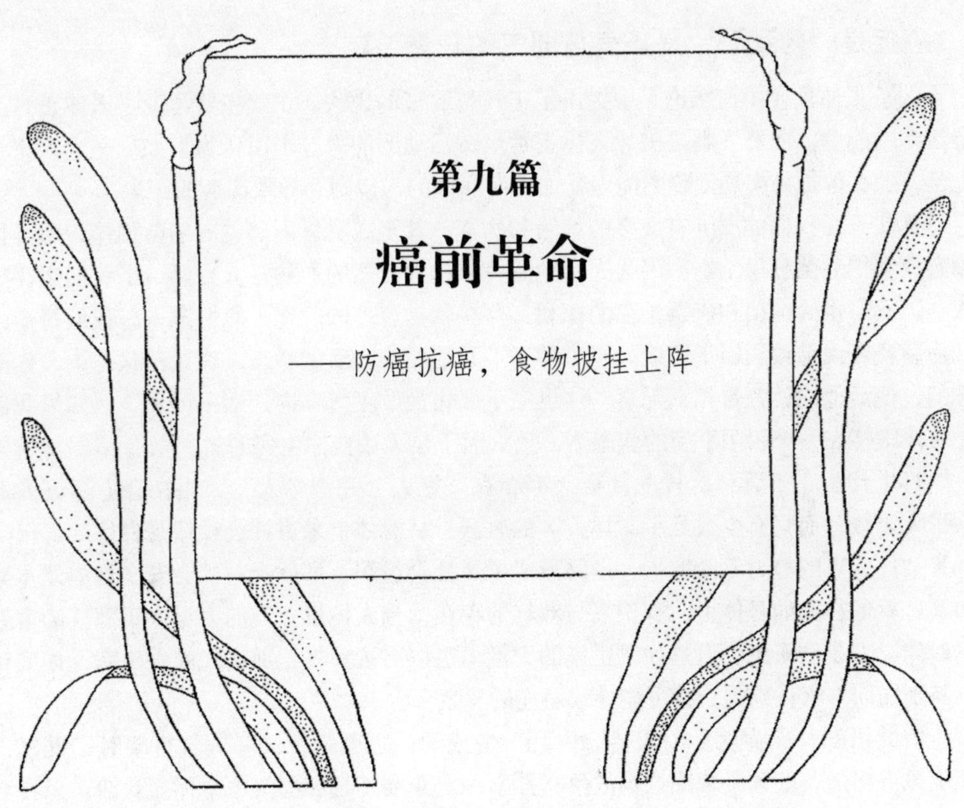

第一章
中医治疗——未来抗癌的发展方向

癌症是“内乱”，是正气与邪气的较量

医圣张仲景在《伤寒论》中提出了正气与邪气的说法。正气主要体现了人体正常生命活动的能力。而邪气则是破坏人体正常生命活动的能力。中医认为，如果一个人正气充足，那么他抵御疾病侵袭的能力就强，而邪气的入侵则会导致疾病的产生。

其实，在我们的周围有太多的细菌和病毒，甚至在身体内部也有细菌相伴，但是你没有权利把病菌赶尽杀绝，因为人和病菌一样是大自然的产物，大自然给了我们生存的权利，同时也给细菌和病毒生存的权利，存在就是合理的。在一般情况下，我们每个人和病菌或者说是致病因子可以处于一种和平共处相安无事的状态，在这种状态下，你活你的，他活他的，各自相安无事。这也应了那句话“正气存内，邪不可干”，如果我们把身体维持在一个阴阳平衡的状态下，致病因子是无法让你生病的。

打个比方，不管什么样的社会，都会有“好人”和“坏人”，当社会上“好人”占了大多数，而只有少数几个“坏人”的时候，从总体上来讲社会秩序是良好的。但是如果“坏人”的势力不断增大，最终形成了黑社会组织，那就会对社会安全构成严重威胁。这就像在人的身体里，有正气与邪气的存在。当人体里正气的力量大于邪气的力量的时候，人是健康的。但是如果正气的力量不足以对抗邪气，那么人就会生病，如果正气特别弱而邪气特别强，就可能导致癌症的发生。

由此可知，癌症就是由人体“内乱”造成的，也就是正气和邪气打架时，邪气占了上风。当然，要和平解决这场战争，并不一定非要正气和邪气争个你死我活，只要双方达到一个平衡就算圆满。用“好人”“坏人”那个比喻来说，就是允许社会上有“坏人”的存在，只要“好人”的力量能与之抗衡或者逐步把他们改造成“好人”，就是稳定的社会。

当然，在这场较量中，正气有自己的助手，邪气也有自己的帮凶，比如乐观的心态、合理的饮食、人与人之间温暖的关怀等都是站在正气这边的。而悲观甚至绝望的情绪、不规律的生活等则会让邪气更加嚣张。但归根结底帮哪边，其实还是人自己说了算的。

身正不怕癌邪——扶正固本是中医抗癌的核心

到目前为止，在癌症的治疗过程中最令医学难堪的莫过于医院（此指西医）运用手术、化疗、放疗等手段，把癌症从早期“治”到了晚期，最后医生无计可施，只能无奈

地奉劝家属带患者回家“调养”。

虽然我们不能完全否定手术、化疗等治疗手段的作用，但是这些治疗给患者带来的痛苦是正常人不可想象的，与放、化疗比起来，手术痛苦还算轻的。有过放、化疗经历的人，无不对此深恶痛绝，而大多数人“谈癌色变”，也与一想到癌症就想到放、化疗的恐怖有关。

因此，近几十年以来，西医只是在早期的癌症治疗方面有所提高，针对晚期癌症，尤其是对多处转移的晚期癌症患者来说，西医往往束手无策。

与西医相比，中医在治疗疑难杂症方面向来有独到的见解和较好的效果。明代《增广贤文》中说：“根深不怕风摇动,树正何愁月影斜。”这句话也正体现了中医在治疗癌症方面的核心思想——扶正固本。

中医里讲的扶正固本就是我们通常所说的提高身体的免疫力。对于早期癌症患者的治疗而言，中医药可以减轻手术以及放、化疗等治疗所带来的痛苦，提高患者的生存质量。对于中晚期癌症患者的治疗而言，尤其是在手术意义不大，患者拒绝放、化疗等治疗时，中医作为主要的治疗办法，其治疗思路是尽可能地控制癌细胞的生长，同时从精神、饮食、睡眠等方面改善患者生存质量。

俗话说：“病来如山倒，病去如抽丝。”选择中医治病，治的是根本，因此是需要花时间的，尤其是癌症这样的慢性病，更是需要患者有耐心。中医中药治疗癌症虽然不像西医那样立竿见影，但在与癌症的长期对抗中，中医发挥自己的优势，逐步改善了患者的全身状况，促进了人体免疫功能以及各个器官功能的恢复，这无疑使患者更容易保持乐观的情绪，增强治病的信心，从而有利于病情稳定和康复。

了解黑痣，掌握癌症来临前的征兆

痣，对我们大部分人来说并不陌生，据调查显示，90%的人身上都有痣，或在颈背之上，或在两眉之间，也或者在身体其他部位。一般来说，大部分痣可终生维持不变，不影响健康。但有极少数可能恶变成黑色素细胞瘤，这是一种恶性肿瘤，可危及生命。所以，防癌就要对自己身体上的痣有所了解。

痣，是人体皮肤色素细胞大量增生的结果，形态各异，大小不一。其中有一种似针头或黄豆大小的痣，扁平隆起，呈深黑色，表面光滑或粗糙，中间有毛发，这就是黑痣。黑痣的组织细胞位于皮下与真皮交界处，不超过基底膜。如果黑痣聚集成巢，就预示其将发生癌变。尤其在身体易摩擦部位，如手掌、足底、阴囊、关节附近等处的黑痣突然增大、色泽加深等，都应高度警惕。

研究发现，当黑痣发生恶变时，早期常有以下几种征象：

黑痣突然扩大、持续增大或隆起；

痣表面毛发脱落、皲裂；

痣周围有零星小红点出现；

黑痣不圆，出现锯齿或其他形状，色素扩散到周围正常皮肤；

黑痣边缘发红，出现炎症浸润，有刺痒、灼热、疼痛感；

黑痣颜色突然加深或变浅，出现红色、粉红色、白色、蓝色，这种色泽可从痣的边缘向周围正常皮肤扩散；

痣附近淋巴结肿大，痣内有硬结形成；

痣表面脱屑、糜烂、出水、破溃、出血或变为溃疡。

黑痣多生在体表，我们很容易观察到它的异常变化，因此凡生有良性色素痣的人，特别是超过40岁的人，更应密切注意痣的变化。生长在背、腰、臀等部位的痣，我们可以从镜子中进行观察，或请医生定期检查。只要出现上述预警信号中的一种或几种，就应提高警惕，及时就医，并立即手术切除或进行激光治疗，效果都是非常好的。

“三印两触”警惕癌症复发

恶性肿瘤的生命力是极其顽强的，它能够出人意料地侵入人体其他组织，有时候虽然经过手术或放射等治疗，但不能够保证癌细胞已经被完全杀死，一旦组织内尚存在一些具有活力或处于静止期的癌细胞，那么很有可能经过一段或长或短的时期后，在同一个部位又继续生长繁殖，重新长出一个相同类型的肿瘤，这种现象在医学上被称为癌症复发。

癌症复发是医学上常见的现象，这样的病例也常见，张老太太就是一例。

今年已经60多岁的张老太太，7年前曾查出患有乳腺癌，当时进行了乳房切除手术。术后老年人的身体恢复良好，生活基本上没有受到太大的影响，再加上张老太太生性乐观开朗，每天都乐呵呵的，所以全家人都很高兴，认为她的癌症已经治愈了。不过，近来张老太太却常喊肩膀及后背痛，一直痛到耳后、脖子、后背的肩胛骨、胳膊等多处地方，电疗、热敷、按摩，试了好多方法都不管用，这种现象持续了两个月。于是家人便带着张老太太到医院检查，结果令他们大吃一惊，原来张老太太的病又复发了。家人都不相信，说都治好了快10年了，怎么还会复发呢？

在现实生活中，我们也不难见到这样的情况：癌症患者在刚开始治疗时一帆风顺，几乎没有什么困难病情就奇迹般地好了起来，可过了一段时间癌症又突然复发。几乎所有的癌症患者对于癌症复发都有着强烈的恐惧感，因为一旦复发，就意味着治愈的希望十分渺茫，而且治疗复发的癌症比治疗原发的癌症要困难得多。

癌症很容易就会卷土重来，因此，当癌症得到一定程度的控制或缓解时，一定要提高警惕，对复发的问题引起高度的重视。

那么，癌症复发究竟有什么迹象呢？

一些医学专家总结多年的临床治疗和经验发现，癌症是否复发竟然能够从癌症患者的指甲印、舌齿印和腮齿印中看出蛛丝马迹，即所谓的“三印”辨证疗法。

一般情况下，由于脾虚、阳气不足，癌症患者的舌部与腮部会有肿大的现象，与牙齿相顶，便会留下舌齿印。同时，他们手指甲和脚趾甲的“月牙”部分也会逐渐变小，甚至慢慢消失。可能有些人便会问：“是不是只要出现了这几种情况，就证明一定是癌症复发了？”答案是否定的，这些还不足以证明就是癌症的复发，通常情况下“三印”还要结合“两触”。由于癌症累积于腹部，癌症患者大多会有大便不畅的情况，所以用手按压胃部以及肚脐以上3寸左右位置的时候，他们就会感到疼痛，此“一触”；此外，癌症患者的耳郭后通常还会长出增生物，此“二触”。

掌握了“三印”和“两触”，癌症患者就能够较为准确地判断自己是否属于癌症复发了，早一分发现便多一分治愈的希望。当然，也不是所有的癌症复发患者都会有上面几种情况出现，不可将所有的依据都寄托在这“三印两触”上面。

不一样的癌症，不一样的预警信号

癌症早期缺乏明显的症状，这导致很多患者在查出自己身患癌症时，已经错过了最佳治疗时期，有的甚至已经到了晚期。因此，掌握不同癌症来临前的预警信号，可以在一定程度上帮助控制癌症的发生、发展。

膝关节痛——当心肺癌

近几个月来，吴某一直感到全身骨关节疼痛，尤其是膝关节处疼痛更明显。采用贴膏药、理疗等多种措施也没多大效果，到医院做胸部X光检查发现左肺有阴影，后确诊为肺鳞癌。

肺鳞癌多见于老年男性，鳞癌细胞在增生分化过程中，会引起生长激素分泌异常。大量的生长激素会刺激骨关节异常增生，侵犯膝、踝、腕等大关节，出现肿胀、疼痛等症状。因患者无胸痛、咳嗽、咯血等肺部表现，容易造成误诊、漏诊。患者的骨关节病变，往往先于肺部症状数月甚至更长时间出现。

有骨痛等关节炎症状的人，用一般消炎止痛药物治疗效果不明显时，要考虑肺癌的可能，应及时去做相关检查，以免误诊。

突然贫血——当心结肠癌

王女士血红蛋白突然很低，查来查去查不明贫血的原因，服了很多保健品也不见效。有一天，她无意中发现腹部有一个肿块，到医院做结肠镜检查确诊为结肠癌。

离肛门较远的盲肠、升结肠内的病变引起的出血往往是隐性出血，不易察觉，只有通过体检才能发现。由于慢性失血，患者最初以不明原因的贫血为主要症状，通常不引起患者和医生的重视，直至贫血严重和腹部出现肿块，才考虑到结肠癌而进行检查，但往往为时已晚。

有便血、贫血、黏液便、大便变形或变细，粪便通过受阻，出现腹部不适症状时，要当心结肠癌。常规做肛门指诊检查，最好做结肠镜检查，以利早期发现。

眼睛复视——当心鼻咽癌

李某在看物体时总有双影，如一辆自行车他常会看成两辆。经医生检查是眼睛出现了问题，他的复视是鼻咽癌颅内转移引起的。

当鼻咽部肿瘤向鼻咽顶部发展时，就到了颅骨底部，癌组织可经颅底的骨孔钻入颅内，累及从颅底走过的眼球运动神经，由此即产生了复视。

鼻咽癌好发于鼻咽顶部与咽隐窝内，其位置隐蔽，且与鼻腔、咽腔、口腔和耳部相通，因而一旦出现单侧头痛、单侧听力障碍、单侧鼻塞及回缩鼻涕时带血丝等早期症状时，要及时检查。

腹部胀鼓——当心卵巢癌

宋某今年55岁，近几个星期来一直食欲减退，有时还出现恶心等征兆，接着又出现了便秘及尿频，腹部常常胀得鼓鼓的。去医院做B超检查显示有腹水，妇科进一步检查确诊为卵巢癌。

卵巢位于骨盆的深处，子宫两旁，它不像子宫颈那样可以直接看得到。早期癌细胞局限在卵巢时，通常没有任何症状，或只有不正常的阴道出血。当逐渐长大的肿瘤压迫到邻近的器官时，患者会觉得下腹部不舒服、消化不良、恶心、食欲不振。当肿瘤大到压迫肠子和膀胱时，就会引起便秘及尿频。

女性如一直觉得腹部不适，又找不出病因时，须去妇科检查，可做骨盆腔、腹部或阴道超声检查。若发现卵巢肿大或呈现囊肿水泡，一定要继续探查，以便早期发现病变。

腰痛难忍——当心骨髓瘤

徐教授近半年来隐隐觉得腰部有些不适，有时呈持续性酸胀。然而近两个月来，腰痛不断加重，连伸屈活动也受限制了，于是到医院做CT检查，发现他的第三腰椎有增生物。进一步检查证实，增生物是多发性骨髓瘤。

脊椎没有感觉神经，肿瘤开始长的时候，人是感觉不到它的存在的。随着瘤体长大，骨头被破坏到一定程度，相邻的椎骨受到侵蚀，挤压神经时，就会出现腰痛。

多发性骨髓瘤往往发生于40岁以上的成年人。好发部位为脊椎骨、肋骨、盆骨。早期症状为局部疼痛，且逐渐加重。后期出现全身乏力、贫血等症状。若发现无外伤史的持续腰痛呈进行性加重时，要做X线拍片，这样可及时确诊。

上腹不适——当心胰腺癌

魏先生近一时期感到上腹不适，隐隐作痛，常伴有饭后腹部胀痛，有时放射至上腹和腰背部，一开始他也不把这些当回事，也没太在意。直到前几天出现了黄疸，才去医院检查，诊断结果魏先生患了胰腺癌。

梗阻性黄疸是胰腺癌较突出的表现，黄疸呈持续性、进行性加深并有皮肤瘙痒。黄疸指数上升，但氨基转移酶不一定上升。胰腺不仅属于内分泌系统，也属于消化系统，其病变会造成消化吸收不良，出现饭后饱胀、食欲差等症状。

胰腺癌是一种高侵犯、高转移的肿瘤，即使在早期，癌细胞也可能已侵入到胰周围的组织和脏器。专家建议，40岁以上有烟酒史、慢性胰腺炎的人，若有不明原因的中上腹不适、胀痛，食欲减退、体重减少或突发糖尿病，是胰腺癌的高危对象，须及时检查，以便早期诊断。

掌控癌症不可不知的7个身体信号

科学家说，人体上下除了头发和指甲外，其他任何部位都有发生癌细胞的可能，且不同的部位会有不同的症状。所以，大家要掌握一些基本的癌症早期表现，才能够早发现、早治疗。

当然，出现了这种信号并不代表就一定是癌症，但可以提高警惕，尽早到医院检查，这对于可能是癌症患者的生活质量的好坏以及存活时间的长短很重要。

如果身体局部，尤其是颈部、乳腺及舌头等部位出现了不明原因的肿块，且肿块经久不消或逐渐增大，要谨防发生癌变。

平时吞咽食物时如果出现哽噎感、食管内异物感，或感觉胸骨后闷胀不适，则可能是食管癌的征兆。

如果鼻子出现毫无征兆的反复出血现象，或鼻涕带血，特别是在早晨刚起床的时候出现这种情况，往往是鼻咽癌的重要信号。

若出现久咳不愈，声音嘶哑或血痰的现象，且用药后病情没有得到改善，尤其是对于烟民来说，要注意是否患上肺癌。

妇女若是有阴道异常出血，如月经期外或者绝经后的不规则出血，要引起重视，可能是宫颈癌的前期信号。

肝癌的前期症状不太明显，只有一个表现：右肋下痛，很多人对此都不予重视，直到病情加重才到医院诊治，结果延误了最佳治疗时期。

若体重在不明原因的情况下迅速减轻，如1个月内减轻3千克左右，就要引起相关重视，及早到医院检查。

❊关注经络，预防癌症❊

经络可以预测疾病。经络是身体的一个通道，能通内达外，也是疾病传变的途径。人体在生病时，许多症状可以反映在经络的走形上，古代中医的察言观色就是利用经络这种特点看病的最好见证。

扁鹊路过齐国都城临淄，见到了齐桓侯。他见桓侯气色不好，就断定他已经生病了，便直言不讳地对他说："你有病在肌肤，如不快治，就会加重。"桓侯听了不以为然，说自己没病。扁鹊离去时，桓侯还对侍从说："医生都是贪图名利的。他们没有本事，就把没有病的人当有病的来治，以巧取功利。"过了五天，扁鹊再次拜见桓侯，对桓侯说："你的病到了血脉，不治疗会更加严重的。"桓侯更不高兴了。再过五天，扁鹊见到桓侯时告诉他："你的病已经在肠胃之间，再不治就没救了！"桓侯很生气，根本没有理睬他。等到扁鹊第四次来见桓侯时，他只瞥了一眼，就慌忙跑开了。桓侯派人询问时，扁鹊说："病在肌肤，用汤熨可以治好；病在血脉，用针灸可以治好；病到肠胃，用酒剂也能治愈。可是现在桓侯的病已经深入骨髓，再也没法治了，我只好躲开，以免获罪。"没过几天，桓侯果然病重，派人请扁鹊医治，扁鹊却早已逃离齐国，而桓侯因为耽误了最佳治疗时机，不久也就死去了。

人体的各个器官，每时每刻都在运行变化着，一旦发生疾病就会通过种种症状在经络的行走路线上，给我们发出报警信号，如果我们能够关注经络，重视这些疾病发生的信号，就能够及早发现癌症，从而减少它对我们生命的威胁，保证我们的健康和生活。

第二章
合理调养，轻松防癌——科学调养就可以远离癌症

癌症不是可怕的死神，食物是防癌的良药

癌症，像螃蟹一样，它伸展着可怕的“爪子”，不断吞噬健康的组织和器官。直到今天，人们仍然无法找到确切的证据来解释癌症的起因与过程。正因为如此，迄今医学界依然还未找到治疗癌症的有效方法。但是，食疗是预防癌症最好的方法。正确地运用食疗，不仅能为身体提供必需的营养，而且还能遏制癌细胞生长，给生命带来希望。医学研究也证明，合理调配饮食可以改善患者全身营养状况，使其更好地接受手术治疗或化学、放射治疗，延长患者的生命，甚至康复。

饮食以患者喜好为原则。俗话说，食无定味，适口者珍。中医认为，胃以喜为补。所以饮食不应过分限制。这也忌口，那也不能吃，会使患者无所适从，食性索然，从而使营养摄取受到影响，于患者康复有害无益。但饮食的一些基本禁忌原则还是要遵循的，如水肿少盐，糖尿病少糖等。

定时定量、少食多餐。癌症患者普遍食欲不佳，所以饮食应注意增加食品花样，保证色香味俱全，清淡可口，这样有利于提高食欲。定时定量，少食多餐，食物易于消化，有利于胃肠道功能恢复。部分患者味觉异常，食欲很差，可进食少量的腐乳、辣酱之类以增强食欲。也可适当服些健脾和胃之类的中药和助消化药。

宜高蛋白低脂肪饮食。注意增加鸡、鱼、蛋、奶、瘦肉、豆制品等优质蛋白的摄入。蛋白质种类的多样化，能充分发挥蛋白质的互补作用，提高营养价值。为了满足病体的需要，蛋白质供给量应为正常量的1.5倍为宜。肥肉等油腻食物可适量摄取。

多食新鲜蔬菜和水果。许多新鲜的水果和蔬菜不仅含有丰富的维生素、纤维素、微量元素，而且有一定抗癌作用。如胡萝卜、白菜、青椒、菠菜、香菜、花菜、韭菜、芦笋、蘑菇、香菇、银耳、木耳、柑橘、草莓、番茄、海参、紫菜、芹菜、薏苡仁、山楂、苹果、大枣、红薯、无花果、猕猴桃、菠萝、蜂蜜等。

尽量减少糖类食品的摄入。研究表明，癌细胞的能量主要来源于糖，癌细胞对糖的摄取能力是正常细胞的10~20倍。大量食用糖类食品，无疑会加速癌细胞的生长，促进病情发展，所以应减少糖类摄入。但不是禁用，因为糖也是人体必需的营养物质。

食物不宜过分精细。精米精面系精加工食品，所含维生素损失严重且纤维含量低，于健康不利。玉米、小米、豆类可补其不足。粗细混食，平衡益人。患者饮食也不宜过分追求奇、稀、贵、缺之物。因为“食无定味，适口者珍”。

采用科学的烹饪方法。患者饮食的烹饪方法以蒸、煮、烩、炒、汤为主。调味应低

盐清淡。不食霉变食物。热症忌姜、葱、蒜、辣椒等热性刺激性食物，寒证忌寒凉冰冻食物。对于证性不明者，安全可靠的办法是大寒大热的食品不食，或以食之舒适为宜。

增加微量元素的摄入。可零食一些干果类，如核桃、蚕豆、瓜子、花生、杏干等，因为其中含有多种微量元素，于抗癌有益。

保持良好的进食环境和气氛。进食时心情要愉快，不忧虑、不生气。心情舒畅可增进食欲，有助于食物的消化吸收，有利于营养的摄取和健康的恢复，这也就是“心宽体胖”的道理所在。

保障纤维素的摄入。纤维素虽无直接营养价值，但纤维素对维护人体健康是不可缺少的。食物丰富的纤维素，能够保持大便通畅，可增加癌细胞分泌的毒素及代谢产物排泄。所以，患者应增加富含纤维素食物的摄入，每天应有一次大便。便秘者可进食花生、核桃、芝麻、蜂蜜之类食品。

防癌抗癌注重饮食是个很好的方法，注重生活方式也同样重要。在我国已公布的前三位死因分析中发现，心血管疾病中不良生活方式与生物因素的比例为45.7%：29.0%，脑血管疾病为43.3%：36.0%，恶性肿瘤为43.6%：45.9%，这三类疾病占全部死因的67.6%。换句话说，目前有2/3的人死于与不良生活方式有关的疾病。

凡此种种，无不说明正是许多不良生活方式、生活中的诸多失常才会导致疾病，甚至是癌症的缠身。所以，我们与其害怕、抱怨癌症，不如检讨一下自己的生活方式。

三餐上重晚轻早。人们对早餐的安排十分简单，并有相当一部分人不吃早餐。对中饭也采取凑合的态度，而对晚餐安排得十分讲究，大多人要改善一番，有的还要进餐馆美餐一顿。朱丹溪告诉我们早上阳气升发，人体需要补充一些阴，而吃早饭就可以补阴，让身体达到阴阳平衡。而中午是小肠经当令的时候，人体主吸收，这时一定要吃好，吃得有营养，否则在体内不能吸收就会变成垃圾。一旦形成垃圾后，人体就得调出元气来化掉它，这样就会耗损阴精让身体虚弱。晚上阴精内敛，体内呈现一派阴霾之气，没有足够的能量来消化食物，所以这时如果吃得多、吃得好，身体也很难消化和吸收，而且对人体会造成伤害。所以我们一定要合理饮食，重视早餐，吃好中餐，晚餐不宜吃得过多、过好。

活动上重住轻行。如今的人们逐渐住上了单元楼房，同时也把房间装修得十分豪华舒适，加之有电视、电话、空调的陪伴，相当多的人在这种舒适的环境中养成了好静不好动的习惯，因此与过去相比，住单元楼房不但冷了邻里情，而且外出活动也大大减少。这种重住轻行的不良习惯对身体极为有害。

保健上重补轻健。吃补品是当今人们普遍追求的新时尚，特别是给老年人、孩子服用蜂王浆、鱼脑精等补品，几乎成了许多家庭的共同行为。其实，人的健康与长寿取决于无疾病、运动锻炼和生活习惯的合理性，只要增强体育锻炼、合理调整饮食、养成良好的生活习惯，就能减少疾病，增进健康。而补品只能对营养缺乏症患者和体质虚弱者有作用，并非是老少皆宜，人人适用。

此外，还有很多生活方式，也是我们经常陷入的误区，是导致癌症侵袭的因素。所以，如果你想远离癌症，走在健康的大道上，那么就必须穿越这些误区。

❊防癌饮食十大铁规则❊

人体每天都需要食物供应身体运转所需的营养，均衡营养的摄入，才能对身体系统各器官各自供其所需，不至于加重它们的负荷，影响生理活动的正常运行，也就自然没有为癌症细胞提供滋养的温室。

食物多样化

注意食物多样化，以植物性食物为主，应占每餐的2/3以上，植物性饮食应含有新鲜的蔬菜、水果、豆类和粗粮等。

多吃淀粉类食物

每天吃600~800克各种谷类、豆类、植物类根茎，加工越少越好。要限制精制糖的摄入。食物中的淀粉有预防结肠癌和直肠癌的作用，高纤维饮食有可能预防结肠癌、直肠癌、乳腺癌、胰腺癌的发生。

多吃蔬菜、水果

坚持每天吃400~800克各种蔬菜、水果，可使患癌症的概率下降20%，每天吃五种或五种以上的蔬菜和水果。但目前不少蔬菜水果上的农药残留比较多，注意清洗很重要。

不吃或少吃烧焦的食物

（1）烧烤食物：烤牛肉、烤鸭、烤羊肉、烤鹅、烤乳猪、烤羊肉串等，因含有强致癌物，不宜多吃。

（2）熏制食品：如熏肉、熏肝、熏鱼、熏蛋、熏豆腐干等含苯并芘致癌物，常食易患食管癌和胃癌。

（3）油炸食品：煎炸过焦后，产生致癌物质多环芳烃。咖啡烧焦后，苯并芘会增加20倍。油煎饼、臭豆腐、煎炸芋角、油条等，因多数是使用重复多次的油，高温下会产生致癌物。

不吃或少吃腌制食品

咸鱼产生的二甲基亚硝酸盐，在体内可以转化为致癌物质二甲基亚硝酸胺。虾酱、咸蛋、咸菜、腊肠、火腿、熏猪肉同样含有致癌物质，应尽量少吃。

不吃霉变物质

米、麦、豆、玉米、花生等食品易受潮霉变，被霉菌污染后会产生致癌毒素——黄曲霉素。

不喝反复烧开的水

反复烧开的水含亚硝酸盐，进入人体后生成致癌的亚硝酸胺。

不吃隔夜熟白菜和酸菜

这样的菜会产生亚硝酸盐，在体内会转化为亚硝酸胺致癌物质。

减少红肉摄入量

每天应少于90克，最好用鱼和家禽替代红肉。红肉会增加结肠癌和直肠癌的发生危险率。同时要限制高脂饮食，特别是动物脂肪的摄入，应选择恰当的植物油（如橄榄油等）。

不提倡吸烟饮酒

据统计，有1/3的癌症和吸烟有关，香烟引起的也不仅仅是肺癌，食管癌、胃癌、膀胱癌等也和吸烟有关。如饮酒每天不超过一杯（相当于250毫升啤酒、100毫升红酒或25毫升白酒），经常饮酒能增加患口腔癌、咽喉癌、食管癌等的危险。

只要大家能够在饮食中注意合理膳食，养成良好的生活习惯，保持良好的心态，在面对各种致癌危险因素侵袭时就可以形成坚固的防线，“拒之于千里之外而后快”。

吹响防癌食物“集结号”

尽管人们“谈癌色变”，但癌症可以通过前期的饮食调节，降低罹患癌症的概率。我们身边预防癌症的食物也是随处可见，比如螺旋藻、蜂蜜和蜂乳、蔬菜、海产品、真菌和果品等。

螺旋藻

螺旋藻中的胡萝卜素、维生素A、藻蓝蛋白与多糖类物质都是抗肿瘤因子。藻蓝蛋白、藻多糖已为国内外医学界公认对提高免疫功能、抑制或杀伤肿瘤细胞有着肯定的疗效。

蜂蜜和蜂乳

蜂蜜能促进新陈代谢，增强机体抵抗力，提高造血功能和组织修复作用。近年来发现蜂乳含有特殊的蜂乳酸，对防治恶性肿瘤有效。

茶

茶能清除体内的放射性物质。放疗患者经常饮茶有益康复。茶还可以防龋齿。

南瓜

南瓜除含有丰富的β胡萝卜素外，还含有少量的黄体素。多项免疫学调查表明，黄体素具有广泛的抗癌效果，特别对肺癌、子宫癌、乳腺癌、皮肤癌和大肠癌具有良好的抑制效果。

番茄

番茄具有很强的抗氧化作用，其含有的菌脂色素对预防胃癌、胰腺癌、子宫癌也很有效。从防癌效果来看，鲜红熟透的番茄效果更佳，因为色彩越红，菌脂色素的含量就越多。

蘑菇

蘑菇中含有的抗癌成分很多都是多糖类物质，蘑菇类食品能保护正常细胞，而只选择癌细胞实施攻击。其中癌阻止率和选择性最高的就是松菇。

韭菜

韭菜具有很强的抗氧化作用，对胃癌、大肠癌、皮肤癌、肺癌、肝癌等具有有效的抑制作用。

豆类及其制品

大豆、豆腐、豆酱等大豆制品含有优异的抗癌成分。其中大豆中的异黄酮与雌性激素具有相似的作用，对乳腺癌、大肠癌，尤其是男性中多发的前列腺癌具有抑制作用。

菠菜、茄子、花椰菜

有资料表明，每天吃菠菜、胡萝卜等黄绿色蔬菜的人与不吃这些蔬菜的人相比，从40岁以上的致癌危险率来看，其胃癌发生率降低了约33%，大肠癌发生率降低了40%。

茄子位于抗癌效果优异之列，茄子的这种抗癌效果主要源于茄子特有的成分生物碱。茄子的涩味较强，最好水泡之后加以烹制，茄子的抗癌效果几乎不受加热影响，因而可以用自己喜爱的方式进行烹制。

花椰菜俗称菜花，含有丰富的具有抗癌作用的硫化物。另外，花椰菜中还含有丰富的酚、异硫氧酸盐等预防癌症的成分，这些物质能阻止致癌物质代谢活性酶的活动，并使致癌物质解除毒性。

燕麦、糙米

燕麦中含有酚、甾醇等抗癌成分，另外燕麦中含有的食物纤维能有效预防大肠癌。

糙米中含有的酚、硒等成分能防止细胞发生氧化从而抑制癌变。

大蒜

许多研究都证实大蒜具有防癌抗癌能力，大蒜中的脂溶性挥发性油能激活巨噬细胞，提高机体的抗癌能力，大蒜还含有一种含硫化合物，也有杀灭肿瘤细胞的作用。葱头也能抗癌，可能是含有谷胱甘肽以及多种维生素的缘故。对淋巴瘤、膀胱癌、肺癌和皮肤癌等均有防御作用。

银耳

银耳同许多菌类物质都能减轻化疗的毒副反应，增强化疗对肿瘤的抑制作用。银耳属于药食两用品，具有清肺热、益脾胃、滋阴、生津、益气等功效，内含蛋白质、碳水化合物、无机盐、B族维生素、粗纤维及银耳多糖等成分，适用于肺热咳嗽、肺燥干咳、胃肠燥热、血管硬化、高血压等症。

薏苡仁

薏苡仁又叫薏米。它既是食品，也是常用的中药。薏米性味甘淡，有补益作用，能补益脾、肺、肾等多脏功能，另外薏米还有清热利湿作用，是常用的健脾利尿药，在热天我国南方居民还喜欢用薏米煮粥食用，就是利用它的清热作用。在40多年前，医学家们又发现它有抗癌作用，因此薏米就经常出现在抗癌的中药处方中。

海产品

可用作恶性肿瘤患者的治疗食品。海藻类有效成分主要是多糖物质和海藻酸钠。海藻酸钠能与放射性锶结合后排出体外。常吃海带、紫菜等食品对身体有益。鱼类中含有丰富的硒、锌、钙、碘等无机盐类，对抗癌也是有益的。

真菌食品

菌类中含有多糖物质和干扰素诱导剂，能抑制肿瘤。香菇对胃癌、食管癌、肺癌、宫颈癌有一定的疗效。金针菇也具有同样的功效，对肿瘤有抑制作用。猴头菇对胃癌有疗效，可延长患者的生存期，提高免疫力。银耳对癌瘤有抑制作用。近年发现茯苓中90%的B—茯苓聚糖可增强免疫功能，有抗癌瘤的作用。

新鲜水果

杏仁可提高机体的免疫功能，抑制细胞癌变。杏仁对口腔干燥等症状有缓解作用，但口腔有炎症、溃疡以及鼻出血的患者不宜食用。乌梅也有抗癌作用，枣能抑制肿瘤细胞生长。无花果的提取物可治疗胃癌、咽喉癌、宫颈癌、膀胱癌等。苹果中含有果胶多，可与放射性元素结合，促使其排出。木瓜能阻止癌瘤扩散、发展。

此外，山芋中提取的类固醇物质能抑制乳腺癌的发展；玉米粉能抑制肿瘤生长，减轻抗癌药物的副作用；薏苡仁中的多糖体和薏苡脂有增强机体免疫功能及抑制肿瘤细胞的作用。

不得癌，晚餐也要有讲究

随着生活节奏的加快，对于很多上班族来说，晚餐几乎成了一天的主餐。不少人养成了一种早餐草草了事，午餐简单应付，晚餐丰盛的饮食习惯。还有些人很少回家吃晚饭，下班后就开始每天的“应酬”，吃喝几个钟头；或者加班熬夜后把晚餐和夜宵放在一起，吃完后马上睡觉。这些对身体都是非常不利的，医学研究表明，“问题晚餐”存在很多健康隐患，是引起多种疾病（包括癌症）的“罪魁祸首”，其危害不容忽视。

有专家指出，胃肠道肿瘤的发生就与晚餐进食习惯有很大关系。如果晚餐吃得过饱、过晚，或者是食用油炸、煎制、烧烤的食物，都会加重胃肠道负担，并对胃黏膜造成不良影响，进而增加患胃癌的风险。这是因为胃黏膜上皮细胞寿命较短，更新速度快，而这一修复再生的过程，大部分是在夜间胃肠道休息时进行的，如果晚餐吃得不合适，胃肠道得不到很好的休息，其黏膜修复过程将不可能顺利进行。另外，入睡前吃大量的食物，不符合人体的生命活动规律，这样既增加胃肠负担，影响睡眠，并容易导致肥胖，还可能会造成胃黏膜充血、糜烂、溃疡，一旦抵抗力下降，很容易导致胃癌。此外，那些油炸、烧烤、煎制、腊制的食品，在其加工过程中会产生一些致癌物质，如果晚间过多食用，致癌物质就会长时间滞留在胃中，更容易对胃黏膜造成不良影响，增加患胃癌的概率。

那么，晚餐吃什么、怎么吃才健康合理呢?

《黄帝内经》里说，晚上阳气下降，阴气上升，体内呈现一派阴霾之气，这时候身体内是没有足够的能量来消化食物的，所以晚餐要吃得清淡点，不要过于肥甘厚腻，应适量食用碳水化合物，多吃富含维生素、纤维素的蔬菜和水果，尽量不吃油炸、煎制、烧烤的食物，不饮白酒。

另外，中医有“早盐晚蜜”的说法。每天早上空腹喝一杯加1小勺竹盐的纯净水，能促进肠蠕动，解除便秘，减少脂肪在肠道中的堆积和过量吸收，减少肥胖。竹盐比一般的盐更具有解毒排毒功能的原因是它的提炼技术。而用竹盐做按摩就能消肿，这是因为竹盐中的有机物能够渗入皮肤，促进皮肤的新陈代谢，排出体内多余的水分和废物，当你在按摩的过程中感觉到浑身发热就表明体内垃圾正在伴随着汗水和你说拜拜了！晚上临睡前用温开水调服少许蜂蜜饮用，可以滋补强身、排毒健体。《本草纲目》里说蜂蜜可以“不老延年”。对润肺止咳、润肠通便、排毒养颜有显著功效。近代医学研究证明，蜂蜜中的主要成分葡萄糖和果糖，很容易被人体吸收利用。所以，建议大家每晚喝一杯蜂蜜水，这对身体很有好处。

在食物的摄入量上也要把好关，要少吃点，八分饱即可。否则，晚餐即使吃得再多再好也不能把早上中午的给找补回来，相反身体无法消化和吸收吃进去的食物，就会造成胃不顺安，影响睡眠不说，对身体还会造成伤害。

愉快地进餐能防癌

我们经常看到这样的镜头：一家三口正在吃饭，可当父母看到孩子成绩单上那鲜红的50分时，就把筷子一摔，桌子一拍，在餐桌旁教训起孩子来。有的小两口在吃饭前还有说有笑的，吃了没两口，因为一件小事，两人就你一言我一语地争论起来，谁也不肯相让，结果女的嚷了一句："气都气饱了，还吃什么饭。"跑进了卧室。还有的甚至大打出手，一餐饭不欢而散。

在这种生气、不舒心的精神状态中就餐，胃口怎么会好？

中医讲究阴阳，认为这是气滞于胃，会引起体内阴阳失衡。现代医学证明中医所讲的阴阳相当于人体的内分泌系统，并认为在这种不良情绪中就餐，人体的中枢神经会受到不同程度的抑制，而交感神经过度兴奋，当它作用于胃肠平滑肌时，将导致消化腺分泌减少，胃肠蠕动失调，食管、贲门、幽门等消化道括约肌强烈收缩，因而引起食欲锐减，甚至恶心呕吐，即使勉强吃下去也会感到胃部胀得难受，全然没有消化。长此以往，这部分人群中便有人可能患上食管癌或胃癌。

真是应了那句老话："生气是把别人的错误加在自己身上。"你瞧，别人仍然欢蹦乱跳地活着，而你却生病甚至患癌，实在是得不偿失啊。

因此，创造一个轻松愉快的进餐环境对防病、防癌意义重大。为了大家的健康，我们在吃饭时，最好不要谈论不高兴的事情，可以说些轻松、愉快的话题，或者放些悦耳、柔和的音乐来听，但音量不宜过大。

熬夜提神，茶比咖啡好

现在人们的工作压力越来越大，熬夜加班已经成了司空见惯的事。不过人们到了夜里就会精神不济，所以很多熬夜的白领们喜欢喝上好几杯浓咖啡来提神。殊不知，当你喝下一杯咖啡之后，半个小时以后就会觉得神清气爽，工作起来也更带劲儿。但是长此以往，健康就会出现问题。

其实，如果真的要熬夜，最好选择茶做你的提神饮料。《本草纲目》中有："茶苦而寒　　最能降火。火为百病，火清则上清矣。"这说明茶叶能降火，不仅如此，茶叶归心、肺、胃经，有醒脑清神、生津止渴、利尿止泻的功效。熬夜最易让人上火，喝茶不仅提神还可以降火。胃肠不好的人，最好改喝枸杞子子泡水的茶，可以解压，还可以明目。

现代医学研究证实，茶叶中的茶多酚是一种重要的药理成分，占茶叶干重的22%~30%，它能明显抑制细胞突变，而细胞突变就是癌症的过渡过程，所以茶多酚对癌细胞扩散具有很好的疗效。另外，茶叶能阻断亚硝基化合物的合成，尤以绿茶的阻断率为最高，在90%以上，其次为紧压茶、砖茶、花茶、乌龙茶和红茶。茶叶中含的茶多酚越多，阻断能力越强。同时，茶叶中还含有丰富的维生素C和维生素E，也有辅助抗癌的功效。

另外，不同癌症的致癌因素不相同，茶对于不同癌症的预防效果也不一样。

消化道癌症：一些调查研究发现，喝茶与胃癌之发病率有关系，如每天饮绿茶的人比不饮绿茶的人胃癌发病率降低了29%，但饮用红茶对胃癌发生率无影响。日本的胃癌发病率高，但产茶区的胃癌发病率明显低于全国癌症发病率的平均水平，因此，喝绿茶更有助于降低胃癌的发病率。

食管癌：调查研究发现，茶叶与食管癌发生率有关。绿茶能降低食管癌的发生，尤其在不吸烟及不饮酒的情况下更为明显。绿茶还能降低大肠癌、直肠癌及胰腺癌的发病率，且饮茶量愈大，发病率愈低。一些研究还发现饮茶量与消化道癌症成反比，饮茶量愈大，癌症的发病率就越低，如每日饮茶在2杯以上的人癌症发病率与不饮者相比降低了32%；如每天饮茶4杯以上者与不饮者对比发病率降低63%，尤其是对口腔、咽部、食管的癌症更为明显。但专家也指出，茶叶中含有的咖啡因不能抑制大肠及直肠的癌变率。

肺癌：肺癌的发病率与饮茶量有关，饮茶量愈多，发病率愈低，尤其女性特别显著。

泌尿道癌症：每天饮茶2杯以上能降低泌尿道癌症发病率的60%。

关于癌症患者忌口问题

饮食上适口忌口是很多癌症患者非常关心的问题，有人说有些食物会使癌细胞扩散，需要忌口，果真如此吗？从实际情况来看，没有一位患者是因为吃了某种东西而引起癌症复发的，相反，很多癌症患者很多东西都不吃，最后还是复发了。

很多人说得了癌症，鸡、海货、蟹等就不能吃，这里我们就以此为例讲一讲癌症患者的忌口的问题。

鸡是大补元气的，因此对元气亏损的癌肿患者是适合的，《神农本草经》中，把鸡列为上品，所谓上品，是指可以“主养命以应天，无毒，多服久服不伤人，不老延年”的药品和食品，癌肿属于虚损，不需忌鸡，在民间流传的治癌土方中也有鸡，例如，有一个土法叫口蘑炖鸡，将口蘑和鸡一起炖，用于治疗肝癌和其他癌肿，治疗效果虽然不一定很好，但是有一点是值得肯定的，那就是癌肿不必忌鸡。

当然也有一些癌肿患者也确实需要忌鸡，那是按照中医的理论，鸡属于热性的食品，一些癌肿表现为热者，理当忌鸡，鸡比较油腻，癌肿患者消化不好时，当然也应该少吃或不吃。

其次，忌海货也是没有什么根据的，不少海货在抗癌上还很有用，海货有一个作用就是叫“软坚”，即消散肿块，中医抗癌方中，常用的海藻、昆布、海带，这些都是海货，食品中的海参、海马、海蜇、海鳗、鲍鱼、紫菜之类的，同样有这样的作用。

蟹有破血的作用，癌肿患者有时会表现血淤，蟹正是适合的食品，在民间流传的土方中，蟹壳炙灰可以治疗乳腺癌，蟹爪也有同样的作用，所以说，泛泛地讲癌肿忌蟹是不正确的，蟹属于寒性的食品，表现在寒证的，就应该忌蟹，此外，蟹黄滋腻，难于消化，消化不良的癌肿患者不宜食用蟹黄，但蟹味鲜美，食欲不振的时候，吃蟹对刺激食欲是非常有好处的。

大家还应该知道，在中医的传统里，忌口不是绝对的，还要懂得变通，什么是变通，就是本来根据情况应该忌口的，但是由于病情的需要，可以而且应该不忌口。这在中医历代的医书、医案中，都可以找到例子，中医认为“胃为水谷之海，不可虚怯，需怯则百邪皆入矣，或思荤茹，虽与病相反，亦令稍食。图引浆粥，此权变之道也。若专以淡粥养之，则患者不说而食减，久则病增损命，世俗误人矣”。

这是一段非常正确的话，患者想吃什么，就应该吃什么。这样胃口可以开，可以进一步吃其他食品，使体质好转，假如患者想吃而不给他吃，则食欲不能好转，久则病增损命，也违反了忌口的目的。忌口的目的，无非是希望癌肿治愈，身体康复，忌口而影响这一目的，失去了忌口的意义，就需要变通，中医有“忌口太过之罪”一说，一切都要适当，都要合理，不可盲目施行。

总之，对癌肿患者来说，忌口是需要的，忌口的依据，是中西医学理论和大量的临床经验，流行的忌口讲法，很多是不正确的，忌口又不是绝对的，可以根据具体情况，予以变通。

癌细胞迅速扩散与饮食密切相关

王女士今年47岁，一个月前医院确诊她患了乳腺癌。面对突如其来的噩耗，王女士有些惊呆，不知所措，所幸的是发现及时，还处于癌症早期，治愈的概率很大。为了早点康复，王女士积极配合医生的工作，每天都保持着愉快的心情

有一次，王女士听一个朋友说营养越丰富癌细胞扩散得越快，于是，她开始有意地控制自己的饮食，每餐粗茶淡饭，只吃蔬菜水果不吃肉，生怕吃得太好癌细胞就生长扩散得越厉害。由于长期的营养不良，王女士变得越来越虚弱，身体一天不如一天。

增加营养，真的会促进癌细胞的成长、扩散吗？其实这是没有任何科学依据的，相反，癌症患者在治疗期间合理增加营养很有必要。营养摄入不足很容易引起营养不良，营养不良又会降低机体的免疫力，降低机体与癌症的抗争能力，不利于身体康复，王女士就是典型的例子。

其实，我们经常看到有些人患了癌症，不是茶饭不思，就是只吃蔬菜水果，生怕营养太丰富而促使癌生长和转移。其实癌块转移不是营养太高，而是营养不良。

美国静脉营养专家费希尔说：“葡萄糖可以促进癌的生长和转移；但是，蛋白质和脂肪，却可以阻止癌的生长和转移。可能是葡萄糖的小分子结构，容易进入癌细胞内，从而加剧了癌细胞的无氧酵解。而蛋白质和脂肪等大分子物质，不能进入癌细胞的液态镶嵌结构细胞膜，反而阻止了癌细胞的通透性，限制了癌细胞的营养和生长。当然也不能排除蛋白质和脂肪等大分子物质，对于癌细胞的包裹，阻止了癌细胞膜的流动性，可能限制了癌细胞的阿米巴运动和转移。”

由此我们可以看出，患了癌症只吃蔬菜水果是不行的，荤素搭配，保证膳食平衡，营养全面才能有效抗击癌症。

食物攻克癌症患者进食障碍

癌症患者消耗大，因此要比正常人的需要量多增加20%的蛋白质及热量。蛋白质的

摄入最好是植物蛋白和部分动物性蛋白。此外，还须注意选择低脂肪、低盐和富含维生素、微量元素的食品。如果癌症患者营养不良，对他们的治疗和康复会有不利的影响，但是，癌症患者由于其自身的特殊情况，往往会出现很多营养问题。针对癌症治疗中可能出现的4种进食障碍，我们一一为你解析，供以相应的饮食对策。

食欲减退，饮食翻新助开胃

癌症发病初期，食欲减退的现象即有所表现，分析其原因，主要是癌瘤增大、毒素产生、化疗药物及放射线的作用，从而使患者的食欲大为减退，导致进食量锐减，有的仅达到发病前的三分之一甚至更少。

针对食欲减退的情况，癌症患者要尽量少量多餐，每日进餐次数不限，想吃时就吃，并尽量多吃。若在进餐过程中感觉疲倦或不适，可休息片刻后再进食。饮食上要不断变换花样，特别注意色、香、味、形的搭配，注意软硬搭配、干稀搭配。可食用适量的开胃品（如山楂等）等以增进食欲，适量增加盐分的摄入对癌症患者提高食欲有一定效果。但要避免进食过甜或油腻的食物，以免进一步降低食欲。

味觉改变，食物巧搭妙配促食欲

癌瘤增大、化疗药物的作用、放射线对味蕾的破坏及缺乏微量元素锌等，都会导致癌症患者味觉的改变。很多癌症患者对甜味和酸味的感觉减弱，而对苦味较为敏感。对咸淡的感觉因人而异，变异较大。

针对癌症患者的这种情况，饮食上可试用糖或柠檬以增强甜味和酸味，选用香菇、洋葱等味道独特的食物。尽量不用或少用苦瓜、芥菜等苦味重的食物，并根据患者对咸淡的感觉调节食盐的用量，并加以适量的调味品。这样的食物搭配虽不能提供足够的营养，但往往可改善癌症患者的胃口，增加其进食量。

恶心呕吐，饮食清淡不宜甜和腻

放射、化疗是癌症患者必不可少的医疗过程，造成患者恶心呕吐的现象也时常发生。

针对这种情况，患者在放疗或化疗前2小时内不宜进食。食物需清淡而避免过甜或油腻，特别是不能摄食油炸、油煎的食物及奶油类食物。不要一次大量摄入饮料。冷食和热食不可同时摄入，以避免对胃肠的刺激。实践表明，适量选用酸味食物，往往对有恶心呕吐的癌症患者改善进食状况有效。若呕吐严重，可在医生指导下服用止吐剂，并注意静脉补液，避免水和电解质代谢的紊乱。

口腔溃疡，肠内营养制剂保营养

放射、化疗可能导致癌症患者罹患口腔溃疡，也可能因癌瘤本身及病毒感染引起，这往往导致患者不能摄食和咀嚼。

要治疗口腔溃疡，可对癌症患者采用液体的肠内营养制剂，可口服，也可管饲，辅助以少量新鲜果汁以促消化。应采用少量多餐的原则，并注意进食肠内营养制剂的“三度”，以减少进食后的不耐受反应，保持与皮肤温度相似的温度；每次口服或管饲不宜超过200毫升，速度不宜过快；粉剂的肠内制剂与对水的体积比例一般为1：4~1：6，不宜超过25%。

一些饮食对策多多少少改变了患者原先的膳食习惯，刚开始时往往使患者感到不便。但通过患者自身的努力及其亲友的帮助与配合，必然将使癌症患者的营养得以维系，舒适温馨的就餐环境则有助于增进营养治疗的效果。

除了用饮食来调理癌症，还有一个很有效的方法，那就是“森田疗法”。

森田正马是日本一位精神科专家，早年体弱多病，有明显的神经质倾向，虽多方求医，坚持治疗，但收效甚微，深受其苦。至他上大学一年级时，被诊断患上了神经衰弱。因受症状的折磨，学业都难以坚持，考试将至，难以对付。此时家中一时疏忽忘记寄钱给他。抑郁气愤之下，他想到了死，遂放弃一切治疗，彻夜不眠拼命学习，结果却出乎意料：考试成绩很好，而且多年缠身的各种症状也不治自愈。森田正马对此事深有感悟，经20余年的努力研究，他提出了自己的独特的治疗方法——森田疗法。

森田疗法是一种顺其自然、为所当为的心理治疗方法，它具有以下几个特点：

（1）不问过去，森田疗法强调从现在开始，让现实生活中充满活力。

（2）症状只不过是情绪变化的一种表现，是一种正常心身状态变化的夸大而已。

（3）重视实际行动，即“重在行动、顺其自然”，像健康人一样生活。

（4）在现实生活中接受治疗。给他们以生活的指导，使之建立正常人的生活模式，树立自尊心和信心。

（5）性格修养。治疗者努力帮助患者扬长避短，通过治疗中的实际行动去陶冶性格，改变性格。

虽然森田疗法的适应证是“神经质”，但它“顺其自然”的治疗原则是值得癌症患者学习的。患了癌症，我们不必抱怨它为何降临到自己头上，也不要过多恐惧。保持一颗平常心，像健康人一样顺其自然地生活，坚定信心，相信你一定会收到意想不到的效果。